器官移植研究展望

实验器官移植

Experimental Organ Transplantation

主　编　Huifang Chen　Shiguang Qian

主　译　沈中阳

译　者（按照姓氏拼音排序）

陈洪磊　柴军武　付迎欣　高　伟　侯建存
淮明生　李　江　刘　涛　刘　蕾　马洪顺
马　宁　潘　澄　沈中阳　史　瑞　史　源
宋红丽　宋卓伦　涂金鹏　王　辉　王　凯
王　爽　王树森　王旭晖　许东浩　瞿全新
杨　洋　杨占坡　赵　杰　张海明　张雅敏
张　弋　张玉盼　郑　虹　朱　海

人民卫生出版社

Experimental Organ Transplantation（ISBN：978-1-62417-949-5）by Huifang Chen & Shiguang Qian

图书在版编目（CIP）数据

实验器官移植 /（美）陈惠方,（美）钱诗光主编;沈中阳主译 .
—北京：人民卫生出版社，2016
ISBN 978-7-117-23807-6

Ⅰ. ①实… Ⅱ. ①陈… ②钱… ③沈… Ⅲ. ①器官移植
Ⅳ. ①R617

中国版本图书馆 CIP 数据核字（2016）第 301461 号

| 人卫智网 | www.ipmph.com | 医学教育、学术、考试、健康，购书智慧智能综合服务平台 |
| 人卫官网 | www.pmph.com | 人卫官方资讯发布平台 |

版权所有，侵权必究！

图字：01-2015-7682

实验器官移植

主　　译：沈中阳
出版发行：人民卫生出版社（中继线 010-59780011）
地　　址：北京市朝阳区潘家园南里 19 号
邮　　编：100021
E - mail：pmph @ pmph.com
购书热线：010-59787592　　010-59787584　　010-65264830
印　　刷：北京汇林印务有限公司
经　　销：新华书店
开　　本：787×1092　1/16　印张：25
字　　数：608 千字
版　　次：2017 年 2 月第 1 版　2017 年 2 月第 1 版第 1 次印刷
标准书号：ISBN 978-7-117-23807-6/R · 23808
定　　价：198.00 元

打击盗版举报电话：010-59787491　E-mail：WQ @ pmph.com
（凡属印装质量问题请与本社市场营销中心联系退换）

ORGAN TRANSPLANTATION RESEARCH HORIZONS

Additional books in this series can be found on Nova's website
under the Series tab.

Additional e-books in this series can be found on Nova's website
under the e-book tab.

SURGERY - PROCEDURES, COMPLICATIONS, AND RESULTS

Additional books in this series can be found on Nova's website
under the Series tab.

Additional e-books in this series can be found on Nova's website
under the e-book tab.

序

　　实验外科是联系基础理论和临床实践的"桥梁"。实验显微外科和实验器官移植在国际生物医学和器官移植的研究中正在蓬勃兴起。Dr. Sun Lee 是实验显微外科的先驱者和开拓者。《实验器官移植》是在 Dr. Sun Lee 的鼓励和支持下邀请了全世界在此领域有建树的学者贡献了全书 25 个章节。

　　现天津市第一中心医院沈中阳教授的团队将《实验器官移植》译成中文,真诚地希望此书能为中国的器官移植和研究生的培养起到一点微薄的作用,对此深感安慰。

陈惠方　钱诗光

前　言

医学是实践的医学,也是实验的医学。在现代医学体系中,实验医学更是临床医学的连接器、孵化器与加速器。器官移植是 20 世纪最伟大的医学成就之一,现已成为对终末期器官衰竭患者普遍有效并常规开展的治疗。回眸历史,器官移植从梦想到现实、从理论到技术的每一次跨越均留下了实验医学的闪光烙印。

《列子·汤问》记载"扁鹊换心"可谓人类的器官移植梦想,而 18 世纪苏格兰外科医生 Hunter 开展的一系列移植实验则开创了移植实验的先河。其后,众多科学勇士采用移植实验不断开展了各种器官移植的研究。经过初试、失败、改进、成功、再改进的循环探索过程,逐步建立了现代移植医学的技术与理论体系;期间,移植实验还成就了十余位获得诺贝尔奖的伟大科学家。

21 世纪是生命科学的世纪,基因组等组学计划的实施、再生医学的兴起、精准医学的倡导等,将有助于克服器官移植的现存关隘(移植物慢性失功、原发病复发及移植继发病)和打破移植医学的传统格局。可以断言,在新移植医学中,实验移植还将持续发挥不可替代的卓越作用。

由华裔科学家 Chen 与 Qian 主编的《实验器官移植》,从实验移植角度,系统介绍了器官移植学的发展历程、经典实验动物模型以及移植免疫的最新进展。该专著在阐释全球实验移植领域专家对移植生物学与免疫学的理解的同时,还为移植相关的临床及科研人员提供了宝贵的移植实验指导和借鉴。为推动移植实验的有效开展,天津市第一中心医院组织院内学科骨干完成了《实验器官移植》的翻译工作,并热望与国内同道共享。因水平有限,译校中存在差错之处敬请谅解与指正。付梓之际,特向人民卫生出版社及美国 NOVA 出版社致谢。

沈中阳

丙申春夏之交

原 著 序

实验外科是基础科学与临床实践之间的重要链接。回眸 20 世纪的医药发展史,外科领域的几乎所有成就或发现均以实验外科为先锋。器官移植作为最令人瞩目的医学进展之一,已成为对终末期器官衰竭患者普遍有效并常规开展的治疗。移植免疫学中的大多数知识源于啮齿动物的实验模型。随着显微外科技术的发展,1964 年,受斯克利普斯研究所(Scripps)Frank Dixon 博士的邀请,我将大鼠肾移植用于诸多免疫学研究,并与哈佛小组(Merrill 教授、波兰的 Rowinski 教授、加拿大的 Guttmann 教授)以及罗马的 Cortesini 教授等分享了学术成果。此后,还建立了鼠的肝、脾、心 - 肺、睾丸、卵巢、胰 - 十二指肠及胃的移植模型。先前只能在大型远交动物中建立多样化的血管化器官移植模型,如今已发展到近交啮齿系及转基因小鼠。目前,血管化异体器官移植物已成为标准实验模型而用于移植生物学、免疫学、组织病理学、排斥、耐受、T 细胞和 B 细胞作用、调节 T 细胞、干细胞、NK 细胞、树突状细胞、器官保存以及新型免疫抑制剂的研究。对器官移植的未来发展而言,所有这些将十分重要。

1981 年,我在中国上海的上海医学院(今复旦大学上海医学院)华山医院举办了为期一周的显微外科研习班。那时,Huifang Chen 博士和 Shiguang Qian 博士以研究生身份参加了学习班。他们学习了大鼠实验器官移植领域的基本显微外科技术,并完成了硕士与博士学位论文。Chen 博士的实验室成功低温保存了大鼠卵巢,并在完整移植卵巢后获得生育,提示了将完整冻存器官用于移植的可行性。该结果发表在 Nature 415:385,2002。他们还利用啮齿动物和非人灵长类动物的显微外科模型,对许多新型免疫抑制剂进行了临床前试验,其中的很多药物已在临床应用。1991 年,在匹兹堡大学,Qian 博士成为了将显微外科技术用于小鼠原位肝移植的首位科学家,并发现了肝移植中移植物诱导免疫耐受的一些新机制。在过去的二十余年间,他们两位在北美培训了许多器官移植领域的显微外科医生、研究生、博士后和住院医生。

我非常欣慰为这一实验器官移植的珍贵书籍作序,该书由 Chen 和 Qian 两位博士为工作在移植领域的研究生、住院医生、外科医生、内科医生和免疫学者所著。通览全书,我们有细致描述了小鼠、大鼠、猪和非人灵长类动物的血管化器官移植技术,并细致描述了非血管化的胰岛和脾脏的同种移植物。此外,书中还有移植免疫学新进展的诸多阐述。

毫无疑问,建立组织与器官的各种移植模型及阐述移植免疫学新进展,将有助于移植研究。我希望在所有参编者的共同努力下,这一专著将作为必备读物添置到您的书架中。

原 著 前 言

　　自 1957 年,Sun Lee 博士在大鼠的门腔吻合、动静脉瘘、肝移植动脉化及肾移植方面,开发了创新式血管化器官移植技术,实验移植在生物医学和移植研究方面获得了全球性进步与发展。著者们感到需要撰写包含移植技术新发展和移植免疫学新进展的书籍,以供年轻科学工作者参考。没有全领域的专家,而在描述某些新话题方面可能专家更少,但我们尝试将主要操作方法的范畴和移植免疫学的当前进展涵盖于本书中。

　　在这一著作中,我们邀请了美国、加拿大、中国、意大利、西班牙、土耳其、瑞士、匈牙利、巴西和日本的专家撰写他们所擅长的内容,并构成 25 个章节。这本书汇集了先进的实验器官移植方法和移植免疫学的最新进展。本书读者不仅可应用这些操作方法提升尖端技术,还可将这些新课题用于生物医学研究。

　　感谢 Sun Lee 博士作序并审阅此书。我们还要向铸就本书成功而付出时间并尽其贡献的所有作者表示感谢。

目　　录

第一部分
啮齿类、猪及非人灵长类
动物的移植模型

移植实验在医学研究中的应用

Huifang Chen * *and Pierre Daloze*
Laboratory of Experimental Surgery,
Department of Surgery, Research Center,
CHUM, Notre-Dame Hospital,
University of Montreal, Montreal, Canada

刘蕾　马宁　译

摘　　要

　　回顾上个世纪,器官移植实验推动了外科技术的突破,并引导了获得性免疫和免疫耐受的发现,这些发现构成了现代免疫抑制理论的基础。上述这些进步使移植成为终末期器官衰竭患者的常规治疗。为预防移植物排斥,移植患者需每天接受免疫抑制治疗,这仍然是一个不足。免疫抑制药物在提高移植物长期(>5 年)存活率方面并不令人满意,其具有明显的药物毒性(如肾毒性),并可增加机会性感染和罹患恶性肿瘤的风险。

　　因此,针对动物的进一步移植研究要明确移植排斥的发生机制,以及开发可改善移植物长期存活并消除药物毒性的新的免疫抑制剂。

　　此外,新近一些免疫学、分子生物学和药理学的发现提升了移植实验的方法。本章将提供一个及时的历史回顾,并阐述移植研究领域的最新突破及正在面临的挑战。

关键词:移植实验,移植历史,肾脏,心脏,肝脏,小肠,排斥反应,免疫抑制,免疫学

引　　言

　　从 20 世纪初开始,动物移植模型在器官移植学科的建立和发展方面发挥了重要作用。

---

* Correspondence to: Huifang Chen, MD., PhD., Professor of Surgery, Laboratory of Experimental Surgery, Department of Surgery, Research Center, CHUM, 1ˢᵗ Floor, Suite Y1611, Notre-Dame Hospital, University of Montreal, 2099 Alexandre de Sève, Montreal, Quebec, Canada H2L 2W5, Tel: (514) 890-8000 ext-27081, E. Mail: hui.fang.chen@umontreal.ca.

临床应用之前,通过动物模型改进外科操作及评价免疫抑制剂的效果是非常必要的。而且,采用动物移植的实验研究有助于明确获得性免疫系统,这在同种异体器官(源于遗传学上同类非同卵的供者)移植的排斥反应中发挥核心作用。目前,移植实验常用于探讨同种异体移植物排斥反应的细胞和分子机制以及开发新型治疗,从而在摆脱毒性药物后仍可维持移植物的长期存活。本章作为全书的概述,简要地回顾了移植实验的发展和在研究中的应用,指出移植研究中的现存挑战及未来前景。

实验与临床移植的进展

中国史书曾记载过一个传说,公元前约300年外科医生扁鹊曾做过"两个人之间的心脏交换",这表明能够移植人体器官是科学家们长久以来的梦想。最早的、真正意义上的移植实验由苏格兰外科医生 John Hunter(1728-1793)施行,因其开创性的研究而被尊为实验外科之父。亨特的一个著名移植实验,是将一只公鸡的爪移植到它的鸡冠上。自体移植的鸡爪不仅能够存活,还能向鸡喙方向环绕生长。该实验研究的一些原始标本仍保存在伦敦亨特博物馆中(Tilney,2000)。

为延长人类生命而实施的器官移植是20世纪一项杰出的人类创造。重建血管的临床移植器官包括肾脏、肝脏、胰腺、心脏、肺脏及肠管,血管吻合技术和控制免疫反应药物的发展使之得以实现。临床实践之前的移植实验已不仅用于完善外科技术和测试新的抗排斥药物,还用于揭示免疫与移植生物学的机制。

肾移植

1902年,Emerich Ullmann 报道了首例长期保持功能的犬的肾移植,他用镁支架管结扎的方法完成血管重建。同一时期,法国外科医生 Mathieu Jaboulay 最先发明了血管吻合的缝合技术。他报道的新技术是,把一只猪的肾脏和一只山羊的肾脏分别移植在两个肾衰竭病人的肘内侧,移植肾脏起初产生尿液但随之形成血栓,并在移植后三天予以摘除(Deschamps,2005)。Jaboulay 的学生 Alexis Carrel 发明了一项血管缝合技术,称为"三角定位",该技术采用细丝线进行吻合血管。为证实该血管吻合技术的有效性,他利用狗进行了多次的器官移植。在1902至1912年间,Carrel 和 Guthrie 在芝加哥完成了大量系列动物实验,移植了一系列器官,包括肾脏、心脏、脾脏、卵巢、甲状腺、四肢,甚至还有头部及颈部。1912年,Carrel 获得了诺贝尔奖,以表彰他在血管缝合和血管、器官移植方面的贡献。最终在1954年,Joseph Murray 在哈佛医学院首次成功完成了同卵双胞兄弟间的人类肾移植,因为他们在利用器官及细胞移植治疗人类疾病方面的发现,Murray 医生和 E. Donnall Thomas 医生获得了1990年度的诺贝尔奖医学奖(Watson,2012)。

肝移植

Welch 率先施行了狗的异位肝移植手术,1955年他报道了,在不进行免疫抑制的条件下,可将异位辅助肝脏移植于杂种狗的右侧脊椎沟。随后,1959年 Moore 和他的同事描述了狗的原位肝移植技术。1960年,科罗拉多大学 Starzl 领导的团队报告了23例狗的肝移植手术,其中19例术后存活超过6天。虽然4年中获得了大量关于狗的实验经验,但是1963年

Starzl 及其同事的首次人体肝移植遭遇失败。这位最先接受肝移植的患者是一患先天胆道闭锁的三岁男孩,他在手术台上死于无法控制的出血。直到 1967 年 Starzl 及其同事才报道了首例成功的临床肝移植(Starzl,2010)。

心脏移植

1905 年,Carrel 和 Guthrie 将狗的心脏移植到另一只受体狗的颈部,他们报道了在血管吻合技术上的最新方法。迄今,这一简单的异位移植模型在一些实验室仍在使用,用于研究器官保存和心脏移植物排斥反应的机制。20 世纪 50 年代,心脏外科领域取得一些重要的技术改良,其中包括心肺旁路术的进步。世界上的一些团队受到这项新技术的启发,尝试进行动物的原位心脏移植。1960 年,Shumway 和 Lower 成功地施行了首例狗的原位心脏移植,采用一项被称为“中房切除”的创新技术进行吻合,并应用局部低温进行心肌保护。7 年后,南非外科医生 Christian Barnard 施行了首例人与人之间的心脏移植(Miniati,2002)。

小肠移植

1959 年,Lillehei 及其同事最先展示了小肠移植的可行性,他们用经典方法保存器官并对狗施行原位自体移植。由于没有引发免疫排斥反应,这些移植后的自体移植物在受者中得以长期存活。然而,同种异体小肠移植不但引发受者免疫系统介导的异体排斥反应,还因供体小肠中存在大量肠道淋巴组织而导致可控的移植物抗宿主反应(GVH)。Monchik 和 Russell 在近交系大鼠及其杂交子代的研究中证实,受体动物的死亡缘于受者免疫系统介导的异体小肠排斥反应,或者供体小肠促发的 GVH 反应。尽管实验结果不佳,在 20 世纪 60—70 年代,有 7 次人类肠管移植的探索报道,这些尝试全部因外科并发症、器官排斥、移植物抗宿主反应或败血症而失败。最终,在 20 世纪 80 年代有效的免疫抑制剂出现之后,小肠移植才在临床上得以现实(de Bruin,1994)。

啮齿动物移植模型

特殊的近交系大鼠和小鼠,以及许多人为基因改变的品系存在明确的遗传信息。而且动物的购买和种系的维持花费很少。因此这些啮齿类动物,是在移植研究中最广泛使用的哺乳动物,已经用于建立很多器官和组织的移植模型。本书有 16 个章节是由发明或长期使用啮齿动物移植模型的专家撰写,书中描述了每种模型的创建细节和相关研究的步骤。啮齿动物移植的重要性,在这里就不再重复强调了。

移植实验在基础研究中的应用

移植实验不仅用于开发血管吻合和器官保存的技术,还用于基础科学研究。实验移植研究证实了组织相容性复合体为主要的移植抗原,揭示了细胞介导的获得性免疫和免疫耐受的本质,并促进了现代免疫抑制的发展,这些成果令人瞩目。自从莫里成功施行世界首例同卵双生兄弟间的肾移植,已经有 58 年了,然而攻克免疫屏障实现同种异体器官的耐受,仍是移植领域的一个主要问题。因此,应该将移植实验用于基础科学研究,从而实现对移植生物学和免疫学的不断诠释。

移植排斥免疫学基础的发现

20世纪,在移植和免疫学领域取得了同步发展,各自领域的发现和实验相互影响。移植生物学的最重大发现是确定了移植抗原和针对这些抗原的细胞介导的获得性免疫。

当Jaboulay发明血管吻合技术并将动物肾脏移植给人时,他在1906年的文章中指出,异体移植物将引发促进血液凝固的状况,而采用自体移植物不会出现这种情况(Jaboulay,2012)。1916年,Little和Tyzzer通过分析不同品系鼠植入肿瘤后的资料,阐述了支配组织移植耐受性的基本规律。他们指出,若供、受鼠来自大体一致的种系,受鼠可接受植入的供鼠组织。更关键的是,F1杂交系和部分F2受体鼠仍可接受源自亲代的供体组织(Russel,1985)。因此,他们推断,移植的耐受性取决于多种遗传因素,并假设如果供者与受者在各组织相容性基因座中携带相同的显性基因,受体便可耐受供体组织(Russel,1985)。20世纪40年代,George Snell及其同事从标准近交系繁育出同系小鼠,他们发现同系小鼠的H2组织相容基因座与标准近交系小鼠不同时,同系小鼠将排斥标准近交系鼠的肿瘤组织和正常组织(De Vito,2000)。在明确个体间移植组织的可行性方面,George Snell凭借他的发现获得了1980年的诺贝尔奖(与Baruj Benacerraf和Jean Dausset共同分享)。斯内尔关于鼠的研究,实际上导致了MHC的发现(相当于人类的HLA和小鼠的H-2复合体),后者不仅是主要的移植抗原,而且可限制T淋巴细胞的抗原的识别。

二战之前,皮肤组织曾经移植给烧伤患者。这些早期研究显示,同卵双胞胎间可实现皮肤移植物的持久存活,发生过移植皮肤排斥的患者将更迅速地排斥同一供者的第二个皮肤移植物(De Vito,2000)。二战期间,英国政府委托Peter Medwar研究改进皮肤移植的可能性,以处置遭爆炸袭击的伤员。根据受者淋巴细胞浸润同种异体皮肤移植物的发现,以及来自同一供者而非其他供者的第二个移植物出现加速排斥的现象,Medwar指出:移植物排斥是由淋巴细胞主导的系统性过程,其对抗移植物细胞上的组织相容性抗原,引发"特异性主动免疫"。然而,那时还不知道淋巴细胞如何针对不同抗原发挥特异性应答,以及为什么淋巴细胞不攻击自身抗原(自体免疫耐受)。1953年,Medwar及其同事给新生小鼠注射同种异体抗原(脾脏细胞)后,报道了"新生期获得性耐受"现象。当这些小鼠长大后,它们可耐受脾细胞供者的皮肤,而不能耐受其他供体的皮肤。该移植实验的结论是,对抗原的免疫耐受可"后天性获得"(Billinghan,1953)。1959年,Burnet和Medwar通过提出"克隆选择"理论进一步解释了免疫性耐受,该理论认为每个淋巴细胞凭借单一性受体与特异抗原发生相互作用。如此,大量的淋巴细胞覆盖广泛的潜在抗原。当受体识别抗原后,淋巴细胞将增殖形成一个可对抗同类抗原的克隆。尽管当代的分子免疫学家强调免疫系统的活化或去活化,上述原则至今依然有效。他们还认为在生命的早期阶段,自身反应性淋巴细胞已被清除或去除活性,从而阻止自身免疫反应。由于这些观点的引领,后来发现了自身反应性胸腺细胞的阴性选择,但这种现象不仅限于生命的早期。Burnet和Medwar凭借免疫耐受方面的开创性工作,分享了1960年的诺贝尔奖。因为梅达沃对免疫反应细胞的识别和细胞介导获得性免疫特征的发现,他被公认为移植免疫学的奠基人(De Vito,2000)。

移植免疫学的当代研究

在获得性免疫耐受方面梅达沃的发现推动了T细胞研究。T细胞作为获得性免疫系统的主要细胞类型,其在排斥同种异体移植物、导致自身免疫和引发其他获得性免疫反应中发挥核心作用。大多数 T 细胞表达 T 细胞受体(TCR),后者仅在与抗原呈递细胞(APC)表达的 MHC 分子结合时才发挥识别肽类抗原的作用。在胸腺内,存在识别自身抗原 TCR 的发育中 T 细胞,其可能被清除或发育成表达 Foxp3 的调节性 T(Treg)细胞。尽管如此,一些自身反应性 T 细胞可能会离开胸腺进入外周循环,它们在外周能够被清除、去除活性或被 Treg 细胞抑制活性。这些致耐受机制阻止了机体不期望出现的自身免疫,但外周循环中剩余的大量 T 细胞谱系可被同源的外来抗原激活。T 细胞活化的分子基础包括 APC 的肽类 -MHC 复合物与 TCR 的接合,以及足够的 CD28-B7 协同刺激信号,以此开启 T 细胞的各种分子通路(PKC/NF-κB、AP-1 和钙 / 钙调磷酸酶 /NFAT)。随后,活化 T 细胞表达多种蛋白以满足增殖和效应器功能的需要。在移植背景下,高比例的受者成熟 T 细胞(0.1%~10%)表达 TCR,可直接与供体 APC 表达的完整 MHC 分子结合——同种异基因抗原识别直接通路。同种异体 MHC 抗原还可作为供者抗原,通过受者 APC 上的自身 -MHC 分子呈递给受者 T 细胞,这个过程被称为同种异基因抗原识别间接通路(Lechler,2005)。第 20 章将进一步阐述 T 细胞活化的分子机制及活化 T 细胞如何排斥植入的供体。

器官移植病人需持续服用免疫抑制剂,抑制 T 细胞活性,保持同种异体移植物存活。因为这些药物伴随有明显的毒性作用与副作用,寻找诱导免疫耐受的有效途径,实现供体器官被机体接受而无需长期免疫抑制,同时完整的保留免疫系统的其他部分,这将是一个移植免疫学家的"圣杯"。许多研究尝试通过 T 细胞的表面或胞内分子,来改变 T 细胞的抗移植物功能,但这些方法诱导临床移植耐受的效果尚不明确。因此,移植免疫学家将采用移植实验模型进一步明确同种异基因反应和耐受的机制。例如,表达 Foxp3 的 Treg 细胞显著地阻止自身免疫的发生并抑制各种免疫反应。第 23 章阐述了 Treg 细胞的发育和功能,以及在鼠移植模型中这些细胞促进移植耐受形成的细节。此外,在同种异基因免疫反应方面,树突细胞(DC)作为高效 APC,也通过清除 T 细胞克隆或诱导 Treg 细胞参与构建免疫耐受。第 22 章阐述了采用耐受性 DC 作为治疗策略促进移植耐受的尝试。

虽然 T 细胞是对植入器官产生排斥的主要效应细胞,来自免疫系统的天然与获得性两个分支领域中的其他细胞可与 T 细胞相互协同,增强移植排斥或削弱同种异基因反应。第 20、21 章为移植中 B 淋巴细胞和天然免疫细胞实验研究的综述。综述所述,目前存在多种人为基因改变的近交系鼠,这促进移植免疫中单个分子或细胞类型的机制研究,后者是将来临床移植耐受取得进展的关键环节。

慢性排斥

尽管保持持续的免疫抑制,慢性排斥仍是现今导致移植失败的一个常见原因,慢性排斥的本质不清,可由免疫和非免疫因素引起。心脏移植物慢性排斥反应是心脏移植物血管病变的病因,后者为一种加速的冠脉阻塞性疾病。肺移植慢性排斥表现为终末气道的管腔闭塞,称为闭塞性细支气管炎综合征。肝移植后的慢性排斥则以广泛的移植物纤维化和胆管数量减少为特征,而慢性移植肾病则定义为肾间质纤维化、肾小管萎缩、肾小球病变和血管病变(Seetharam,2010)。

移植后器官作为同种异体抗原的持续来源,一些受者的 T 细胞可经同种异基因抗原识别间接通路而被同种异体抗原缓慢激活,促进 B 细胞活化及引起抗体介导的移植物破坏。据报告,慢性排斥中还有自然杀伤细胞和巨噬细胞的参与。然而,慢性排斥过程的确切机制尚不明确。因此,动物移植是研究慢性排斥的必备实验体系。Lewis-F344(前者为供体鼠)大鼠心脏移植模型和 Bm1-B6 小鼠心脏移植模型(Kwun,2009)是评价慢性排斥最常用的两种模型。但只要采取适当的治疗可防止最初的急性排斥,或许任何移植模型都可用于慢性排斥的研究。因此,利用经人为基因改变的小鼠做供、受体,或可揭示每一个细胞类型或分子在引发慢性排斥中的作用。

移植器官的慢性排斥不单缘于受者免疫系统的攻击,还表现出机体对抗慢性组织损伤的常规修复与重建过程。本书第 24 章阐述了重要结构重建所致的移植血管病变,例如,单核细胞、收缩性细胞及细胞外基质成分聚集于移植物动脉、小动脉及毛细血管的内皮下间隙,从而造成持续性向心性肌 - 内膜增厚。此外,还讨论了干细胞在非适应性组织重建中的作用。实际上,慢性排斥作为一个新兴的研究领域,尚需进一步的实验研究来阐释其生物学进程的特征。

应用移植实验推动治疗进展

在 1954 年首例人类肾移植在同卵双胞胎间获得成功,该实验的同步研究发现同种异体抗原可经免疫耐受途径被"接受",之后为建立可控性抗同种移植物的免疫反应,临床上进行了一些尝试。在随后的数十年间,目前应用的免疫抑制药物以"加速模式"被研发成功。鉴于这些药物的长期毒性,许多针对已知分子的生物制剂也在移植实验中得到研究。然而,由于生物制剂对移植远期预后的作用和生物制剂的非预期并发症仍受质疑,临床应用仍不能实现。

打破免疫屏障的早期尝试

新生小鼠外周血中没有成熟 T 细胞。接受同种异基因的脾细胞和骨髓(BM)细胞后,新生小鼠将耐受异基因抗原,继而不排斥同种移植物。成年小鼠具有成熟的免疫系统并排斥植入的同种异基因 BM 细胞,阻止同种异基因 BM 细胞诱导移植耐受。1955 年,Main 和 Prehn 在采用全身照射去除成年受鼠的免疫细胞后,行同种异基因 BM 细胞移植,发现这些鼠能够耐受相同品系供鼠的皮肤移植物(Main,1955)。这种策略很快在 20 世纪 50 年代后期用于临床。大多数肾移植患者很快死于系统性感染,但其中 2 例在移植后无免疫抑制的条件下存活超过 20 年。同时,Donnall Thomas 应用全身照射和骨髓移植治愈了血液或骨髓癌症患者,此后与 Joseph Murray 共同获得 1990 年的诺贝尔奖。

1959 年,兔的实验确认 6- 巯嘌呤(6-MP)为首个具有免疫调节功能的药物。狗的肾移植进一步证实 6-MP 具有延长同种异体移植物存活的效果。硫唑嘌呤是 6-MP 的一种咪唑衍生物,Murray 在 20 世纪 60 年代早期曾推介用其阻止人的移植排斥,开创了化学免疫抑制的时代。其后的 20 年间,硫唑嘌呤联合皮质类固醇方案维持了器官移植免疫抑制的主导地位(Tilney,2000)。硫唑嘌呤、皮质类固醇和抗淋巴细胞免疫球蛋白组成的三联方案,被 1967 年首次成功的肝移植和 1968 年心脏移植(Starzl,2001)所采用。抗淋巴细胞免疫球蛋白是用于移植的首个生物制剂。

当今免疫抑制剂的发展

从 1954 年成功完成首例人类肾移植后,经历了超过 20 年的时间,才建立了这个不完美的移植免疫抑制框架(硫唑嘌呤、抗淋巴细胞免疫球蛋白和皮质类固醇)。到 20 世纪 70 年代,移植患者的数量明显增多,但由于免疫抑制方案的局限性,存在功能的移植物的比率令人沮丧。例如,1977 年所收集的超过 9000 例患者资料显示,30% 的活体供肾和 65% 的尸体供肾在 1 年内,使同种异体受者产生了排斥反应(Tilney,2000)。因此,当时移植研究的主要任务是发明新的强效的免疫抑制剂。

1972 年,Sandoz(今诺华)公司的 Jean Borel 证实了环孢霉素(环孢菌素 A;CsA)的免疫抑制作用,它是 11 个氨基酸组成的环状非核糖体多肽——其中含有一个单独的 D- 氨基酸,CsA 最早从霉菌 Tolypocladiuminflatum 中获得(因此 CsA 被列为外源性免疫抑制剂)。不久,剑桥大学的 Calne 及其同事在动物模型中证实了 CsA 预防器官移植排斥反应的效果。1983 年,多个移植中心资料显示,CsA 将移植肾 1 年存活率提高了 20%,CsA 被批准用于临床(Tilney,2000)。CsA 的效果、副作用和作用机制在多个物种、组织和细胞中得到验证。作为钙调磷酸酶抑制剂,CsA 最重要的作用是阻止 T 细胞的活化与发挥功能。在 T 细胞活化过程中,TCR 与同源多肽 /MHC 结合,导致细胞内钙增加,从而通过钙调蛋白钙使调磷酸酶活化,继而使转录因子 NFAT 去磷酸化而促进其进入细胞核。NFAT 对 IL-2 及其他分子的基因表达具有重要作用,而这些分子是导致 T 细胞产生效应器功能所必需的。CsA 抑制钙调磷酸酶活化,于是阻止了 NFAT 的去磷酸化,导致效应 T 细胞功能降低。因此,除了作为移植药物,CsA 还在临床上用于治疗许多 T 细胞介导的自身免疫性疾病。总之,CsA 的发现和应用引领移植领域进入了一个新时代(Ponticelli,2005)。

20 世纪 90 年代至少认定了 6 种免疫抑制剂(例如咪唑立宾、脱氧精胍菌素、FK506、霉酚酸、雷帕霉素和布喹那钠),它们的疗效在临床试验中进行了研究。例如,FK506(即他克莫司)是一种 23 元大环内酯类药物,1984 年从含有链霉菌属细菌的土壤样品中发现。FK506 和 CsA 类似,抑制钙调磷酸酶,减少 T 细胞内信号转导,阻止 IL-2 和其他分子的转录;但 FK506 的免疫抑制功能比 CsA 更强。1994 年 FK506 首先被 FDA 批准用于肝移植,此后又被批准用于其他临床移植(Fung,2004)。

雷帕霉素(RAPA,即西罗莫司)是一种亲脂性大环内酯类药物,最先从含有吸水链霉菌属土壤样品中发现。RAPA 的免疫抑制作用最先在自身免疫疾病的大鼠模型中被发现。在啮齿动物、猪、狗、猴中进行的移植实验,进一步显示 RAPA 是一种可阻止同种移植物排斥的强效免疫抑制剂。可保护的移植器官包括心脏、肾脏、胰腺和小肠。自从 1999 年批准用于临床以来,在临床器官移植领域,RAPA 已广泛用于预防急性排斥反应。当 FK506 的结构被明确后,其与 RAPA 的结构相似性也很快被发现。但 RAPA 并不是钙调磷酸酶抑制剂,其作用不同于 CsA 和 FK506。RAPA 的作用模式是抑制"哺乳动物的雷帕霉素靶蛋白"(mTOR)通路,后者是细胞生长、增殖、运动及存活的关键通路(Napoli,2001)。

除上述外源性免疫抑制剂以外,多种生物制剂已经被研发成功,可用于临床移植排斥的预防。T 细胞通过 TCR/CD3 复合物识别 APC 上表达的 MHC 抗原。抗 CD3 单克隆抗体(克隆 OKT3)可在患者中减少急性同种移植物排斥的发生,该药物于 1986 年成为首个获批用于临床的单克隆抗体。但是 OKT3 对 T 细胞存在促有丝分裂作用,因此 OKT3 可造成多种副作用,其临床应用急剧减少。抗胸腺球蛋白(ATG)是一种源于马或兔的多克隆抗体,能直接作用于人的 T 细胞,并通过减少外周 T 淋巴细胞的数量降低患者免疫力。ATG 目前作为诱导治疗方案应用于临床,用于预防和治疗急性同种移植物排斥反应。此外,抗 IL-2Rα 抗体用于阻断 T 细胞的 IL-2 信号通路,也逐渐用于移植的诱导治疗(Lechler,2005)。

新药研发

在过去的三十年中,免疫抑制剂、外科技术及辅助性医疗的进步,明显提高了同种移植物的短期存活率。实际上,肾脏、心脏、肺、胰腺等同种移植物的 1 年存活率在 80%~95% 之间。然而,同种移植物的远期存活率仍然不理想(Kaplan,2004),钙调磷酸酶抑制剂为主的免疫抑制治疗不仅产生肾毒性,还增加高血压、高血脂、糖尿病、机会性感染和恶性肿瘤的风险。一些免疫抑制策略中减少或去除了钙调磷酸酶抑制剂,但未能改善移植的预后甚至导致了更高的排斥率(Starzl,2000;Kahan,2011;Meier-Kriesche,2004)。这些都说明,需开发新的免疫抑制或免疫调节策略,以提高移植物远期存活率、抑制慢性排斥、消除与现有药物相关的并发症。

T 细胞活化和发挥功能的潜在分子机制已经得到了广泛的研究。例如,T 细胞活化需要协同刺激信号,后者由 T 细胞或 APC 特异性表达的多种细胞表面受体介导。以这些受体作为靶点可作为另一种免疫方案(Kirk,2009;Ma,2009)。T 细胞所表达的 CTLA4 和 CD28 与 APC 表达的 B7 分子(CD80 和 CD86)可特异性的结合。T 细胞活化时,CTLA4 传递一个抑制性信号,CD28 传递一个协同刺激信号。因此,可溶性 CTLA4-Ig 融合蛋白被用于抑制 T 细胞反应,该分子通过结合 B7 分子及阻断 CD28/B7 协同刺激通路。阿贝西普是由 Bristol-Myers Squibb 公司开发的一种 CTLA4-Ig,在啮齿类动物模型中,该药物能够明显延长同种移植物的存活,并可预防自身免疫疾病(Kremer,2003;Levisetti,1997)。这种药物治疗人类风湿性关节炎的疗效已得到确认(Kremer,2003)。但阿贝西普在预防非人类灵长动物的移植排斥方面仅表现出微弱效果(Levisetti,1997;Kirk,1997;Weaver,2009)。

在食蟹猴肾移植中,现有研究提示,在 T 细胞活化的过程中,阿贝西普并不能完全阻断 B7,尤其是 B7-2(CD86)所介导的协同刺激信号(Larsen,2005)。贝拉西普是第二代的 CTLA4-Ig,其与 CD86 的结合力为阿巴西普的 4 倍多。更重要的是,贝拉西普延长了非人类灵长动物同种肾移植物的存活(Larsen,2005;Page,2012)。根据这些临床前研究的结果,在移植受者中为预防急性排斥反应和改善同种移植物的远期预后,北美和欧洲开展了贝拉西普的 II 期和 III 期临床试验。在第 12 个月时,贝拉西普取得了与 CsA 类似的患者 / 移植物存活率。此外,贝拉西普组的平均肾小球滤过率高于 CsA 组(Vincenti,2010;Durrbach,2010)。2011 年 5 月 15 日,FDA 批准贝拉西普(Nulojix)用于预防成人的急性肾脏排斥反应。

在 TCR 和协同刺激所介导的活化中,T 细胞分化、增殖及发挥效器功能还需要多细胞因子信号的参与。6 种细胞因子(例如 IL-2、IL-4、IL-7、IL-9、IL-15、IL-21)与具有相同 γ 链(γc)的受体结合,能激活 Janus 激酶 3(JAK3)并促进 STAT 转录因子迁移进入细胞核。继而,这些因子启动与免疫反应相关的系列关键性基因的表达。在人和小鼠中,去除 γc 或 JAK3 功能的突变均导致严重的联合免疫缺陷(SCID),此时剩余的少量 T 细胞难以对细胞因子的刺激做出应答。Li 等(Li,2000)首次报道了抗 γc 单克隆抗体可预防小鼠胰岛移植物的排斥,这显示出阻断 γc/JAK3 信号通路的治疗潜能。因为 JAK3 表达仅限于造血细胞中,例如

T 细胞、B 细胞、NK 细胞,所以 JAK3 成为一个备受关注的靶点,可用于开发新型免疫抑制剂。实际上,目前已经开发出多种 JAK3 抑制剂,包括酪氨酸磷酸化抑制剂 AG490(Behbod,2001),灵菌红素类似物 PNU156804(Stepkowski,2002),曼尼希碱 NC1153(Stepkowski,2005),二甲氧基喹唑啉化合物 WHI-P131(Cetkovic-Cvrlje,2001)和 JANEX-1(Uckun,2002)。在啮齿动物模型中,这些抑制剂已显示出阻止移植物排斥或 GVHD 的作用,但在大型动物模型中尚不明确其阻止移植物排斥的效果。

托法替尼(以前的 CP-690550)是 Pfizer 公司开发的一种 JAK3 抑制剂,在体外培养的细胞中,仅需纳摩尔级浓度即可抑制 JAK3 表达。Ⅲ期临床试验正在验证托法替尼治疗类风湿性关节炎的效果。移植研究中,托法替尼可在多个小鼠移植模型中阻止移植物排斥(Kudlacz,2004;Changelian,2003)。此外,食蟹猴的生命支持性肾移植进一步显示,托法替尼单独或联合麦考酚酸吗乙酯(MMF)能明显延长移植物存活(Borie,2005b;Borie,2005a)。基于啮齿动物和非人灵长动物中获得的初步研究结果,对 28 名移植肾功能稳定的患者,施行了托法替尼的 I 期临床试验。最常见的不良事件为感染和胃肠道功能紊乱。此外,托法替尼 30mg、每日 2 次(BID)方案显示,其与 NK 细胞数减少和 B 细胞数增多相关(van,2008)。之后进行的Ⅱa 期试验为一项初步研究,在初次同种肾移植受者中,比较两种剂量(15 mg 和 30mg,BID)的托法替尼和他克莫司(Busque,2009)。所有患者还同时接受 IL-2 受体拮抗剂、MMF 和皮质类固醇。在剂量研究中,托法替尼治疗展示了很强的免疫抑制力,移植后 6 个月时,在服用托法替尼 15mg BID、30mg BID 和他克莫司的 3 组间评价急性排斥反应发生率,其分别为 5.3%、21.1%、4.8%。但与他克莫司组相比,接受托法替尼治疗的患者高比率出现 BK 病毒肾病和 CMV 相关疾病。因此,需进一步研究确证托法替尼在临床移植中的效果和安全性状况(Busque,2009)。

最近几十年间还研发了许多其他免疫抑制药物。本书第 25 章概括介绍了这些新药的变迁及应用前景。

结　　论

慢性排斥和药物的副作用依然是器官移植领域的最关键问题。移植实验将用于奠定移植排斥和耐受的免疫学基础,以及确定新药的有效性和安全性。并且,临床上移植的需求在增长,等待移植名单中患者数量和实际接受移植患者数量的差距不断增加。因此,开发工程化组织和器官用于移植,正在成为移植领域的重要研究目标。伴随生物技术的进步及对免疫学与移植生物学的明确,最终目标——根据需要进行移植且不发生移植物排斥,应该能够实现。

参考文献

Behbod F, Erwin-Cohen RA, Wang ME, Trawick BW, Qu X, Verani R, Kahan BD, Stepkowski SM, Kirken RA. Concomitant inhibition of Janus kinase 3 and calcineurin-dependent signaling pathways synergistically prolongs the survival of rat heart allografts. *J. Immunol.* 2001; 166: 3724−3732.

Billingham RE, Brent L, Medawar PB. Actively acquired tolerance of foreign cells. *Nature.*

1953; 172: 603−606.

Borie DC, Changelian PS, Larson MJ, Si MS, Paniagua R, Higgins JP, Holm B, Campbell A, Lau M, Zhang S, Flores MG, Rousvoal G, Hawkins J, Ball DA, Kudlacz EM, Brissette WH, Elliott EA, Reitz BA, Morris RE. Immunosuppression by the JAK3 inhibitor CP-690,550 delays rejection and significantly prolongs kidney allograft survival in nonhuman primates. *Transplantation.* 2005a; 79: 791−801.

Borie DC, Larson MJ, Flores MG, Campbell A, Rousvoal G, Zhang S, Higgins JP, Ball DJ, Kudlacz EM, Brissette WH, Elliott EA, Reitz BA, Changelian PS. Combined use of the JAK3 inhibitor CP-690,550 with mycophenolate mofetil to prevent kidney allograft rejection in nonhuman primates. *Transplantation.* 2005b; 80: 1756−1764.

Busque S, Leventhal J, Brennan DC, Steinberg S, Klintmalm G, Shah T, Mulgaonkar S, Bromberg JS, Vincenti F, Hariharan S, Slakey D, Peddi VR, Fisher RA, Lawendy N, Wang C, Chan G. Calcineurin-inhibitor-free immunosuppression based on the JAK inhibitor CP-690,550: a pilot study in de novo kidney allograft recipients. *Am. J. Transplant.* 2009; 9: 1936−1945.

Cetkovic-Cvrlje M, Roers BA, Waurzyniak B, Liu XP, Uckun FM. Targeting Janus kinase 3 to attenuate the severity of acute graft-versus-host disease across the major histocompatibility barrier in mice. *Blood.* 2001; 98: 1607−1613.

Changelian PS, Flanagan ME, Ball DJ, Kent CR, Magnuson KS, Martin WH, Rizzuti BJ, Sawyer PS, Perry BD, Brissette WH, McCurdy SP, Kudlacz EM, Conklyn MJ, Elliott EA, Koslov ER, Fisher MB, Strelevitz TJ, Yoon K, Whipple DA, Sun J, Munchhof MJ, Doty JL, Casavant JM, Blumenkopf TA, Hines M, Brown MF, Lillie BM, Subramanyam C, Shang-Poa C, Milici AJ, Beckius GE, Moyer JD, Su C, Woodworth TG, Gaweco AS, Beals CR, Littman BH, Fisher DA, Smith JF, Zagouras P, Magna HA, Saltarelli MJ, Johnson KS, Nelms LF, Des Etages SG, Hayes LS, Kawabata TT, Finco-Kent D, Baker DL, Larson M, Si MS, Paniagua R, Higgins J, Holm B, Reitz B, Zhou YJ, Morris RE, O'Shea JJ, Borie DC. Prevention of organ allograft rejection by a specific Janus kinase 3 inhibitor. *Science.* 2003; 302: 875−878.

de Bruin RW, Heineman E, Marquet RL. Small bowel transplantation: an overview. *Transpl. Int.* 1994; 7: 47−61.

De Vito DA, Dauber JH, Hoffman LA. Rejection after organ transplantation: a historical review. *Am. J. Crit. Care.* 2000; 9: 419−429.

Deschamps JY, Roux FA, Sai P, Gouin E. History of xenotransplantation. *Xenotransplantation.* 2005; 12: 91−109.

Durrbach A, Pestana JM, Pearson T, Vincenti F, Garcia VD, Campistol J, Rial MC, Florman S, Block A, Di RG, Xing J, Garg P, Grinyo J. A phase III study of belatacept versus cyclosporine in kidney transplants from extended criteria donors (BENEFIT-EXT study). *Am. J. Transplant.* 2010; 10: 547−557.

Fung JJ. Tacrolimus and transplantation: a decade in review. *Transplantation.* 2004; 77: S41−S43.

Jaboulay M. Kidney grafts in the antecubital fossa by arterial and venous anastomoses. *Lyon. Med.* 2012; 107: 575.

Kahan BD. Frontiers in immunosuppression. *Transplant. Proc.* 2011; 43: 822−825.

Kaplan B, Meier-Kriesche HU. Renal transplantation: a half century of success and the long road ahead. *J. Am. Soc. Nephrol.* 2004; 15: 3270−3271.

Kirk AD. 4D11: The Second Mouse? *Am. J. Transplant.* 2009; 9: 1701−1702.

Kirk AD, Harlan DM, Armstrong NN, Davis TA, Dong Y, Gray GS, Hong X, Thomas D, Fechner JH, Knechtle SJ. CTLA4-Ig and anti-CD40 ligand prevent renal allograft rejection in primates. *Proc. Natl. Acad. Sci. U. S. A* 1997; 94: 8789−8794.

Kremer JM, Westhovens R, Leon M, Di GE, Alten R, Steinfeld S, Russell A, Dougados M, Emery P, Nuamah IF, Williams GR, Becker JC, Hagerty DT, Moreland LW. Treatment of rheumatoid arthritis by selective inhibition of T-cell activation with fusion protein CTLA4Ig. *N. Engl. J. Med.* 2003; 349: 1907−1915.

Kudlacz E, Perry B, Sawyer P, Conklyn M, McCurdy S, Brissette W, Flanagan AM, Changelian P. The novel JAK-3 inhibitor CP-690550 is a potent immunosuppressive agent in various murine models. *Am. J. Transplant.* 2004; 4: 51−57.

Kwun J, Knechtle SJ. Overcoming Chronic Rejection-Can it B? *Transplantation.* 2009; 88: 955−961.

Larsen CP, Pearson TC, Adams AB, Tso P, Shirasugi N, Strobert E, Anderson D, Cowan S, Price K, Naemura J, Emswiler J, Greene J, Turk LA, Bajorath J, Townsend R, Hagerty D, Linsley PS, Peach RJ. Rational development of LEA29Y (belatacept), a high-affinity variant of CTLA4-Ig with potent immunosuppressive properties. *Am. J. Transplant.* 2005; 5: 443−453.

Lechler RI, Sykes M, Thomson AW, Turka LA. Organ transplantation−how much of the promise has been realized? *Nat. Med.* 2005; 11: 605−613.

Levisetti MG, Padrid PA, Szot GL, Mittal N, Meehan SM, Wardrip CL, Gray GS, Bruce DS, Thistlethwaite JR, Bluestone JA. Immunosuppressive effects of human CTLA4Ig in a non-human primate model of allogeneic pancreatic islet transplantation. *J. Immunol.* 1997; 159: 5187−5191.

Li XC, Ima A, Li Y, Zheng XX, Malek TR, Strom TB. Blocking the common gamma-chain of cytokine receptors induces T cell apoptosis and long-term islet allograft survival. *J. Immunol.* 2000; 164: 1193−1199.

Ma A, Zhang L, Wang X, Chen H. New look at therapeutic strategies for blocking costimulatory signal in experimental and pre-clinical transplantation. *Curr. Drug. Saf.* 2009; 4: 155−166.

Main JM, Prehn RT. Successful skin homografts after the administration of high dosage X radiation and homologous bone marrow. *J. Natl. Cancer Inst.* 1955; 15: 1023−1029.

Meier-Kriesche HU, Schold JD, Srinivas TR, Kaplan B. Lack of improvement in renal allograft survival despite a marked decrease in acute rejection rates over the most recent era. *Am. J. Transplant.* 2004; 4: 378−383.

Miniati DN, Robbins RC. Heart transplantation: a thirty-year perspective. *Annu. Rev. Med.* 2002; 53: 189−205.

Napoli KL, Taylor PJ. From beach to bedside: history of the development of sirolimus. *Ther. Drug Monit.* 2001; 23: 559−586.

Page A, Srinivasan S, Singh K, Russell M, Hamby K, Deane T, Sen S, Stempora L, Leopardi F, Price AA, Strobert E, Reimann KA, Kirk AD, Larsen CP, Kean LS. CD40 blockade combines with CTLA4Ig and sirolimus to produce mixed chimerism in an MHC-defined rhesus macaque transplant model. *Am. J. Transplant.* 2012; 12: 115−125.

Ponticelli C. Cyclosporine: from renal transplantation to autoimmune diseases. *Ann. N. Y. Acad. Sci.* 2005; 1051: 551−558.

Russell ES. A history of mouse genetics. *Annu. Rev. Genet.* 1985; 19: 1−28.

Seetharam A, Tiriveedhi V, Mohanakumar T. Alloimmunity and autoimmunity in chronic rejection. *Curr. Opin. Organ Transplant.* 2010; 15: 531−536.

Starzl TE. History of clinical transplantation. *World J. Surg.* 2000; 24: 759−782.

Starzl TE, Fung JJ. Themes of liver transplantation. *Hepatology.* 2010; 51: 1869−1884.

Starzl TE, Zinkernagel RM. Transplantation tolerance from a historical perspective. *Nat. Rev. Immunol.* 2001; 1: 233−239.

Stepkowski SM, Erwin-Cohen RA, Behbod F, Wang ME, Qu X, Tejpal N, Nagy ZS, Kahan

BD, Kirken RA. Selective inhibitor of Janus tyrosine kinase 3, PNU156804, prolongs allograft survival and acts synergistically with cyclosporine but additively with rapamycin. *Blood*. 2002; 99: 680−689.

Stepkowski SM, Kao J, Wang ME, Tejpal N, Podder H, Furian L, Dimmock J, Jha A, Das U, Kahan BD, Kirken RA. The Mannich base NC1153 promotes long-term allograft survival and spares the recipient from multiple toxicities. *J. Immunol.* 2005; 175: 4236−4246.

Tilney NL. Transplantation and its biology: from fantasy to routine. *J. Appl. Physiol.* 2000; 89: 1681−1689.

Uckun FM, Roers BA, Waurzyniak B, Liu XP, Cetkovic-Cvrlje M. Janus kinase 3 inhibitor WHI-P131/JANEX-1 prevents graft-versus-host disease but spares the graft-versus-leukemia function of the bone marrow allografts in a murine bone marrow transplantation model. *Blood.* 2002; 99: 4192−4199.

van GE, Weimar W, Gaston R, Brennan D, Mendez R, Pirsch J, Swan S, Pescovitz MD, Ni G, Wang C, Krishnaswami S, Chow V, Chan G. Phase I dose-escalation study of CP-690 550 in stable renal allograft recipients: preliminary findings of safety, tolerability, effects on lymphocyte subsets and pharmacokinetics. *Am. J. Transplant.* 2008; 8: 1711−1718.

Vincenti F, Charpentier B, Vanrenterghem Y, Rostaing L, Bresnahan B, Darji P, Massari P, Mondragon-Ramirez GA, Agarwal M, Di RG, Lin CS, Garg P, Larsen CP. A phase III study of belatacept-based immunosuppression regimens versus cyclosporine in renal transplant recipients (BENEFIT study). *Am. J. Transplant.* 2010; 10: 535−546.

Watson CJ, Dark JH. Organ transplantation: historical perspective and current practice. *Br. J. Anaesth.* 2012; 108 Suppl 1: i29−i42.

Weaver TA, Charafeddine AH, Agarwal A, Turner AP, Russell M, Leopardi FV, Kampen RL, Stempora L, Song M, Larsen CP, Kirk AD. Alefacept promotes co-stimulation blockade based allograft survival in nonhuman primates. *Nat. Med.* 2009; 15: 746−749.

第2章

小鼠异位心脏移植

Hao Dun[*] *and Huifang Chen*

Laboratory of Experimental Surgery, Department of Surgery, Research Centre, CHUM,
Notre-Dame Hospital, University of Montreal, Canada

陈洪磊 译

摘　　要

小鼠异位心脏移植(HHTx)首先由 Corry 等介绍(Corry,1973),作为成熟的模型,已经成为探索器官移植排斥反应的免疫机制及评估免疫抑制剂方案最常用的手段。在此模型中,供体的降主动脉和肺动脉分别端侧吻合至受体的腹主动脉及下腔静脉。由于小鼠的体型偏小,在小鼠异位心脏移植手术过程中,血管操作的技术难度依旧是其广泛应用的障碍。为了增加成活率,手术过程已经历了数次改进。虽然总体目标以降低手术操作的复杂性为基本原则,为实现这个目标而进行的改进却不同。本章主要回顾小鼠异位心脏移植,重点在于介绍此模型中几种常用的技术,为希望掌握此项技术的研究者提供基本的指导。

关键词:小鼠,腹部,颈部,异位心脏移植(HHTx),显微外科,移植免疫

引　　言

在过去的数十年间,动物实验模型为移植免疫的进展提供了很大的帮助。随着显微外科及分子生物学的进展,小鼠的器官移植模型逐渐流行(Su,2011)。起初,Fulmer 等(Fulmer,1963)描述了不采用血管化技术的小鼠异位心脏移植,其后一些作者对其进一步改进(Judd,1971;Fey,1998)。此模型中,供体心脏组织被植入受体耳廓的皮下,没有直接的血管连接。因此,自主搏动可用于判断耳-心脏移植物的活性,这可通过直接观察或心电图实现。因为其操作简单,在评估免疫抑制剂抑制急性移植物排斥的作用时(Koehl,2004),该模型可以作为血管重建移植模型的替代方法(Fey,1998)。然而,与血管化移植物不同,非血管化移植物

---

[*] Tel.: (514) 890-8000 ext-28004; E. Mail: dunhao64@yahoo.com.

更容易发生免疫排斥。虽然确切的机制尚不明确,一些因素与非血管化移植物易发生排斥反应有关,包括:再血管化是移植物存活的需要(Liu,2007),非特异性缺血性变性导致炎症及坏死,甚至在同基因移植物中也是这样(Medawar,1944)。此外,血管化的移植物免于同种异体 T 细胞攻击,是由于血管内皮可以表达 Fas 配体(Sata,1998)。在这种情况下,Fas 配体通过与其受体结合,诱导活化 T 细胞的凋亡(Jones,2001)。因此,非血管化的移植物因缺少表达 Fas 配体的血管内皮细胞可能导致其对排斥反应的易感性。证据显示耳 - 心脏方法不能模拟免疫问题,例如超级性排斥反应或慢性移植动脉粥样硬化(Fey,1998),这些事件的发生需要一套正常的移植物血管结构。例如,耳 - 心脏技术没有重建冠脉血流,不适合心脏移植物血管病的研究,后者可迅速在异种移植物中导致动脉粥样硬化,往往使远处组织血流减少、缺血(Hasegawa,2007)。有研究发现血管内皮细胞是异种免疫反应的重要靶点(Mazer,2002)。内皮细胞的破坏能触发一系列的免疫反应从而导致内膜的增生(Hasegawa,2007)。然而,血管内皮作为免疫攻击的对象,是血管化的移植物才会存在的现象,这使得它对实体器官移植的临床意义更大。

显微外科技术的发展极大地促进了需要完全血管化的小动物移植模型。1964 年,Abbott 等(Abbott,1964)首先描述了大鼠的腹部异位心脏移植技术,在该模型中供体胸主动脉和肺动脉分别端端吻合至受体的腹主动脉及下腔静脉。这个模型开创了啮齿类动物完全血管化移植模型的新纪元。然而,这个操作过程中,完全分流了身体下部的回心血流,因此导致严重的下肢轻瘫及截瘫,影响了受体生存率。这个可靠的模型,在实践中并不可行。因此,为了保证远端肢体充足的血流,1969 年 Ono 及 Lindsey(Ono,1969)改进了此模型,将供体的降主动脉及肺动脉分别端侧吻合至受体的腹主动脉及下腔静脉,使得移植物及受体的成活率达到 90%。1973 年,Corry 等(Corry,1973)使用类似的技术报道了小鼠异位心脏移植。此后,该方法作为研究移植免疫及评估免疫抑制剂疗效的模型被广泛应用。与其他完全血管化的移植模型相比,小鼠异位心脏移植模型中,通过手指触摸或心电图可以轻易监测移植物的活性,并且操作简单,因此越来越受到推崇。

在移植实验中,大鼠及小鼠是最常用的动物;大鼠和小鼠的异位心脏移植模型被广泛地应用于器官移植研究。与大鼠相比,小鼠缺点在于体型过小。因此,实施小鼠异位心脏移植手术需要高水平的显微外科技术。然而,小鼠模型当然有其胜过大鼠的优势。例如,全能胚胎细胞首先发现于小鼠而不是其他哺乳类动物(Niwa,2001)。虽然转基因大鼠的数量迅速增加,然而有更多的转基因及基因敲除的小鼠可以获得(Zhou,2009)。此外,除了容易饲养外,实验的花费要比大鼠低,由于其体型小,消耗的药物剂量小。因此,小鼠的异位心脏移植模型在研究血管化的移植物排斥反应中获得了较好的声誉。

小鼠的腹部异位心脏移植模型首次由 Corry 于 1973 年提出,虽然作为可靠的模型,血管吻合仍存在技术问题,如吻合口出血、狭窄及阻塞,这些仍然是研究者达到理想效果的障碍。因此出现许多改进方法以简化手术技术。1991 年出现了完全血管化的小鼠颈部异位心脏移植模型,供体的无名动脉及肺动脉分别与受体的右侧颈总动脉及颈外静脉行端端吻合(Chen,1991)。然而,血管吻合的技术难度使其缺少实用性。此外,无需血管缝合的套袖技术由 Matsuura 等描述(Matsuura,1991),并由其他作者进一步改进(Tomita,1997;Wang,2005;Feng,2005;Gu,2007)。

各种改进方法,各有优缺点,促进了小鼠异位心脏移植的发展。大多数改进模型的描述未再次进行描述。本章内容,将包括我们的经验,小鼠异位心脏移植的模型的简要回顾,重点介绍两种最常用的异位心脏移植模型,位于腹部及颈部两个部位。此外,小鼠颈部异位心脏移植的套袖技术也包含在内。基于术者的偏好和经验,这些方法的应用结果是可靠的。

小鼠心脏的解剖

小鼠心脏位于胸腔正中偏左,被肺组织包绕(Wessels,2003)。它由四个腔组成。心脏上部由左右心房(LA 和 RA)组成,并由房间隔分开;下部有左右心室(LV 和 RV)组成,由室间隔分开。房间隔及室间隔作为左右心腔的分隔,二尖瓣及三尖瓣分别作为左房与左室、右房与右室的分隔。房间隔、室间隔、两个房室瓣汇合处形成心内膜垫。

作为循环的泵,心脏通过大血管与全身相连,包括冠脉系统、体循环及肺循环。主动脉起源于左室流出道,由主动脉瓣于心内膜垫水平(此处主动脉称为主动脉根部)将其与左心室分开。冠状动脉起自主动脉根部,主动脉发出升主动脉之前灌注冠脉循环,供应心肌。主动脉弓,位于升主动脉及降主动脉之间,由此发出无名动脉、左颈总动脉及左锁骨下动脉。与人有一根上腔静脉不同,小鼠有两根上腔静脉,即左、右上腔静脉(Wessel,2003),与下腔静脉及管状静脉窦共同汇入右房,引流体循环及冠脉循环回右房,然后通过三尖瓣进入右室。主肺动脉起源于右室流出道,由肺动脉瓣将其与右室分隔。主肺动脉于分叉处分为左右肺动脉,供应肺循环。四根肺静脉(左上、左下,右上、右下)汇合于左房,然后通过二尖瓣回流至左室。

主动脉瓣、肺动脉瓣及两个房室瓣单向开放保证有效的封闭循环,如:从左室→主动脉瓣→主动脉→冠脉、体循环→冠状静脉窦、腔静脉→右房→三尖瓣→右室→肺动脉瓣→主肺动脉→肺循环→肺静脉→左房→二尖瓣→左室。

在小鼠异位心脏移植中,心脏移植物的血管重建使得移植心肌得到冠脉循环的血供。一旦移植心脏的升主动脉通过受体的腹主动脉得到血供(腹部模型),它的冠脉循环就建立起来了,由于移植物主动脉瓣的存在,可以防止血液反流至左心室。因此,血流注入冠状动脉,移植心脏得到灌注。随后,静脉血经过管状静脉窦、右房及肺动脉回流至供体的下腔静脉(腹部模型)或右侧颈外静脉(颈部模型)。

外 科 技 术

通常,异位心脏移植有两个部位,腹部及颈部。颈部异位心脏移植,作为检测供体器官特异性耐受(Chen,1991)的第二选择方案,当腹部已经存在心脏移植物时采用该方案。在颈部模型中,虽然通过缝合或袖套技术均可进行血管吻合,但袖套技术由于其技术要求低、外科成功率较高(Zhou,2010),往往更受青睐。在该模型中,受体的右颈总动脉和颈外静脉配以套管。然后,将它们分别与供体的降主动脉、肺动脉连接并固定。同样,套管也可以置于供体的右肺动脉,而不是受体的右侧颈内动脉(Wang,2005)。

对于腹部模型,移植物的再血管化通过端侧吻合的方法完成。在这种情况下,血管吻合不能通过袖套法完成。与袖套技术相比,血管缝合更容易发生血管并发症,因此学者设想以应用袖套技术的颈部模型代替小鼠的腹部异位心脏移植模型。然而,许多研究者由于其经验及能力限制,更钟情于腹部模型,因为它稳定、实验变异小,能够产生可信的结果。

　　建立腹部模型有许多种不同的方法。移植心脏缝合时可以置于受体腹腔的右侧(Hasegawa,2007)或左侧(Liu,2007)。通常供体的升主动脉与受体腹主动脉的前壁在血管外缝合,相对容易。而后壁于血管内缝合,或在前壁吻合完后将心脏翻转至对侧,再于血管外缝合。与之相似,供体肺动脉与受体下腔静脉的吻合可以采用完全的外翻缝合。这种情况下,供体肺动脉吻合口位于供体升主动脉吻合口的下方。换句话说,这两个吻合口不平行,这为血管外缝合后壁提供了空间(Niimi,2001;Hasegawa,2007)。然而,供体的肺动脉紧邻并短于升主动脉,供体肺动脉和受体下腔静脉吻合时,血管外缝合后壁在技术上存在一定的难度。因此,包括我们在内的大多数实验室,更愿意在吻合供体肺动脉和受体下腔静脉时,血管内缝合后壁。Wu等采用供体胸段的下腔静脉,代替肺动脉重建至移植模型中的流出道。由于供体胸段的上腔静脉有足够的长度,供受体腔静脉的吻合可以很容易完成。

　　在我们的实验室,为了重建移植物的流入道及流出道,更喜欢在血管内缝合后壁,在血管外缝合前壁。这种方式移植心脏无须翻转至对侧。以我们的经验,该模型由熟练显微外科医师完成,成功率可达90%,并且稳定。

动　物

　　通常,8~12周龄、体重22~25g的雄性小鼠用于同种或异种移植研究。对于供受体小鼠的性别或种群的不同选择,取决于试验设计的特殊性。通常CD1远亲杂交的小鼠用于训练,因为价格低廉。应该在存在规律12小时昼夜交替、稳定湿度和温度的标准环境中,进行动物饲养。

术前准备及麻醉

　　由于不会呕吐,供体及受体小鼠术前无需禁食。小鼠麻醉有若干种方法。用苯巴比妥(40~85mg/kg)或氯胺酮(80~100mg/kg)联合甲苯噻嗪(10mg/kg)腹腔注射,是最常用的注射麻醉。由于其安全性及易于操作,(2%~3%)乙醚气体麻醉被强烈推荐,用于该手术。此外。在麻醉诱导阶段,于术前皮下给予丁丙诺啡(0.05mg/kg)镇痛。在手术过程中,动物应置于暖箱内以避免麻醉时低体温。必要时,应追加起始注射镇痛药剂量一半或略少以保证动物无痛及无意识。

腹部异位心脏移植模型

供体手术

　　麻醉满意后,供体铺单,然后通过束缚其四肢将其固定于手术台上,以脊柱-尾方向朝向术者。纵行切开暴露腹腔。腹腔内容物被推向动物的左侧。使用两个棉签,暴露腹部下腔静脉和主动脉,将其与周围组织完全游离开。用3ml注射器将含有肝素的1.0ml冷盐水(100U/ml)注入下腔静脉。体循环肝素化1分钟后,于腹主动脉切口开放血液循环系统,于腹腔内放置一块纱布吸血。随后开胸并将胸壁悬吊。用止血钳将下腔静脉与膈肌部位阻断，在其以上下腔静脉插管，然后以 0.5ml 的冷肝素(100U/ml)再次灌注至右房。供体的心脏收缩逐渐停止。切除胸腺以暴露主动脉弓及肺动脉。降主动脉于邻近无名动脉处横断。在这个阶段，为了方便随后的血管吻合，应该将升主动脉与肺动脉之间的结缔组织轻柔地分离开。肺动脉于靠近其分叉处横断。下腔静脉及右侧上腔静脉分别以 7-0 丝线近端结扎。一根 5-0 线放置于下腔静脉及右侧上腔静脉以及心脏周围，以尽可能远地结扎包括肺静脉及左上腔静脉在内的其他所有血管。下腔静脉、右上腔静脉和剩余的结缔组织尽可能向远处分离。供体的心脏轻柔地从胸腔取出并保存在冰冷的盐水中。

受体手术

在麻醉满意后，受体备皮，并通过束缚其四肢将其固定于手术台上，以脊柱 - 尾的方向朝向术者。从剑突至耻骨联合行正中切口开腹，放置微小牵引器以充分暴露腹腔。使用两个棉签，将小肠向右侧推出腹腔，以湿纱布覆盖。生殖器官，包括精巢，附睾及输精管以同样的方式向上翻出腹腔。如果膀胱充满尿液，影响术野，应该轻轻压迫膀胱以排出尿液。为了避免额外的体液丢失，在操作过程中肠子及生殖器官应用纱布覆盖并以盐水保持湿润。

使用两个棉签，将腹主动脉及下腔静脉暴露至肾血管以下分叉之前，并将其与周围组织游离。为了完全阻断连接于吻合口处的血管，位于肾血管与分叉之间的一组或两组肢体动脉和静脉应分别以 8-0 丝线结扎。应该注意的是这个操作不会导致术后肢体瘫痪，后者常见于主动脉梗阻(Hasegawa，2007)。为了阻断主动脉及下腔静脉的血流，可先于分叉处近端放置微血管钳，另一个放置于肾血管以下。在钳夹后下腔静脉仍有充盈，应核实肢体血管是否结扎。肾下主动脉和下腔静脉可以弯血管钳一起钳夹，这样肢体血管的出血并发症可以避免。

腹部心脏移植模型

使用 30-gauge 的针头，在受体腹主动脉前壁行主动脉切开。用显微剪刀纵向切开延长切口，切口长度与供体升主动脉相当或略小。以同样的方式切开静脉。按 Mao 等(Mao，2009)描述也可以 BV6 针头行主动脉切开。简要地说就是针头纵行插进并穿出受体主动脉前壁，并以针持将其固定。轻轻将针向上提起，针以上的主动脉前壁，采用精细剪刀可以很容易切开，这样近似 1mm 的椭圆形且周边整齐的开口形成。依据我们的经验，这种方法形成的吻合口吻合方便，并且降低了血栓形成的发生率。这项技术也可以用于下腔静脉的切开(Mao，2009)。主动脉及下腔静脉切口以盐水冲洗血液。然后，将供体的心脏置于受体腹腔的左侧，升主动脉的残端置于肺动脉下方并且垂直于钳夹的血管，然后覆以冰冷的盐水纱布。使用 11-0 或 10-0 尼龙外科缝线将供体的升主动脉与受体的腹主动脉行端侧吻合，于近角首先固定一针，将供体的升主动脉与受体的腹主动脉结合到一起。以同样的方法，远角缝合一针将供体升主动脉与受体升主动脉固定，并且留一针在一侧。用这根针在血管内以连续缝合的方法 4~5 针完成受体的腹主动脉与供体升主动脉之间左侧(后壁)的吻合。在血管外与近角的固定缝线打结。用同样的方式，吻合口的右侧(前壁)完全于血管外从近角吻合至远角，最后与远角的固定缝线打结。这样，以同样的方式，供体的肺动脉端侧吻合至受体的下腔静脉(图 2-1)。

同样,移植心脏置于受体腹腔的右侧(Hasegawa,2007),于血管外首先完成受体腹主动脉及受体升主动脉左侧(前壁)的吻合,然后将心脏翻至受体腹腔的左侧,于血管外完成右侧(后壁)的吻合。这样,移植物的流入道以全层外翻的方式重建。同样,移植物的流出道的重建是通过将供体的肺动脉与受体的下腔静脉以全层外翻的方式吻合。这种情况,静脉切口应该在动脉切口之下水平,这样使得在将心脏翻至对侧时缝合后壁时更容易。应该提及的是,第一针固定缝线应该在远角以牵拉供体的肺动脉向上至降主动脉。这样,近角的固定缝合时可以很容易保持肺动脉两端相同的长度,从而使得吻合口呈直线(Niimi,2001)。

在完成移植物流入道及流出道的重建后,首先松开远端的止血钳,再松近端的。吻合部位以两个棉签轻轻压迫数分钟,这样小的出血可以止住。小片的可吸收止血明

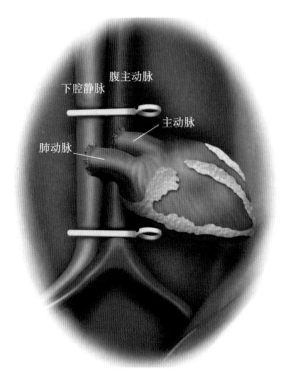

图 2-1　供者的升主动脉和肺动脉分别与受者腹主动脉和下腔静脉端 - 侧吻合

胶海绵可以置于吻合部位周围以防止出血。正常情况下,移植心脏立即充满血液,随即颜色变红。在短暂的室颤后,移植心脏呈窦性心律。确定无出血,将肠子及精巢还纳于腹腔。以4-0 缝线连续缝合法关闭腹部切口。

颈部异位心脏移植模型

供体准备

供体移植物处理与腹部异位心脏移植模型相同。然而,供体的无名动脉或升主动脉可通过缝合技术将移植物的流入道重建。Chen(Chen,1991)等首先介绍了应用供体的无名动脉与受体的颈总动脉进行吻合的颈部异位心脏移植技术,因为这两支动脉在直径上相匹配。为了准备供体的无名动脉,供体的升主动脉与无名动脉进行游离。主动脉弓于无名动脉与左颈总动脉之间结扎,于结扎的远端切断。然后切断无名动脉,于主动脉弓分支处保留 1mm,以便之后的血管重建。与其相似,将肺动脉与升主动脉游离开,于分叉处近端切断。

受体准备

在麻醉满意后,受体备皮,并通过束缚其四肢将其固定于手术台上,以脊柱 - 头的方向朝向术者。为了能固定头部,可以使用橡皮带牵拉上门齿至手术台。于右侧颈部从下颌至

胸骨行切口。无需放置牵开器,此切口足以充分暴露手术部位。在将右侧下颌下腺切除后,暴露颈外静脉,通过结扎小的分支将其游离出来,从锁骨至其第一个主要分支。切断胸锁乳突肌,暴露右颈总动脉,尽量远地游离至颈内及颈外动脉的分叉处。游离后的颈总动脉及颈外静脉近端以小血管钳阻断,远端以 9-0 丝线分别结扎,然后于阻断与结扎中间切断。血管的近端用盐水冲去血液。

以缝合方法进行的颈部心脏移植

使用 11-0 缝线,将供体的无名动脉与受体右颈总动脉行端 - 端吻合,间断缝合 5~6 针。然后供体的肺动脉与受体的颈外静脉行端 - 端吻合,连续缝合 8~10 针(图 2-2)。同样供体的升主动脉可以用于重建移植物的流入道。这种情况下,供体移植物以腹部异位心脏移植模型相同的方式植入。受体颈总动脉于近端阻断后,远端在分叉水平以两根 9-0 丝线结扎,于钳夹和远端结扎之间纵行切开颈总动脉的前壁。切口的长度应该与供体的升主动脉直径相匹配。血管开口以盐水将血液冲走。然后,用 11-0 缝线,将供体的升主动脉端侧吻合至受体的颈总动脉,分别于血管外缝合后壁及血管内缝合前壁,3~4 针连续缝合。此后,受体的颈总动脉在其远端两处结扎中间切断,以便于随后供体肺动脉与受体颈外静脉的吻合。采用前面提及的技术,将供体的肺动脉端端吻合至受体的颈外静脉(图 2-3)。在完成吻合

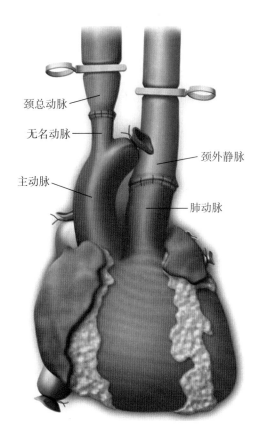

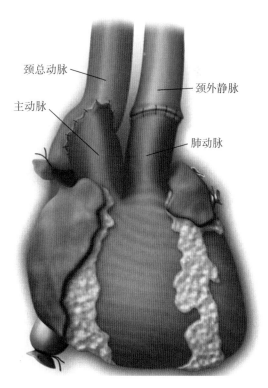

颈总动脉
无名动脉
主动脉
颈外静脉
肺动脉

颈总动脉
主动脉
颈外静脉
肺动脉

图 2-2 供者无名动脉和肺动脉与受者的颈总动脉和颈外静脉分别端 - 端吻合

图 2-3 供者的升主动脉与受者颈总动脉端 - 侧吻合,供者的肺动脉与受者颈外静脉端 - 端吻合

后,先后松开颈外静脉及颈总动脉的阻断钳。为了防止移植物血管扭曲,在关闭颈部切口之前,应该调整移植物至合适的位置。

以袖套法进行的颈部心脏移植

采用 24 号(外径 0.7mm,内径 0.5mm)和 22 号(外径 0.8mm,内径 0.6mm)的静脉导管(BD 江苏省,中国)分别作为受体颈总动脉及颈外静脉的袖套。袖套 1.0mm 的主体及 0.5~1.0mm 的尾部,其周长为袖套管主体的 1/3。一根缝线保留在颈总动脉游离端。颈总动脉的近端和保留的缝线一起从袖套内通过。袖套的尾巴与颈总动脉由一小血管钳固定。以同样的方法将袖套固定于右颈外静脉。然后,供体的心脏置于受体颈部右侧,并以冰冷的盐水纱布覆盖。将动脉的袖套插入供体的降主动脉并以 7-0 丝线套扎固定。以同样的方法,供体的下腔静脉连接并固定于受体颈外静脉(图 2-5)。先后松开颈外静脉及颈总动脉。与前面提及的通过缝合法进行的腹部心脏移植相同,在颈部伤口缝合之前调整心脏在合适的位置。

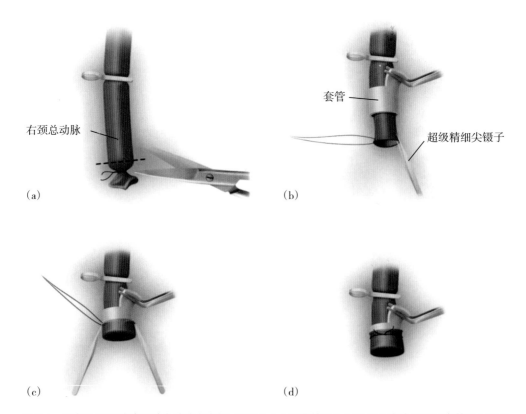

图 2-4 受者的颈总动脉近端由动脉夹夹闭,远端由 9-0 丝线结扎(a);颈总动脉近端通过套管(b);颈总动脉近端外翻覆盖套管(c),并通过 7-0 丝线环绕结扎固定(d)

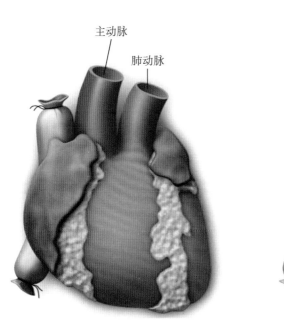
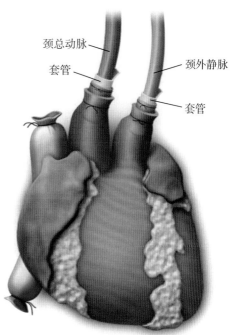

图 2-5　动脉套袖插入受者升主动脉,通过 7-0 丝线固定。静脉套袖插入受者肺动脉,通过 7-0 丝线固定

术 后 管 理

　　术后低温及脱水是麻醉恢复延迟甚至死亡的主要因素。为了减少及预防术后并发症,在动物能回归其正常饲养环境前,应该皮下给予动物 1~2ml 无菌温盐水,并饲养于暖箱内,直至完全从麻醉中复苏。规律饮食及饮水无限制。通常情况下抗生素不是必要的,除非在实验中有特殊需求。动物应该至少每天观察一次。伤口夹或不可吸收皮肤缝线应在手术后 7~10 天拆除。移植物的功能通过每天的触诊进行监测。移植物存活少于 72 小时应视为手术并发症。

外科并发症

　　除了与技术问题相关的血管并发症,大多数并发症的发生与麻醉过量和脱水相关。

麻醉过量

　　对于常规剂量麻醉不能起效或手术操作延长者,反复注射麻醉剂通常是必须的。在这种情况下,麻醉剂过量可能导致恢复延迟,偶尔会出现死亡。根据我们的经验,以乙醚气体麻醉代替反复注射麻醉剂更安全有效。

脱水

　　术中出血及额外的体液丢失是动物脱水的主要原因,可能会导致低血容量休克,严重者会导致术后早期死亡。为了预防脱水,在术中除了充足的液体摄入及保暖,应该注意术中减少出血、以盐水湿润的纱布覆盖暴露的器官以避免额外的体液丢失。诊断动物是否脱水最简单的方法是轻轻捏起皮肤呈一个隆起,然后松开它。正常情况隆起迅速消失,相反,如果隆起缓慢消失提示脱水的存在。在大多数情况下,经过适当的补液治疗后脱水是可逆的。例如,每天两次皮下注射 1.0~2.0ml 温盐水,术后第一天进行补液,必要的话后续的几天继续,取决于脱水的程度。

血管并发症

由于小鼠血管偏细,血管吻合的技术难度与血管并发症直接相关,如吻合口出血,狭窄,动脉及静脉吻合部位血栓形成。大量的吻合口失血可导致失血性休克,随后可能导致受体的早期死亡。移植物功能衰竭是指移植物心脏跳动在术后早期停止,血栓是它的常见原因。移植物生存少于 72 小时被视为外科并发症,主要是由于血栓形成导致的。有时候,在术后 24 小时,血栓形成进展可以阻塞受体的腹主动脉,导致轻瘫或截瘫。对于这种情况,动物应该处死,因为其很难逆转。依据我们的经验,采用 Mao 等描述的动脉及静脉切开技术,如前面所述一个椭圆形边缘光滑的吻合口,血管吻合时血栓形成的发生率较低。然而,在任何情况下,精湛的显微外科技术对保持血管腔光滑及避免吻合部位管腔狭窄都是至关重要的,能够减少血管并发症。

评估小鼠异位心脏移植物的排斥反应

手指触诊心脏收缩的搏动

小鼠异位心脏移植手术之后,移植物的功能通常每天要通过手指触诊心脏收缩的搏动。根据移植物收缩的强度及肿胀情况,移植物的功能被分为 0~3 级。如果移植物质软、收缩力强、不胀,被定义为 3 级;收缩力中等,轻微的肿胀被定已为 2 级,收缩力弱、肿胀严重被定义为 1 级,而没有收缩定义为 0 级(Hasrgawa,2007)。虽然手指触及的心脏收缩是评估移植物生存状态的简便而可靠的方法,但是不同人的主观判断可能会存在偏差。有时候,心脏收缩的搏动可能会与个体动脉搏动的传导相混淆(Saitovitch,1995)。有些情况下,移植物生存的差别是极为微小的,因此需要更多客观及敏感的方法(Martin,2008)。

心电图(ECG)

麻醉适量时,在小鼠的异位心脏移植模型中,移植物心电图可以通过受体腹部及肢体皮下插入的针状电极记录,用于监测移植物心率及心室电压(Superina,1986)。使用腹部植入的远程心电图传输器,Mottram 等报道了在小鼠同种移植物中,60 天内心率未下降;QRS 电压在前 28 天迅速降低,并在 60 天后保持稳定。然而异种移植物在 10~14 天发生排斥,心电图表现心率及 QRS 电压迅速下降(Mottram,1988)。QRS 电压迅速下降与心肌萎缩及纤维化有关。与手指触诊的心脏收缩搏动相比,心电图记录的电活动在监测术后早期移植物变化方面,提供了更主观更敏感的信息。然而,小鼠心脏移植应用 ECG 有一定的限制性。例如,心电图的波形会受到电极位置及腹部移植物活动的影响(Mottram,1988)。此外,他会受到周围结构的影响,例如肠道和移植物周围的渗出。

超声生物显微镜(UBM)

心脏超声似乎是评估小鼠移植物模型中移植物排斥反应的强大工具,因为它无创,而且能够提供移植物形态及功能的实时信息。高频(30MHz)超声生物显微镜技术通过提供非常高的画面质量,增强了心脏超声在小鼠研究中的作用。在小鼠异位心脏移植模型中,Scherrer-Crosbie 等用该技术评估心脏收缩期及舒张期末移植物左室的直径(LVEDD)、左室短轴收缩率、射血分数(EF)及后壁厚度(PWT)。他们发现,术后第 3 天同种异体移植物与同基因移植物的 PWT 分别是 1.15 ± 0.02 及 0.85 ± 0.02mm,$P<0.0001$;而触诊不能在该时间点判定排斥。PWT 明显增厚与心肌细胞坏死及细胞浸润有关。组织学评分与 PWT 明显相关($P<0.0001$)。此外,在术后第 5 天,LVEDD 在异种移植物中比同种移植物中要小。然而,FS 和 EF 的改变在同种异体移植与同基因移植之间并无明显的差别。因此,他们得出结论:心脏超声所检测的 PWT 和 LVEDD,而非功能性指数例如 FS 或 EF,能够在小鼠异位心脏移植模型中,提供排斥反应的量化、敏感、可信的预测指标(Scherrer-Crosbie, 2002)。Zhou 等也使用 UBM 观察小鼠异位心脏移植模型中移植物的冠脉循环。他们的研究显示同基因移植物左冠的前向血流,在术后第 1~5 天增加,然后 2 周内轻度减少,之后稳定。然而在同种异体移植物中,左冠的前向血流在术后第 5~9 天迅速减少至几乎为零。这些发现提示 UBM 是随访小鼠心脏移植物生存状态的一项实用技术。在小鼠异位心脏移植模型中,移植物瓣膜反流可以通过彩色多普勒监测。然而,它不能解释相应的临床问题,如常见的三尖瓣反流,因为在小鼠异位心脏移植物与临床心脏移植物间血流动力学是不同的。

核磁共振(NMR)

据报道,NMR 成像在大鼠异位心脏移植模型中可以用于评估移植物的心肌代谢。然而它并不适合于小鼠,因为在照相过程中小鼠血流动力学状态不稳定,且容易受麻醉的影响(Scherrer-Crosbie, 2008)。

心脏移植物排斥的分子生物标记物

一些研究采用同位素标记的单克隆抗体 / 抗肌球卵白抗体闪烁扫描,来研究小鼠移位心脏移植模型的急性排斥反应。包括 [111]In 抗 ICAM mAbs、[111]In 标记的抗 MHC Ⅱ类抗原 mAbs 及 [111]In 抗肌凝蛋白抗体(Isobe, 1991;Isobe, 1992)。在 Isobe 等研究中,以移植心脏(G)与自体心脏(A)中每毫克所含抗肌凝蛋白抗体剂量的比值,来反映排斥反应的严重性。结果显示在异种移植物中,G/A 比率在第 2~15 天增加,与心肌的收缩性减弱一致。相反,同种移植物 G/A 比率无明显变化。Isobe 等(Isobe, 1992)在小鼠异位心脏移植中用 [111]In 标记 MHC Ⅱ单克隆抗体(10-2-16 和 14-4-4S)进行闪烁扫描。在该研究中,对移植物的放射性示踪剂的摄取进行量化,即切除移植物每毫克组织的摄入剂量的百分比,用于衡量排斥反应的严重性。数据显示移植物放射性示踪剂的摄取与组织病理学的分级相关。因此,在小鼠异位心脏移植模型中,抗肌凝蛋白抗体闪烁扫描是心脏移植排斥反应的一个早期敏感的指标。

小鼠异位心脏移植的应用

器官预处理

在 1985 年初，Blanchard 等在移植前评估了处于保存和灌注状态的小鼠心脏的功能。他们提出移植心脏用灌注泵以 0.25~0.4ml 冷溶液（0.9% 盐水或乳酸林格氏液）持续灌注 30 分钟，移植后能够功能良好，在此冷溶液中保存超过 1 小时会导致术后移植物功能不良，提示小鼠心脏短期的保存是可行的。近期，英国哥伦比大学的 Du 团队进行了一项新研究，发现在 UW 液中加入 rCLU 蛋白显著减少移植心脏组织释放 LDH，能促进移植物的功能恢复，提示在小鼠的异位心脏移植模型中，冷保存溶液中添加 rCLU 蛋白可以增加器官冷保存的效果（Guan, 2012）。因此，小鼠心脏移植模型可以成为研究器官预处理和评估保存液心肌保护效果的优良模型。

移植物排斥 / 血管病变的机制

掌握移植物排斥 / 血管病的机制在抗排斥治疗中至关重要。小鼠心脏移植模型在这方面起到了重要作用。例如，新生期耐受模型，Fan 等（Fan, 2005）将第三方 B6 小鼠的心脏或皮肤移植物移植给新生期处理的 C3H 小鼠受体。第三方 B6 小鼠的心脏为 C3H 受体所长期接受，而皮肤移植物则不能，通过细胞 ELISA 技术检测出抗 B6-IgG 和 IgM 升高。此研究所获得的信息有助于理解 B 细胞在心脏移植物耐受中的作用。小鼠异位心脏移植模型也用于研究 CD4+ 及 CD8+ T 淋巴细胞在激发移植物排斥反应中的重要性。使用 CD4 和 CD8 敲除的小鼠，Krieger 等（Krieger, 1996）发现 CD4+ 而非 CD8+ T 细胞在启动移植物排斥反应中发挥重要的作用。此外，有报道 CD4+ T 细胞受体（TCR）转基因的 T 细胞，能独立的通过间接途径的异型抗原识别，快速导致小鼠心脏移植物排斥（Honjo, 2004）。研究显示 CD40-CD40L 相互作用对 CD4 T 细胞依赖的感受器功能至关重要。因此，干扰此重要的相互作用应该能导致大幅度减少 CD4 T 细胞的激活，从而使得移植物长期存活。在小鼠异位心脏移植模型中，通过使用 CD40 配体缺乏的小鼠作为受体，Shimizu 等提出移植物的长期存活或供体特异性耐受是可以通过诱导实现的；然而移植物动脉粥样硬化在此模型中不能有效预防。众所周知，主要组织相容性复合体（MHC）Ⅱ类分子呈递肽给 T 细胞，因此激发异型基因 T 细胞反应。并且Ⅱ类反式作用因子（CIITA）是 MHC Ⅱ转录的主要调节因子。June 等研究了将 CIITA 缺失的心脏移植给错配受体时的免疫变化。结果发现 CIITA 缺失的心脏移植物，生存期明显延长（中位生存时间 36 天），相比之下野生型异体移植物的中位生存时间为 9 天、MHCⅡ缺失的心脏为 20 天，这提示 CIITA 在调节异型基因 T 细胞反应中尤为重要。已知凋亡也参与心脏移植物排斥反应，主要通过穿孔素 / 粒酶途径和 Fas/Fas 配体途径。使用小鼠异位心脏移植的慢性排斥反应 / 移植物血管病模型，White 等发现异体移植物显示出 Fas 配体 mRNA 表达，此现象在同基因的移植物中没有观察到。同种异体移植物上 Fas 配体的表达上调被认为与心肌凋亡相关，可能最终导致，至少局部的移植物排斥反应。此外，Suzuki 等在小鼠异位心脏移植模型中，为预防排斥反应，通过使用相关单克隆抗体阻断细胞粘附，评估此时细胞因子的表达。通过分别阻断细胞间黏附分子 -1 及淋巴细胞功能相关抗原、血管细胞粘附分子 / 很晚期抗原的细胞粘附，可以诱导移植物耐受及移植物的长期存活，这与受体 Th1 和 Th2 细胞因子的差异表达情况一致。因此，细胞因子的差异表达与免疫耐受的调节和阻断细胞粘附后移植物生存的延长有关。此外，Christopher 等利用小鼠的异位心脏移植模型，使用 DNA 微阵列及 PCR 技术，描述了移植物应对移植损伤及排斥反应时出现的动态短暂的基因表达方式。这些发现为未来探索出抑制急慢性排斥反应的更多有效途径，提供了有价值的观点。

药理学试验

小鼠心脏移植模型已被广泛应用于免疫抑制剂的药理学研究，在用于大动物和人类研究之前，检测其安全性、疗效。例如，采用完全错配的小鼠 BALB/c 移植物，以颈部异位心脏移植的方式植入 CBA，Moffatt 等（Moffatt，2000）发现他克莫司或环磷酰胺能有效地延长移植物的生存时间，而抗 -CD4 和 CD8 非消耗性单克隆抗体，通过阻断 CD4/CD8 可诱导移植物的免疫耐受。在其他的研究中，Shimmura 等（Shimmura，2006）发现吗替麦考酚酯（MMF）联合咪唑立宾（MZ）在小鼠异位心脏移植模型中延长心脏移植物生存时间，两者有很强的协同作用。Wang 等（Wang，2003）将 C3H 移植物移植给 BALC/c 和 C57BL/6 小鼠受体，引起不同的排斥形式。急性血管性排斥反应发生于 C3H 移植物→ BALC/c 受体，而急性细胞性排斥反应发生在 C3H 移植物→ C57BL/6 受体。他们的数据显示环孢素 A 抑制急性细胞性排斥反应，导致 C57BL/6 受体的长期生存，而相反的，雷帕霉素抑制急性血管性排斥，导致 BALB/6 受体的长期生存。为改善移植物的长期生存率，抑制急性排斥反应和预防移植物血管病的进展是对免疫抑制策略的基本要求。研究显示，过氧化物酶增殖活化受体 -γ 拮抗剂，如吡格列酮，不仅抑制 T- 细胞增殖（Clark，2000），而且抑制平滑肌细胞的增殖和迁移（Marx，1998；de Dios，2003）。Kosuge 等通过小鼠的异位心脏移植模型研究吡格列酮在预防急慢性排斥反应中的作用。结果显示，吡格列酮处理的移植物能减少干扰素 -γ、白介素 -10 及单核细胞趋化蛋白 -1 的表达，延长移植物的存活时间且减少内膜增生。有证据显示，吡格列酮可能成为预防急慢性移植物排斥反应的新型方案。不同的移植模型研究显示，阻断趋化因子及趋化因子受体之间的相互作用对移植异种免疫应答及延长移植物生存时间可能起到重要作用（Hancock，2000；Hancock，2003；Cao，2000；Cao，2001；Li，2009）。Cao 等（Cao，2000）比较 CCR1（-/-）与 CCR1（+/+）小鼠受体之间移植物的生存时间，以揭示细胞因子受体 CCR1 在异体免疫应答排斥中的重要角色。数据显示，细胞因子受体 CRR1 缺失显著延长移植物的生存时间，提示阻断 CRR1/ 配体之间的相互作用可能为临床上预防急慢性排斥反应提供有益的手段。此外，Akashi 等用小鼠异位心脏移植模型，评估 TAK-779 在抑制急慢性排斥反应中的疗效，其为一种 CCR5 和 CXCR3 的拮抗剂。结果显示 TAK-779 通过抑制几种趋化因子、细胞因子、细胞因子受体的表达，减少 CD4、CD8、CD11c 细胞向移植物聚集，能显著延长移植物寿命，进一步延缓慢性血管病、纤维化及细胞浸润的发展。这些发现提示针对细胞因子与细胞因子受体之间的作用，下调局部的免疫活化，可能成为预防急慢性器官排斥的治疗策略。JAK-3 作为一种酪氨酸激酶，已被证实在细胞因子信号途径中至关重要。因子，靶向 JAK-3 的免疫抑制可能成为改善移植物生存的治疗选择。CP-690550 是一种 JAK-3 的活化抑制剂，已被证实在小鼠异位心脏移植模型中能有效的延长移植物生存时间,而不会导致高血压、高脂血症或淋巴增殖性疾病。因此,JAK-3抑制剂有潜力发展成为治疗性的免疫抑制剂,在预防器官移植排斥中成为钙调神经抑制剂的理想替代药物。有趣的是,最近的一项研究发现,受体暴露于歌剧音乐中能有效地延长小鼠心脏移植物的存活时间,其通过调节免疫反应,例如产生调节性CD4+CD25+细胞及上调抗炎性细胞因子。

异种移植

异种移植的实验模型也主要用于研究潜在的超急性排斥反应及迟发的异种移植物排斥反应的机制。血管化的小鼠→大鼠的心脏移植模型已经广泛用于确定与急性排斥反应相关的抗体特异性及免疫球蛋白(Ig)亚型。利用此模型,Gustavsson等(Gustavsson,2001)提出小鼠体内针对大鼠心脏、白细胞、淋巴细胞及Forssman抗原的抗体升高,该抗体可能参与移植大鼠的超级性排斥反应。众所周知,C6缺失的小鼠,即补体系统中缺少C6成分,不能形成膜攻击复合物(MAC)(Brauer,1993)。在协调性小鼠→大鼠的心脏异种移植物模型中,使用C6缺限的大鼠作为受体的,Wu等(Wu,2001)研究MAC介导的损伤在协调性异种移植物排斥反应中的作用。结果显示通过CsA的T细胞免疫抑制可以使C6缺失的大鼠异种移植后长期存活,而C6未缺失的大鼠则不能,说明MAC介导的免疫反应在T细胞依赖的协调性异种排斥反应中起到关键作用。在其他的协调性心脏异种移植模型中,中国仓鼠移植给大鼠受体。结果显示,在Balb/c及C57BL/6裸小鼠受体中异种移植物长期存活(中位生存期>100天)。然而,以CD3+T细胞重构的裸小鼠出现了的异种移植物反应(中位生存期5.7天),此模型显示出T细胞在激发异种排斥过程中的免疫学作用(Obatake,1999)。此外,应用DNA基因芯片技术,Saiura等(Saiura,2002)提出了在大鼠→小鼠的协调性心脏异种移植模型中急性排斥反应的基因表达谱。结果显示,在异种移植物中许多种新的基因上调,Mac-1尤为显著。他们的发现对急性排斥反应过程中的细胞基因表达谱提出了新的认识。在临床移植实践过程中,供体短缺是一个主要问题。来自于非人类的异种移植物能够作为解决措施吗?一个小鼠→大鼠的异种基因的骨髓嵌合体已经由Mohiuddin等(Mohiuddin,2001)成功完成。应用此模型,在这些嵌合体的大鼠中,供体特异性和受体特异性的血管化的心脏移植物能够实现长期存活。另外,这些动物排斥第三方心脏的速度比普通动物要慢,显示出免疫抑制剂的特征。这些结果显示,采用骨髓嵌合体可能成为预防异种移植物排斥反应的有效方法。

结　论

小鼠异位心脏移植模型作为研究移植物排斥机制的常规研究手段已广为接受。虽然有许多技术上的改进用于简化手术过程,减少技术失败,完全血管化的小鼠异位心脏移植模型仍然比其他方法更为人们所接受。然而,套袖法的颈部异位心脏移植模型也是一种比较有价值的方法,因为能够避免血管吻合的并发症。无论使用哪种方法,显微外科技术对达到理想、稳定的结果至关重要。

参考文献

Abbott CP, Lindsey ES, Creech O JR, Dewitt CW. A Technique for heart transplantation in the rat. *Arch. Surg.* 1964; 89:645–652

Akashi S, Sho M, Kashizuka H, Hamada K, Ikeda N, Kuzumoto Y, Tsurui Y, Nomi T, Mizuno T, Kanehiro H, Hisanaga M, Ko S, Nakajima Y. A novel small-molecule compound targeting CCR5 and CXCR3 prevents acute and chronic allograft rejection. *Transplantation.* 2005; 80(3):378–384.

Anderson CA, Shernan SK, Leacche M, Rawn JD, Paul S, Mihaljevic T, Jarcho JA, Stevenson LW, Fang JC, Lewis EF, Couper GS, Mudge GH, Byrne JG. Severity of intraoperative tricuspid regurgitation predicts poor late survival following cardiac transplantation. *Ann. Thorac. Surg.* 2004; 78(5):1635–1642.

Blanchard JM, Pollak R. Techniques for perfusion and storage of heterotopic heart transplants in mice. *Microsurgery.* 1985; 6(3):169–174.

Brauer RB, Baldwin WM 3rd, Daha MR, Pruitt SK, Sanfilippo F. Use of C6-deficient rats to evaluate the mechanism of hyperacute rejection of discordant cardiac xenografts. *J. Immunol.* 1993; 151(12):7240–7248.

Changelian PS, Flanagan ME, Ball DJ, Kent CR, Magnuson KS, Martin WH, Rizzuti BJ, Sawyer PS, Perry BD, Brissette WH, McCurdy SP, Kudlacz EM, Conklyn MJ, Elliott EA, Koslov ER, Fisher MB, Strelevitz TJ, Yoon K, Whipple DA, Sun J, Munchhof MJ, Doty JL, Casavant JM, Blumenkopf TA, Hines M, Brown MF, Lillie BM, Subramanyam C, Shang-Poa C, Milici AJ, Beckius GE, Moyer JD, Su C, Woodworth TG, Gaweco AS, Beals CR, Littman BH, Fisher DA, Smith JF, Zagouras P, Magna HA, Saltarelli MJ, Johnson KS, Nelms LF, Des Etages SG, Hayes LS, Kawabata TT, Finco-Kent D, Baker DL, Larson M, Si MS, Paniagua R, Higgins J, Holm B, Reitz B, Zhou YJ, Morris RE, O'Shea JJ, Borie DC. Prevention of organ allograft rejection by a specific Janus kinase 3 inhibitor. *Science.* 2003; 302(5646): 875–878.

Chen Z. A technique of cervical heterotopic heart transplantation in mice. *Transplantation* 1991; 52: 1099.

Christopher K, Mueller TF, DeFina R, Liang Y, Zhang J, Gentleman R, Perkins DL. The graft response to transplantation: a gene expression profile analysis. *Physiol. Genomics.* 2003 ;15(1):52–64.

Christopher K, Liang Y, Mueller TF, DeFina R, He H, Haley KJ, Exley MA, Finn PW, Perkins DL.Analysis of the major histocompatibility complex in graft rejection revisited by gene expression profiles. *Transplantation.* 2004; 78(6):788–798.

Clark RB, Bishop-Bailey D, Estrada-Hernandez T, Hla T, Puddington L, Padula SJ. The nuclear receptor PPAR gamma and immunoregulation: PPAR gamma mediates inhibition of helper T cell responses. *J. Immunol.* 2000; 164:1364 –1371.

Corry RJ, Winn HJ, Russell PS Heart transplantation in congenic strains of mice. *Transplant. Proc.* 1973; 5(1):733–735.

de Dios ST, Bruemmer D, Dilley RJ, Ivey ME, Jennings GL, Law RE, Little PJ. Inhibitory activity of clinical thiazolidinedione peroxisome proliferator activating receptor-gamma ligands toward internal mammary artery, radial artery, and saphenous vein smooth muscle cell proliferation. *Circulation.* 2003;107: 2548–2550.

Doenst T, Schlensak C, Kobba JL, Beyersdorf F. A technique of heterotopic, infrarenal heart transplantation with double anastomosis in mice. *J. Heart Lung Transplant.* 2001; 20(7):762–765.

Drozina G, Kohoutek J, Jabrane-Ferrat N, Peterlin BM. Expression of MHC II genes. *Curr.*

Top. Microbiol. Immunol. 2005; 290:147–70.

Fan X, Tyerman K, Ang A, Koo K, Parameswaran K, Tao K, Mai L, Lang H, West LJ. A novel tool for B-cell tolerance research: characterization of mouse alloantibody development using a simple and reliable cellular ELISA technique. *Transplant. Proc.* 2005; 37(1):29–31.

Feng JE, Sun ZQ. A mouse cervical heart transplantation model using a cuff technique. *Chin. J. Exp. Surg.* 2005; 22:1576–1577.

Fey TA, Krause RA, Hsieh GC, Andrews JM, Bretheim PT, Morgan SJ, Luly JR, Mollison KW. Improved methods for transplanting split-heart neonatal cardiac grafts into the ear pinna of mice and rats. *J. Pharmacol. Toxicol. Methods.* 1998; 39(1):9–17.

Fulmer RI, Cramer AT, Liebelt RA, Liebelt AG. Transplantation of Cardiac tissue into THE mouse ear. *Am. J. Anat.* 1963;113: 273–285.

Gao W, Faia KL, Csizmadia V, Smiley ST, Soler D, King JA, Danoff TM, Hancock WW. Beneficial effects of targeting CCR5 in allograft recipients. *Transplantation.* 2001; 72(7):1199–1205.

Gao W, Topham PS, King JA, Smiley ST, Csizmadia V, Lu B, Gerard CJ, Hancock WW. Targeting of the chemokine receptor CCR1 suppresses development of acute and chronic cardiac allograft rejection. *J. Clin. Invest.* 2000;105(1):35–44.

Grewal IS, Flavell RA. The role of CD40 ligand in costimulation and T-cell activation. *Immunol. Rev.* 1996;153: 85–106.

Gu X, Xiang J, Zhou Y, Qian S, Chen Z. Improved cuff technique for cervical heart transplantation in mice. *Microsurgery.* 2007; 27(4):317–319.

Guan Q, Li S, Yip G, Gleave ME, Nguan CY, Du C. Decrease in donor heart injury by recombinant clusterin protein in cold preservation with University of Wisconsin solution. *Surgery.* 2012; 151(3):364–371.

Gustavsson ML, Johnsson C, Albertsson P, Lukes D, Steen LM, Johansson BR, Mjörnstedt L, Norrby J, Tufveson G, Olausson M. Characterization of Forssman and other antigen/antibody systems in vascularized mouse heart to rat xenotransplantation. *Scand. J. Immunol.* 2001; 53(2):121–131.

Hancock WW, Lu B, Gao W, Csizmadia V, Faia K, King JA, Smiley ST, Ling M, Gerard NP, Gerard C. Requirement of the chemokine receptor CXCR3 for acute allograft rejection. *J. Exp. Med.* 2000; 192:1515–1520

Hancock WW, Wang L, Ye Q, Han R, Lee I. Chemokines and their receptors as markers of allograft rejection and targets for immunosuppression. *Curr. Opin. Immunol.* 2003;15:479–486.

Hasegawa T, Visovatti SH, Hyman MC, Hayasaki T, Pinsky DJ Heterotopic vascularized murine cardiac transplantation to study graft arteriopathy. *Nat. Protoc.* 2007; 2(3):471–480.

Honjo K, Xu X, Bucy RP. CD4+ T-cell receptor transgenic T cells alone can reject vascularized heart transplants through the indirect pathway of alloantigen recognition. *Transplantation.* 2004; 77(3):452–455.

Isobe M, Haber E, Khaw BA. Early detection of rejection and assessment of cyclosporine therapy by 111In antimyosin imaging in mouse heart allografts. *Circulation.* 1991; 84(3):1246–1255.

Isobe M, Narula J, Southern JF, Strauss HW, Khaw BA, Haber E. Imaging the rejecting heart. In vivo detection of major histocompatibility complex class II antigen induction. *Circulation.* 1992; 85(2):738–746.

Jones ND, Turvey SE, Van Maurik A, Hara M, Kingsley CI, Smith CH, Mellor AL, Morris PJ, Wood KJ. Differential susceptibility of heart, skin, and islet allografts to T cell-mediated rejection. *J. Immunol.* 2001; 166(4):2824–2830.

Judd KP, Trentin JJ. Cardiac transplantation in mice. I. Factors influencing the take and survival of heterotopic grafts. *Transplantation.* 1971; 11(3):298–302.

June Brickey W, Felix NJ, Griffiths R, Zhang J, Wang B, Piskurich JF, Itoh-Lindstrom Y, Coffman TM, Ting JP. Prolonged survival of class II transactivator-deficient cardiac allografts. *Transplantation.* 2002;74(9):1341–1348.

Kageyama Y, Li XK, Suzuki S, Suzuki H, Suzuki K, Kazui T, Harada Y. Apoptosis is involved in acute cardiac allograft rejection in rats. *Ann. Thorac. Surg.* 1998; 65(6):1604–1609.

Koehl GE, Andrassy J, Guba M, Richter S, Kroemer A, Scherer MN, Steinbauer M, Graeb C, Schlitt HJ, Jauch KW, Geissler EK. Rapamycin protects allografts from rejection while simultaneously attacking tumors in immunosuppressed mice. *Transplantation.* 2004; 77(9):1319–1326.

Kosuge H, Haraguchi G, Koga N, Maejima Y, Suzuki J, Isobe M. Pioglitazone prevents acute and chronic cardiac allograft rejection. *Circulation.* 2006; 113(22):2613–2622.

Krieger NR, Yin DP, Fathman CG. CD4+ but not CD8+ cells are essential for allorejection. *J. Exp. Med.* 1996; 184(5):2013–2018.

Li J, Xia J, Zhang K, Xu L. Suppression of acute and chronic cardiac allograft rejection in mice by inhibition of chemokine receptor 5 in combination with cyclosporine A. *J. Surg. Res.* 2009;157(1):81–90.

Liu F, Kang SM. Heterotopic heart transplantation in mice. *J. Vis. Exp.* 2007; (6):238.

Mao M, Liu X, Tian J, Yan S, Lu X, Gueler F, Haller H, Rong S. A novel and knotless technique for heterotopic cardiac transplantation in mice. *J. Heart Lung Transplant.* 2009; 28(10):1102–1106.

Martins PN. Assessment of graft function in rodent models of heart transplantation. *Microsurgery.* 2008; 28(7):565–570.

Marx N, Schonbeck U, Lazar MA, Libby P, Plutzky J. Peroxisome proliferator–activated receptor gamma activators inhibit gene expression and migration in human vascular smooth muscle cells. *Circ. Res.* 1998; 83: 1097–1103.

Matsuura A, Abe T, Yasuura K. Simplified mouse cervical heart transplantation using a cuff technique. *Transplantation.* 1991; 51(4):896–898

Mazer SP, Pinsky DJ. Alive and kicking: endothelium at the geographic nexus of vascular rejection. *Circ. Res.* 2002; 91(12):1085–1088

Medawar PB. The behaviour and fate of skin autografts and skin homografts in rabbits: A report to the War Wounds Committee of the Medical Research Council. *J. Anat.* 1944; 78(Pt 5):176–199.

Moffatt SD, Metcalfe SM. Comparison between tacrolimus and cyclosporine as immunosuppressive agents compatible with tolerance induction by CD4/CD8 blockade. *Transplantation.* 2000; 69(8):1724–1726.

Mohiuddin MM, Qin Y, Qian X, Meng Y, DiSesa VJ. Long-term survival of cardiac xenografts in fully xenogeneic (mouse --> rat) bone marrow chimeras. *Ann. Thorac. Surg.* 2001; 72(3):740–745.

Mottram PL, Smith JA, Mason A, Mirisklavos A, Dumble LJ, Clunie GJ. Electrocardiographic monitoring of cardiac transplants in mice. *Cardiovasc. Res.* 1988; 22(5):315–321.

Niwa H. Molecular mechanism to maintain stem cell renewal of ES cells. *Cell Struct. Funct.* 2001; 26(3):137–148

Obatake M, Kushida M, Kimmel S, Clarke ID, Kim PC. T cells are necessary and critical for xenograft rejection in new concordant cardiac xenotransplant model. *Transplantation.*

1999 ;67(11):1480–1484.

Ono K, Lindsey ES. Improved technique of heart transplantation in rats. *J. Thorac. Cardiovasc. Surg.* 1969; 57(2):225–229

Saiura A, Sugawara Y, Harihara Y, Sata M, Hamakubo T, Kodama T, Makuuchi M. Gene expression profile during acute rejection in rat-to-mouse concordant cardiac xenograft by means of DNA microarray. *Transpl. Int.* 2002; 15(11):535–540.

Saitovitch D. transplantation tolerance: an experimental model exploring mechanisms of its induction and maintenance after pre-treatment with donor antigen and anti-CD4 antibodies. Oxford: university of Oxford; 1995. p.207

Sata M, Walsh K. TNF alpha regulation of Fas ligand expression on the vascular endothelium modulates leukocyte extravasation. *Nat. Med.* 1998; 4(4):415–420.

Scherrer-Crosbie M, Glysing-Jensen T, Fry SJ, Vançon AC, Gadiraju S, Picard MH, Russell ME. Echocardiography improves detection of rejection after heterotopic mouse cardiac transplantation. *J. Am. Soc. Echocardiogr.* 2002; 15(10 Pt 2):1315–1320.

Scherrer-Crosbie M, Thibault HB. Echocardiography in translational research: of mice and men. *J. Am. Soc. Echocardiogr.* 2008; 21 (10):1083–1092.

Shimizu K, Schonbeck U, Mach F, Libby P, Mitchell RN. Host CD40 ligand deficiency induces long-term allograft survival and donor-specific tolerance in mouse cardiac transplantation but does not prevent graft arteriosclerosis. *J. Immunol.* 2000; 165(6):3506–3518.

Shimmura H, Tanabe K, Habiro K, Abe R, Toma H. Combination effect of mycophenolate mofetil with mizoribine on cell proliferation assays and in a mouse heart transplantation model. *Transplantation.* 2006; 82(2):175–179.

Stoica SC, Goddard M, Large SR. The endothelium in clinical cardiac transplantation. *Ann. Thorac. Surg.* 2002; 73(3):1002–1008.

Su S, Türk TR, Wu S, Fan H, Fu J, Wu K, Flögel U, Ding Z, Kribben A, Witzke O. Modified suture technique in a mouse heart transplant model. *Asian J. Surg.* 2011; 34(2):86–91

Superina RA, Peugh WN, Wood KJ, Morris PJ. Assessment of primarily vascularized cardiac allografts in mice. *Transplantation.* 1986; 42(2):226–227.

Suzuki J, Isobe M, Izawa A, Takahashi W, Yamazaki S, Okubo Y, Amano J, Sekiguchi M. Differential Th1 and Th2 cell regulation of murine cardiac allograft acceptance by blocking cell adhesion of ICAM-1/LFA-1 and VCAM-1/VLA-4. *Transpl. Immunol.* 1999; 7(1):65–72.

Taylor DO, Edwards LB, Boucek MM, Trulock EP, Waltz DA, Keck BM, Hertz MI; International Society for Heart and Lung Transplantation. Registry of the International Society for Heart and Lung Transplantation: twenty-third official adult heart transplantation report−2006. *J. Heart Lung Transplant.* 2006; 25(8):869–879.

Ting JP, Trowsdale J. Genetic control of MHC class II expression. *Cell.* 2002; 109 Suppl: S21–33.

Tomita Y, Zhang QW, Yoshikawa M, Uchida T, Nomoto K, Yasui H. Improved technique of heterotopic cervical heart transplantation in mice. *Transplantation.* 1997; 64:1598–1601.

Uchiyama M, Jin X, Zhang Q, Hirai T, Amano A, Bashuda H, Niimi M. Auditory stimulation of opera music induced prolongation of murine cardiac allograft survival and maintained generation of regulatory CD4+CD25+ cells. *J. Cardiothorac. Surg.* 2012; 7(1):26

Wang D, Li HA, Wang J, Klest C, Schnotz J. A simplified technique for heart transplantation in mice: modified venous anastomosis. *J. Heart Lung Transplant.* 2007; 26(6):665–666.

Wang H, Hosiawa KA, Min W, Yang J, Zhang X, Garcia B, Ichim TE, Zhou D, Lian D, Kelvin DJ, Zhong R. Cytokines regulate the pattern of rejection and susceptibility to cyclosporine therapy in different mouse recipient strains after cardiac allografting. *J.*

Immunol. 2003 ;171(7):3823–3836.

Wang Q, Liu Y, Li XK. Simplified technique for heterotopic vascularized cervical heart transplantation in mice. *Microsurgery.* 2005; 25:76–79.

Wessels A, Sedmera D. Developmental anatomy of the heart: a tale of mice and man. *Physiol. Genomics.* 2003;15(3):165–176.

White WL, Zhang YL, Shelby J, Trautman MS, Perkins SL, Hammond EH, Shaddy RE. Myocardial apoptosis in a heterotopic murine heart transplantation model of chronic rejection and graft vasculopathy. *J. Heart Lung Transplant.* 1997; 16(2):250–255.

Wu G, Korsgren O, van Rooijen N, Tibell A. Suppression of T cells results in long-term survival of mouse heart xenografts in C6-deficient rats. *Xenotransplantation.* 2001; 8(4):303–309.

Wu K, Zhang J, Fu J, Wu S, Philipp T, Uwe H, Kribben A, Witzke O. Novel technique for blood circuit reconstruction in mouse heart transplantation model. *Microsurgery.* 2006; 26(8):594–598.

Wu YJ, Sato K, Ye Q, Ho C. MRI investigations of graft rejection following organ transplantation using rodent models. *Methods Enzymol.* 2004;386:73–105.

Xu S, Shao YL, Eichwald EJ. Rejection criteria for the heterotopically placed mouse heart. *Transplantation.* 1992; 53(3):712.

Zhou H, Huang C, Yang M, Landel CP, Xia PY, Liu YJ, Xia XG. Developing tTA transgenic rats for inducible and reversible gene expression. *Int. J. Biol. Sci.* 2009; 5(2):171–181.

Zhou YQ, Bishay R, Feintuch A, Tao K, Golding F, Zhu W, West LJ, Henkelman RM. Morphological and functional evaluation of murine heterotopic cardiac grafts using ultrasound biomicroscopy *Ultrasound MedBiol.* 2007; 33(6):870–879.

第3章

小鼠肾移植

Zheng Zhang[1,3,*], *Jiao-Jing Wang*[1,3],
Xueqiong Wang[1,3] *and Jing Han*[2]

[1]Department of Surgery, Northwestern University Feinberg School of Medicine, Chicago, IL, US

[2]Department of Medicine, Northwestern University Feinberg School of Medicine, Chicago, IL, US

[3]Comprehensive Transplant Center, Northwestern University Feinberg School of Medicine, Chicago, IL, US

王辉 译

摘　　要

肾移植是治疗终末期肾衰竭患者的方法之一。然而,移植器官的长期功能通常受慢性移植物失去功能(CAD)的影响。慢性移植物失去功能的机制大部分尚不清楚。利用小动物肾移植模型的研究,对促进我们对移植生物学的认知极其重要,有利于制定治疗策略、改善临床疗效。过去的十年里,分子生物学及基因工程取得了巨大的进展,小鼠肾移植模型的作用不断增加,成为了一个强有力的工具,可在分子水平上帮助理解移植肾排斥反应的生物学过程,确定重要靶点以实现有效干预。但是,小鼠肾移植的外科手术过程极具挑战性,尽管所涉及的外科技术被阐明已经有很多年了,但由于外科技术复杂,全球仅少数中心可以完成这一模型。本章所介绍的小鼠肾移植技术,来自逾3000例成功的肾移植,其存活率为90%;小鼠肾移植已被全球多个研究中心采用,用于探索肾移植免疫和生理过程中新的分子通路。

关键词:小鼠肾脏移植,显微外科,同种异体移植物排斥反应,肾功能,并发症,存活率,急性同种异体移植物排斥反应,慢性同种异体移植物排斥反应,自发耐受

---

* Corresponding author. Mailing address: Comprehensive Transplant Center, Northwestern University. Feinberg School of Medicine, 303 E Chicago Ave. Chicago, IL 60611. Tel: 312-503-1682 (0) / 312-503-1221 (L); Email: zjzhang@northwestern.edu.

引　言

肾移植是终末期肾衰竭患者治疗的金标准,已成为临床实践中的常规治疗。然而,移植患者不可避免地面临同种异体移植物排斥反应:一种免疫系统介导的针对外来移植组织的反应。为了控制排斥反应,同种异体移植物受者需要终生免疫抑制治疗,常导致感染、恶性肿瘤和心血管并发症的风险增加(Ferguson,2011)。这些副作用严重影响移植受者的患病率和死亡率,并限制了移植治疗的疗效。尽管出现了效果更强的免疫抑制药物和治疗方案,但急性排斥反应,尤其是预存的供体特异性抗体介导的急性体液排斥反应,仍然是一个严重的、具有潜在破坏性的并发症。此外,大多数移植受者尽管接受持续的免疫抑制治疗,急性和慢性异体免疫介导的损伤仍会导致慢性移植物功能障碍(CAD),这个问题仍是影响肾脏移植物长期存活的一个主要障碍。

进一步改善临床移植的成功率依赖于深入了解同种异体移植的生物学过程。在过去的三十年里,利用啮齿动物器官移植模型这一重要工具,对移植排斥反应的细胞和分子机制获得了新的认识。随着显微外科和基因生物工程的进步,器官移植的小鼠模型显示出比其他啮齿类动物模型更大的优势,包括可供选择的转基因小鼠品系和生物试剂非常丰富。然而,小鼠肾脏移植(MKT)是一个极具挑战性的显微外科手术。小鼠肾动脉的直径小于0.4mm,由于血管吻合和尿道重建的复杂性,目前全球只有几个移植中心能够完成MKT。此外,成年小鼠比大鼠小约10倍,血容量非常小(约2ml/25g小鼠),而体表面积相对较大。这些因素使它们很容易受到麻醉并发症、低血容量性休克的影响。掌握这一特殊的显微外科技术要具备显微外科手术技能,需要大量的训练,专业设备仪器也必不可少。小鼠肾移植模型的学习曲线通常比大鼠肾移植模型和其他小鼠模型(如心脏移植、皮肤移植)长得多。要获得90%的成功率,可能需要8~12个月的强化训练,超过200例次的移植训练。

在20世纪70年代初,小鼠肾脏移植由Skoskiewicz(Skoskiewicz,1973)和其同事首创。虽然他们描述的技术与Lee(Fisher,1963;Fisher,1965;Lee,1967)在1963年报道的大鼠模型类似,但手术并发症高,死亡率为30%~50%(Russell,1978a;Coffman,1993)。可能是由于其技术困难,初次报道后的二十年,MKT模型的使用受到了极大的限制。90年代初,随着分子生物学和基因工程技术的出现,MKT又引起了人们的兴趣。此后,一些报道改进完善了MKT技术(表3-1),MKT已成为一个可靠和可重复的模型,成为在分子水平上研究移植排斥反应免疫学机制的有力工具。在过去的15年中,采用张等人改良的显微外科技术(Zhang,1995),已完成超过3000例高成功率的小鼠肾移植。本章描述目前实验室使用的MKT手术技术,并讨论了MKT的要点,包括手术成功的关键点、肾脏功能、术后并发症及模型应用。

表 3-1　MKT 外科技术

参考文献	技术要点
Skoskiewicz, 1973	首次报道成功的小鼠肾脏移植,使用供体鼠主动脉袢和腔静脉袢行血管吻合,供体膀胱瓣与受体鼠膀胱顶部吻合
Kalina, 1993	利用供体鼠肾上腺动脉和腔静脉袖套法吻合肾动脉和静脉,由两名外科医生完成
Zhang, 1995	供肾静脉吻合至受体鼠腔静脉,供体肾下腹主动脉袢吻合至受体鼠腹主动脉,供肾输尿管利用小膀胱片与受体鼠膀胱缝合
Han, 1999	将供肾输尿管直接植入受体鼠膀胱内
Wang M, 2003	小鼠心脏肾脏联合移植技术
Martins, 2006a	抗反流尿路重建,两层缝合
Tian, 2010	从一只供体鼠同时获取左、右肾的方法,而后移植到两只受体鼠

小鼠泌尿系统解剖

肾

肾脏是成对的豌豆形器官,位于脊柱两侧的腹膜后间隙。它们与体壁不相连,但被疏松脂肪组织固定。通常左肾比右肾位置靠后。右肾上极位于 12 肋骨水平,通常左肾上极位置更低,与 13 肋骨平齐,因而左肾更易显露和游离。

输尿管

输尿管从肾脏延续至膀胱,途经子宫角或输精管背侧。输尿管在雄性输精管或雌性子宫的外侧,进入膀胱颈的背侧壁。壁内段倾斜通过膀胱肌层,是尿液反流的屏障。

膀胱

椭圆形的膀胱位于身体的正中线的后腹膜腔,后方与结肠毗邻。膀胱大小随所含尿量而变化。缩小为膀胱颈与尿道延续。

血液供应

两侧肾动脉从肠系膜上动脉以下的腹主动脉发出,为肾和肾上腺供血。肾动脉通常位于下腔静脉和肾静脉背侧,不对称,右侧比左侧位置高且靠前。两侧生殖腺动脉(睾丸或卵巢动脉)通常从主动脉后方发出,位于肾动脉后方,有多种变异;它们可起源于肾动脉或肾动脉腹主动脉交界处。腰部血管(动脉和静脉)节段性成对自腹主动脉和下腔静脉的背侧发出,并供血给背侧肌肉(图 3-1)。

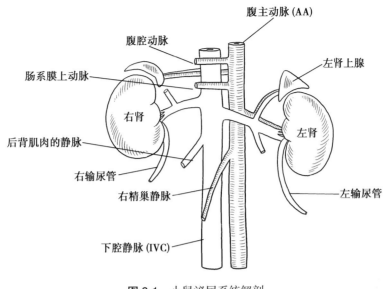

图 3-1　小鼠泌尿系统解剖

外 科 手 术

概述

已报道的 MKT 模型手术方法有三种。分别是:①一步法,肾移植后立即行双侧肾切除;②两步法,肾移植时受体鼠一侧肾脏完整保留,在术后第 4~7 天再予切除;③受体鼠一侧肾脏在整个实验过程中均保留。前两个是生命维持模型,受体鼠完全依赖于移植肾功能,而最后一个是非生命维持模型,由于受体鼠原有肾脏被保留,移植肾功能不影响受体鼠存活。

选用哪种模式取决于特定的研究目的和显微外科医生的经验和偏好。在学习期间推荐使用两步法模型。这个时期,热缺血时间长而导致严重缺血性损伤的发生率通常非常高,因而移植后头几天的死亡率高。两步法提供足够的时间使缺血再灌注损伤的移植肾脏得以恢复,并且在第二次手术时,可直接观察移植肾或进行活检。然而,由于动物经历两次手术,在第二次手术后可能出现并发症或意外死亡,特别是某些转基因动物。受体鼠保留原有肾脏也导致无法评估移植物的功能。我们的经验表明,熟练的显微外科医生采用一步法可获得90% 的成功率。

动物

供受体鼠最好使用体重 25~30g 的雄性小鼠。CD1 远交小鼠的成本低廉,是理想的训练用鼠。使用较大的小鼠没有任何好处,因为血管口径不等大以及大量脂肪组织增加解剖游离的难度。

术前准备和麻醉

供受体鼠不限食水。使用吸入麻醉系统吸入异氟烷(2%~3%)为首选麻醉方法。没有吸入系统时，使用盐酸氯胺酮(100mg/kg)联合盐酸甲苯噻嗪(10mg/kg)或戊巴比妥钠(60mg/kg)腹膜腔内注射，也可以获得良好的麻醉效果。在第一次手术前麻醉诱导阶段，皮下注射丁丙诺啡叔丁啡(buprenex)，剂量为0.05mg/kg。手术期间，使用加温毯或加热灯保温。经常检查麻醉深度(10~15分钟)和呼吸功能，监测心率和捏趾反应。如果动物呼吸频率加快或蹬足反射阳性，补充给予注射麻醉剂(初始剂量的二分之一)。整个操作需严格遵循无菌原则。

供体手术

腹部正中切口入腹。将肠道推向右侧，并使用蚊式止血钳牵开胃，暴露左侧肾脏。为避免肾脏血管痉挛，避免触碰肾脏，并且肾蒂注射0.5%利多卡因，对有经验显微外科医生而言，通常不需要注射利多卡因。

肾脏血管的游离

游离左肾需8-0丝线结扎离断肾上腺和睾丸血管。受体鼠手术时，这些线结可作为标记来确定移植肾方向并避免肾静脉扭转。结扎离断腰部分支，游离出与左肾动静脉交界处的腹主动脉和下腔静脉(IVC)。在肾动静脉上方和下方，用四根8-0丝线结扎腹主动脉和下腔静脉(图3-2)。

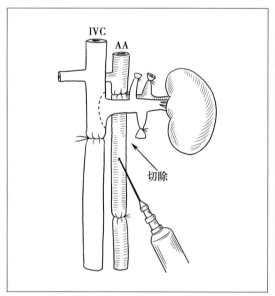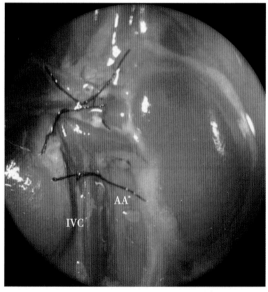

图3-2　供体手术的草图(左)和实际图像(右)：在切除供肾之前，制备含肝素冷林格氏液，经腹主动脉灌注(AA：腹主动脉，IVC：下腔静脉)

输尿管解剖

目前有两种方法用于尿道重建：供体输尿管 - 膀胱片与受体膀胱吻合(Zhang，1995)、将输尿管直接置入受体膀胱(Han，1999)。从肾门至膀胱充分游离左侧输尿管，制备供体输尿

管 - 膀胱片。首先在肾血管下方结扎腹主动脉,以减少出血。向尾侧牵拉膀胱顶部,可显露输尿管膀胱连接处。切取包含左输尿管壁内段的小椭圆形膀胱片,用于进行膀胱吻合和实现重建尿道,膀胱片不包括右侧输尿管及右侧壁内段。左输尿管和膀胱片周围的大量结缔组织需保留,减少因血液供应不足导致输尿管 - 膀胱片缺血。如果采用供体输尿管直接置入的术式,从肾门至膀胱充分游离左侧输尿管,清除输尿管远端 3~5mm 的周围脂肪组织,输尿管周血管要完好无损。两种术式各有优缺点。根据笔者的经验,后一种术式使泌尿系并发症(如尿漏)的风险增加。

灌注和获取移植物

结扎肾动脉上方的腹主动脉后,用 30-G 针刺入肾下方的腹主动脉,用 0.5~1ml 含肝素的冷氯化钠溶液或乳酸林格氏液(肝素浓度 =100U/ml)原位缓慢灌注。肾静脉在其与下腔静脉交界处横断。在肾动脉下方约 2mm 处,斜向切断腹主动脉。整块取出肾脏和其供给血管、输尿管及膀胱片,在 4℃乳酸林格氏液中保存。供体手术不需补液,手术时间通常不到 35 分钟(图 3-2)。

受体手术

腹正中切口入腹,肠道覆盖湿纱布,小心牵拉至左侧。首先切除受体鼠原有的右侧肾脏。结扎腰部分支后,细心游离肾下方腹主动脉和下腔静脉,用两个 4mm 微血管夹横跨夹闭。11-0 尼龙缝线牵引腹主动脉,使用虹膜剪在腹主动脉上剪出椭圆形开口(大约血管直径的五分之一)。用 30-G 针头刺入下腔静脉,然后用虹膜剪在主动脉切开处(0.08mm)稍低的水平纵向剪开下腔静脉(0.18mm)。避免开口过大,因为它们可能会导致吻合口狭窄,使吻合口形成血栓。肝素生理盐水充分冲洗腹主动脉和下腔静脉,以清除腔内的血液或血凝块。

静脉吻合

静脉切开处的两角缝合两根固定线。而后取出供体肾脏,并放置于小鼠的右侧腹。确认供肾静脉的方向正确后,使用 10-0 或 11-0 尼龙缝线行供肾静脉和受体鼠下腔静脉连续端侧吻合。管腔内完成后壁缝合,不用调整移植肾位置。然后使用同一缝线吻合前壁。小鼠静脉壁非常薄和脆弱,切开后是塌陷的;吻合时生理盐水冲洗可使血管腔充盈,从而有利于清晰的缝合。一旦静脉吻合完成,打结前轻柔牵拉静脉,以避免吻合口狭窄。前后壁每侧仅缝合 4~5 针,10 分钟内完成静脉吻合。

动脉吻合

供体腹主动脉袢与受体腹主动脉吻合,与静脉吻合方式相同,不同点是每侧只需缝合 2~3 针。由于腹主动脉直径比静脉小,血栓形成的风险高。避免这种并发症的技巧在于:剪开一个小椭圆形腹主动脉切开口,穿透腹主动脉壁全层,尽可能仅缝数针,动脉壁的操作要小心谨慎。全层缝合能确保避免吻合口漏血,因此全层缝合要包含动脉外膜。手术过程中,冷生理盐水冲洗移植物数次。松开止血夹前,动脉吻合处喷涂少量微纤维胶原蛋白(Avitene®)以加速止血。恢复血流后,用干棉签轻柔按压吻合口 1~2 分钟。吻合成功时肾移植可立刻恢复血流灌注。清除多余的微纤维胶原蛋白。偶尔,血管痉挛可能持续 1~2 分钟,而后自行缓解。血管持续痉挛通常意味技术失误及血栓形成,局部应用利多卡因或抗凝处理没有效果。

尿路重建

目前尿路重建有两种方法:供体输尿管 - 膀胱片与受体膀胱吻合以及供体输尿管直接

置入受体膀胱内。尽管很多显微外科医生首选输尿管 - 膀胱片与膀胱吻合,但输尿管直接置入膀胱更快,更容易操作,并发症也更少。

A) 输尿管-膀胱片膀胱吻合:确认输尿管方向正确,解剖受体膀胱顶。烧灼法控制出血。蚊式钳柔和牵拉,10-0 尼龙缝线两端固定受体膀胱和供体膀胱片。膀胱吻合口每侧用 10-0 缝线间断缝合 4~5 针(图 3-3A 和 C)。吻合需要大约 25 分钟。

B) 输尿管直接置入膀胱:使用 25-G 针头或一对显微镊子穿刺膀胱侧壁,使膀胱出现两个小孔。持输尿管末端,通过两个孔牵出输尿管,其末端在膀胱外保留 2~3mm。供体输尿管周围结缔组织与邻近的受体膀胱外壁用 10-0 尼龙缝线缝合三针以固定输尿管。剪断输尿管末端,保留 1mm 输尿管置入膀胱内。膀胱另一个孔用 10-0 缝线缝合 1~2 针关闭(图3-3B 和 D)。吻合需要大约 15 分钟。

对侧肾切除术

采用一步法时,膀胱吻合后即切除对侧肾脏。5-0 合成可吸收薇乔缝线缝合肌层,5-0 尼龙缝线缝合皮肤,完成关腹。一个有经验的显微外科医生完成受体手术需要约 80 分钟(图3-3,图 3-4)。

采用二步法时,对侧肾切除术是在术后第四天或第七天进行。受体麻醉同前。腹正中切口入腹,结扎左侧输尿管、肾动脉静后,切除左侧肾脏。关腹同前。

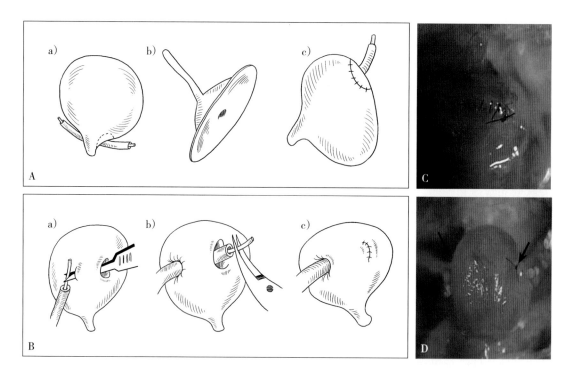

图 3-3　尿路重建的步骤(A-B),以及重建完成后的实际图像

A. 输尿管 - 膀胱片膀胱吻合术式:(a)供体手术中切取膀胱片及输尿管;(b)含有左侧输尿管膀胱壁内段的一个小椭圆形膀胱片;(c)完成膀胱膀胱吻合

B. 输尿管膀胱置入术式:(a)经膀胱壁的孔牵出输尿管末端;(b)输尿管末端剪断,输尿管残端缩回膀胱腔内;(c)膀胱壁的孔用一根 10-0 缝线缝合 1~2 针关闭

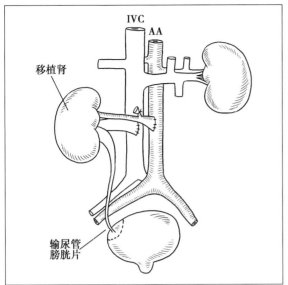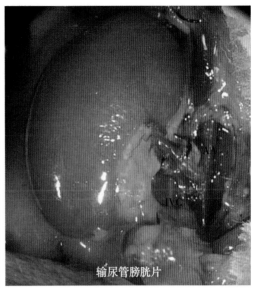

图 3-4　受体手术完成

补液和术后护理

关腹后,皮下注射 1.5ml 盐水。在手术过程中无需静脉补液,静脉补液是否促进快速恢复和提高小鼠肾移植的成功率仍有待商榷。每笼动物保持 1~2 只,配备加温毯或术后加热灯照射,直到小鼠清醒。术后 3 小时至少每个小时检查一次,术后头两天至少每天检查两次,检查内容包括小鼠总体健康状况以及手术并发症的任何迹象(如伤口出血、外观蓬乱、四肢水肿、腹部肿块、活动减少、脱水或感染)。

通常在术后 1~2 小时,小鼠从手术麻醉中恢复,即可给予正常饮食。无菌原则足以避免感染的发生,通常术前无需预防性应用抗生素,但术后头四天,可单次肌注第二代或第三代头孢菌素,或者饮用水中加入拜有利(Baytrial)(100mg 加 400ml 水)。

外科并发症

低血容量性休克

体液和血液流失、移植手术后发生的不经意脱水对小鼠是有害的。如果未予治疗,往往导致低血容量性休克和移植术后早期死亡。显微外科医生训练过程中,低血容量性休克是术后最初 72 小时时常见的死亡原因,一步法中更易出现。脱水表现为:①眼睛肿胀或凹陷;②皮肤皱褶持续存在;③竖毛。一天两次皮下注射温的液体(如生理盐水),每次 1.5~2ml,可逆转脱水,注射在第一个 24 小时内进行,也可在之后进行取决于脱水的程度。血容量减少可通过以下方法避免:在供体和受体手术中尽量减少失血;尽可能地缩短热缺血时间和钳夹阻断时间;如果受体手术持续了 1.5 小时以上,需给予受体足够的晶体液;在手术过程中,受体保温;以及采用二步法的手术方式。

血管并发症

小鼠肾移植的一个主要技术难点是血管吻合,由于小鼠肾脏血管直径非常细。因此,学习的早期经常出现不能控制的动脉出血和血栓形成,在动脉和静脉吻合处均可发生。动脉吻合口血栓形成是最常见的血管并发症(25%~50%)(Zhang,1995;Martins,2006b),是小鼠肾移植术中移植物衰竭或术后 2~5 天内死亡的最常见原因。为降低血栓形成的风险,避免腹主动脉及下腔静脉切口过大是很关键的,切口过大将不可避免地导致吻合部位的过度牵拉和狭窄。用肾脏下方腹主动脉而不是腹主动脉片重建动脉血流有几个优点(Russell,1978b;Zhang,1995)。首先,广泛剥离肾动脉和主动脉结合部可能会导致血管痉挛,该技术避免了这一缺陷。其次,它提供了一个大的腔和足够长度用于吻合。第三,很容易制备,并且缝合时间比腹主动脉片更短。连续缝合动脉或静脉吻合口后壁,无需重新摆放移植肾脏的位置,也能缩短热缺血时间。术中或手术后不需抗凝。

输尿管并发症

在临床肾移植和肾移植实验中,输尿管重建方式是存在问题最多、最不标准化的步骤。各种方法已被用于大鼠肾移植,包括有或无支架的输尿管端端吻合(Oesterwitz,1982),输尿管膀胱吻合(Fisher,1965;Lee,1967)和膀胱吻合(Fabre,1971)。由于小鼠输尿管纤细,输尿管端端吻合不可行。目前,在小鼠肾移植中,输尿管置入膀胱和膀胱吻合是可行的方法。不幸的是,这两种技术都容易出现并发症,下面将描述其中的一些情况。

尿漏

尿漏是潜在的严重并发症,导致尿性腹膜炎和术后 1~2 周内死亡。两种尿路重建的方法均可能发生尿瘘。输尿管膀胱片吻合时,尿漏可能是由于供体膀胱片坏死所致。供体手术时,不可避免地会破坏膀胱-前列腺血管丛,而使肾脏-输尿管-膀胱方向的供血成为唯一的供体膀胱片血供来源(Silber,1979)。减少膀胱片坏死发生率的措施包括精心保留输尿管膀胱片的血液供应,以及使用小膀胱片。采用输尿管置入术式时,尿漏的发生是由于置入膀胱的输尿管是游离的(Han,1999;Tian,2010)。降低移植肾位置以减轻植入输尿管与膀胱之间的张力,可避免尿瘘。此外,应该确保供体输尿管被牢固地固定于膀胱壁。

肾积水和慢性肾盂肾炎

肾积水及慢性肾盂肾炎会影响移植肾功能并导致晚期死亡。病因可能包括:①缝线导致膀胱结石形成(D'Silva,1990);②供体膀胱去神经(Silber,1979)。Sun Lee 的研究小组证明,任何缝线,无论其化学或物理成分,浸泡于尿液均可诱发结石的形成并引起梗阻性肾病。此外,在同种异体移植中肾积水的发生率高于同基因移植,提示同种异体肾脏移植出现输尿管梗阻,存在免疫学病因,如慢性排斥反应(Miyazawa,1995)。

小鼠肾移植临床过程和同种异体移植排斥反应

肾移植物存活率

通常小鼠在几个小时内从外科创伤中恢复。术后 24 小时后,它们看起来与正常小鼠似乎没有什么不同,尽管在最初的 3~5 天体重下降 10%~15%。在 4 天之内出现患病表现(如:体重下降 >25%,嗜睡,腹泻,外观不洁,往往意味着严重的不可逆的手术并发症。这些动物应该被实施安乐死,并从研究中剔除。所有同基因移植因具有维持生命的移植肾,可长期存活,肾功能良好、组织学正常。同种异体移植的存活率很大程度上取决于供体和受体的种系远近(Russell,1978a;Russell,1978b;Zhang,1996)。

移植肾功能评价

以往的研究表明 MHC 完全不同的同种异体肾移植小鼠可以长时间存活;因此,动物存活不能反映排斥的情况。移植肾功能可更精确的表现免疫损伤的强度。血液肌酐(Cr)和尿素氮(BUN)水平,以及肌酐清除率(CLcr)(Wang,2010),通常用于评价移植后的肾功能。也有报道使用更复杂、但不常用的方法,如菊粉和对氨基马尿酸清除率(Coffman,1993)。尿和血浆肌酐可以使用 Beckman-Coulter 公司的自动分析仪通过 Jaffe 方法测量(Peake and Whiting,2006),或者使用 I-STAT 便携式临床分析仪测量(Bickerstaff,2008;Bickerstaffa,2008)。使用 I-STAT 手持分析器(Abaxis,United City,CA)可方便地连续监测肌酐水平,且仅需少于 0.2ml 的全血样本,可以每周或每两周经侧尾静脉或眶后窦取血,无需处死受体。传统单位(mg/dl)乘以 88.4 即可转换为国际标准单位(mmol/L)(Kratz,1998)。

肌酐清除率(CLcr)是肾小球滤过率(GFR)的一个参数,临床实践中最常用于评估肾功能。研究发现,在评估长期存活的伴有慢性排斥的移植肾功能时,CLcr 存在价值。收集代谢笼中小鼠 12 小时的总尿量,以传统的方程 U×V/P 可计算 CLcr(μl/min):其中 U 是尿肌酐水平,V 是每分钟尿量,P 是血浆肌酐水平(Lavender,1969)。

正常小鼠瞬时分泌 1~2 滴尿,高度浓缩后总尿量小于 1ml/24 h。小鼠肾脏肾小球数量约是大鼠 4.8 倍多,且 GFR 较大鼠高。正常小鼠血浆肌酐小于 0.2mg/dl,CLcr 约为 110μl/min。CLcr 水平变化通常与进行性移植肾失功和组织损伤保持一致。

移植肾排斥反应的特性

研究表明,在 MHC 完全错配的肾移植中,血管周围 T 细胞的同种异体识别,最早出现于术后第 1 天(POD1),而实质损伤开始于第 3 天,后者与间质中 T 细胞和树突状细胞浸润的出现一致(Einecke,2009)

显著的功能变化出现在术后 5~7 天,表现为肌酐升高及 CLcr 水平降低,这与组织学上从局灶至弥漫程度不等的淋巴细胞浸润相一致。

然而,因种系远近不同,肾移植排斥反应进程和类型各不相同。例如,BALB/c 受体接受 B6 或 C3H 鼠供肾,如未处理,大部分(>70%)在术后 14~30 天由于混合性急性细胞性及血管性排斥反应而失功;少于 30% 可以存活到术后 100 天,也被称为"高反应"(Wang,2008)。相比之下,B6 或 C3H 受体接受 BALB/c 鼠供肾,如未处理,大部分移植肾(>90%)出现慢性排斥反应,存活超过 100 余天(图 3-5A)。存活到术后 100 天的未经处理的同种异体移植物,血浆肌酐和 CLcr 通常维持正常或略微升高(图 3-5B),这与尿量显著增加(3~4ml/24h)相一致。

这一现象可能的原因是:慢性同种异体移植物排斥使肾缩小,导致尿浓缩能力受损和/

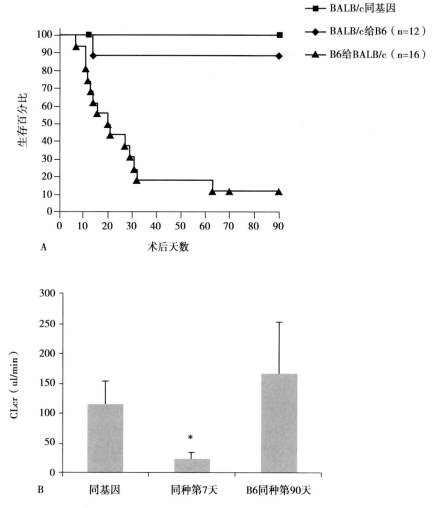

图3-5　肾移植存活类型（A）和CLcr（μl/min）表示的移植肾功能类型（B）（* P<0.01，与其他移植物比较）

或代偿性反应增加（Kaufman，1974）。急性细胞性和血管性排斥反应的组织学特征包括淋巴细胞浸润、出血、水肿、小管炎、血管炎、肾小球及肾小管坏死；典型的慢性排斥反应表现为局灶性血管周围单核细胞浸润、间质纤维化、肾小管萎缩，以及内膜增生（图3-6）。不同品系组合中观察到不同的免疫反应，如何解释仍不明确。

以往的研究认为，不同品系小鼠的细胞因子谱不同，细胞因子在调节排斥反应类型中起关键作用（Wang，2003）。有趣的是，Melk等作者最近的一项研究表明，供体年龄可能会影响移植物存活，高龄供体的肾脏移植后肾实质易出现异常，上皮细胞改变更迅速，并促进衰老标记 P16（INK4a）的诱导表达。

存在 MHC Ⅰ类或Ⅱ类差异的同种异体肾脏，无免疫移植的情况下可长时间存活，而相同情况下的心脏移植会出现排斥（Corry，1973；Skoskiewicz，1973；Russell，1978a）。即使 MHC完全不匹配，某些小鼠也会出现自发耐受，这在心脏移植中不会发生。心脏和肾脏的不同的生物学特征可以解释移植物生存率差异（Corry，1973；Cook，2008；Steger，2008；Brown，2011；

Wang,2011)。肾脏包含大量功能相同的独立肾单位。一部分肾脏组织受损可能不明显影响肾脏未受损部分的其他肾单位的功能。此外,已知肾脏有巨大代偿能力,为适应不同的需要有很强的适应性。因此,部分肾功能即可维持生命,至少暂时维持。另一方面,心功能依赖于心脏传导系统控制的心肌细胞协同收缩。因此,移植心脏组织受损,如果集中在某些部位,如传导系统,可导致快速不可逆转的功能丧失和停止跳动。总之,也许足以导致同种异体移植心脏排斥的免疫应答,可能仅仅使同种异体移植肾局部出现局限、可逆的损伤。在一些MHC 完全错配的种系,如 B10.BR 种系移植给 B6 种系以及 DBA 种系移植给 B6 种系,同种异体移植心脏出现排斥,而同种异体移植肾可长期存活并伴随 Foxp3 的表达增加以及 B 细胞应答改变(Wang,2011),已证实这一现象与涉“调节”树突状细胞和 IDO 的 TGF-β 依赖性免疫调节有关(Steger,2008)。其他的解释包括,器官的特异性免疫原性和移植器官的大

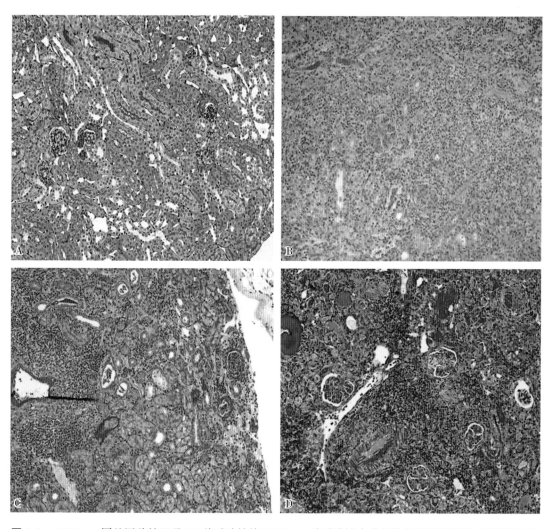

图 3-6　BALB / c 同基因移植以及 B6 种系移植给 BALB / c 种系移植中移植物的组织学特征。移植物福尔马林固定,并用 PAS 染色(图 A~C)或三色染色(图 D)。A. 同基因移植术后 90 天;组织学正常;B. 同种异体移植术后 14 天,排斥反应早期;C. 同种异体移植术后 90 天,排斥反应后期;D. 同种异体移植术后 90 天,三色染色显示胶原沉积增多

小和质量(He,2004)。然而,不同器官中,移植物存活率存在差异的确切机制,还有待进一步研究。

应   用

小鼠肾移植为模仿人肾脏移植的生理学和生物学过程提供了一个实验模型。小鼠肾移植模型是独特的,它为研究方案提供了多种选择。长期存活的小鼠肾移植模型可用于研究新的分子通路对移植肾功能及移植肾存活率的影响,以及发现治疗靶点。相反,非长期存活的小鼠肾移植模型主要用于短期的免疫学和组织学研究。"高反应"种系移植可用于研究急性排斥反应,而长期存活的移植肾为研究慢性排斥反应和耐受提供了强有力的工具。由于小鼠肾脏移植模型中存活率的差异,肾功能可以作为评估移植物排斥的终点指标。为了减少这种差异,推荐采用大样本。

遗传工程近交系小鼠的研究已经大大促进了我们对移植免疫生物学和遗传学的认知,借助这一基础平台,许多临床干预取得了进步。表 3-2 总结了最近使用小鼠肾移植模型研究肾移植排斥反应的重要发现。

免疫抑制药物的进步,使肾移植后急性排斥反应的发生率得以降低(Sekijima,2010)。

表 3-2   近期使用小鼠肾移植模型对肾移植排斥反应的研究

参考文献	研究内容	重要发现
Franceschini,2003	脯氨酰羟化酶抑制剂(PHI)	PHI 改善肾功能,并通过抑制间质合成减轻慢性排斥反应的严重程度
Halloran,2004	穿孔素或颗粒酶 A 和 B	T 细胞介导的肾移植排斥与穿孔素或颗粒酶 A 和 B 有关但不是由其介导
Cheng,2006	结缔组织生长因子(CTGF)	CTGF 介导移植肾纤维化和慢性排斥反应,是其生物标志物
Wyburn,2006	IL-18	IL-18 的表达增加,但清除 IL-18 不能预防排斥反应
Du,2007	NO/iNOS	肾脏一氧化氮合酶(NOS2)途径产生的内源性 NO 通过 Fas 通路保护移植肾脏
Sis,2007	IFNγ /IFNγR	IFNγR$^{-/-}$ 移植肾因大范围缺血性坏死迅速失功,IFNγ 可阻止早期穿孔素颗粒酶介导的损伤
Gueler,2008	C5aR	补体 5a 受体抑制剂可改善移植肾存活率
Qi,2008	CD11b$^+$ cells	巨噬细胞介导的内皮细胞细胞毒性导致肾微血管毁损
Wang,2008	Foxp3$^+$ 调节性 T 细胞(Treg 细胞)	减少移植物调节性 T 细胞浸润与移植肾排斥反应的进展相关
Bickerstaffa,2008	CCR5	CCR5 缺乏的受体可排斥同种异体移植心脏,表现为与急性体液性排斥反应一致
Melk	p16(INK4a),衰老标志物	p16(INK4a)的表达增加与高龄移植物相关,上皮变化更为迅速
Wang,2010	MyD88,Trif,TLR2,TLR4	受体 MyD88 和 TRIF 依赖性 TLR 信号通路导致慢性移植物失功

然而,抗体介导的急性排斥反应(AMR)日益被公认为移植肾失去功能和移植物丢失的重要原因。使用预先致敏的小鼠肾移植模型的研究表明,皮肤移植预先致敏受体后行肾移植,会导致供体特异性 AMR,在移植后 8~10 天移植物丢失(Bickerstaff,2008;Rother,2008)。该模型的临床过程和病理组织学特征酷似预存抗 HLA 抗体患者肾移植术后出现的 AMR。预先致敏的小鼠肾移植模型成为研究 AMR 的发病机理和筛选潜在治疗干预措施的有益工具(Gloor,2010)。除了研究探索同种异体移植肾排斥反应的新机制,小鼠肾移植模型也已经用于研究缺血 / 再灌注损伤(Sorensen,2011)、移植感染性疾病(例如,CMV 和 BK 病毒感染)(Hummel,2001;Han Lee,2006;Zhang,2008)、移植基因组学,以及蛋白质组学和筛选生物标志物(Cheng,2006;Wu,2008)

致　　谢

我们感谢 Jason Wertheim 博士校阅文稿,感谢 Xiaozhou Han 博士绘制插图。

参考文献

Bickerstaff A, Pelletier R, Wang JJ, Nadasdy G, DiPaola N, Orosz C, Satoskar A, Hadley G and Nadasdy T. An experimental model of acute humoral rejection of renal allografts associated with concomitant cellular rejection. *Am. J. Pathol.*2008; 173(2): 347–357.

Bickerstaffa A, Nozaki T, Wang JJ, Pelletier R, Hadley G, Nadasdy G, Nadasdy T and Fairchild RL. Acute humoral rejection of renal allografts in CCR5(-/-) recipients. *American Journal of Transplantation.* 2008; 8(3): 557–566.

Brown K, Sacks SH and Wong W. Tertiary lymphoid organs in renal allografts can be associated with donor-specific tolerance rather than rejection. *Eur. J. Immunol.*2011; 41(1): 89–96.

Cheng O, Thuillier R, Sampson E, Schultz G, Ruiz P, Zhang X, Yuen PS and Mannon RB. Connective tissue growth factor is a biomarker and mediator of kidney allograft fibrosis. *Am. J. Transplant.*2006; 6(10): 2292–2306.

Coffman T, Geier S, Ibrahim S, Griffiths R, Spurney R, Smithies O, Koller B and Sanfilippo F. Improved renal function in mouse kidney allografts lacking MHC class I antigens. *J. Immunol.*1993; 151(1): 425–435.

Cook, CH, Bickerstaff AA, Wang JJ, Nadasdy T, Della Pelle P, Colvin RB and Orosz CG. Spontaneous renal allograft acceptance associated with "regulatory" dendritic cells and IDO. *J. Immunol.* 2008; 180(5): 3103–3112.

Corry RJ, Winn HJ and Russell PS. Primarily vascularized allografts of hearts in mice. The role of H-2D, H-2K, and non-H-2 antigens in rejection. *Transplantation.* 1973; 16(4): 343–350.

D'Silva M, Gittes RF, Wolf P, Pirenne J, Munger K, Pascual J and Lee S. Rat kidney transplantation update with special reference to vesical calculi. *Microsurgery.*1990; 11(2): 169–176.

Du C, Jiang J, Guan Q, Diao H, Yin Z, Wang S, Zhong R and Jevnikar AM. NOS2 (iNOS) deficiency in kidney donor accelerates allograft loss in a murine model. *Am. J. Transplant.* 2007; 7(1): 17–26.

Einecke G, Mengel M, Hidalgo L, Allanach K, Famulski KS and Halloran PF. The early course of kidney allograft rejection: defining the time when rejection begins. *Am. J.*

Transplant. 2009; 9(3): 483–493.

Fabre J, Lim SH and Morris PJ. Renal transplantation in the rat: details of a technique. *Aust. N Z. J. Surg.* 1971; 41(1): 69–75.

Ferguson R, Grinyo J, Vincenti F, Kaufman DB, Woodle ES, Marder BA, Citterio F, Marks WH, Agarwal M, Wu D, Dong Y and Garg P. Immunosuppression with belatacept-based, corticosteroid-avoiding regimens in de novo kidney transplant recipients. *Am. J. Transplant.* 2011; 11(1): 66–76.

Fisher B, Fisher ER, Lee S and Sakai A. Renal Homotransplantation in Neonatal Thymectomized Puppies. *Transplantation.* 1965; 3: 49–53.

Fisher B, Lee SH and Fisher ER. Effect of Pyridoxine Deficiency on Renal Homotransplantation in Puppies. *Surgery.* 1963; 54: 784–797.

Franceschini N, Cheng O, Zhang X, Ruiz P and Mannon RB. Inhibition of prolyl-4-hydroxylase ameliorates chronic rejection of mouse kidney allografts. *Am. J. Transplant.* 2003; 3(4): 396–402.

Gloor J and Stegall MD. Sensitized renal transplant recipients: current protocols and future directions. *Nat. Rev. Nephrol.* 2010; 6(5): 297–306.

Gueler F, Rong S, Gwinner W, Mengel M, Brocker V, Schon S, Greten TF, Hawlisch H, Polakowski T, Schnatbaum K, Menne J, Haller H and Shushakova N. Complement 5a receptor inhibition improves renal allograft survival. *J. Am. Soc. Nephrol.* 2008; 19(12): 2302–2312.

Halloran PF, Urmson J, Ramassar V, Melk A, Zhu LF, Halloran BP and Bleackley RC. Lesions of T-cell-mediated kidney allograft rejection in mice do not require perforin or granzymes A and B. *Am. J. Transplant.* 2004; 4(5): 705–712.

Han Lee ED, Kemball CC, Wang J, Dong Y, Stapler DC, Hamby KM, Gangappa S, Newell KA, Pearson TC, Lukacher AE and Larsen CP. A mouse model for polyomavirus-associated nephropathy of kidney transplants. *Am. J. Transplant.* 2006; 6(5 Pt 1): 913–922.

Han WR, Murray-Segal LJ and Mottram PL. Modified technique for kidney transplantation in mice. *Microsurgery.* 1999; 19(6): 272–274.

He C, Schenk S, Zhang Q, Valujskikh A, Bayer J, Fairchild RL and Heeger PS. Effects of T cell frequency and graft size on transplant outcome in mice. *J. Immunol.* 2004; 172(1): 240–247.

Hummel M, Zhang Z, Yan S, DePlaen I, Golia P, Varghese T, Thomas G and Abecassis MI. Allogeneic transplantation induces expression of cytomegalovirus immediate-early genes in vivo: a model for reactivation from latency. *J. Virol.* 2001; 75(10): 4814–4822.

Kalina, SL and Mottram, PL. A microsurgical technique for renal transplantation in mice. *Aust. N Z. J. Surg.* 1993; 63(3): 213–216.

Kaufman JM, DiMeola HJ, Siegel NJ, Lytton B, Kashgarian M and Hayslett JP. Compensatory adaptation of structure and function following progressive renal ablation. *Kidney Int.* 1974; 6(1): 10–17.

Kratz A and Lewandrowski KB. Case records of the Massachusetts General Hospital. Weekly clinicopathological exercises. Normal reference laboratory values. *N. Engl. J. Med.* 1998; 339(15): 1063–1072.

Lavender S, Hilton PJ and Jones NF. The measurement of glomerular filtration-rate in renal disease. *Lancet.* 1969; 2(7632): 1216–1218.

Lee S. An improved technique of renal transplantation in the rat. *Surgery.* 1967; 61(5): 771–773.

Martins PN. Technique of kidney transplantation in mice with anti-reflux urinary reconstruction. *Int. Braz. J. Urol.* 2006a; 32(6): 713–718; discussion 719–720.

Martins PN. Learning curve, surgical results and operative complications for kidney transplantation in mice. *Microsurgery.* 2006b; 26(8): 590–593.

Melk A, Schmidt BM, Braun H, Vongwiwatana A, Urmson J, Zhu LF, Rayner D and Halloran PF. Effects of donor age and cell senescence on kidney allograft survival. *Am. J. Transplant.*2009; 9(1): 114–123.

Miyazawa H, Murase N, Demetris AJ, Matsumoto K, Nakamura K, Ye Q, Manez R, Todo S and Starzl TE. Hamster to rat kidney xenotransplantation. Effects of FK 506, cyclophosphamide, organ perfusion, and complement inhibition. *Transplantation.*1995; 59(8): 1183–1188.

Oesterwitz H and Althaus P. Orthotopic kidney transplantation in the rat with non-splinted end-to-end ureteric anastomosis: details of a technique. *Urol. Res.*1982; 10(3): 149–152.

Peake M and Whiting, M. Measurement of serum creatinine--current status and future goals. *Clin. Biochem. Rev.* 2006; 27(4): 173–184.

Qi F, Adair A, Ferenbach D, Vass DG, Mylonas KJ, Kipari T, Clay M, Kluth DC, Hughes J and Marson LP. Depletion of cells of monocyte lineage prevents loss of renal microvasculature in murine kidney transplantation. *Transplantation.* 2008; 86(9): 1267–1274.

Rother RP, Arp J, Jiang J, Ge, W Faas SJ, Liu W, Gies DR, Jevnikar AM, Garcia, B and Wang, H. C5 blockade with conventional immunosuppression induces long-term graft survival in presensitized recipients. *Am. J. Transplant.* 2008; 8(6): 1129–1142.

Russell PS, Chase, CM, Colvin, RB and Plate, JM. Induced immune destruction of long-surviving, H-2 incompatible kidney transplants in mice. *J. Exp. Med.* 1978a; 147(5): 1469–1486.

Russell PS, Chase CM, Colvin RB and Plate JM. Kidney transplants in mice. An analysis of the immune status of mice bearing long-term, H-2 incompatible transplants. *J. Exp. Med.*1978b; 147(5): 1449–1468.

Sekijima M, Shimizu A, Ishii Y, Kudo S, Horita S, Nakajima I, Fuchinoue S and Teraoka S. Early humoral-mediated graft injuries in ABO-incompatible kidney transplantation in human beings. *Transplant. Proc.* 2010; 42(3): 789–790.

Silber SJ. Kidney transplantation. Baltimore, Waverly Press, Inc.1979.

Sis B, Famulski KS, Allanach KL, Zhu LF and Halloran PF. IFN-gamma prevents early perforin-granzyme-mediated destruction of kidney allografts by inducing donor class I products in the kidney. *Am. J. Transplant.* 2007; 7(10): 2301–2310.

Skoskiewicz M, Chase C, Winn HJ and Russell PS. Kidney transplants between mice of graded immunogenetic diversity. *Transplant. Proc.*1973; 5(1): 721–725.

Sorensen I, Rong S, Susnik N, Gueler F, Shushakova N, Albrecht M, Dittrich AM, von Vietinghoff S, Becker JU, Melk A, Bohlmann A, Reingruber S, Petzelbauer P, Haller H and Schmitt R. B{beta}15–42 Attenuates the Effect of Ischemia-Reperfusion Injury in Renal Transplantation. *J. Am. Soc. Nephrol.* 2011; 22: 1887–1896.

Steger U, Denecke C, Sawitzki B, Karim M, Jones ND and Wood KJ. Exhaustive differentiation of alloreactive CD8(+) T cells: Critical for determination of graft acceptance or rejection. *Transplantation.* 2008; 85(9): 1339–1347.

Tian Y, Chen J, Gaspert A, Segerer S, Clavien PA, Wuthrich RP and Fehr T. Kidney transplantation in mice using left and right kidney grafts. *J. Surg. Res.* 2010; 163(2): e91–e97.

Wang, CM, Cordoba S, Hu M, Bertolino P, Bowen DG, Sharland AF, Allen RDM, Alexander SI, McCaughan GW and Bishop GA. Spontaneous acceptance of mouse kidney allografts is associated with increased Foxp3 expression and differences in the B and T cell compartments. *Transplant. Immunology.* 2011; 24(3): 149–156.

Wang H, Hosiawa KA, Min W, Yang J, Zhang X, Garcia B, Ichim TE, Zhou D, Lian D, Kelvin DJ and Zhong R. Cytokines regulate the pattern of rejection and susceptibility to cyclosporine therapy in different mouse recipient strains after cardiac allografting. *J. Immunol.* 2003; 171(7): 3823–3836.

Wang M, Bai J, Baumann M and Heemann U. New model for simultaneous heart and kidney transplantation in mice. *Microsurgery.* 2003; 23(2): 164–168.

Wang S, Jiang J, Guan Q, Lan Z, Wang H, Nguan CY, Jevnikar AM and Du C. Reduction of Foxp3-expressing regulatory T cell infiltrates during the progression of renal allograft rejection in a mouse model. *Transpl. Immunol.* 2008; 19(2): 93–102.

Wang SJ, Schmaderer C, Kiss E, Schmidt C, Bonrouhi M, Porubsky S, Gretz N, Schaefer L, Kirschning CJ, Popovic ZV and Grone HJ. Recipient Toll-like receptors contribute to chronic graft dysfunction by both MyD88-and TRIF-dependent signaling. *Dis. Model. Mech.* 2010; 3(1–2): 92–103.

Wu I and Parikh CR. Screening for kidney diseases: older measures versus novel biomarkers. *Clin. J. Am. Soc. Nephrol.* 2008; 3(6): 1895–1901.

Wyburn K, Wu H, Chen G, Yin J, Eris J and Chadban S. Interleukin-18 affects local cytokine expression but does not impact on the development of kidney allograft rejection. *Am. J. Transplant.* 2006; 6(11): 2612–2621.

Zhang Z, Kim SJ, Varghese T, Thomas G, Hummel M and Abecassis M. TNF receptor independent activation of the cytomegalovirus major immediate early enhancer in response to transplantation. *Transplantation.* 2008; 85(7): 1039–1045.

Zhang Z, Schlachta C, Duff J, Stiller C, Grant D and Zhong R. Improved techniques for kidney transplantation in mice. *Microsurgery.*1995; 16(2): 103–109.

Zhang Z, Zhu L, Quan D, Garcia B, Ozcay N, Duff J, Stiller C, Lazarovits A, Grant D and Zhong R. Pattern of liver, kidney, heart, and intestine allograft rejection in different mouse strain combinations. *Transplantation.*1996; 62(9): 1267–1272.

第 4 章

小鼠肝脏移植

***Yinghua Tian**[*1] **and Shiguang Qian**[2,3]*
[1]Department of Visceral and Transplantation Surgery,
University Hospital of Zürich, Zürich, Switzerland
[2]Department of Immunology, Lerner Research Institute,
[3]Department of General Surgery, Transplantation Center,
Digestive Disease Institute, Cleveland Clinic, Cleveland, OH, US

宋卓伦 译

摘　要

　　作为终末期肝脏疾病患者的唯一治疗手段,肝脏移植术已被广泛使用。然而,诸如器官短缺、慢性排斥反应及缺血性损伤等问题仍然是制约肝脏移植发展的主要障碍。建立合理的肝脏移植模型对于肝脏移植领域的研究意义重大。肝脏移植模型首先在大动物成功建立,有意思的是,在猪的肝移植模型中发现,在不应用免疫抑制剂的情况下,四分之一的肝脏供体能被受体接受,提示肝脏拥有特殊的免疫调节机制。肝脏移植模型在啮齿类动物特别是小鼠肝脏移植模型的建立为肝脏移植以及肝脏免疫生物学机制的研究提供了新的视野。由于小鼠易于繁殖,转基因和基因靶向种属繁多,而且用于小鼠免疫学、遗传学及分子生物学的技术成熟,试剂供应全面。因此,小鼠肝脏移植已成为移植领域研究重要且不可取代的模型。但小鼠体积很小,要掌握此项技术需要很娴熟的显微外科技术。本章中,作者简述了小鼠肝脏移植的发展历史,概括了此模型在临床和科研领域的主要应用,并描述了建立此模型的技术方法。

关键词:肝脏移植,小鼠,免疫耐受,肝脏移植物再生,缺血性损伤

---

* Corresponding author: Y. Tian, Department of Visceral and Transplantation Surgery, University Hospital of Zürich, Rämistrasse 100, 8091 Zürich, Switzerland. Yinghua.tian@usz.ch Tel: 0041 44 255 9109.

缩　略　语

MOLT　小鼠原位肝脏移植
ROLT　大鼠原位肝脏移植

引　言

　　动物肝脏移植模型是肝脏移植研究的基础。Lee 用大鼠建立了首个啮齿类动物的原位肝脏移植模型[1],Zimmerman[2]和 Kamada[3]将此模型进一步发展,此后的数十年,大鼠原位肝脏移植模型被用于肝脏移植的研究。之后,该模型被进一步改进,门静脉和肝下下腔静脉的传统缝合方法被"袖套法"所取代。袖套法缩短了掌握此模型所需的时间,也缩短了手术过程中无肝期所用的时间。因此,此方法被大多数研究者接受作为大鼠原位肝脏移植模型的常规技术。随着基因技术、分子生物学及显微外科技术的发展,小鼠肝脏移植模型已经成为研究免疫抑制、遗传学、细胞和分子生物学的"最佳工具"。从生理学和解剖学的观点来看,小鼠较大鼠而言更接近人类。例如,小鼠的肝脏胆道系统中存在胆囊,这与人类相似,而大鼠没有胆囊。小鼠的组织相容抗原系统(H2)和人类的(HLA)类似。再者,小鼠拥有广泛的近亲繁殖(纯系)品系以及充足的转基因和基因敲除品系,大量的单克隆抗体和化学试剂也已经被开发,可用于小鼠。用这些充足的工具,研究者可以精确的探讨肝脏损伤、免疫反应及移植物再生等基因和分子水平的机制。

　　Qian 等于 1991 年应用大鼠肝脏移植的技术建立了小鼠原位肝脏移植模型[4]。Qian 及其同事在 10 余种同种异基因小鼠间建立该模型,证实了大部分移植物自发地接受了供体器官,无需免疫抑制剂[5]。然而,此现象无法用中心耐受机制(克隆缺失)解释,因为体外实验发现从肝脏移植受体提取的淋巴细胞对供体的抗原反应正常,这一现象被称为"分裂耐受"[6]。大量的研究已经被用于探讨分裂耐受的潜在机制[7-17],这些研究为移植免疫学引入了很多新的发现和概念。而这些是无法在大鼠及其他动物模型中实现的。在 Qian 建立的小鼠肝脏移植模型中,肝动脉并没有重建,因此,这并不符合生理情况。一些研究也发现非动脉化小鼠肝脏移植术后出现散在的局灶性坏死伴有轻微的纤维化和胆管增生,这也成为此模型的局限因素。然而,由于非动脉化小鼠肝脏移植模型相对比较容易,这已成为许多研究者和研究中心最为常用的小鼠肝脏移植模型[18-23]。

　　约十年后,Tian 等建立了伴有肝动脉重建的小鼠原位肝脏移植模型,并与非动脉化模型进行了比较[24]。数据显示动脉重建后的受体小鼠 2 周后的存活率达 100%,而非动脉重建的受体小鼠两周后存活率仅为 50%。动脉化受体术后 1 天、3 天和 2 周后的血清谷草转氨酶水平也显著低于非动脉化受体。此外,动脉化受体血清碱性磷酸酶于术后 2 周内达正常水平,而非动脉化受体依然高于正常值。组织学显示非动脉化受体出现小胆管的缺血性损伤,数年后另一项研究证实了此结论[25]。Shen 等建立了延长冷缺血(24 小时)的实验模型,并对动脉化与非动脉化模型进行了比较。研究发现动脉重建对于减少移植物的缺血性损伤以及增加受体的生存率是至关重要的。动脉重建的小鼠原位肝脏移植模型为肝脏移植领域的研究提供了更加优越、更加符合生理情形也更应被广泛应用的动物模型。

小鼠原位肝脏移植外科手术步骤

供体和受体动物均采用纯系雄性小鼠,体重介于 25~30g 之间,麻醉方式采用异氟烷和氧气混合的吸入麻醉。手术在外科显微镜下进行,放大倍数介于 6X~25X 之间。本章节简要介绍动脉化小鼠原位肝脏移植术和小鼠原位部分肝脏移植术的手术操作步骤,显微外科技术的细节内容可参阅以前的文献[24,26]。

供体手术

首先对动物进行腹部备皮,并于麻醉下用碘络酮消毒腹部。采用腹部正中线切口进入腹腔,用适当的拉钩将肝脏暴露。肠道用湿纱布小心包裹并放于左侧腹腔外。分离包裹肝脏的所有韧带并将所有肝叶游离。用 8-0 线结扎胆囊管并切除胆囊,将 3mm 聚乙烯管(内径 0.28mm,外径 0.61mm;SIMS Portex,Kent,UK)插入胆总管并用 8-0 线环状结扎固定。用 8-0 线将幽门静脉、右肾上腺静脉、右肾动静脉双重结扎,并用显微外科剪将其分离。将胃十二指肠动脉、脾动脉和胃左动脉采用同样方式双重结扎并分离。将腹主动脉来自腹腔动脉和髂动脉的分支结扎并分离,从腹腔干中解剖并分离出肝动脉。此后,将肝下下腔静脉和门静脉用小动脉夹钳夹,用 1.5ml 含有 100U 低分子量肝素并于 4℃冷藏的林格氏液轻柔灌注肝脏。将肝上下腔静脉于靠近膈肌处横断,使之成为灌注的流出道。将腹主动脉于腹腔动脉上方靠近髂动脉处横断,结扎并分离腹主动脉分支,仅保留含有肝动脉、腹腔干和腹主动脉的动脉部分。把肝脏与后腹膜结构分离并将之取出,将移植物置于含有 4℃冷林格氏液的小盘中,并将小盘置于冰上。

后台修整

将肝脏移植物浸没于 4℃冷林格氏液中,与此同时,用冷林格氏液从门静脉和肝动脉小心灌注肝脏。应观察下腔静脉的流出液以确保肝脏得到充分灌注。将聚乙烯袖套置于门静脉(18 ga;Becton Dickinson,Sandy,UT)和肝下下腔静脉(16 ga;Becton Dickinson)并用 8-0 线环状结扎固定。移植物在植入受体前应保存于冷林格氏液中。

受体手术

麻醉和备皮准备后,腹正中线切口进腹,将受体肝脏与周围韧带游离。将供应部分血流至肝左叶的食管动脉小分支结扎并横断,将肝动脉于分叉处上方双重结扎并切断。用 8-0 线环绕右侧肾上腺静脉单次结扎但不将其分离,用小动脉夹钳夹门静脉和肝下下腔静脉。肝上下腔静脉用定制的 Satinsky 钳轻柔阻断,用显微外科剪移除受体肝脏。将肝脏移植物置于原位,用 10-0 尼龙线连续缝合肝上下腔静脉(图 4-1A)。

门静脉用袖套法进行连接并用 8-0 线固定,此后移除钳夹于门静脉的小动脉钳和钳夹于肝上下腔静脉的 Satinsky 钳,重建门静脉血流,无肝期应控制于 20 分钟内。肝下下腔静脉用袖套法进行吻合。用 10-0 或 11-0 尼龙线将移植物动脉与受体腹主动脉进行端侧连续缝合。受体与供体的胆总管用聚乙烯支架相连接,并用环状结扎固定(图 4-1B 和 C)。受体腹腔壁分两层分别用 5-0 丝线连续缝合关腹。

术后抗生素采用5mg头孢孟多酯钠溶于生理盐水单剂皮下注射,将小鼠置于37℃加温板半小时等待复苏。食物和水于移植术后立刻供给。

小鼠部分肝脏移植术

基于小鼠原位肝脏移植技术,动脉重建的50%和30%小鼠部分肝脏移植模型于1年后成功建立[26]。手术操作过程与小鼠原位肝脏移植相似,区别在于需要在受体肝脏施行肝叶切除术。50%肝脏移植物需要切除左外叶、尾状叶和左中叶(保留右叶和右中叶)。30%肝脏移植物需要切除左叶、右叶和尾状叶,仅保留中叶。50%和30%部分小鼠原位肝脏移植术见图4-2A和4-2B。

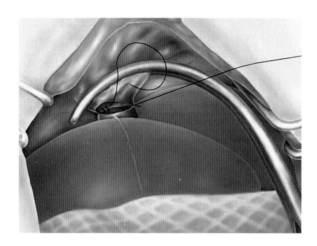

图 4-1A 缝合肝上下腔静脉

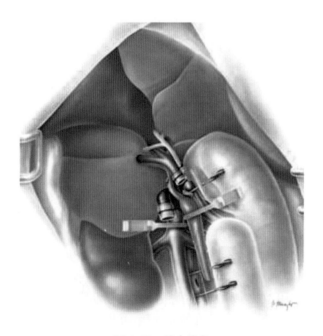

图 4-1B 缝合准备

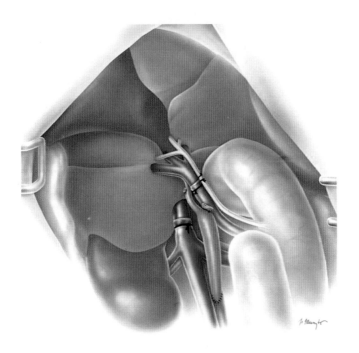

图 4-1C　缝合完成

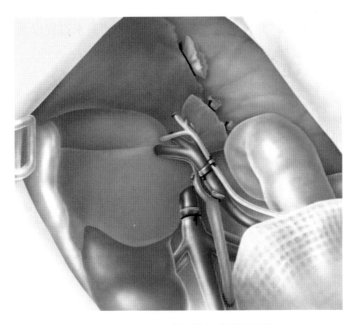

图 4-2A　50% 小鼠原位部分肝脏移植

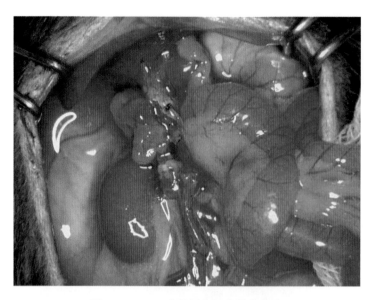

图 4-2B　30% 小鼠原位部分肝脏移植

血管重建缝合技术

袖套法在小鼠原位肝脏移植术中的应用缩短了无肝期,然而,考虑到血管内长期存留塑料袖套或许会改变门静脉和肝下下腔静脉的直径、血流量和流速,一些作者也采用全缝合的方法完成小鼠原位肝脏移植术(未发表数据),此方法特别适用于需要受体术后长期生存(超过 2 周)的实验(图 4-3A~C)。此方法的挑战性在于复杂的手术过程以及无肝期的延长,全

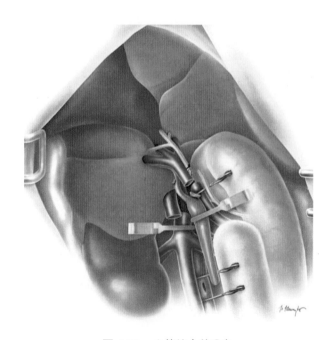

图 4-3A　血管缝合前准备

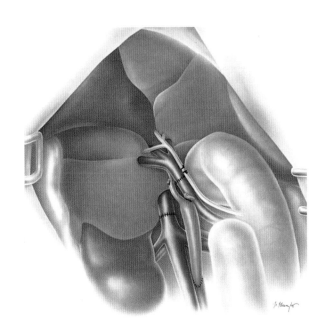

图 4-3B　缝合完成

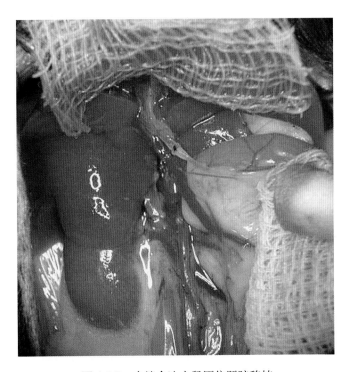

图 4-3C　全缝合法小鼠原位肝脏移植

缝合方法的手术时间也要长于袖套法。我们的经验证实只要无肝期短于 22~28 分钟,且伴有肝动脉重建,施行全缝合方法的受体小鼠短期生存率与施行袖套法的受体小鼠类似。然后,采用全缝合法的受体小鼠长期生存率和组织学表现更佳。

小鼠原位肝脏移植在医学研究领域的应用

小鼠原位肝脏移植模型在医学研究领域主要有以下优势:

A. 小鼠和人类遗传学类似,小鼠组织相容抗原系统(H2)和人类 HLA 系统相似。

B. 关于小鼠免疫学、分子生物学、遗传学和基因组学的研究透彻,信息丰富。针对小鼠抗原开发的特异性单克隆抗体供应广泛,此外,拥有大量同系培育小鼠以及转基因和基因敲除小鼠,这为移植生物学机理的研究提供了丰富的工具。

C. 运输和饲养小鼠的费用低廉,与之相比大动物实验需要麻醉团队、护理团队和外科医生团队等共同完成。小鼠肝脏移植仅需一名显微外科医生。且由于小鼠同系繁殖种系丰富,小鼠肝脏移植可作为常规手术完成,并能在短期内提供足够的统计学数据。

小鼠原位肝脏移植模型可扩展用于以下科研领域:

1. 改善器官保存液: 器官保存是一项被广泛研究的领域,而纯系鼠肝脏移植模型常用于比较不同器官保存液或保存剂的疗效。由 Belzer 及其同事于 1987 年介绍的威斯康辛大学保存液(UW 保存液)正是在大鼠肝脏移植模型的基础上研发成功的[27],该保存液显著延长了器官冷保存的时间,使器官移植手术更具有选择性,也更利于患者的管理。Xie 等利用整肝和部分小鼠原位肝脏移植模型证实,选择性中和趋化因子 T 细胞活化基因 3(TCA3)可减少冷保存对部分肝脏移植物造成的损伤[28]。他们指出部分肝脏移植物所经受的冷保存损伤要重于整肝,部分肝脏移植物显现出 TCA-3、可诱导蛋白(IP)-10、趋化因子受体 CCR8(TCA3 受体)和 CXCR3(IP-10 受体)的表达上调,用中和性单克隆抗体阻断 TCA3 可减少冷保存损伤以及与之相关的中性粒细胞和 T 细胞浸润。在未来的研究中,小鼠原位肝脏移植模型或许可帮助研究者发现可用于器官保存的新型基因和分子化合物。

2. 缺血再灌注损伤: 越来越多的文章将小鼠原位肝脏移植模型用于缺血再灌注损伤的研究,以探究其信号传导通路和分子机制。Ueke 等探究了 B7-H1 在肝脏移植物缺血再灌注损伤中的作用,他们用 B7-H1 基因敲除小鼠证实了 B7-H1 在移植物组织中的表达对调节肝脏移植和肝脏缺血再灌注损伤导致的炎症反应,发挥重要作用。负向共同调节信号或许在肝脏固有免疫反应中发挥重要功能[29]。在另一项研究中,同一课题组用 IRF-1 基因敲除小鼠探究干扰素调节因子 -1(IRF-1)在肝脏移植术后肝缺血再灌注损伤中的作用,证实了 IRF-1 基因敲除小鼠的肝脏移植物相比于野生型小鼠损伤更轻且存活时间更长。该研究提示 IRF-1 在肝脏移植术后肝缺血再灌注损伤中发挥重要作用[30]。Shen 等将 Toll 样受体 -4(TLR4)基因敲除小鼠作为移植供体,发现受体小鼠肝细胞损伤显著减轻,在小鼠原位肝脏移植模型中阻断 TLR4 信号通路可下调早期促炎反应并减轻肝脏缺血再灌注损伤[31]。

3. 免疫耐受: 当今,成功的器官移植有赖于终身使用免疫抑制药物,非特异性地抑制所有 T 细胞反应,这会造成一系列的副作用,比如糖尿病、高血压、感染以及肿瘤复发。免疫耐受的诱导可特异性地抑制抗移植物抗原 T 细胞克隆,可以理想地避免免疫抑制剂所造成的副反应。上世纪六十年代,一个法国医生团队农场猪身上发现自发接纳的肝脏移植物(肝移植耐受)现象。Calne 等进一步证实了这些自发接纳的肝脏移植物的受体对肝脏移植产生了供体特异性耐受,因为,这些受体可以接受来自供体猪的皮肤移植物,而不接受其他猪的移植物[32]。然后,免疫耐受的潜在机制直到小鼠原位肝脏移植模型建立后才得到深入研究。Qian 和同事证实,对肝脏移植物的接纳并不是由于免疫反应的沉默,因为对肝脏移植物特异的 T 细胞克隆并未消除。从肝移植术后长期存活的受体提取的 T 细胞仍然会在体外与供体抗原发生剧烈反应[6]。采用同一模型,Klein 和 Crispe 指出,肝脏移植诱导全面的 CD8+ T 细胞激活和分化,提示肝脏是 CD8+ T 细胞激活的良好储存场所[33]。肝脏移植物的淋巴细胞浸润在移植术后立即就能观察到,术后一至两周达到高峰,并逐渐减少直到淋巴细胞稳态被维持在低水平。有可信服的实验证实在自发接纳的肝脏移植物中去除细胞毒性 T 细胞与增强凋亡有关联[17]。

  4. 肝脏移植免疫耐受的细胞和分子机制:经实验证实,肝脏移植术后细胞毒性 T 细胞的凋亡,在缺乏 Toll 样受体 -4(TLR-4)的小鼠上被减弱,提示肝脏通过 TLR-4 依赖的机制调节 T 细胞反应[18]。有意思的是,肝脏移植耐受需要由 IFN-γ 激活,IFN-γ 是由活化 T 细胞产生的关键炎性细胞因子。肝脏移植物植入缺乏 IFN-γ 表达的小鼠体内会立即诱发急性排斥,提示肝脏移植耐受或许由炎性环境激发[34]。另一方面,自发接纳肝脏移植物取决于肝脏移植物中共同抑制分子 B7-H1(PD-1)的表达[35]。探究肝脏移植耐受中关键分子的功能地图是一个令人激动的旅程。Qian 和同事的研究指出,尽管肝脏移植能被小鼠自发接纳,肝细胞移植却很快被排斥[36],该研究说明,肝脏的非实质细胞(NPC)在肝脏移植耐受中发挥重要作用。通过检测多种肝脏非实质细胞的免疫抑制活性,他们发现肝星状细胞(hepatic stellate cells)具有强烈的免疫抑制活性,肝星状细胞是一种肝脏特异的基质细胞,主要储存视黄酸(维生素 A)并且参与肝脏损伤中的修复和纤维化。少量的肝星状细胞可在 MLR 培养皿中抑制 T 细胞的反应[11]。重要的是,将肝星状细胞和胰岛移植物的混合物植入糖尿病小鼠肾囊下方可在不使用免疫抑制剂的情况下实现胰岛移植物的长期存活,提示肝星状细胞在肝脏免疫调剂中发挥重要作用[10]。肝星状细胞通过诱导浸润的效应 T 细胞的凋亡[10]以及增强调节性 T 细胞(Treg)[37]和髓系抑制细胞(MDSC)[8]的活性进而诱导局部 T 细胞低反应,从而保护胰岛移植物的免疫性损伤。调节性 T 细胞和髓系抑制细胞最早发现于癌症患者,在免疫逃避中发挥重要作用。肝脏的免疫反应调节策略似乎与这些细胞在肿瘤中的作用类似。肝脏的免疫调节很可能通过这些基质细胞(比如肝星状细胞)的 IFN-γ 机制来实施。来自于 IFN-γ1 基因敲除小鼠的肝星状细胞对胰岛移植物的保护能力减弱,提示炎症是诱发肝星状细胞免疫抑制反应所必需的[37]。B7-H1 是由 IFN-γ 信号通路所上调的分子之一,并且是肝星状细胞促进效应 T 细胞凋亡的重要效应分子[35]。诱导髓系抑制细胞和调节性 T 细胞依赖于肝星状细胞中完整的 IFN-γ 信号通路,主要依赖于可溶性因子,而非 B7-H1[8,37]。

  小鼠原位肝脏移植模型结合新近发展的生物技术为肝脏移植领域的研究提供新的有力工具:

  1. 肝脏再生:肝脏移植物在活体肝脏移植术后的再生与修复是移植领域的另一个研究热点。Tian 等建立了动脉重建的小鼠原位部分肝脏移植模型,探讨了活体肝脏移植术后小肝综合征(SFSS)的发生机制并评估了受体所需的最小肝脏容量[26]。研究显示,接受 50% 肝脏移植物的小鼠受体可以长期存活,而接受 30% 肝脏移植物的小鼠于 2~4 天内死亡。50% 部分原位肝脏移植术后 14 天,AST 水平回到正常。术后 2 天组织学标本显示轻微移植物损伤,而术后 14 天和 100 天并未发现明显异常。相对而言,接受 30% 肝脏移植物的小鼠移植物出现明显损伤,并于移植术后 2 天呈现出明显的肝细胞小泡性脂肪变。接受 30% 移植物的小鼠相对于接受 50% 移植物的小鼠肝细胞再生明显减弱。小鼠原位 30% 部分肝脏移植模型可用于模拟临床活体肝移植术后小肝综合征。因此,该模型可用于探讨小肝综合征的机制。Tian 及同事用该模型探讨了肝巨噬细胞依赖的 TNF-a 信号通路,在 30% 部分肝移植的术后缺血性损伤中的作用[38]。实验使用野生型、TNF-aR 敲除及 IL-6 敲除小鼠作为供、受体,他们观察到阻断 TNF-a 信号通路或清除肝巨噬细胞可以通过减轻肝脏损伤和促进肝脏再生从而提高 30% 部分肝脏移植术后受体的存活率。而己酮可可碱的保护作用主要通过 IL-6 介导的途径促进肝再生和减少缺血性损伤。在另一项研究中,作者将一种新近发现可介导肝脏再生的血清素用于 30% 部分肝脏移植中,证实激活血清素受体 2B 可改善小肝综合征引起的肝脏移植物损伤[39]。用 IL-6 基因敲除小鼠和血清素受体 2B 拮抗剂,作者证实此保护作用可归功于 IL-6 依赖的血清素受体 2B 信号通路。

2. 优化肝脏移植物以提高移植术后疗效:一些方法已经被提出:如药理学靶向[40]、缺血预处理[41]、清除移植物抗原提呈细胞[42]、基因工程和基因转移。这些方法可以在体外完成,实现局部基因表达并减少系统副作用。小鼠原位肝脏移植模型是测试这些方法能否实现改善移植物质量的理想模型。

3. 将细胞和分子成像用于小鼠原位肝脏移植的研究:绿色荧光蛋白(GFP)转基因小鼠可作为供体或受体用于小鼠原位肝脏移植模型以观察绿色荧光蛋白细胞的浸润和组织结构的改变。生物发光成像技术同样可用于小鼠原位肝脏移植模型,荧光素酶报告基因标记的绿色荧光蛋白转基因小鼠(beta-actin 促进物或 CD 促进物)可用于观察体内信使白细胞的迁移和增生[43]。分子成像技术可以非侵袭性地评估移植物的状态,或是探查、定量和监测诸如急性和慢性排斥反应等复杂的免疫过程,因此在移植生物学中被寄予厚望[44]。

4. 小鼠原位肝脏移植模型是探讨肝脏特异性疾病机制的有用工具:血色沉着病是一种常见的由 HFE 基因突变引起的遗传性疾病,主要由肝脏内铁调素调节。利用小鼠原位肝脏移植模型的优势,Antonello 等发现将带有 HFE 基因的肝脏移植入 HFE 基因敲除的受体,可以逆转血色沉着病相关的铁过载表现(与肠道 HFE 表达无关)。然而,肝巨噬细胞仍然显现出铁含量减低,此过程不受肝铁调素表达的影响。这些研究揭示了肝巨噬细胞中独立于 HFE 的铁调节作用[45]。

尽管小鼠原位肝脏移植模型是有用的研究工具,在解读数据时仍需谨慎。小鼠和人类在遗传学、生理学、免疫学等多方面均有不同,因此,在小鼠原位肝脏移植模型上取得的发现需要谨慎对待。在将这些结果应用于临床试验前应该在更高级的动物身上验证,如猪或猴等。

当代医学研究遵循如下规律:临床问题→科学研究假说→在小鼠实验模型中进行观察→用大动物模型进行实验验证→临床试验。

综上所述,对于探究移植生物学中分子生物学和遗传学相关机制而言,小鼠原位肝脏移植模型是当前肝脏移植研究领域最佳的实验模型。

鸣　谢

本文作者感谢 Stefan Schwyter 先生提供专业的绘图帮助。

参考文献

[1] Lee S, Charters AC, Chandler JG, Orloff MJ. A Technique For Orthotopic Liver Transplantation In The Rat. *Transplantation* 1973;16:664−9.

[2] Zimmermann FA, Butcher GW, Davies HS, Brons G, Kamada N, Turel O. Techniques For Orthotopic Liver Transplantation In The Rat And Some Studies Of The Immunologic Responses To Fully Allogeneic Liver Grafts. *Transplant Proc* 1979;11:571−7.

[3] Kamada N, Calne RY. Orthotopic Liver Transplantation In The Rat. Technique Using Cuff For Portal Vein Anastomosis And Biliary Drainage. *Transplantation* 1979;28:47−50.

[4] Qian SG, Fung JJ, Demetris AV, Ildstad ST, Starzl TE. Orthotopic Liver Transplantation In The Mouse. *Transplantation* 1991;52:562−4.

[5] Qian S, Demetris AJ, Murase N, Rao AS, Fung JJ, Starzl TE. Murine Liver Allograft Transplantation: Tolerance And Donor Cell Chimerism. *Hepatology* 1994;19:916−24.

[6] Dahmen U, Qian S, Rao AS, Demetris AJ, Fu F, Sun H, Gao L, Fung JJ, Starzl TE. Split Tolerance Induced By Orthotopic Liver Transplantation In Mice. *Transplantation* 1994;58:1−8.

[7] Shiguang Qian NLT, Lina Lu, John J. Fung, Angus W Thomson. Liver Transplant Tolerance: Mechanistic Insights From Animal Models, With Particular Reference To The Mouse. *Transplantation Reviews* 1997;11:151−164.

[8] Chou HS, Hsieh CC, Yang HR, Wang L, Arakawa Y, Brown K, Wu Q, Lin F, Peters M, Fung JJ, Lu L, Qian S. Hepatic Stellate Cells Regulate Immune Response By Way Of Induction Of Myeloid Suppressor Cells In Mice. *Hepatology* 2011;53:1007−19.

[9] Jiang G, Yang HR, Wang L, Wildey GM, Fung J, Qian S, Lu L. Hepatic Stellate Cells Preferentially Expand Allogeneic CD4+ CD25+ Foxp3+ Regulatory T Cells In An IL-2-Dependent Manner. *Transplantation* 2008;86:1492−502.

[10] Chen CH, Kuo LM, Chang Y, Wu W, Goldbach C, Ross MA, Stolz DB, Chen L, Fung JJ, Lu L, Qian S. In Vivo Immune Modulatory Activity Of Hepatic Stellate Cells In Mice. *Hepatology* 2006;44:1171−81.

[11] Yu MC, Chen CH, Liang X, Wang L, Gandhi CR, Fung JJ, Lu L, Qian S. Inhibition Of T-Cell Responses By Hepatic Stellate Cells Via B7-H1-Mediated T-Cell Apoptosis In Mice. *Hepatology* 2004;40:1312−21.

[12] Lu L, Bonham CA, Liang X, Chen Z, Li W, Wang L, Watkins SC, Nalesnik MA, Schlissel MS, Demestris AJ, Fung JJ, Qian S. Liver-Derived DEC205+B220+CD19- Dendritic Cells Regulate T Cell Responses. *J Immunol* 2001;166:7042−52.

[13] Li W, Lu L, Wang Z, Wang L, Fung JJ, Thomson AW, Qian S. Costimulation Blockade Promotes The Apoptotic Death Of Graft-Infiltrating T Cells And Prolongs Survival Of Hepatic Allografts From FLT3L-Treated Donors. *Transplantation* 2001;72:1423−32.

[14] Li W, Lu L, Wang Z, Wang L, Fung JJ, Thomson AW, Qian S. Il-12 Antagonism Enhances Apoptotic Death Of T Cells Within Hepatic Allografts From Flt3 Ligand-Treated Donors And Promotes Graft Acceptance. *J Immunol* 2001;166:5619−28.

[15] Fu F, Li W, Lu L, Thomson AW, Fung JJ, Qian S. Prevention And Restoration Of Second-Set Liver Allograft Rejection In Presensitized Mice: The Role Of "Passenger" Leukocytes, Donor Major Histocompatibility Complex Antigens, And Host Cytotoxic Effector Mechanisms. *Transplantation* 1999;67:444−50.

[16] Qian S, Lu L, Fu F, Li W, Pan F, Steptoe RJ, Chambers FG, Starzl TE, Fung JJ, Thomson AW. Donor Pretreatment With Flt-3 Ligand Augments Antidonor Cytotoxic

T Lymphocyte, Natural Killer, And Lymphokine-Activated Killer Cell Activities Within Liver Allografts And Alters The Pattern Of Intragraft Apoptotic Activity. *Transplantation* 1998;65:1590-8.

[17] Qian S, Lu L, Fu F, Li Y, Li W, Starzl TE, Fung JJ, Thomson AW. Apoptosis Within Spontaneously Accepted Mouse Liver Allografts: Evidence For Deletion Of Cytotoxic T Cells And Implications For Tolerance Induction. *J Immunol* 1997;158:4654-61.

[18] John B, Klein I, Crispe IN. Immune Role Of Hepatic TLR-4 Revealed By Orthotopic Mouse Liver Transplantation. *Hepatology* 2007;45:178-86.

[19] Conzelmann LO, Zhong Z, Bunzendahl H, Wheeler MD, Lemasters JJ. Reduced-Size Liver Transplantation In The Mouse. *Transplantation* 2003;76:496-501.

[20] Nakagawa K, Tanaka N, Morita M, Sugioka A, Miyagawa SI, Gonzalez FJ, Aoyama T. Pparalpha Is Down-Regulated Following Liver Transplantation In Mice. *J Hepatol* 2011.

[21] Que X, Debonera F, Xie J, Furth EE, Aldeguer X, Gelman AE, Olthoff KM. Pattern Of Ischemia Reperfusion Injury In A Mouse Orthotopic Liver Transplant Model. *J Surg Res* 2004;116:262-8.

[22] Li W, Kuhr CS, Zheng XX, Carper K, Thomson AW, Reyes JD, Perkins JD. New Insights Into Mechanisms Of Spontaneous Liver Transplant Tolerance: The Role Of Foxp3-Expressing CD25+CD4+ Regulatory T Cells. *Am J Transplant* 2008;8:1639-51.

[23] Birsner JH, Wan C, Cheng G, Evans ZP, Polito CC, Fiorini RN, Gilbert G, Haines JK, Schmidt MG, Chavin KD. Steatotic Liver Transplantation In The Mouse: A Model Of Primary Nonfunction. J Surg Res 2004;120:97-101.

[24] Tian Y, Rudiger HA, Jochum W, Clavien PA. Comparison Of Arterialized And Nonarterialized Orthotopic Liver Transplantation In Mice: Prowess Or Relevant Model? *Transplantation* 2002;74:1242-6.

[25] Shen XD, Gao F, Ke B, Zhai Y, Lassman CR, Tsuchihashi S, Farmer DG, Busuttil RW, Kupiec-Weglinski JW. Inflammatory Responses In A New Mouse Model Of Prolonged Hepatic Cold Ischemia Followed By Arterialized Orthotopic Liver Transplantation. *Liver Transpl* 2005;11:1273-81.

[26] Tian Y, Graf R, Jochum W, Clavien PA. Arterialized Partial Orthotopic Liver Transplantation In The Mouse: A New Model And Evaluation Of The Critical Liver Mass. *Liver Transpl* 2003;9:789-95.

[27] Boros P, Liu J, Li Y, Bromberg JS. Organ Transplantation In Rodents: Novel Applications Of Long-Established Methods. *Transpl Immunol* 2007;18:44-52.

[28] Xie JF, Wang G, Debonera F, Han R, Dorf ME, Hancock W, Olthoff KM. Selective Neutralization Of The Chemokine TCA3 Reduces The Increased Injury Of Partial Versus Whole Liver Transplants Induced By Cold Preservation. *Transplantation* 2006;82:1501-9.

[29] Ueki S, Castellaneta A, Yoshida O, Ozaki K, Zhang M, Kimura S, Isse K, Ross M, Shao L, Stolz DB, Thomson AW, Demetris AJ, Geller DA, Murase N. Hepatic B7 Homolog 1 Expression Is Essential For Controlling Cold Ischemia/Reperfusion Injury After Mouse Liver Transplantation. *Hepatology* 2011;54:216-28.

[30] Ueki S, Dhupar R, Cardinal J, Tsung A, Yoshida J, Ozaki KS, Klune JR, Murase N, Geller DA. Critical Role Of Interferon Regulatory Factor-1 In Murine Liver Transplant Ischemia Reperfusion Injury. *Hepatology* 2010;51:1692-701.

[31] Shen XD, Ke B, Zhai Y, Gao F, Tsuchihashi S, Lassman CR, Busuttil RW, Kupiec-Weglinski JW. Absence Of Toll-Like Receptor 4 (TLR4) Signaling In The Donor Organ Reduces Ischemia And Reperfusion Injury In A Murine Liver Transplantation Model. *Liver Transpl* 2007;13:1435-43.

[32] Calne RY, Sells RA, Pena JR, Davis DR, Millard PR, Herbertson BM, Binns RM, Davies DA. Induction Of Immunological Tolerance By Porcine Liver Allografts. *Nature* 1969;223:472−6.

[33] Klein I, Crispe IN. Complete Differentiation Of CD8+ T Cells Activated Locally Within The Transplanted Liver. *J Exp Med* 2006;203:437−47.

[34] Mele TS, Kneteman NM, Zhu LF, Ramassar V, Urmson J, Halloran B, Churchill TA, Jewell L, Kane K, Halloran PF. IFN-Gamma Is An Absolute Requirement For Spontaneous Acceptance Of Liver Allografts. *Am J Transplant* 2003;3:942−51.

[35] Morita M, Fujino M, Jiang G, Kitazawa Y, Xie L, Azuma M, Yagita H, Nagao S, Sugioka A, Kurosawa Y, Takahara S, Fung J, Qian S, Lu L, Li XK. PD-1/B7-H1 Interaction Contribute To The Spontaneous Acceptance Of Mouse Liver Allograft. *Am J Transplant* 2010;10:40−6.

[36] Bumgardner GL, Heininger M, Li J, Xia D, Parker-Thornburg J, Ferguson RM, Orosz CG. A Functional Model Of Hepatocyte Transplantation For In Vivo Immunologic Studies. *Transplantation* 1998;65:53−61.

[37] Yang HR, Chou HS, Gu X, Wang L, Brown KE, Fung JJ, Lu L, Qian S. Mechanistic Insights Into Immunomodulation By Hepatic Stellate Cells In Mice: A Critical Role Of Interferon-Gamma Signaling. *Hepatology* 2009;50:1981−91.

[38] Tian Y, Jochum W, Georgiev P, Moritz W, Graf R, Clavien PA. Kupffer Cell-Dependent TNF-Alpha Signaling Mediates Injury In The Arterialized Small-For-Size Liver Transplantation In The Mouse. *Proc Natl Acad Sci U S A* 2006;103:4598−603.

[39] Tian Y, Graf R, El-Badry AM, Lesurtel M, Furrer K, Moritz W, Clavien PA. Activation Of Serotonin Receptor-2B Rescues Small-For-Size Liver Graft Failure In Mice. *Hepatology* 2011;53:253−62.

[40] Buehler A, Martire A, Strohm C, Wolfram S, Fernandez B, Palmen M, Wehrens XH, Doevendans PA, Franz WM, Schaper W, Zimmermann R. Angiogenesis-Independent Cardioprotection In FGF-1 Transgenic Mice. *Cardiovasc Res* 2002;55:768-77.

[41] Carini R, Albano E. Recent Insights On The Mechanisms Of Liver Preconditioning. *Gastroenterology* 2003;125:1480−91.

[42] Cobbold SP, Nolan KF, Graca L, Castejon R, Le Moine A, Frewin M, Humm S, Adams E, Thompson S, Zelenika D, Paterson A, Yates S, Fairchild PJ, Waldmann H. Regulatory T Cells And Dendritic Cells In Transplantation Tolerance: Molecular Markers And Mechanisms. *Immunol Rev* 2003;196:109−24.

[43] Tanaka M, Swijnenburg RJ, Gunawan F, Cao YA, Yang Y, Caffarelli AD, De Bruin JL, Contag CH, Robbins RC. In Vivo Visualization Of Cardiac Allograft Rejection And Trafficking Passenger Leukocytes Using Bioluminescence Imaging. *Circulation* 2005;112:I105−10.

[44] Kanderi T, Moore WH, Wendt JA. Molecular Imaging In Transplantation: Basic Concepts And Strategies For Potential Application. *Nucl Med Commun* 2005;26:947−55.

[45] Garuti C, Tian Y, Montosi G, Sabelli M, Corradini E, Graf R, Ventura P, Vegetti A, Clavien PA, Pietrangelo A. Hepcidin Expression Does Not Rescue The Iron-Poor Phenotype Of Kupffer Cells In Hfe-Null Mice After Liver Transplantation. *Gastroenterology* 2010;139:315−22 E1.

参考文献中第一作者列表

(Birsner 2004) (Boros 2007) (Buehler 2002) (Bumgardner 1998) (Calne 1969) (Carini 2003) (Chen 2006) (Cobbold 2003) (Conzelmann 2003) (Chou 2011) (Dahmen 1994) (Fu 1999) (Garuti 2010) (Jiang 2008) (John 2007) (Kamada 1979) (Kanderi 2005) (Klein 20076) (Lee 1973) (Li 2008) (Li 2001) (Li 2001) (Lu 2001) (Mele 2003) (Morita 2010) (Nakagawa 2011) (Qian 1991) (Qian 1994) (Qian 1997) (Qian 1998) (Qian 1997) (Que 2004) (Shen 2005) (Tian 2002) (Tian 2003) (Ueki 2011) (Ueki 2010) (Shen 2007) (Yang 2009) (Tian 2006) (Tian 2011) (Tanaka 2005) (Xie 2006) (Yu 2004) (Zimmenrmann 1979)

第 5 章

小鼠胰岛移植

Ronghai Deng[1]*, Paul Schroder[1]* and Wenhao Chen[2],†
[1]Department of Medical Microbiology and Immunology,
University of Toledo College of Medicine, Toledo, OH, US
[2]Division of Diabetes, Endocrinology and Metabolism,
Department of Medicine,
Baylor College of Medicine, Houston, TX, US

王树森　朱海　译

摘　要

在美国,已经有数以万计的人患有 1 型糖尿病,它是一种由 T 细胞介导的胰岛 β 细胞损害造成的自身免疫性疾病。胰岛细胞替代治疗是目前治疗 1 型糖尿病的有效治疗方案,包括胰岛细胞移植以及移植体外诱导产生胰岛素的细胞等。

然而移植时胰岛或细胞功能的损伤、胰岛供体数量不足、新的胰岛素分泌细胞生成不足、持续的免疫损伤,限制了胰岛移植的进一步开展。因此利用小鼠胰岛移植模型,进一步研究上述胰岛移植中存在的问题,将进一步推进临床胰岛移植的发展。

在此,我们介绍一种常用的小鼠胰岛移植技术,在这个模型的基础上,通过选择新的免疫干预治疗、应用不同的突变小鼠受体以及不同的胰岛细胞供体,来改善胰岛移植的效果。

关键字:胰岛,糖尿病,β 细胞,小鼠,移植

引　言

1 型糖尿病是自身免疫系统对胰岛细胞产生损伤,表现为葡萄糖代谢异常并伴有慢性

---
* These authors contributed equally to this work.
† To whom correspondence should be addressed. Division of Diabetes, Endocrinology and Metabolism, Department of Medicine, Baylor College of Medicine, One Baylor Plaza (MS: BCM185), Houston, TX 77030. Tel: 713-798-1698; Fax: 713-798-4575; Email: wenhaoc@bcm.edu.

高血糖的疾病。如果不控制高血糖症,将会产生一系列严重的并发症,如糖尿病酮症酸中毒和一些慢性微血管病变,如失明、肾病和神经病变等(van Belle,2011)。1 型糖尿病患者需要注射外源性胰岛素来维持血糖在正常范围内,但通过注射外源性胰岛素的方式并不能治愈1 型糖尿病,还会产生一些并发症,如低血糖症;脆性糖尿病患者即使规范应用胰岛素治疗,也很难控制血糖,这些患者的血糖水平变化幅度较大(Ludwig,2010)。由于 1 型糖尿病治愈率较低和这些患者所面临的挑战使很多科学家致力于寻找新的治疗方法,如 β 细胞移植。

胰腺移植是重建 1 型糖尿病患者生理性血糖感应和胰岛素分泌的金标准。然而,胰腺移植技术仍具有挑战性,围手术期并发症的发生率高,胰腺移植通常只对 1 型糖尿病并发肾衰竭的患者进行肾联合移植(White,2009)。由于胰腺移植的局限性,使 1 型糖尿病患者更愿意接受微创的胰岛移植来重建胰岛素分泌功能,特别是脆性糖尿病患者。

首例成功的自体和异体胰岛移植分别于 1980 年和 1990 年在临床成功实施(Najarian,1980;Scharp,1990)。此后,由于免疫抑制治疗的进步使胰岛移植取得了更大的成功。在1999 年,Edmonton 胰岛移植方案的提出使胰岛移植作为 1 型糖尿病的治疗方法在业界开辟了新篇章(Ryan,2001;Shapiro,2000)。

尽管如此,在接受 Edmonton 胰岛移植方案的患者中,有 76% 的患者在移植后的第一年内能脱离胰岛素,但一年后仍需注射外源性胰岛素(Shapiro,2006)。这可能是由于机体对移植入的胰岛产生的免疫排斥反应或者是环境改变影响了胰岛的生存和功能,因此,还需继续研究同种异体胰岛移植排斥反应的细胞及分子机制,免疫抑制治疗的效力以及如何改善移植胰岛的生理功能。小鼠胰岛移植对于临床研究上述问题而言是一个很合适的模型。此外,胰腺供体短缺难以满足胰岛移植的临床需求,β 细胞代替治疗的发展正备受关注(Yechoor,2010;Bonner-Weir,2005)。

从小鼠胰岛移植的研究中获得的知识可以指导 β 细胞移植的成功。在这一章中,我们将介绍一种成熟的小鼠胰岛移植建模技术,如何进行相关的改进以及如何利用这个模型去开辟新的科学视野。

胰岛移植模型的建立

啮齿类动物的胰岛移植实验源于 1972 年(Ballinger,1972),Ballinger WF 和 Lacy PE 采用胶原酶(Lacy,1967)消化的方法分离出完整的胰岛并移植到受体鼠的腹腔和前大腿肌肉内。此后,研究者又建立了不同胰岛分离方法和采取不同移植部位的移植方法,啮齿类动物胰岛移植模型的建立进展如表 5-1 所示。

表 5-1　胰岛移植模型的建立

参考文献	技术特点
Rakieten,1963	采用 STZ 诱导糖尿病
Lacy,1967	采用胶原酶消化正常小鼠胰腺和不连续密度梯度离心法纯化得完整的胰岛
Lindall,1969	采用 Ficoll 液纯化胰岛
Ballinger,1972	将小鼠胰岛移植到鼠腹腔和前大腿肌肉内
Kemp,1973	将胰岛通过门静脉移植到糖尿病小鼠的肝内

续表

参考文献	技术特点
Hegre, 1976	移植胎鼠胰岛组织到肾包膜下
Boschero, 1977	将胰岛移植到糖尿病小鼠的肠系膜和脾脏内
Bobzien, 1983	将胰岛移植到小鼠睾丸
Salvalaggio, 2002	采用一种新的无 Ficoll 液而通过细胞筛过滤的方法纯化鼠胰岛

小鼠胰腺和肾脏的解剖学特点

胰腺

小鼠胰腺是一种散在类似脂肪的器官,它沿着胃、脾脏,并且向肠系膜组织内部延伸。胰岛由包括分泌胰岛素的 β 细胞在内的许多细胞亚型组成,它分散在小鼠整个胰腺器官内。

胆总管

胆总管位于门静脉表浅部位,并将胆囊、肝脏和胰腺产生的胆汁和酶排入十二指肠,胆总管是由从胆囊中排放胆汁的胆囊管和从肝中排放酶的肝总管汇合而成,这两个管道汇集形成胆总管,呈 V 形(图 5-1A)。

胆总管经过部分胰腺并且胰酶经由胆总管排入十二指肠。也可能存在一个脾导管来引流胰酶,在脾末端汇入胆总管,但很罕见。胆总管在略低于胃 1cm 处的十二指肠大乳头处汇入十二指肠。

肾脏

肾脏位于脊柱两侧,居于腹膜后隙。脂肪层和肾周包膜与位于每个肾喙部的肾上腺一起将肾实质包围,每一个肾的表面都附着一个肾包膜。肾包膜可以从皮质层被分离,胰岛移植物可以从肾包膜下植入。

手　术　操　作

概述

胰岛可移植到受体小鼠的不同部位,最常移植部位是经门静脉植入肝脏或植入肾包膜下(Sakata, 2009)。在这一章中,我们将着重讲解小鼠肾包膜下胰岛移植模型。这种模型广泛应用于胰岛移植的研究中。一旦熟悉了胰岛分离技术和肾包膜下的移植手术操作后,根据我们的经验,胰岛移植小鼠模型试验的成功率在 90% 以上。

动物

有两种糖尿病小鼠模型常用于胰岛移植,第一种是利用化学药物(STZ)破坏小鼠胰腺中的胰岛素细胞而诱导成糖尿病模型(Rees,2005),第二种是非肥胖糖尿病小鼠模型,此模型广泛应用于1型糖尿病的研究。在这类小鼠中,T淋巴细胞介导的自身免疫破坏了胰岛细胞导致发生类1型糖尿病。这种非肥胖糖尿病小鼠在16~30周龄时,有60%-90%的几率发展成自身免疫性糖尿病小鼠(Ize-Ludlow,2011)。

根据实验需要选择供体小鼠的种系。一般选择8~12周龄的小鼠作为供体可以获得最大产量的胰岛。周龄大于这一标准的供体(超过3个月或6个月)小鼠有足够的胰岛,但需要更长的胶原酶消化时间来消化胰岛。由于实验程序和消化方法的原因,一般需要将3~4只小鼠的胰岛移植到一只小鼠体内才能使实验成功。

应用各种类型基因突变小鼠作为供体和受体,是了解糖尿病发展和预防的一个重要手段,这个内容将在之后的应用章节讨论。

胰腺摘取

小鼠处死后,立刻准备摘取它的胰腺组织。在腹部切开一个V形切口,切口从耻区开始向两侧延伸。将皮肤和腹膜翻开覆盖胸部,充分暴露腹腔,剪掉剑突以方便灌注,将小鼠以头朝操作者方向固定。

在胆总管的入口端夹住十二肠

解剖镜像下检查十二指肠肠系膜侧,确定胆总管汇入十二指肠的部位(图5-1B)。如图5-1C用小止血钳夹住胆总管的入口处的十二指肠。夹住足够面积的十二指肠至关重要,使灌注液不会流入肠道也不会阻碍灌注液流入胰腺,这样才能获得胰腺组织的充分灌注。

胆总管插管和胰腺灌注

十二指肠入口夹闭后,用一对止血钳在被夹住部位附近抬起十二指肠,用止血钳将十二指肠向小鼠尾部牵引使胆总管绷直。根据胆总管的大小选择27~30号的注射针,将注射器的针头以60°角度折弯并吸入5ml的消化酶(根据下述胰岛分离部分,吸取适量的消化液)在胆总管插管。根据胆总管的V形汇流处(Zmuda,2011)如图5-1A,或者根据胆囊和胆囊管确定进针位置(Szot,2007)。一开始进针尽量靠近胆总管,如果插管失败,可以再在离胆总管稍远的另一个部位重新插管(Zmuda,2011;Szot,2007)。一旦注射针插入胆总管,仔细向前滑动针头确保针头的尖端在V形汇合口上方。固定针头在胆总管的位置,缓慢推动注射器,使消化液连续注入胰腺组织。在灌注过程中,应仔细观察解剖位置防止消化液回流到肝脏或胆囊中(图5-1C),合适的注射针大小和位置能防止回流发生。一次有效的灌注能使整个胰腺(包括从胃的上部到脾尾部的区域)膨胀(图5-1D)。在灌注完成时,在膨胀的胰腺中应该观察到分散的黄白相间的大米状的组织。

摘取灌注后的胰腺

一旦胰腺灌注完成,将针头从胆总管取出并取下夹在十二指肠上的止血钳。用两个手术钳从附着点向内脏的方向牵引胰腺来摘取胰腺。从肠管上分离胰腺,用一把手术钳将肠管牵出腹腔,用另一把手术钳从十二指肠开始将胰腺组织从肠管上分离。然后,从胃和脾脏

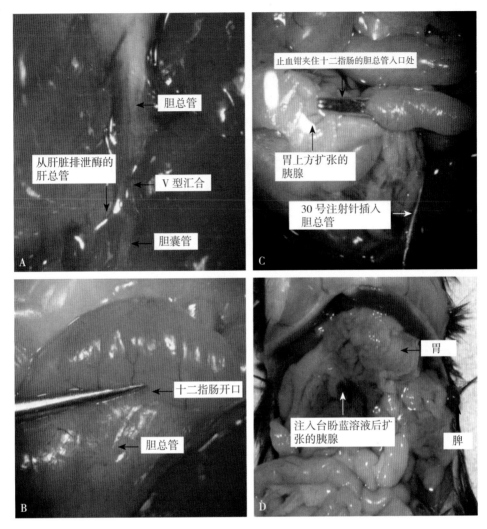

图 5-1　胰腺摘取。A. 从胆囊排泄胆汁的胆囊管和从肝脏排泄酶的肝总管,胆囊管和肝总管以 V 形汇合为胆总管。B. 胆总管的末端汇入十二指肠。C. 用止血钳夹住十二指肠的胆总管入口处。用 30 号注射针,插入胆总管,消化酶注入胰腺组织。D. 通过注射台盼蓝展示有效灌注后的膨胀胰腺组织

上分离胰腺组织,剪断其与后腹膜仍然相连的部分。将胰腺组织放入一个 50ml 离心管中并放在冰上,将供体胰腺组织剩余部分取下后一起进行胰岛分离。

分离纯化胰岛

当胰腺组织全部取出后,将含胰腺组织的离心管放入 37℃的水浴箱中消化,消化酶溶液可以是胶原酶溶液(Szot,2007),或者胶原酶 TL(Zmuda,2011)。消化时间由小鼠的种系和年龄,以及消化酶的类型和质量而决定。因此,对于不同的供体,需要消化不同的时间,首先在 10~20 分钟范围内改变孵育时间,然后通过对获取的有活力的胰岛细胞的计数确定最有效的消化时间标准。孵育结束后,将离心管取出置于冰上,将 20ml 含 10% 胎牛血清

的 RPMI1640 加入每个离心管中终止消化。将离心管在 10 秒内用力振荡 40 次,然后,4℃,800rpm 离心 2 分钟。此时,将 2~2.5 个已消化的胰腺组织收集到一个离心管中;离心后,弃去上清液,加入 15~25ml 含 10% 胎牛血清的 RPMI1640 重悬胰岛,用 0.419mm 直径的过滤网将胰岛悬液过滤到一个无菌的 50ml 的离心管中,4℃,800rpm 离心 2 分钟;离心后,将离心管轻轻倒立弃去上清液并用纸巾吸干剩下的上清液,胰岛颗粒不能被纸巾带出离心管。然后,用 5ml 的室温 histopaque1077 重悬胰岛颗粒,轻轻涡旋振荡离心管使胰岛均匀分布并用另外 5ml 的 histopaque1077 冲洗管内胰岛;再向其中缓慢加入 10ml 无血清的 RPMI1640,不能混入下层的 histopaque1077 中。然后,20℃,2400rpm 缓慢加减速离心 20 分钟。离心后,收集在 histopaque1077 溶液和 RPMI 1640 溶液的交界层的胰岛。如果在加入 histopaque1077 时,聚集的胰岛未充分悬起,离心后,一些胰岛就不能集中到交界层,而且 histopaque 1077 会变得混浊。在这种情况下,吸出 histopaque1077-RPMI 散开的云雾状交界层,重复进行 histopaque1077-RPMI 分层和 20 分钟离心,从而在 histopaque1077-RPMI 交界面获得清楚的纯胰岛区。

　　用无菌的移液管吸出胰岛颗粒,转移到清洁的 50ml 的离心管中。将所有胰岛颗粒收集到一个离心管中后,用含 10% 胎牛血清的 RPMI1640 至少清洗两次,4℃,800rpm,离心 2 分钟。离心后用吸管吸取上清液使胰岛损失降到最低。用 4~6ml 的培养液(含 1% 的双抗和 10% 的胎牛血清的 RPMI 1640)重悬胰岛;再用 0.1mm 尼龙细胞过滤器过滤胰岛悬液,胰岛不能通过过滤器而外分泌细胞和小碎片会滤过并流入下方的 15ml 离心管中,再用 4~6ml 的培养液清洗 50ml 的离心管并冲洗过滤器上剩余的胰岛;将胰岛转移入直径 10cm 培养皿中:在培养皿中部滴入 3ml 培养液后,使细胞过滤器上的胰岛浸入培养液中,再用 4~6ml 的培养液将细胞过滤器上剩下的胰岛冲洗进培养皿。这种胰岛分离方法源自 Zmuda 报道的操作方法(Zmuda,2011)。还有另外一种采用 Ficoll 密度梯度离心分离胰岛的方法(Szot,2007)。

移植胰岛的准备

　　通常在倒置显微镜的 4 倍物镜下,对培养皿中的胰岛进行人工挑选。将培养皿轻轻旋转使胰岛聚集到培养皿中部后,在显微镜下,用 P200 移液枪挑选圆形或椭圆形外周规则的浅黄色胰岛(图 5-2A),移液枪调至 180~190μl,每次选取 50~100 个胰岛 /180~190μl,这种“分批输送”的手选方法(Zmuda,2011)可以确保每次选取胰岛的大小和质量的一致性,用预冷的 1.5ml 的微量离心管收集移植所需的胰岛后置于冰上。

　　肾包膜下移植胰岛的工具是由一根长约 25cm 的 PE50 管,两端分别连接着 25μl Hamilton 注射器和凝胶加样枪头。将 PE50 管对折成 U 形后,放入 1.5ml 的微量离心管中。

　　用 P200 移液枪将沉淀的胰岛转入到凝胶加样枪头的开口端,静置一段时间待胰岛沉积到凝胶加样枪头底部如图 5-2B,用 Hamilton 注射器将胰岛吸入到 PE50 管中(图 5-2C),当胰岛全部被吸入到 PE50 管后,取下凝胶加样枪头,将含胰岛的 PE50 管放置好,待胰岛移植的肾脏准备好时使用。

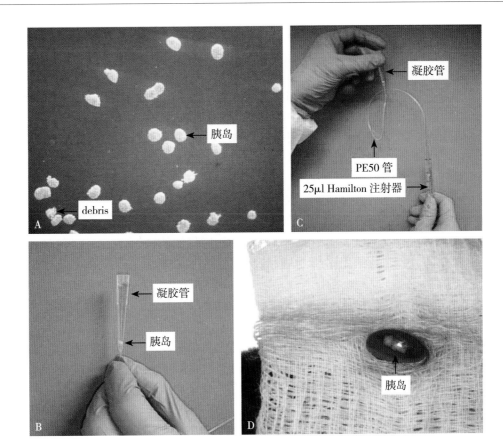

图 5-2　胰岛分离和移植。A. 分离出来的胰岛。B. 胰岛沉积在凝胶加样枪头的底端。C. PE50 管的两端分别连接着凝胶加样枪头和 25μl Hamilton 注射器,胰岛被 Hamilton 注射器吸入到 PE50 管中。D. 受体小鼠麻醉后,在小鼠肾脏正上方,沿平行于脊柱的方向在皮肤和腹膜壁上剪开一个 1.5cm 的切口,在开口周围用压迫法将肾脏突出于受体侧面。用 30 号注射针在肾包膜上划开一个 0.2cm 的裂口,用玻璃探针插入裂口在肾包膜和肾脏之间创造一个空隙。将含胰岛的 PE50 管插入空隙内,通过慢慢推动 Hamilton 注射器的柱塞使胰岛被移植。图为在肾包膜下移植的胰岛

移植手术操作

麻醉和术前处理

移植前,不限制受体小鼠的饮食。采用盐酸氯胺酮(100mg/kg)联合盐酸甲苯噻嗪(100mg/kg)或单剂量戊巴比妥钠(60mg/kg)腹腔注射以麻醉受体小鼠。在剪开切口前,将丁丙诺非作为镇痛剂以 0.05mg/kg 的剂量皮下注射,如果初始剂量不能充分麻醉,可补注少量麻醉剂。整个胰岛移植过程需要无菌操作。

受体准备

手术前,剃掉小鼠脊柱附近背部皮肤上的毛以方便手术操作。将小鼠放在取暖垫上,在无菌的手术环境下尾部朝向操作者,剃毛区域朝上。将一个 1ml 的注射器(或者直径为 0.5~1.0cm 的柱状物)置于小鼠下部垂直于脊柱以垫高肾区。用酒精擦拭术区,确定肾脏的

位置。将一块纱布的中心剪开一个直径 2cm 的圆洞作为手术用的消毒盖布,用无菌 PBS 浸润,圆洞直接暴露在肾脏的正上方。

肾脏的暴露

在肾脏正上方沿平行于脊柱的方向将皮肤剪开一个 1.5cm 的切口以暴露腹膜壁。在切口周围轻轻用力挤压使肾脏突出于受体侧面,肾脏应该被确保在切口位置的正上方以至于它不会缩回体内,如图 5-2D。在这时,小鼠应该被水平的复位并且在手术过程中,需要用凉的无菌 PBS 保持肾脏湿润。

肾包膜下移植胰岛

在挤出并固定肾脏后,用 30 号的注射针将肾包膜划开一个 0.2cm 的裂口。使用一对外科镊将肾包膜开放的一侧抬起,这样方便将一根玻璃探针通过裂口插入肾包膜下,玻璃探针被弯曲一个弧度以符合肾脏表面的形状。玻璃探针应仔细的插入,使之在肾包膜和肾脏之间创造一个空隙,插入时不能损伤肾包膜和肾皮质。空隙较窄为最佳,因为如果空隙过宽在肾包膜下方胰岛注入期间甚至在胰岛注入完成以后需都有可能发生胰岛外漏。将含胰岛的 PE50 管斜边面向肾包膜注入空隙的底部。然后慢慢推动 Hamilton 注射器的柱塞将胰岛从 PE50 管排出到肾包膜空隙中;在移植胰岛的过程中,慢慢将 PE50 管向外移出,为肾包膜下的胰岛提供更多的空间。当胰岛从 PE50 管全部排出后如图 5-2D,从肾包膜下取出 PE50 管。然后,用玻璃探针从肾包膜开口处刮向胰岛以排出肾包膜下残余的液体和气体。拿开放置在小鼠下部的注射器并轻轻将肾脏移回小鼠的腹腔,缝合腹膜和皮肤上的切口。

术后护理

手术完成后,将小鼠放回一个干净的鼠笼中保温待其复苏。小鼠保持规则的饮食,无限制。小鼠完全苏醒后,将其放回正常的生活环境,24 小时内监测小鼠血糖。接下来的 1 周严密监测小鼠身体状况,如果出现并发症予以相应治疗,直至小鼠身体状况稳定。

手术并发症

胰岛移植后常见的并发症为脱水和低血糖,而伤口发生出血和感染的几率较低。

脱水

小鼠容易发生脱水的原因是由于小鼠较小的血容量(大约 2ml/25g),相对较大的身体表面积,脱水常发生于移植后的 48~72 小时。

脱水的体征包括精神萎靡、食欲不振、体重下降和皮肤干燥。此外,在监测血糖时,会发现血液颜色变深,以及变得更黏稠。如果不及时治疗,小鼠将在 24~48 小时内死亡。根据小鼠脱水程度,腹腔或皮下注射 1.0~2.0ml 的生理盐水(可以按 1.5g/kg 基本体重的标准加入 10% 的葡萄溶液,预防低血糖并发)。

纯化水凝胶可放入笼罩,从而在饮食中增加额外的水分。在大多数情况下,采用每天注射两次生理盐水的方法可以纠正脱水。如果需要,这种治疗可以持续数天。

低血糖症

胰岛移植后,低血糖症常伴随以下两种情况发生:①与脱水并发;②单独发生,手术损伤的胰岛细胞会释放大量胰岛素入血而引起低血糖症。低血糖可通过测定血糖浓度来确诊，以腹腔注射 1.5~2.0g/kg 基本体重的 10% 葡萄糖溶液来纠正。

评估胰岛移植物的功能和活性

评估胰岛功能可通过测定血糖、胰岛素、C- 肽水平，葡萄糖耐量实验，体重，尿量，尿葡萄糖。胰岛移植后，每天测定非空腹血糖水平，如果连续两天测得的非空腹血糖水平 >250 mg/dl 则表示发生了胰岛移植物排斥反应。将受体在一段时间正常血糖后第一次出现高血糖的日期，记录为排斥反应发生的起始日期。

在我们的实验中，用 STZ 诱导 C57BL/6 小鼠发生糖尿病后，在其肾包膜下移植 300 个 BALB/c 小鼠的胰岛，在没有免疫抑制治疗的情况下，可以存活 16~20 天；而将 400 个 BALB/c 小鼠的胰岛移植到 NOD 小鼠的肾包膜下，在没有任何免疫干预下，存活 7~9 天。

早期移植失败是胰岛移植物在发生免疫排斥反应之前的急性损伤所致（Gysemans，2000）。早期移植失败率可达 23%，若受体的血糖水平在移植后的头三天均不低于 200mg/dl，则可以认为是早期移植失败（Gysemans，2000）。

小鼠胰岛移植在医学研究中的应用

防止排斥反应发生的免疫抑制药的研究进展

接受胰岛移植的 1 型糖尿病患者，会受到自体和异体免疫排斥反应的损伤。虽然免疫抑制剂能有效应用于肾移植和其他器官移植，但这些抑制剂不能有效抑制抗胰岛的排斥反应。因此，要想胰岛移植在临床上获得更大的成功就需要开发更有效的和更具靶向性的免疫治疗方法。新治疗方案的有效性需要通过 STZ 小鼠模型（异体免疫排斥反应）和 NOD 小鼠模型（自体和异体免疫排斥反应）来验证。

目前，一些治疗措施正在通过小鼠胰岛移植模型进行研究。一些生物制剂如抗体和融合蛋白以特定细胞表面分子作为靶点，来发挥其免疫调节作用。最近有研究发现球蛋白（T 细胞多克隆抗体）与细胞毒 T 淋巴细胞相关抗体 4（CTLA4-Ig）融合蛋白相结合能抑制自身免疫排斥反应和调节异体免疫排斥反应，以延长 Balb/c 小鼠胰岛在 NOD 小鼠体内的存活时间（Vergani，2010）。CD4[+]CD25[+]Foxp3[+] 调节性 T 细胞能维持机体对自身抗原的免疫耐受，也有可能促进机体对异体移植物的免疫耐受，一些用于胰岛移植的新免疫抑制治疗方法就是基于这种细胞调节机制开发的。体外培养的调节性 T 细胞移植入受体小鼠能延长异体胰岛在小鼠体内的存活时间，已被胰岛 - 调节性 T 细胞联合移植实验证实（Pothoven，2010）。此外，给小鼠注射 IL-2 抗原受体复合物使其体内的调节性 T 细胞含量成倍升高，以延长胰岛移植物的存活时间（Webster，2009）。一些可改变免疫应答的治疗方法正在研究，以明确它们在胰岛移植中的适用性。如将 Balb/c 小鼠的胰岛移植到 NOD 小鼠后，再将已结合 EDAC ［1-Ethyl-3-（3-Dimethylaminopropyl)Carbodiimide］的 Balb/c 小鼠脾细胞注入 NOD 小鼠体内，可延长 Balb/c 小鼠胰岛在 NOD 小鼠体内的存活时间（Luo，2008）。随着新的免疫调节方法的出现，在胰岛移植中，更新和更高效治疗方法的适用性研究仍在继续，在新免疫治疗方法的效果和机制方面,鼠胰岛移植模型将不断地为临床提供前期数据。

为避免 T 细胞介导的损伤而进行的供体胰岛细胞基因修饰

活化的 T 细胞会表达一些特定的表面蛋白,例如(PD)-1、Fas,而与其相应的配体 PD-L1 或 FasL 结合后,会使 T 细胞的生存率降低或负向调控 T 细胞的活性。最近的研究表明,基因修饰后高表达 PD-L1 或 SA-FasL 的供体胰岛,相对于未经过基因修饰的胰岛在糖尿病受体小鼠体内能存活更长的时间(Wang,2008;Yolcu,2011)。这些发现表明体外基因修饰供体胰岛,可能会避免 T 细胞介导的免疫损伤。

胰岛移植的实时无创成像,可以通过应用 Endorem 标记胰岛,或者胰岛素启动子驱动的生物荧光蛋白的表达来实现(Malosio,2009;Grossman,2010)。对胰岛的这些处理,有助于明确胰岛在受体体内的免疫排斥反应过程,因为可以对体内植入胰岛直接观测。

原发性胰岛无功能的特点和预防

原发性胰岛无功能(PNF)是由非排斥因素引起的胰岛失去功能和质量减小,这是阻碍临床胰岛移植成功的主要障碍之一。原发性胰岛无功能是胰岛分离过程中细胞的严重应激和移植过程本身所诱发的额外炎症刺激物的共同结果,细胞应激和促炎症细胞因子通过诱导胰岛素受体底物(IRS)的磷酸化来抑制胰岛素从 β 细胞内分泌。Gurevitch 等人的最近研究显示 IRS-2 的 P-Tyr 结合区发生突变会抑制胰岛细胞凋亡并促进移植胰岛的胰岛素分泌(Gurevitch,2010)。很多治疗方法都是通过调节促炎症细胞因子的水平和 NF-κB 的活性来降低原发性胰岛无功能的发生几率,例如,IKK-β 抑制剂,IL-1R 拮抗剂和腺苷类似物(Nitta,2009;Westwell-Roper,2011;Chen,2011)。重要的是,移植胰岛不仅是炎症刺激的被动承受者,在诱导 PNF 的炎症中它发挥着积极的作用。确切证据证实:移植来自基因突变(TLR4$^{-/-}$,MIF$^{-/-}$,DcR3 transgenic, etc.) 小鼠的胰岛能降低胰岛无功能的发生几率(Han,2009;Toso,2008;Gao,2010)。此外,Matsuoka 等人最近的研究显示移植的胰岛能释放大量的高迁移率蛋白 B(HMGB1),它能够活化各种免疫细胞,促进炎症细胞因子的表达,而体内的抗体会中和 HMGB1 以防止早期移植胰岛的损伤(Matsuoka,2010)。综上所述,小鼠胰岛移植模型在胰岛 PNF 的发病机制和防治研究中起至关重要的作用。

不同移植环境对胰岛移植的影响

啮齿模型中,供体胰岛可被移植到不同的身体部位,例如腹腔、前大腿肌肉、睾丸、脾脏、胸腺、肝脏、胰腺、皮下、骨髓、眼球前房和肾包膜下(Ballinger,1972;Kemp,1973;Hegre,1976;Boschero,1977;Bobzien,1983;Nyqvist,2011;Cantarelli,2009)。人胰岛移植最常用的方法是将胰岛经门静脉注入肝脏中。但由于肝脏独特的代谢功能,肝内富含被摄入的体内毒素,包括免疫抑制药物(及代谢产物),这些对胰岛有毒性作用(Robertson,2010)。因此需要寻找其他适合移植的部位。吲哚胺 2,3 二氧化酶(IDO)能调控 T 细胞的分化,影响其功能及活性。Jalili 等人设计了一种三维胰岛移植物,将过表达 IDO 的受体成纤维细胞与供体胰岛一起嵌入蛋白凝胶块中,植入小鼠的肾包膜下后,这种三维胰岛移植与单纯胰岛移植相比,能使胰岛存活时间更长(Jalili,2010)。这项研究更加显示出,局部环境对于成功胰岛移植的重要性,改变局部环境可能会防止移植胰岛发生 PNF 和免疫损伤。虽然在胰岛中 β 细胞因产生胰岛素而受到关注,然而胰岛微环境中的其他细胞对胰岛发挥功能和胰岛存活非常重要。例如,供体胰岛内皮细胞影响移植胰岛血管的再生(Nyqvist,2011),胰岛内 α 细胞对胰岛中胰高血糖素的调节起重要作用(Robertson,2010)。小鼠胰岛移植模型能用于研究胰岛内细胞微环境及它与胰岛周围环境的相互作用,为移植胰岛的 β 细胞寻找最理想的存活条件。

移植受体的选择

转基因受体小鼠可用于研究免疫细胞介导移植排斥反应或炎症因子介导胰岛无功能的潜在机制。例如,NOD.IL-4$^{-/-}$ 小鼠用于证明 IL-4 能延长移植胰岛功能(Mi,2004)。此外,有研究者将人胰岛移植到各种类型的免疫缺陷小鼠体内,在体内环境下检测潜在治疗方法对人胰岛的作用(Potter,2010;Vlad,2008;Emamaullee,2008)。科学界已经存在种类丰富的基因修饰小鼠,对于研究胰岛移植这是一个有利条件,它们可用于明确胰岛排斥和原发性胰岛无功能的分子机制,促进开发更有效的治疗方法,使胰岛移植取得更大的成功。

结　　论

自从 19 世纪 20 年代以来,外源性胰岛素的应用已经成为 1 型糖尿病患者的标准治疗,至今都还没有发现一种成功的、有效的治愈 1 型糖尿病的方法。免疫抑制理论的进步以及对胰岛功能的了解,使 β 细胞代替治疗方案成为治疗 1 型糖尿病的重要选择。尽管当前的细胞重编程和细胞诱导分化技术效率很低,处于起步阶段,但这个技术最终将为移植提供 β 细胞来源(Yechoor,2010;Bonner-Weir,2005)。随着这一领域的发展,对小鼠胰岛移植模型的研究能让我们更进一步地了解抗 β 细胞免疫反应和胰岛细胞功能,这将为 β 细胞移植治疗奠定基础,也使 1 型糖尿病的治愈成为可能。

参考文献

Ballinger WF, Lacy PE. Transplantation of intact pancreatic islets in rats. *Surgery.* 1972; 72:175–186.

Bobzien B, Yasunami Y, Majercik M, Lacy PE, Davie JM. Intratesticular transplants of islet xenografts (rat to mouse). *Diabetes.* 1983; 32:213–216.

Bonner-Weir S, Weir GC. New sources of pancreatic beta-cells. *Nat. Biotechnol.* 2005; 23:857–861.

Boschero AC, Negreiros de Paiva CE. Transplantation of islets of Langerhans in diabetic rats. *Acta Physiol. Lat. Am.* 1977; 27:1–6.

Cantarelli E, Melzi R, Mercalli A, Sordi V, Ferrari G, Lederer CW, Mrak E, Rubinacci A, Ponzoni M, Sitia G, Guidotti LG, Bonifacio E, Piemonti L. Bone marrow as an alternative site for islet transplantation. *Blood.* 2009; 114:4566–4574.

Chen C, Moreno R, Samikannu B, Bretzel RG, Schmitz ML, Linn T. Improved intraportal islet transplantation outcome by systemic IKK-beta inhibition: NF-kappaB activity in pancreatic islets depends on oxygen availability. *Am. J. Transplant.* 2011; 11:215–224.

Emamaullee JA, Davis J, Pawlick R, Toso C, Merani S, Cai SX, Tseng B, Shapiro AM. The caspase selective inhibitor EP1013 augments human islet graft function and longevity in marginal mass islet transplantation in mice. *Diabetes.* 2008; 57:1556–1566.

Gao Q, Ma LL, Gao X, Yan W, Williams P, Yin DP. TLR4 mediates early graft failure after intraportal islet transplantation. *Am. J. Transplant.* 2010; 10:1588–1596.

Grossman E, Tao J, Wilson R, Park SY, Bell G, Chong A. Seeing is believing: how the MIP-luc mouse can advance the field of islet transplantation and beta-cell regeneration. *Islets.* 2010; 2:261–262.

Gurevitch D, Boura-Halfon S, Isaac R, Shahaf G, Alberstein M, Ronen D, Lewis EC, Zick Y. Elimination of negative feedback control mechanisms along the insulin signaling pathway improves beta-cell function under stress. *Diabetes.* 2010; 59:2188–2197.

Gysemans CA, Waer M, Valckx D, Laureys JM, Mihkalsky D, Bouillon R, Mathieu C. Early graft failure of xenogeneic islets in NOD mice is accompanied by high levels of interleukin-1 and low levels of transforming growth factor-beta mRNA in the grafts. *Diabetes.* 2000; 49:1992–1997.

Han B, Wu J. DcR3 protects islet beta cells from apoptosis through modulating Adcyap1 and Bank1 expression. *J. Immunol.* 2009; 183:8157–8166.

Hegre OD, Leonard RJ, Rusin JD, Lazarow A. Transplantation of the fetal rat pancreas: quantitative morphological analysis of islet tissue growth. *Anat. Rec.* 1976; 185:209–221.

Ize-Ludlow D, Lightfoot YL, Parker M, Xue S, Wasserfall C, Haller MJ, Schatz D, Becker DJ, Atkinson MA, Mathews CE. Progressive erosion of beta-cell function precedes the onset of hyperglycemia in the NOD mouse model of type 1 diabetes. *Diabetes.* 2011; 60:2086–2091.

Jalili RB, Forouzandeh F, Rezakhanlou AM, Hartwell R, Medina A, Warnock GL, Larijani B, Ghahary A. Local expression of indoleamine 2,3 dioxygenase in syngeneic fibroblasts significantly prolongs survival of an engineered three-dimensional islet allograft. *Diabetes.* 2010; 59:2219–2227.

Kemp CB, Knight MJ, Scharp DW, Lacy PE, Ballinger WF. Transplantation of isolated pancreatic islets into the portal vein of diabetic rats. *Nature.* 1973; 244:447.

Lacy PE, Kostianovsky M. Method for the isolation of intact islets of Langerhans from the rat pancreas. *Diabetes.* 1967; 16:35–39.

Lindall A, Steffes M, Sorenson R. Immunoassayable insulin content of subcellular fractions of rat islets. *Endocrinology.* 1969; 85:218–223.

Ludwig B, Ludwig S, Steffen A, Saeger HD, Bornstein SR. Islet versus pancreas transplantation in type 1 diabetes: competitive or complementary? *Curr. Diab. Rep.* 2010; 10:506–511.

Luo X, Pothoven KL, McCarthy D, Degutes M, Martin A, Getts DR, Xia G, He J, Zhang X, Kaufman DB, Miller SD. ECDI-fixed allogeneic splenocytes induce donor-specific tolerance for long-term survival of islet transplants via two distinct mechanisms. *Proc. Natl. Acad. Sci. U. S. A.* 2008; 105:14527–14532.

Malosio ML, Esposito A, Poletti A, Chiaretti S, Piemonti L, Melzi R, Nano R, Tedoldi F, Canu T, Santambrogio P, Brigatti C, De CF, Maffi P, Secchi A, Del MA. Improving the procedure for detection of intrahepatic transplanted islets by magnetic resonance imaging. *Am. J. Transplant.* 2009; 9:2372–2382.

Matsuoka N, Itoh T, Watarai H, Sekine-Kondo E, Nagata N, Okamoto K, Mera T, Yamamoto H, Yamada S, Maruyama I, Taniguchi M, Yasunami Y. High-mobility group box 1 is involved in the initial events of early loss of transplanted islets in mice. *J. Clin. Invest.* 2010; 120:735–743.

Mi QS, Ly D, Zucker P, McGarry M, Delovitch TL. Interleukin-4 but not interleukin-10 protects against spontaneous and recurrent type 1 diabetes by activated CD1d-restricted invariant natural killer T-cells. *Diabetes.* 2004; 53:1303–1310.

Najarian JS, Sutherland DE, Baumgartner D, Burke B, Rynasiewicz JJ, Matas AJ, Goetz FC. Total or near total pancreatectomy and islet autotransplantation for treatment of chronic pancreatitis. *Ann. Surg.* 1980; 192:526–542.

Nitta T, Itoh T, Matsuoka N, Mera T, Kojima D, Nakano M, Yamashita Y, Yasunami Y. Prevention of early loss of transplanted islets in the liver of mice by adenosine. *Transplantation.* 2009; 88:49–56.

Nyqvist D, Speier S, Rodriguez-Diaz R, Molano RD, Lipovsek S, Rupnik M, Dicker A, Ilegems E, Zahr-Akrawi E, Molina J, Lopez-Cabeza M, Villate S, Abdulreda MH, Ricordi C, Caicedo A, Pileggi A, Berggren PO. Donor islet endothelial cells in pancreatic islet revascularization. *Diabetes.* 2011; 60:2571–2577.

Pothoven KL, Kheradmand T, Yang Q, Houlihan JL, Zhang H, Degutes M, Miller SD, Luo X. Rapamycin-conditioned donor dendritic cells differentiate CD4CD25Foxp3 T cells in vitro with TGF-beta1 for islet transplantation. *Am. J. Transplant.* 2010; 10:1774–1784.

Potter KJ, Abedini A, Marek P, Klimek AM, Butterworth S, Driscoll M, Baker R, Nilsson MR, Warnock GL, Oberholzer J, Bertera S, Trucco M, Korbutt GS, Fraser PE, Raleigh DP, Verchere CB. Islet amyloid deposition limits the viability of human islet grafts but not porcine islet grafts. *Proc. Natl. Acad. Sci. U. S. A.* 2010; 107:4305–4310.

Rakieten N, Rakieten ML, Nadkarni MV. Studies on the diabetogenic action of streptozotocin (NSC-37917). *Cancer Chemother. Rep.* 1963; 29:91–98.

Rees DA, Alcolado JC. Animal models of diabetes mellitus. *Diabet. Med.* 2005; 22:359–370.

Robertson RP. Islet transplantation a decade later and strategies for filling a half-full glass. *Diabetes.* 2010; 59:1285–1291.

Ryan EA, Lakey JR, Rajotte RV, Korbutt GS, Kin T, Imes S, Rabinovitch A, Elliott JF, Bigam D, Kneteman NM, Warnock GL, Larsen I, Shapiro AM. Clinical outcomes and insulin secretion after islet transplantation with the Edmonton protocol. *Diabetes.* 2001; 50:710–719.

Sakata N, Tan A, Chan N, Obenaus A, Mace J, Peverini R, Sowers L, Chinnock R, Hathout E. Efficacy comparison between intraportal and subcapsular islet transplants in a murine diabetic model. *Transplant. Proc.* 2009; 41:346–349.

Salvalaggio PR, Deng S, Ariyan CE, Millet I, Zawalich WS, Basadonna GP, Rothstein DM. Islet filtration: a simple and rapid new purification procedure that avoids ficoll and improves islet mass and function. *Transplantation.* 2002; 74:877–879.

Scharp DW, Lacy PE, Santiago JV, McCullough CS, Weide LG, Falqui L, Marchetti P, Gingerich RL, Jaffe AS, Cryer PE. Insulin independence after islet transplantation into type I diabetic patient. *Diabetes.* 1990; 39:515–518.

Shapiro AM, Lakey JR, Ryan EA, Korbutt GS, Toth E, Warnock GL, Kneteman NM, Rajotte RV. Islet transplantation in seven patients with type 1 diabetes mellitus using a glucocorticoid-free immunosuppressive regimen. *N. Engl. J. Med.* 2000; 343:230–238.

Shapiro AM, Ricordi C, Hering BJ, Auchincloss H, Lindblad R, Robertson RP, Secchi A, Brendel MD, Berney T, Brennan DC, Cagliero E, Alejandro R, Ryan EA, DiMercurio B, Morel P, Polonsky KS, Reems JA, Bretzel RG, Bertuzzi F, Froud T, Kandaswamy R, Sutherland DE, Eisenbarth G, Segal M, Preiksaitis J, Korbutt GS, Barton FB, Viviano L, Seyfert-Margolis V, Bluestone J, Lakey JR. International trial of the Edmonton protocol for islet transplantation. *N. Engl. J. Med.* 2006; 355:1318–1330.

Szot GL, Koudria P, Bluestone JA. Transplantation of pancreatic islets into the kidney capsule of diabetic mice. *J. Vis. Exp.* 2007; Issue 9, 404.

Toso C, Serre-Beinier V, Emamaullee J, Merani S, Armanet M, Wojtusciszyn A, Bosco D, Calandra T, Roger T, Morel P, Shapiro AM, Berney T. The role of macrophage migration inhibitory factor in mouse islet transplantation. *Transplantation.* 2008; 86:1361–1369.

van Belle TL, Coppieters KT, von Herrath MG. Type 1 diabetes: etiology, immunology, and therapeutic strategies. *Physiol Rev.* 2011; 91:79–118.

Vergani A, D'Addio F, Jurewicz M, Petrelli A, Watanabe T, Liu K, Law K, Schuetz C, Carvello M, Orsenigo E, Deng S, Rodig SJ, Ansari JM, Staudacher C, Abdi R, Williams J, Markmann J, Atkinson M, Sayegh MH, Fiorina P. A novel clinically relevant strategy to abrogate autoimmunity and regulate alloimmunity in NOD mice. *Diabetes.* 2010; 59:2253–2264.

Vlad G, D'Agati VD, Zhang QY, Liu Z, Ho EK, Mohanakumar T, Hardy MA, Cortesini R, Suciu-Foca N. Immunoglobulin-like transcript 3-Fc suppresses T-cell responses to allogeneic human islet transplants in hu-NOD/SCID mice. *Diabetes.* 2008; 57:1878–1886.

Wang CJ, Chou FC, Chu CH, Wu JC, Lin SH, Chang DM, Sytwu HK. Protective role of programmed death 1 ligand 1 (PD-L1)in nonobese diabetic mice: the paradox in transgenic models. *Diabetes.* 2008; 57:1861–1869.

Webster KE, Walters S, Kohler RE, Mrkvan T, Boyman O, Surh CD, Grey ST, Sprent J. In vivo expansion of T reg cells with IL-2-mAb complexes: induction of resistance to EAE and long-term acceptance of islet allografts without immunosuppression. *J. Exp. Med.* 2009; 206:751–760.

Westwell-Roper C, Dai DL, Soukhatcheva G, Potter KJ, van RN, Ehses JA, Verchere CB. IL-1 blockade attenuates islet amyloid polypeptide-induced proinflammatory cytokine release and pancreatic islet graft dysfunction. *J. Immunol.* 2011; 187:2755–2765.

White SA, Shaw JA, Sutherland DE. Pancreas transplantation. *Lancet.* 2009; 373:1808–1817.

Yechoor V, Chan L. Minireview: beta-cell replacement therapy for diabetes in the 21st century: manipulation of cell fate by directed differentiation. *Mol. Endocrinol.* 2010; 24:1501–1511.

Yolcu ES, Zhao H, Bandura-Morgan L, Lacelle C, Woodward KB, Askenasy N, Shirwan H. Pancreatic Islets Engineered with SA-FasL Protein Establish Robust Localized Tolerance by Inducing Regulatory T Cells in Mice. *J. Immunol.* 2011; 187:5901–5909.

Zmuda EJ, Powell CA, Hai T. A method for murine islet isolation and subcapsular kidney transplantation. *J. Vis. Exp.* 2011; Issue 50, 2096.

第6章

小鼠小肠移植

Fengchun Liu and Sang-Mo Kang[*]

Department of Surgery, Transplant Division, University of California,
San Francisco, US

淮明生　张玉盼　译

摘　　要

　　小肠移植(small bowel transplantation,SBTx)的技术方面已相对比较成熟,但由于病人术后排斥反应及随后的移植物失功甚至死亡的概率较高,它依然是治疗肠衰竭患者的最后选择。高概率的免疫排斥反应和缺血再灌注损伤仍是改善预后和扩大适应证的最大障碍。小肠移植术后排斥发生率较其他器官(如肝脏及肾脏)高,其原因被认为是因为肠道壁内有大量的抗原呈递细胞和淋巴器官,如孤立淋巴结、集合淋巴结。然而,其独有的空间-时间动态的小肠移植物免疫反应原理尚不明确。对机理认识的不足妨碍了对小肠移植免疫抑制和/或耐受诱导的发展。

　　以往的小肠移植方面的研究主要是在大动物模型或大鼠上进行的。虽然这些研究促进了小肠移植技术的发展,但由于这些移植模型中缺乏复杂的免疫反应,所以限制了其对机理的研究。小鼠模型提供了丰富的研究对象来探索移植物的免疫反应,包括众多的T细胞受体的转基因系统,遗传突变体/敲除,以及其他移植和免疫模型中得到的丰富数据。但由于小鼠小肠移植技术难度较大,使其应用受到了限制。在这一章中,我们将重点放在小鼠小肠移植的技术方面。我们还加入了我们自己团队的小鼠小肠移植模型的数据。

关键词:小肠移植,显微外科,移植免疫学,小鼠,技术

---

[*] Corresponding to: Sang-Mo Kang, M.D., Associate Professor of Surgery, Division of Transplant Surgery, Surgical Director, Intestinal Rehabilitation and Transplantation, Box 0116, 505 Parnassus Ave, Moffitt 884, University of California, San Francisco, San Francisco, CA. 94143 – 0116. E-mail: Sang-Mo.Kang@ucsfmedctr.org.

引　言

异位小肠移植

Squiers 和其同事在 1992 年发表了第一篇有关于小鼠小肠移植的报告(Squiers,1992)。他们利用同源模型以消除免疫反应。他们介绍可以将伴有 Carrell 袢的供体的肠系膜上动脉(superior mesenteric artery,SMA)与受体的腹主动脉吻合,将供体的门静脉与受体的下腔静脉(inferior vena cava,IVC)吻合。他们最初采用独立造口模型(图 6-1A),但发现独立造口容易阻塞,且由于该孤立肠段产生浓缩的黏液可导致移植肠道穿孔 / 坏死。他们发展出一个单造口技术(图 6-1B),将供体小肠的两端重建,然而形成一个宽大的单个造瘘。但是,作者没有列举每一种技术模型的并发症发生率。作者强调了供体器官获取的重要性。通过结扎胰十二指肠静脉和脾静脉分离门静脉,并清理周围脂肪和多余的组织。在 SMA 留取一个较大主动脉袢,可以通过小心结扎右肾动脉从而使 SMA 主动脉有足够的动脉袖袢。该报告还强调了供体和受体的围手术期管理的重要性。由于肠道内的食物 / 粪便可引起并发症,供体和受体均在术前禁食 6 小时。然而,禁食可能会影响受体的存活率,因此禁食开始时可皮下输入葡萄糖溶液。受者术前使用广谱抗生素。据报道,使用新霉素进行口腔净化并不能降低并发症的发生率。作者切取小肠远端三分之二,使用冷 Eurocollins 保存液或生理盐水经动脉进行灌注并放置在冰上直到移植开始。该技术的并发症是相当广泛的,包括供体、受体的主要血管的栓塞。令人惊讶的是,由于受体主动脉血栓的形成,受体肠道出现坏死较供体肠道坏死更常见。这项研究表明,小鼠的小肠移植是可行的但并发症较多。

在 Squiers 报道后不久,来自 Western Ontario 大学的 David Grant 小组的 Zhong 等人报道了一组 247 例小鼠小肠移植研究(Zhong,1993)。该报告包括许多技术细节,所有对开展小鼠小肠移植感兴趣的人都应该仔细地学习研究这些技术。在实验结束时,该团队的小鼠小肠移植技术的成功率达到了 87%。一些细节值得提及。手术前,供体禁食固体食物,但不限制口服葡萄糖溶液和生理盐水。受体食物和水的摄入不受限制。受体术前使用头孢西丁并持续到移植后第 4 天。他们切取了近端空肠,大约 50% 的整个小肠长度,主动脉灌注使用肝素化的乳酸林格液。一个显著的改进是在器官切取时予供体经静脉注入 0.4~0.6ml 生理盐水。术中,给予受体经阴茎背静脉注入生理盐水 0.8ml。受体在关腹前腹腔注射 1.5ml 生理盐水以防止恢复过程中脱水。Zhong 等人建议供体 SMA 吻合时,受体主动脉行椭圆形切口,以防止血栓形成。术后 24 小时给予肝素。肠管引出形成独立的造口(图 6-1A)。有趣的是,这些作者报道的造瘘口(stoma)梗阻的发生率并没有像 Squiers 报道的那样高(Squiers,1992)。

Zhong 团队的前 132 例小鼠小肠移植成功率为 13%,最后 30 例提高到了 87%。虽然大部分的并发症都是由于修改方案造成的,这也显示出,保持成功所必需的操作和显微外科技术是存在难度的。作者讨论了重要的技术要点,包括:冷、热缺血时间最小化,仔细止血,在血管吻合时移植物的局部冷却,小心夹持血管避免伤及血管内膜。在动脉吻合口周围局部放置胶原纤维防止出血,这一点是不容忽视的。

原位旁小肠移植

He 和 Ken Newell 的同事组成的团队在 1998 年报道了原位旁移植模型 II（He, 1998）。其与 Zhong 等人的技术最主要的差异在于供体小肠的远端与受体的空肠进行吻合（图 6-1C）。作者进行这种改进是为了解决造口梗阻的问题，这也反映出肠肠吻合发生梗阻的可能性更小。其他显著的差异有：不使用抗凝药物；在进行移植时单次使用抗生素。这些作者报告的成功率为 82%，其中 50% 的死亡和麻醉相关。更重要的是，这些作者介绍他们利用麦芽糖的吸收作为肠道功能的初步评估，该方法还可以进一步评估是否存在同种异体免疫排斥或评估其严重性。Newell 的团队利用小鼠免疫系统，表明在同种异体移植排斥反应中，α-β T 细胞绝对是必需的（Newell, 1997），而采用抗体清除 CD4 或 CD8 T 细胞，可以缓解但不能消除排斥反应。此外，他们的研究显示，由于 CD8$^+$ T 细胞对共刺激阻断性不敏感，无论使用 CTLA4 Ig（Newell, 1999）还是抗 CD40L 抗体（Guo, 2001）进行共刺激阻断都不能消除小肠移植排斥反应。Newell 的团队随后证明受体的 T 细胞可非常迅速的侵入供体的淋巴结和淋巴集结（Peyer 斑）（Wang, 2006）。移植后早期 24 小时，供体淋巴器官中约 50% 的淋巴细胞来源于受体。此外，在供体淋巴器官的 T 细胞具有更强的活性，具有更高的增殖率和更多的 IFN-γ 产物。淋巴结缺失供体证明了供体淋巴器官在小肠移植排斥反应中的重要性。这些研究证明了小鼠模型在分析免疫学机制方面的能力。

原位小肠移植

对于小肠异位和原位旁移植模型来说，其最主要的缺点是移植排斥反应可能不会导致任何功能性的后果（例如，肝移植模型的肝功能衰竭，皮肤移植模型皮肤组织的坏死，心脏移植模型移植心脏不收缩）。因此，动物模型往往需要处死后使用组织学方法来评估排斥反应。虽然麦芽糖吸收可能是一个替代指标（He, 1998），但还未得到广泛应用。Liu 等报道了一种小鼠原位小肠移植的方法。主要的技术区别是，受体进行小肠切除，只保留两端约 1cm 的小肠。供体小肠和受体小肠行单层间断端端吻合。他们的成功率大约为 50%，而且同系供受体的生存期更长，同种异体的生存时间为 10.2 ± 1.2 天。

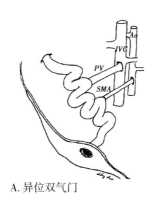
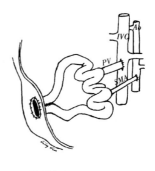

A. 异位双气门　　　　　　　　　　　　　B. 异位单气门

图 6-1　小鼠小肠移植的类型

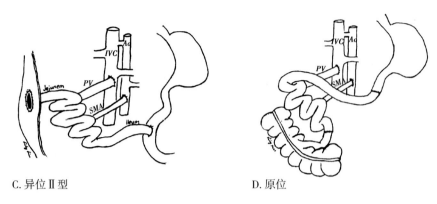

C.异位Ⅱ型　　　　　　　　　　D.原位

图 6-1（续）

同种异体移植受者的生存期,可因雷帕霉素(24 ± 5.1 天)或他克莫司(73.6 ± 29.1 天)的使用而延长。这个相对短的排斥出现时间,可通过免疫抑制剂的使用得到延长,这表明该模型可以用于测试新的免疫抑制方案和 / 或免疫耐受诱导是否有用。

原位旁小肠移植

供体的准备和小肠的获取:

1. 小鼠腹腔注射戊巴比妥麻醉,仰卧位放置在手术台上。

2. 取腹部正中线长切口。识别空肠近端并使用 6-0 缝合线结扎。所附的肠系膜血管远端使用 8-0 缝线结扎。

3. 识别回肠末端并使用 6-0 缝合线结扎。所附的肠系膜血管远端使用 8-0 缝线结扎。

4. 将门静脉从周围的脂肪及结缔组织中分离出来,结扎并离断胰静脉和脾静脉。

5. 暴露腹主动脉,将肠系膜上动脉从其周围组织中游离。

6. 1ml 肝素(10U/ml)注入下腔静脉进行肝素化。

7. 将门静脉在肝门处离断,肠系膜上动脉从主动脉上离断,包括主动脉袖袢。

8. 将空肠和回肠从结扎线的远端离断。移除整个小肠,然后将其保存在 4℃的生理盐水溶液中。

受体的准备和移植:

1. 小鼠腹腔注射戊巴比妥麻醉,仰卧位放置在手术台上。

2. 取腹部正中线长切口。腹部内容物使用纱布包裹后置于腹腔外以暴露腹主动脉和下腔静脉。

3. 暴露腹主动脉和下腔静脉。

4. 在腹主动脉和下腔静脉的近端和远端放置结扎带。

5. 使用 30 号针头将受体的下腔静脉切开。然后使用显微剪刀将切口扩展至与供体的门静脉内径相匹配的长度。

6. 使用 30 号针头将受体的腹主动脉切开。然后使用显微剪刀将切口扩展至与供体的肠系膜上动脉 / 袖袢内径相匹配的长度。

7. 用生理盐水对开放的腹主动脉和下腔静脉冲洗灌注。

8. 供体小肠放在受体腹部的左侧,并用纱布覆盖。

9. 使用 11-0 缝合线分别将受体腹主动脉切口的近端及远端与供体的肠系膜上动脉袖袢缝合制作牵引线。

10. 使用 11-0 缝合线将受体的腹主动脉的右侧壁与供体的肠系膜上动脉袖袢间断缝合。

11. 使用 10-0 缝合线分别将受体下腔静脉切口的近端及远端与供体的门静脉缝合制作牵引线。

12. 将下腔静脉的左侧壁与门静脉用 10-0 缝线从内侧间断缝合。

13. 与近端的牵引线打结后,继续将下腔静脉的右侧壁与门静脉用 10-0 缝线从外侧连续缝合。

14. 将供体小肠翻转放置于受体腹腔的右侧。使用 11-0 缝合线将受体的腹主动脉的左侧壁与供体的肠系膜上动脉袖袢间断缝合。

15. 所有的吻合完成后,首先开放下腔静脉及腹主动脉的远端检查是否有出血。

16. 如果吻合口有少量或没有出血,开放近端,供体小肠立即充血,小肠的颜色变红。

17. 供体回肠远端与受体空肠近端用 8-0 缝线行间断端侧吻合。

18. 供体的空肠近端在受体右侧腹壁造瘘,使用 8-0 缝线间断缝合固定,每侧固定 4 针。

19. 将小肠放回腹腔,使用 6-0 缝线双层间断缝合关闭腹腔。

20. 将受体小鼠放置在温暖区域直至其苏醒。

注　　意

1. 小肠腔内应无残留的粪便。
2. 修整肠系膜上动脉的主动脉袖袢边缘以便于观察和缝合。
3. 在再灌注过程中小肠应放在腹部的中央且肠系膜上动脉和门静脉应保持直线,以避免血栓形成。
4. 当受体的小肠回置入腹腔时,肠系膜上动脉应保持直线并避免弯折,以防止关腹后血栓形成。
5. 在关腹前腹腔注入 0.1ml 头孢呋辛 (20mg/kg)。
6. 在行小肠吻合术时避免粪便污染,以防止术后腹腔感染。
7. 获取小肠时不要损害肠系膜血管,以避免术后小肠坏死。

结　　论

总的来说,小鼠的小肠移植技术是相当具有挑战性的,需要细致的手术技术和围手术期的护理。移植的类型选择取决于具体的应用。一般来说,由于较高的存活率并且可使用麦芽糖吸收作为替代方法评估移植肠道的活力,笔者更倾向于使用原位旁小肠移植。然而,对于有关排斥相关的肠功能改变的研究(如新型免疫抑制剂或免疫耐受诱导方案的效果),原位移植是理想的模型。由于存在难度,所以需要外科医生具有显微外科经验,即使满足这个条件,在达到稳定成功率之前,可能还会经历相当多的失败。我们自己的实验室使用的是原位旁模型，其具体的步骤和详细的细节在 *Visualized Experiments* 杂志公布的视频中均有记录（Liu，2007）。正如 Newell 团队所展示的，小肠移植的免疫反应明显不同于其他器官移植，需要进步的机理研究来决定免疫抑制剂和 / 或免疫调节剂类型的选择和应用的时机。这些研究对改善人类小肠移植的预后很可能非常重要。

参考文献

Guo Z, Meng L, Kim O, Wang J, Hart J, He G, Alegre ML, Thistlethwaite JR, Pearson TC, Larsen CP, Newell KA. CD8 T cell-mediated rejection of intestinal allografts is resistant to inhibition of the CD40/CD154 costimulatory pathway. *Transplantation*. 2001; 71: 1351−1354.

He G, Hart J, Thistlethwaite JR, Newell KA. Modified surgical model of paratopic small bowel transplantation in mice. *J. Surg. Res*. 1998; 80: 188−193.

Liu F, Kang SM. Small bowel transplantation in mice. *J. Vis. Exp*. 2007; 258.

Newell KA, He G, Guo Z, Kim O, Szot GL, Rulifson I, Zhou P, Hart J, Thistlethwaite JR, Bluestone JA. Cutting edge: blockade of the CD28/B7 costimulatory pathway inhibits intestinal allograft rejection mediated by CD4+ but not CD8+ T cells. *J. Immunol*. 1999; 163: 2358−2362.

Newell KA, He G, Hart J, Thistlethwaite JR. Treatment with either anti-CD4 or anti-CD8 monoclonal antibodies blocks alphabeta T cell-mediated rejection of intestinal allografts in mice. *Transplantation*. 1997; 64: 959−965.

Squiers EC, Kelley SE, West JC. Small bowel transplantation in the mouse: development of a model. *Microsurgery*. 1992; 13: 345−347.

Wang J, Dong Y, Sun JZ, Taylor RT, Guo C, Alegre ML, Williams IR, Newell KA. Donor lymphoid organs are a major site of alloreactive T-cell priming following intestinal transplantation. *Am. J. Transplant*. 2006; 6: 2563−2571.

Zhong R, Quan D, Garcia B, Stiller C, Grant D. Intestinal transplantation in the mouse. *Transplantation*. 1993; 56, 1034−1037.

第7章

小鼠脾移植

Iren Miko*, Norbert Nemeth and Istvan Furka
Department of Operative Techniques and Surgical Research,
Institute of Surgery, Medical and Health Science Center,
University of Debrecen, Debrecen, Hungary

史瑞 译

摘 要

脾脏是具有复杂功能的重要器官,例如血细胞滤过,免疫,储血和造血。因为各种原因造成的脾脏功能降低或缺失可能会导致严重的并发症,包括败血症和血栓栓塞并发症,类似脾切除术后发生的某些情况。因此,在外科技术上,如有可能,尽量保存脾脏。

再植脾脏的方法之一是脾自体移植,脾自体移植可以通过将脾脏薄片放置于大网膜的两层之间。我们中心的实验室在大,小动物模型中应用这项技术已经有25年经验,为临床实践提供了有用的数据。小鼠脾自体移植技术可采用显微外科技术将脾脏薄片植入"大网膜囊袋"。临床上脾切除术后的并发症是凶险的,所以这个新模型可能对相关研究者很有价值,并适用于免疫学研究。

本章描述小鼠脾移植模型,通过回顾小鼠脾移植模型应用的历史,总结这一模型在实验和临床研究中的应用和主要成果。

关键词:脾,脾切除术,脾自体移植,小鼠,新显微外科模型

介 绍

几十年前,脾切除是外科治疗脾外伤或脾手术损伤的主要手段。随着对脾脏功能进一

---

* Correspondence to: Prof. Iren Miko M.D., Ph.D., Department of Operative Techniques and Surgical Research, Medical and Health Science Center, University of Debrecen. H-4012 Debrecen, Nagyerdei krt. 98., P.O.Box: 21, HUNGARY, Phone/Fax: +36-52-416-915, e-mail: imiko@med.unideb.hu.

步的了解以及脾切除并发症的高发,近年来人们更关注于在手术方法上保留脾脏并保住脾脏的功能。

正常脾的功能相当复杂,包括:(1)过滤功能:捕获,标识并破化红细胞,去除其他微粒;(2)免疫学功能:抗原捕获和处理,淋巴细胞归巢,淋巴细胞转化和增殖,产生抗体和淋巴细胞因子,巨噬细胞活化;(3)造血功能:红细胞,粒细胞,巨核细胞,淋巴细胞和巨噬细胞的生成;(4)储存功能:血液贮存(主要在动物),正常封存血小板,粒细胞和铁离子(Groom,1980;Neiman,1997;Baskurt,1999;Hansen,2001)。

King 和 Schumacker,1952 年首次报告了外伤脾切除产生的并发症,随后形成一个共识,就是这一类手术会导致全脾切除术后的凶险性感染综合征征(OPSI)。可以表现为脾切除后持续几个月,几年,甚至几十年反复出现脓毒败血症。(King,1952;Stiehm,1997;Hansen,2001;Waghorn,2001)。脓毒败血症是由最常见的病原体,如肺炎球菌,B 型流感嗜血杆菌,大肠杆菌和脑膜炎双球菌,与其他细菌类微生物共同引起的。此外,因为脾脏的滤过,限制功能丧失,红细胞内寄生虫如巴贝斯虫,巴尔通体和疟原虫对机体非常危险。脓毒症的症状出现于 12-24 小时内,通常很严重,以肺炎、败血症及休克的形式出现。一旦出现以上情况,会有高比例的死亡率。弥漫性血管内凝血(disseminated intravascular coagulation,DIC)是脾切除术后以及其他无脾,脾功能低下情况时的另一个特征性并发症。DIC 在某些器官会出现出血和缺血现象,比如心脏,脑或肾上腺(心肌,大脑和肾上腺出血和坏死 - 弗 - 沃氏综合征,小肠梗死和四肢坏疽)(Stiehm,1997;Hansen,2001;Waghorn,2001;William,2007;Cadili,2008)。

即使脾切除前或后采取免疫预防(预防接种肺炎球菌疫苗)和药物预防(抗生素治疗),也不能避免并发症的发生。因此,如果可能的话,在严重损伤的脾脏中,保留完整的具有良好血液供应的脾组织,也应该通过各种外科技术予以保留(缝合,生物胶,组织粘合剂,补片,部分脾切除术)。这一观点已被广泛接受(Trunkey,1997;Hansen,2001;Davies,2002;Richardson,2005)。如果不能保留,可以进行脾切除后自体移植。

库特纳在 1910 年首次报道,脾破裂发生后在腹腔内发现有脾组织结节,这一观察显示,破碎脾脏组织能够附着于腹腔内腹膜表面上,并且该脾组织可能形成新血管并存活下来,这使医生们产生了脾脏自体移植的想法(Calder,1939;Garamella,1954;Fleming,1976)。此外,已有几例实验性植入人工脾脏报道。

脾脏的碎片可以入皮下组织,腹直肌鞘和腹膜后,如果它们被植入到大网膜或网膜囊袋里,可以得到最好的效果(Livingstone,1983;Trunkey,1997),也可依据我们部门的方法进行:采用 Furka 的脾片技术,植入到大网膜两层之间,该技术已在杂交狗模型上应用(Furka,1989;Furka,1990)(图 7-1)。

这种自体脾移植技术的优势是,简单和快速;脾片立即卡在大网膜里面;不引起粘连;没有局部循环损害;此外,大网膜不会成角。

这个位置种植脾片可以防止粘连形成。在再生过程中,新的血管生长入脾组织,新血管生成由以下源自大网膜的因子参与,包括血管内皮生长因子,成纤维细胞生长因子和网膜血管脂质因子(Tavassol,1973;Holdsworth,1991;Miko,1994;Levy,1998;Marques,2002;Malago,2008)。

早在 1992 年,匈牙利就在临床上应用这一技术来治疗脾脏外伤(Furka,1992;Szendroi,

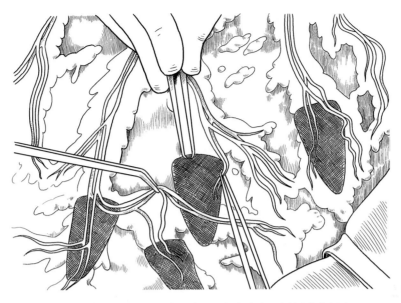

图 7-1　脾自体移植到大网膜的示意图,脾片放在两层网膜之间(Katona B 画图)(Furka,1989)

1993;Szendroi,1997),实验研究也同期开始展开。在大动物模型中,通过形态研究,核素影像技术,尤其是应用血液流变学,血液学和血液凝固学方法,得到了一些很有价值的信息,证明自体脾移植手术以后脾功能得到了改善。各项免疫学研究,只有外周血吞噬细胞活性的指标是可信的,然而,更具体的研究在大型动物中无法进行,因此将手术技术推广到近交系小型实验室动物中是必要的。小鼠模型具有一定的优势,包括遗传同质性降低了个体差异,以及降低成本和更少的人员需求(Miko,2001;Miko,2007)。

脾脏的物种特异性解剖

大鼠和小鼠的脾是一个细长的器官,毗邻胃大弯,位于左腹部。横截面大致是三角形的。其被膜薄弱,由纤维组织、弹力纤维和平滑肌组成(Cesta,2006)。啮齿类动物脾的解剖(大体和组织学)在物种之间存在差异。根据静脉窦的结构和形态,可以被分为窦型脾和非窦型脾。大鼠的静脉窦比小鼠大。大鼠是窦型脾脏,小鼠是非窦型脾脏(Schmidt,1985;Udiuo,2006)。小鼠白髓的比例比大鼠高,但小鼠被囊和边缘区比大鼠薄。髓外造血在小鼠脾脏更为普遍(Cesta,2006)。

小鼠有大网膜囊袋,人类大网膜没有这样的结构(Dux,1990)。这些解剖特点在操作,随访和评估自体脾移植的效果时,应该加以考虑。

自体脾移植手术技术

对近交系瑞士小鼠实施显微镜下自体脾移植手术。步骤:正中切口切开腹壁,在显微镜下,找到脾脏进行脾切除。制备非常小的碎脾片段(脾片)的并保存在室温下的生理盐水溶液中。将大网膜提出腹腔,打开网膜的前层制备网膜囊袋,将脾片置于该囊袋内,用8-0 缝线缝合并固定囊袋。认真还纳囊袋后,关腹(Miko,2012)(图 7-2)。

组织学检查显示,自体移植脾组织被结缔组织包裹。可以观察到,结缔组织从脾片囊袋的中心穿过,形成小梁,构成一个网状系统。这些小梁内可以看到完好的段动脉和静脉。

在小梁网之间可以发现红髓和白髓,自然形成了脾的实质。脾的组织结构是完整的;周围是散在的胰腺组织(Miko,2001;Miko,2003)(图 7-3)。

此手术技术有下列优点:①选择了理想的植入位点,适宜血管生成;②保留脾脏主要功能;③操作简单且减少术后粘连。

移植脾组织的量也是脾功能有效恢复性的重要因素。人们普遍认为至少应重新种植原脾的 30%(van Wyck,1980)。

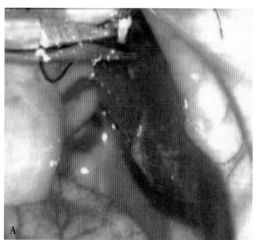
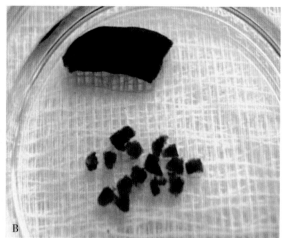
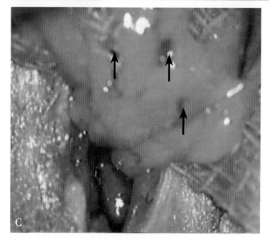

图 7-2   小鼠脾脏自体移植的主要步骤。A. 认真分离和切除脾脏。B. 制作小脾片。C. 打开大网膜前层,制作囊袋,将脾片放置在囊袋内(箭头)

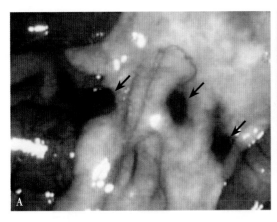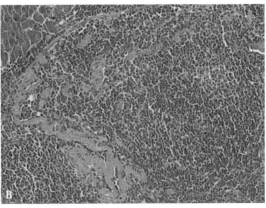

图 7-3 A.术后 14 周大网膜内的脾片(箭头)新生血管的大体视图。B.脾片淋巴区和红髓的组织学照片(HE 染色,原始放大倍数:100 倍)

随访研究结果

此实验对近交系小鼠 A / J 和 BALB / c 系列研究作了随访,对其中脾切除组(SE)和自体脾移植组(AU)进行比较,以假手术或健康,正常动物为对照组。

滤过功能

血液流变学结果发现,相对于对照组动物,脾切除组相对细胞转运时间(relative cell transit times,RCTT;与红细胞变形能力成反比)显著延长,而自体移植组的这些似乎存在改善,在术后几周和几个月内表现出不规则的周期性变化。在第 6 周和第 8 周 SE 组 RCTT 值,相比于对照组和 AU 组显著延长,第 6 和第 8 个月的 SE 组 RCTT 值也显著高于对照组和假手术组。

AU 组中 RCTT 的增加通常比 SE 组低,与对照组相比差异显著,但第 6 周存在例外,这也显示出可能存在某种周期性变化(Miko,2006)(图 7-4)。

血液学结果

不是所有的定量和定性的血液学参数都发生改变。术后第 2 个和第 8 个月红细胞计数和红细胞压积略有下降。这些改变在脾切除和自体移植的动物更加突出。此外,平均细胞体积的脾切除术组略有增加。除了其他定量和定性血液学参数,红细胞计数和血细胞比容显示,第 8 周和在第 8 个月略有下降,主要是在脾切除和脾自体组,这些改变与基础对照组相比存在显著意义。这些变化似乎是在脾脏自体移植的动物中更令人印象深刻。红细胞的平均红细胞体积几乎保持不变,在各组中近乎为常数,但在脾切除组出现轻度增加。

凝血结果

我们也还可以看到外周血白细胞纤维蛋白原激活及其浓度的变化。在脾切除组与对照组相比,术后第 6 周和第 8 个月纤维蛋白原浓度明显升高。通过这些实验证明自体脾移

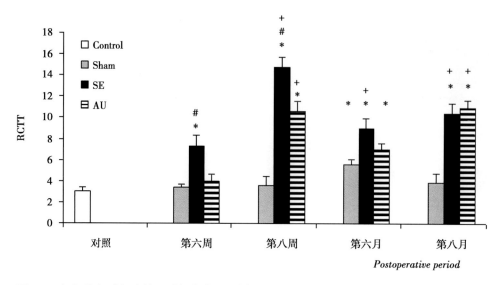

图 7-4　红细胞相对细胞转运时间在术后几周和几个月变化（RCTT；均数 ± 标准差）。Sham：假手术组，SE：脾切除组，AU：自体脾移植组，* 与对照组有显著差异 P <0.05，+ 与假手术组有显著差异 P <0.05，# 与自体脾移植组 P <0.05

植能部分恢复脾过滤功能，表现出一定的周期性，这一现象还可在犬模型中观察到。实验结果显示，红细胞的变形能力可作为一种脾功能低下或脾功能状态随访的指标（Miko，2006；Miko，2007；Miko，2010）。

疫功能

对三组小鼠（脾切除组，脾自体移植组和对照组）还进行了免疫学研究（淋巴细胞、中性粒细胞计数，外周巨噬细胞活动应用液体闪烁计数；淋巴细胞亚群 CD3，CD4，CD19，CD56 的流式细胞仪检测；应用激光浊度计检测免疫球蛋白 IgA，IgG，IgM，补体）。

淋巴细胞和粒细胞计数，淋巴细胞 / 粒细胞比例

术后 2 个月检查脾切除组与脾自体移植组的淋巴细胞和粒细胞，两组结果没有显著差异，仅仅脾切除组淋巴细胞计数略有增加。术后第 8 个月脾切除组出现淋巴细胞减少和代偿性粒细胞增多。自体脾移植组的结果（Sipka，2006a）（图 7-5）。

外周血吞噬细胞活性

已经有研究表明，酵母聚糖诱导化学发光测定的活化指数，在脾切除组术后 6 周达到最高值。而在自体脾移植组没有这种现象（Miko，2003）。

在随访期更长的研究中，有了进一步发现。根据前面提到的白细胞计数数据，最高强度的化学发光预计出现于 SE 组，该组的中性粒细胞比例和绝对数量在术后第 8 周最高。

令人吃惊的是，最高的化学发光发生在自体脾移植组，尽管该组的多形核细胞比率低于脾切除组。虽然增加不是很显著，还是反映了自体脾移植组动物有更好的细胞吞噬能力（Sipka，2006a）。

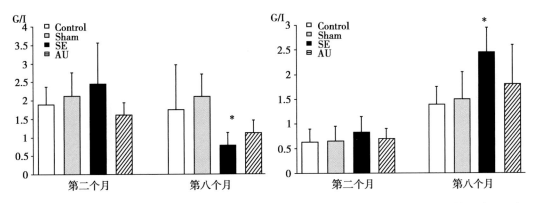

图 7-5　总淋巴细胞计数(左)和总白细胞计数(右)在术后第二和第八个月的变化(平均数 ± 标准差)。Sham:假手术组,SE:脾切除组,AU:自体脾移植组。* 与对照组相比 $P<0.05$

淋巴细胞亚群(CD3+ T 细胞,CD19+ B 细胞)

脾切除术后 8 个月 CD3+ T 细胞计数下降。而自体脾移植组较脾切除组 CD3+ T 细胞计数要高出 10%~15%,这一区别主要是由于移植脾片的作用。CD19+ B 细胞也有类似的趋势。但是在术后两个月的时候,脾切除组 CD19+ B 细胞明显增加,而自体脾移植组 CD19+ B 细胞有所减少。在脾切除组,骨髓被代偿性的激活,而脾移植组术后 2 个月正是脾组织在定植的时间(Sipka,2006b)(图 7-6)。

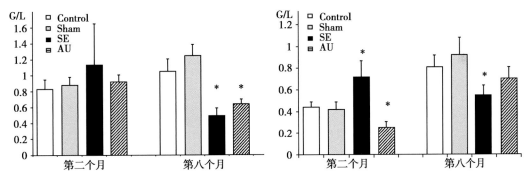

图 7-6　CD3+ T 细胞计数(左)和 CD19+ B 细胞计数(右)在术后第二和第八个月的变化(平均数 ± 标准差)。Sham:假手术组,SE:脾切除组,AU:自体脾移植组。* 与对照组相比 $P<0.05$

免疫球蛋白水平(IgM)

脾切除术后 IgM 水平是脾切除术后败血症发生率的重要因素。在自体脾移植组和脾切除组术后 2 个月 IgM 水平没有明显差别。术后 8 个月自体脾移植组 IgM 水平较 2 个月时没有明显变化。而在脾切除组术后 8 个月 IgM 水平明显下降(Sipka,2006b)(图 7-7)。

总结一下免疫学研究的发现,自体脾移植对外周血粒细胞和淋巴细胞的干扰存在有益的作用,并可以部分缓解脾切除造成的 CD3+ T 细胞减少和 IgM 水平下降。

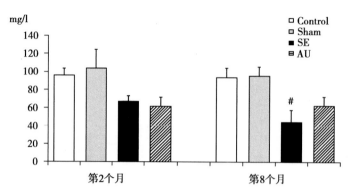

图 7-7　CD3+ T 细胞计数(左)和 CD19+ B 细胞计数(右)在术后第二和第八个月的变化(平均数 ± 标准差)。Sham:假手术组,SE:脾切除组,AU:自体脾移植组。* 与对照组相比 $P<0.05$

临 床 应 用

如前文所述,自体脾移植的临床应用最早在 1992 年报道(Furka,1992;Szendroi,1997;1993;Acs,2005)。现在有近 300 位自体脾移植术受者生活在匈牙利。我们对 25~30 年龄组的受者进行研究,并与脾切除与正常对照组进行比较,比较他们的免疫学指标,也证实自体脾移植的可行性。

		对照组		脾切除组		自体脾移植组	
	单位	均数	标准差	均数	标准差	均数	标准差
IgG	g/L	10.41	1.83	12.28 ↑	2.67*	12.42 ↑	1.71*
IgA	g/L	2.26	0.81	3.37	1.38	3.04	1.67
IgM	g/L	1.34	0.66	1.03 ↓↓	0.54	1.13 ↓	0.54 !
C3	g/L	1.45	0.62	1.45	0.32	1.33	0.26
C4	g/L	0.26	0.06	0.26	0.11	0.29	0.06
循环免疫复合物	O.D.	144.86	47.49	158.05	50.8	146.83	38.95
CD3	%	70.53	7.33	62.20 ↓	5.19*	61.08 ↓	7.24*
CD4	%	45.37	7.74	35.75 ↓	7.08*	35.33 ↓	5.89*
CD8	%	19.64	5.9	21.90	6.15	21.42	9.69
CD19	%	11.70	4.07	10.20	5.02	4.00	8.05
CD56	%	10.88	4.95	20.75 ↑↑	7.84*	17.00 ↑	8.87*
CD3$^+$HLA-DR$^+$	%	2.97	2.24	6.55 ↑	5.85*	6.08 ↑	4.78*
CD4$^+$CD25$^+$	%	4.35	2.23	3.18 ↓	1.00*	3.12 ↓	1.07*

图 7-8　健康对照组、脾切除组、自体脾移植组免疫指标的对比,箭头和双箭头表示变化的方向和幅度,* 表示 $P<0.05$

　　无论是脾切除组还是自体脾移植组在比较定性、定量血液学参数和特定免疫学因素时，都观察到了巨大和显著的变化，如淋巴细胞的分布、免疫球蛋白的产生（Acs，2005，图 7-8）。

　　在 IgM 抗体水平的变化和淋巴细胞亚群的分布方面，动物实验中也存在类似结果。

　　患者预后的比较仍在进行中。虽然自体脾移植对免疫功能具有有益的作用，但考虑到移植脾片的数量、脾功能低下 - 缺失时间和不完备的保存，除了向患者和家属进行宣教，术后还建议对脾切除和自体脾移植患者采用多种疫苗和抗生素治疗（Waghorn，2001；Davies，2002；Cadili，2008）

致　　谢

　　怀念 Robert Z. Zhong 教授，在加拿大安大略省伦敦市的一次学术旅行途中的谈话之后，正是在他的发起下，小鼠脾移植在 Istvan Furka 教授领导下的显微外科中心建立起来。

　　感谢所有的匈牙利人和国际合作者为最后的研究结果所做出的杰出贡献。科学资助：匈牙利科学研究基金，Nr. OTKA T022630，T034211，T049331。匈牙利健康医学研究委员会，Nr. ETT6100/1/2000 387/2006。

参考文献

Acs G, Furka I, Miko I, Szendroi T, Hajdu Z, Sipka S Jr, Barath S, Aleksza M, Csipo I, Balo E, Balint A, Fekete K. [Comparative hematologic and immunologic studies of patients with splenectomy and spleen autotransplantation]. *Magy. Seb.* 2005;58:74−79. In Hungarian.

Baskurt OK. The role of spleen in suppressing the rheological alterations in circulating blood. *Clin. Hemorheol. Microcirc.* 1999;20:181−188.

Cadili A, de Gara C. Complications of splenectomy. *Am. J. Med.* 2008;121:371−375.

Calder RM. Autoplastic splenic grafts: Their use in the study of the growth of splenic tissue. *J. Pathol. Bacteriol.* 1939;49:351−362.

Cesta MF. Normal structure, function, and histology of the spleen. *Toxicol. Pathol.* 2006; 34: 455−465.

Davies JM, Barnes R, Milligan D. British Committee for Standards in Haematology, Working Party of the Haematology/Oncology Task Force. Update of guidelines for the prevention and treatment of infection in patients with an absent or dysfunctional spleen. *Clin. Med.* 2002;2:440−443.

Dux K. Anatomy of the greater and lesser omentum in the mouse with some physiological implications.In: Goldsmith HS(ed). The omentum. Research and clinical applications. New York: Springer-Verlag; 1990:19−43.

Fleming CR, Dickson ER, Harrison EG Jr. Splenosis: Autotransplantation of splenic tissue. *Am. J. Med.* 1976;61:414−419.

Furka I, Miko I, Papp L, Miko T. Salvaging the spleen by experimental resection or autotransplantation. In: Jubileuszowy Zjazd Towarzystwa Chirurgow Polskich Vol 2. Krakow; 1989:453−456.

Furka I, Miko I, Serfozo J, Frendl I, Hauck M. Autotransplantation of the spleen. In: Second World Week of Professional Updating in Surgery and in Surgical and Oncological

Disciplines of the University of Milan. Lecture Book Vol. II. Bologna: Monduzzi Editore; 1990:767−769.

Furka I, Hajdu Z., Szendroi T, Miko I, Bokk A, Barnak G. Spleen autotransplantation. Experimental and clinical experiences. In: 23rd World Congress of the International College of Surgeons, Cairo. Bologna: Monduzzi Editore; 1992:907−912.

Garamella JJ, Hay LJ. Autotransplantation of spleen: splenosis. Case report and preliminary report of an experimental study in revascularization of the heart. *Ann. Surg.* 1954;140:107−112.

Groom AC. Microvascular transit of normal, immature and altered red blood cells in spleen versus skeletal muscle. In: Cokelet GR, Meiselman HJ, Brooks DE, eds. *Erythrocyte mechanics and blood flow.* New York: Alan R. Liss; 1980:229−259.

Hansen K, Singer DB. Asplenic-hyposplenic overwhelming sepsis: postsplenectomy sepsis revisited. *Pediatr. Dev. Pathol.* 2001;4:105−121.

Holdsworth RJ. Regeneration of the spleen and splenic autotransplantation. *Br. J. Surg.* 1990;78:270−278.

King H, Schumacker HB. Susceptibility to infection after splenectomy performed in infancy. *Ann. Surg.* 1952;136:239−242.

Levy Y, Miko I, Hauck M, Mathesz K, Furka I, Orda R. Effect of omentalangiogenic lipid factor on revascularization of autotransplanted spleen in dogs. *Eur. Surg. Res.* 1998;30:138−143.

Livingstone CD, Levine BA, Sirinek KR. Site of splenic autotransplantation affects protection from sepsis. *Am. J. Surg.* 1983;146:734−737.

Malago R, Reis NS, Araujo MR, Andreollo NA. Late histological aspects of spleen autologous transplantation in rats. *Acta Cir. Brasil.* 2008;23:274−281.

Marques RG, Petroianu A, Coelho JM, Portela MC. Regeneration of splenic autotransplants. *Ann. Hematol.* 2002;81:622−626.

Mebius RE, Kraal G. Structure and function of the spleen. *Nat. Rev. Immunol.* 2005;5:606−616.

Miko I, Furka I, Serfozo J, Joos Gy, Telek B, Matesz K, Hauck M, Bekesi L, Ignath T. Comparative study of haematological and micro-morphological results in long-surviving spleen autotransplants. In: Uranus S, ed. Chirurgische Forschung. München, Bern, Wien, New York: W. Zuckschwerdt Verlag; 1994:50−55.

Miko I, Brath E, Furka I, Kovacs J, Kelvin D, Zhong R. Spleen autotransplantation in mice: a novel experimental model for immunology study. *Microsurgery* 2001;21:140−142.

Miko I, Brath E, Nemeth N, Toth FF, Sipka S, Kovacs J, Sipka S Jr, Fachet J, Furka A, Furka I, Zhong R. Hematological, hemorheological, immunological and morphological studies of spleen autotransplantation in mice: preliminary results. *Microsurgery* 2003;23:483−488.

Miko I, Nemeth N, Sipka S Jr, Brath E, Peto K, Gulyas A, Furka I, Zhong R. Hemorheological follow-up after splenectomy and spleen autotransplantation in mice. *Microsurgery* 2006;26:38−42.

Miko I, Brath E, Nemeth N, Furka A, Sipka S Jr, Peto K, Serfozo J, Kovacs J, Imre S, Benko I, Galuska L, Sipka S, Acs G, Furka I. Spleen autotransplantation. Morphological and functional follow-up after spleen autotransplantation in mice: a research summary. *Microsurgery* 2007;27:312−316.

Miko I., Nemeth N, Sajtos E, Brath E, Peto K, Furka A, Szabo G, Kiss F, Imre S, Furka I. Splenic function and red blood cell deformability: The beneficial effects of spleen autotransplantation in animal experiments. *Clin. Hemorheol. Microcirc.* 2010; 45: 281−288.

Neiman RS. Pathology of the spleen. In: Hiatt JR, Phillips EH, Morgenstern L, eds. *Surgical diseases of the spleen.* Berlin-Heidelberg-New York: Springer Verlag; 1997:25−52.

Richardson JD. Changes in the management of injuries to the liver and spleen. *J. Am. Coll. Surg.* 2005;200:648−669.

Schmidt EE, MacDonald IC, Groom AC. Microcirculation in mouse spleen (nonsinusal) studied by means of corrosion casts. *J. Morphol.* 1985;186:17−29.

Sipka S Jr, Brath E, Toth FF, Fabian A, Krizsan C, Barath S, Sipoka S, Nemeth N, Balint A, Furka I, Miko I. Distribution of peripheral blood cells in mice after splenectomy or autotransplantation. *Microsurgery* 2006;26:43−49.

Sipka S Jr, Brath E, Toth FF, Aleksza M, Kulcsar A, Fabian A, Barath S, Balogh P, Sipka S, Furka I, Miko I. Cellular and serological changes in the peripheral blood of splenectomized and spleen autotransplanted mice. *Transplant. Immunol.* 2006;16:99−104.

Stiehm RE, Wakim M. The spleen in infection and immunity. In: Hiatt JR, Phillips EH, Morgenstern L, eds. *Surgical diseases of the spleen.* Berlin-Heidelberg-New York: Springer Verlag; 1997:53−59.

Szendroi T, Hajdu Z, Miko I, Bagyo J, Bokk A, Barnak G, Furka I. [Spleen autotransplantation]. *Orv. Hetil.* 1993;134:125−128. In Hungarian.

Szendroi T, Miko I, Hajdu Z, Acs G, Kathy S, Furka I, Szabo I. Splenic autotransplantation after abdominal trauma in childhood. Clinical and experimental data. *Acta Chir. Hung.* 1997;36:349−351.

Tavassol M, Ratza RJ, Crosby WH. Studies on regeneration of heterotopic splenic autotransplants. *Blood* 1973;41:701−709.

Timens W, Leemans R. Splenic autotransplantation and the immune system. Adequate testing required for evaluation of effect. *Ann Surg.* 1992;215:256−260.

Trunkey DD, Hulka F, Mullins RJ. Splenic trauma. In: Hiatt JR, Phillips EH, Morgenstern L, eds. *Surgical diseases of the spleen.* Berlin-Heidelberg-New York: Springer Verlag; 1997:233−261.

Udroiu I. Evolution of sinusal and non-sinusal spleens of mammals. *Hystrix It. J. Mamm.* 2006;17:99−116.

Van Wyck D. Critical splenic mass for survival from experimental pneumococcaemia. *J. Surg. Res.* 1980;28:14−17.

Waghorn DJ. Overwhelming infection in asplenic patients: current best practice preventive measures are not being followed. *J. Clin. Pathol.* 2001;54:214−218.

Ward JM, Mann PC, Morishima H, Frith CH. Thymus, spleen, and lymph nodes. In: Maronpot RR, ed. *Pathology of the Mouse.* Vienna, IL: Cache River Press; 1999: 333−360.

William BM, Corazza GR. Hyposplenism: a comprehensive review. Part I: Basic concepts and causes. *Hematology* 2007;12:1−13.

第 8 章

小鼠肢体移植—小鼠的同种异体肢体移植耐受介绍：临床进程和病理学研究

Hao Wang[1,2,*], Zhixiang Zhang[1], Jifu Jiang[2] and Toni Zhong[3]
[1]Department of General Surgery, Tianjin General Surgery Institute, Tianjin Medical University General Hospital, Tianjin, China
[2]Department of Surgery, London Health Sciences Centre-University Hospital, London, Ontario, Canada
[3]Division of Plastic and Reconstructive Surgery, University Health Network, Toronto, Ontario, Ontario, Canada

许东浩 译

摘　　要

因为需要长期服用具有毒性的抗排异药物，手移植的临床应用备受限制。现今广泛接受的啮齿动物肢体移植模型为复合组织同种异体移植，尤其为手移植的转化性研究提供了一个有用的工具。在本章中，我们描述小鼠原位和异位肢体移植模型并且确认抗 -CD45RB（mAb）单克隆抗体、LF 15-0195（LF）和雷帕霉素（RAPA）短程疗法能够在小鼠肢体移植模型中通过诱导耐受而达成长期生存。测试市售药物的多种组合方式和进一步精简临床相关免疫抑制方案非常有必要。

关键词：移植，肢体，小鼠，排异反应，耐受

---

* Corresponding author: Hao Wang, MD., PhD. Department of General Surgery, Tianjin Medical University General Hospital, 154 Anshan Road, Tianjin 300052, China, E-mail: hwangca272@gmail.com; or 2Department of Surgery, London Health Sciences Centre-University Hospital, 339 Windermere Road, London, Ontario N6A 5A5, Canada, E-mail: hwang1@uwo.ca.

引　言

现今接受上肢移植的患者数量还十分有限。复合组织同种异体移植(CTA)特别是手移植的进一步发展主要依靠免疫学策略以防止发生慢性排异反应。同时,长期服用免疫抑制本身带来的固有风险也需要被最小化。为达到这一目标,最令人振奋的策略之一就是对受体诱导供体特效性免疫耐受。供体特异无反应性将会避免产生急性和慢性排斥反应,并且消除了无期限应用免疫抑制的需要(Daoud,1998;Reis,1995)。应用以 T 细胞功能为靶向的药物进行免疫耐受诱导已经在动物模型上取得成功(Kirk,1997)。近期,也出现了作用在抗原提呈细胞(APC)水平上的免疫抑制剂(Min,2000)。同时靶向 T 细胞和抗原提呈细胞的协同免疫耐受诱导更具前景(Thomas,1999)。我们的团队发现短期联合应用抗 -CD45RB单克隆抗体(mAb)和 LF 15-0195,这是一种新的 15- 脱氧精胍菌素类似物,在 C57BL/6 至BALB/c 同种异体心脏移植模型中诱导了供体特效性免疫耐受,而单独应用基中一种药物则没有这种效果(Min,2003)。这种免疫耐受诱导作用机制可能是通过操纵耐受性树突状细胞(DC)和常规 T 细胞之间的抑制反馈回路来实现的(Min,2003)。由于同种异体移植的肢体包括免疫原性很高的皮肤组织,mAb CD45RB 和 LF 的协同作用可能无效。因此,能与 mAbCD45RB 和 LF 协同诱导免疫耐受的雷帕霉素(RARP)(Luke,2001;Wang,2003)作为第三种药剂而应用到诱导疗法中。最近,我们研究报道了一种 LF、mAb CD45RB 联合 RAPA 的新方案能有效诱导同种异体肢体移植物长期存活,这种联合方案甚至能在小鼠的复合组织同种异体移植模型中诱导耐受(Zhong,2007)。在本章,我们将会详细讨论小鼠肢体血管化移植模型和免疫抑制方案。

实 验 动 物

实验采用 8-12w 雄性 C57BL/6(H-2K^b)和 BALB/c(H-2K^d)小鼠,购于 Jackson 实验室(BarHarbor,ME),其中 C57BL/6(H-2K^b)小鼠作为供体,BALB/c(H-2K^d)作为受体。所有动物体重为 25~30g。根据加拿大实验动物管理委员会指南,所有动物都饲养于西安大略大学动物中心。

实验组和免疫抑制药物

本项研究共包括四组动物(每组 n=5)。组 1:(BALB/c 同系)作为对照组行同源肢体移植术。组 2:BALB/c 小鼠接受 C57BL/6 小鼠后肢同种异体移植,不应用其他治疗。

组 3:BALB/c 小鼠接受 C57BL/6 小鼠后肢同种异体移植,并且术后接受 mAb CD45RB〔3mg/(kg·d)iv,术后 0~13 天〕和 LF〔2mg/(kg·d)sc,术后 0~13 天〕。组 4:BALB/c 小鼠接受C57BL/6 小鼠后肢同种异体移植并且术后接受和组 3 一样的 mAb CD45RB 和 LF 治疗,加用RARP〔2mg/(kg·day)po,术后 0~13 天〕(Zhong,2007)。

术前准备和麻醉方法

供体及受体小鼠术前不必禁食、禁水。手术前给予小鼠阿托品(0.04mg/kg,皮下注射)和第一剂酮洛芬(5mg/kg,肌内注射)。所有小鼠通过肌肉注射氯胺酮(50mg/kg)和甲苯噻嗪(10mg/kg)混合药物进行麻醉。麻醉过程采用2~3ml/min氧量混合0.5%的异氟醚吸入维持。受体小鼠置于保温毯中并且在整个手术过程中灯照射保温。

肢体移植模型供体手术步骤

制备原位或异位肢体移植的供体手术方法源于对Zhang等人(Zhang,1999)的小鼠肢体移植模型进行改良,并且基于我们的前期研究(Zhong,2007)。在供体手术中,腹股沟折痕远侧1cm处平行于腹股沟做一皮肤切口。在大腿内外侧肌肉组织间将股鞘内的股血管分离出来。

股血管向髂血管起源方向牵拉,一些小的近侧分支用手持式电刀切断。结扎分离腹股沟韧带深面的股血管,最大限度地保留血管长度。在股骨中段锐性分离肌肉至股骨表面。

在大腿后方分离坐骨神经,股骨在中段水平截断。截下的肢体应用生理盐水纱布包裹,贮存于冷的Ringer溶剂中(4℃)。供体动物应用过量麻醉剂安乐死。

原位肢体移植模型受体手术步骤

受体步骤改良于Zhang的小鼠原位肢体移植模型(Zhang,1999)并且基于我们以前的研究(Zhong,2007)。对于受体动物,平行于腹股沟折痕在其远端5mm处切开皮肤。应用显微外科技术解剖分离股血管。

股动静脉应从接近腹壁浅血管支处离断,最大长度保留血管残端。横行切断坐骨神经,在股骨中段截断股骨干。此时,将移植肢体置入术野与残肢对位,并呈现正常解剖位置。

应用25号的部分钢针(长2.5mm)作为髓内钉行非刚性骨固定,使供受体肢体残端相连。大腿内外侧的肌肉应用6-0丝线缝合。11-0尼龙线行静脉端侧吻合,11-0尼龙线行动脉端端吻合。11-0尼龙线缝合修复坐骨神经。最后,应用5-0丝线缝合皮肤,术后15天拆除皮肤缝线。

异位肢体移植模型受体步骤

异位肢体移植手术步骤改良于Tung等人(Tung,2001)发明的小鼠异位肢体移植模型并且基于我们以前的研究(Zhong,2007)。应用显微剪刀分离股血管并钳夹。为了保持切断股动脉后对自身肢体的血液灌注,注意保存股动脉在大腿近端的分支。此时,将移植肢体置入术野。

供体肢体不和受体股骨相连,但是要通过肌肉和皮肤紧密缝合。供体肢体异位插入受体大腿近端内侧或外侧,这取决于供体血管的位置和外形。应用与原位移植模型的同样技术行动静脉吻合术。

5-0 丝线叠进缝合供体肢体肌肉组织与受体动物大腿内侧肌肉。另外应用 5-0 丝线将供休近端大腿皮肤与受体内侧大腿皮肤单层缝合,关闭伤口。

术 后 处 理

术后处理遵循动物实验术后处理原则。实验动物术后置于暖水毯中并在加热灯下维持 24 小时。保证术后实验动物的食物和水供应。

术后 24 小时应用第二剂酮洛芬(5mg/kg,肌内注射)。术后伤口不用敷料包扎,肢体不需要制动,也不需全身应用抗凝药物。为了避免动物自残,移植肢体表面每日应用 Bitter safe mist(Butler 公司,都柏林,俄亥俄州,美国)喷涂 2~3 次。

小鼠放置于软床并且由动物康复技术员每日随访。此外,当出现移植肢体坏死或者基于实验设计的实验终止阶段时,实验动物应被立即处死。

移植监测和临床终止点

每日都要观察肢体移植排斥情况,即红斑、水肿、脱毛、皮肤脱落、蜕皮和干尸化。一旦出现临床肢体移植排斥迹象,动物则被处死。

这项研究的临床终止点被定义为移植肢体存活 100 天。在出现移植排斥或者 100 天时,动物都被处死并且进行组织病理、免疫组织化学检查和免疫学研究(Zhong,2007)。

组织病理学检查

取材后,移植物应用 10% 稀释甲醛固定,石蜡包埋并用苏木精 - 伊红染色。通过观察每只动物的单层切片(5μm)来寻找皮肤、肌肉和骨排斥反应的改变。

排斥反应的纳入标准包括血管炎、梗死、淋巴细胞浸润、血栓形成和出血。应用以前研究描述的评分标准(Buttemeyer,1996),这些表现评分如下:0- 没有改变;1- 轻度改变;2- 中度改变;3- 明显改变。每一切片都由不具备治疗或者临床预后知识的病理医师来单盲阅片和分级。

结 果

原位和异位肢体移植手术模型

原位肢体移植供体手术大约 1.5 小时,受体手术大约需要 2.5 小时。而对于异位肢体移植,受体手术需 1.5~2 小时。没有出现即刻血管栓塞和相应的肢体缺血坏死情况。就像预期的那样,异位移植物没有功能,但没表现出阻碍原肢体功能的迹象。动物活动能力未受影响。

同系肢体移植对照组

所有同系肢体移植的实验受体均存活良好直到术后 100 天处死。同系肢体异位移植模型（n=4）的中间存活时间为 100 ± 6 天，原位移植模型（n=5）的中间存活时间为 100 ± 18 天。同系移植模型未出现即刻血栓形成或肢体缺血情况。术后第 1 周可见明显的移植肢体皮肤肿胀，但都自发消退。图 8-1 显示了术后 100 天异位移植肢体的正常外观。同系移植肢体的皮肤和原肢体皮肤无明显不同，也没出现毛发缺失，皮肤脱落或者溃疡。同系肢体的病理学检查显示基本正常的皮肤，肌肉及骨骼结构（表 8-1）。

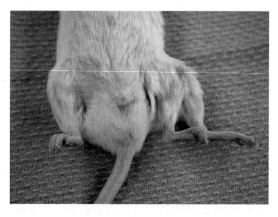

图 8-1   接受同种系异位肢体移植的 BALB/c 小鼠照片，显示术后 100 天移植肢体的正常外观

表 8-1   移植肢体病理改变中值评分

	皮肤	肌肉	骨骼
同系移植组	0	0	0
未治疗同种移植组	Ⅲ	Ⅲ	Ⅲ
应用 mAbCD45RB+LF 治疗的同种移植组	Ⅱ	Ⅱ	Ⅱ
应用 mAbCD45RB+LF+Rapa 治疗的同种移植组	Ⅰ	Ⅰ	Ⅰ

评分：0 级 - 正常；Ⅰ级 - 轻度改变；Ⅱ级 - 中度改变；Ⅲ级 - 重度改变

同种异体肢体移植未治疗组

同种异体肢体移植未治疗组中位存活时间为 9 ± 1 天（n=3）（Zhong，2007）。所有的动物在移植术后 10 天内均出现明显的移植排斥迹象，包括皮肤颜色明显变黑然后迅速发展为皮肤坏死和黑色皮肤溃疡焦痂形成。组织病理学检查与急性细胞介导排斥反应一致。可以观察到水肿，血管炎以及坏死的皮肤 3 级病理改变。并且，也可观察到弥漫大量的多形核细胞浸润、水肿、出血、血管炎、肌细胞坏死的肌肉 3 级病理改变。同样也可以确认无血管化骨小梁间隙、水肿、血管炎和骨髓坏死的骨骼 3 级移植排斥病理改变（表 8-1，图 8-2）。

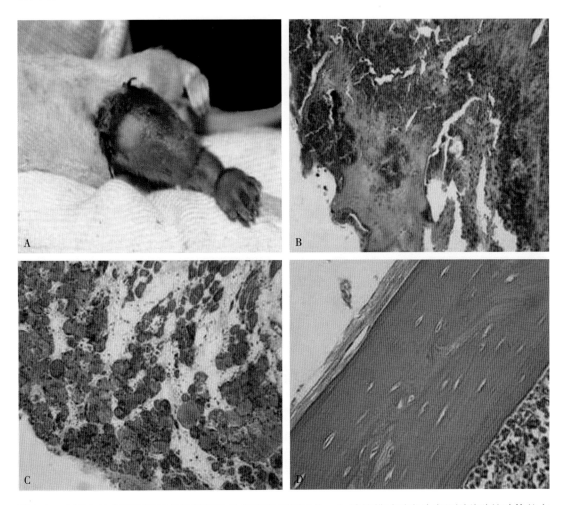

图 8-2　典型未治疗组同种异体移植肢体的临床和病理照片。A. 移植排斥时未治疗组同种移植肢体的大体外观。B. 皮肤显微切片显示弥漫水肿、血管炎和坏死。C. 移植肌肉显微切片显示弥漫多形渗润、水肿、出血、血管炎和肌细胞坏死。D. 移植骨骼显微切片显示水肿、血管炎和骨髓内细胞坏死

经双联或三联疗法治疗的同种异体肢体移植组

　　mAb CD45RB 和 LF 双联疗法明显延长同种异体肢体移植存活时间至 39±7 天($P<0.001$ 与非治疗对照组比较),但是未能诱导同种异体肢体移植免疫耐受(Zhong, 2007)。组织学检查揭示了皮肤 / 肌肉和骨骼的 2 级病理学改变(表 8-1)。在皮肤中,可以鉴定出混有渗润的基底上层大疱。在肌肉中,发现局灶性大量的渗润现象和肌细胞损害。最后,骨骼改变包括无血管化骨小梁间隙,不规则皮质骨和局部无活动非板层骨(数据未显示)。

　　在异位肢体移植并应用 mAb CD45RB、LF 和 RAPA "三联疗法"治疗组,长期存活时间达到研究终点(中位存活时间为 100±15 天)(Zhong, 2007)。组织病理检查显示在同种异体移植肢体的所有切片均出现 1 级移植病理改变,包括皮肤、肌肉和骨骼(表 8-1)。在皮肤组织内可发现单核细胞局灶性渗润和基底细胞空泡化。在肌肉组织中可以发现局灶性血管周

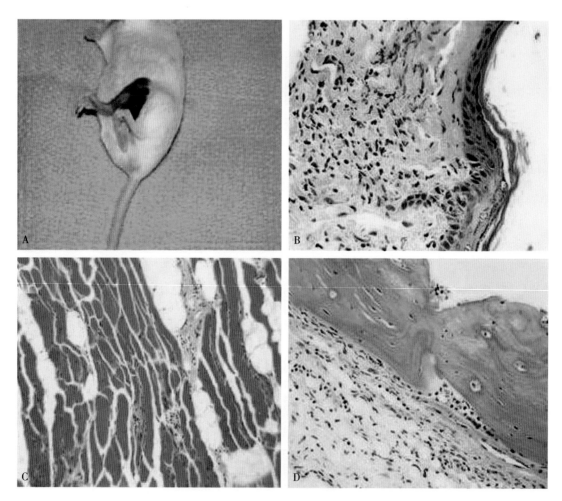

图 8-3   应用三联疗法治疗的长期存活的同种异体肢体移植物典型临床和病理照片。A. 三联疗法治疗的同种异体异位肢体移植术后 100 天典型表现,显示移植肢体的正常外观。B. 皮肤显微切片显示轻度的单核细胞局灶性浸润。C. 移植肌肉显微切片显示局灶性外周血管形成和不伴有肌细胞坏死的间质浸润。D. 移植骨骼显微切片显示轻度的骨膜反应和浸润现象

围和间质浸润现象,但不伴有肌细胞坏死。在骨骼组织可以观察到轻度的骨膜反应和浸润现象(图 8-3)。

讨　论

复合组织同种异体移植(CTA)是一项具有吸引力的截肢重建选择,但是,目前还没被作为一种常规的治疗策略。与心脏、肝脏及肺移植不同,CTA 不是拯救生命的措施。从道德和实践操作方面,除非能避免慢性排斥反应、感染及恶性肿瘤(终生服用免疫抑制剂相关的)的风险,也许不应该考虑手移植。然而,不需长期服用免疫抑制剂的免疫耐受的发展应该成为实验性肢体移植的首要目标。

现已经很好地建立了应用靶向 T 细胞功能的药物诱导免疫耐受的研究。产生调节性

T 细胞或者应用协同刺激阻断物被认为是实现同种异体抗原免疫耐受的重要因素,机理可能为其有效抑制移植物反映 T 细胞的活化和功能(Sakaguchi,2001)。然而大部分以 T 细胞功能为目的的实验方法还未能达到在非人类灵长动物模型中诱导出可靠的免疫耐受(Kirk,2003)。我们小组已经发现在 C57BL/6 至 BALB/c 心脏同种异体移植模型中短期联合应用 mAb CD45RB 和 LF 15-0195 的方法能诱导免疫耐受,然而单独应用一种药物则不能诱导免疫耐受(Min,2003)。mAb CD45RB 诱导免疫耐受的机制还不是很清楚。已经证实这种方法通过改变一种 Th1 到 Th2 应答(Gao,1999)来影响 CD3/TcR 信号途径(Zhang,1997),从而负调节协同刺激因子(Fecteau,2001),诱导调节 / 抑制细胞(Gao,1999),并且导致 T 细胞的凋亡(Like,2003)。很可能一种或更多因子是 mAb CD45RB 诱导的免疫耐受的原因。

15- 脱氧精胍菌素(DSG)是一种从侧孢芽胞杆菌纯化的抗生素,也是人工合成的司加林类似物(Iwasawa,1982)。已经表明 DSG 在 APC 水平发挥作用,抑制树突状细胞的成熟(Thomas,1999)。DSG 后来的修饰体可促进 LF 15-0195 的合成。这个新的类似物具有水溶解度高,在体内更强的抗氧化作用以及低毒性等特性(Lebreton,1999)。它已经被发现能在啮齿类动物完全 MHC 错配心脏移植模型中诱导供者特异性移植免疫耐受,与其母体化合物相比毒性更低(Chiffoleau,2002)。我们已经报道了在鼠科动物心脏移植模型中 mAb CD45RB 和 LF 诱导免疫耐受的协同作用。其免疫耐受的作用 可能是通过调节一种在耐受性树突状细胞和调节性 T 细胞之间的抑制性反馈回路来完成(Min,2003)。

我们在目前的研究中对带血管蒂肢体移植模型(Zhong,2007)测试了 mAb CD45RB 和 LF 组合,这个组合与前期心脏移植模型(Min,2003)相同。虽然移植物存活时间显著延长,但是同种异体肢体移植的仍然在中位时间 39 天时发生排斥反应。RAPA 作为第三种药物加入到耐受诱导过程中。RAPA 最早从真菌(吸水链霉菌)中分离出来,RAPA 通过抑制 TOR 受体,在 T 细胞信号转导级联旁路发挥作用(Tangri,1996)。方案中加入 RAPA 的基本原理基于我们前期的观察,RAPA 在诱导免疫耐受中与 mAb CD45RB 和 LF 都有协同作用(Luke,2001)。此外,RAPA 还具有增强调节性 T 细胞和致耐受原树突状细胞功能的作用(Battaglia,2005)。在接受 2 周三联疗法的同种异体移植组,长期存活时间达到了实验终止点——100 天。总之,我们通过调节 T 细胞和抗原提呈细胞(APC)中的多重关键靶点,在小鼠动物模型中成功实现了主要组织相容性障碍的 CTA 移植物的长期存活。

除了在三联治疗组成功的诱导临床同种异体移植耐受,我们还建立了一个同种异体肢体手术移植模型(Zhong,2007)。以下几条原因证明这个新的模型的优势。第一,对于受体动物来讲,这个实验模型更加人道,受体动物没必要像原位移植模型那样首先切除后肢。第二,相比于原位肢体移植,接受了同种异体肢体移植的受体动物活动能力更好(数据没显示)。第三,对比于其他原位肢体移植,同种异体肢体移植由于对移植肢体的准备步骤更少,所以手术时间略有缩短(数据没显示)。由于这些原因,我们感觉同种异体肢体移植对于啮齿类动物免疫学研究是一个更优越的手术模型。

任何 CTA 的移植成功都依赖预防于宿主移植排斥。不同于大部分由同系实质组织构成的内脏器官的同种异体移植,复合组织同种异体移植包含多种不相关联的组织。众所周知,皮肤具有很高的免疫原性,含有大量的朗格汉斯细胞和角质细胞,这些细胞能表达高水平的 II 类 MHC(Larsen,1990,Barclay,1982)。根据文献报道,组织特性的移植排斥等级似乎为皮肤 > 肌肉 > 骨科(Buttemeyer,1996)。在本研究模型中,应用 mAb CD45RB 和 LF 组合来预防移植排斥的失败,支持了上述假设。我们前期抑制皮肤同种异体移植免疫反应的研究表明,由于术后 12 天发生移植排异反应,同样的三联疗法(mAb CD45RB+LF+RAPA)并不能延长移植皮肤的存活时间。在本研究中,同样的疗法成功地实现了包含皮肤组织在内的同种异体肢体移植的长时间存活。相比于单独的皮肤移植,包含皮肤的肢体移植具有更少的免疫原性,其原因尚不清楚。但是这种不同表明,在受体创造一种由细胞介导的迁徙 / 再生(比如由移植肢体骨髓作为载体)并且加载抗原的嵌合状态,是一种最终导致长期移植耐受的机制。在我们前期发表的文献中详细描述了通过应用肢体移植模型三联疗法而形成的免疫调节机制(Zhong,2007)。

我们的三联疗法(mAb CD45RB+LF+RAPA)能在小鼠模型中获得同种异体肢体移植的长期存活,并且能在大多数情况下诱导移植耐受。有报道显示,在延长小鼠皮肤同种异体移植物存活中,无论与 mAb CD45RB 或 RAPA,协同刺激因子阻断物都具有很强的协同效应(Fecteau,2001;Li,1999)。测试协同刺激因子阻断物与 mAb CD45RB 和 RAPA 的不同组合以及进一步改良更具有临床相关的免疫抑制方案是必要的。

参考文献

Barclay AN, Mason DW. Induction of Ia antigen in rat epidermal cells and gut epithelium by immunological stimuli. *J. Exp. Med.* 1982; 156(6):1665–1676.

Battaglia M, Stabilini A, Roncarolo MG. Rapamycin selectively expands CD4+CD25+FoxP3+ regulatory T cells. *Blood.* 2005; 105(12):4743–4748.

Buttemeyer R, Jones NF, Min Z, Rao U. Rejection of the component tissues of limb allografts in rats immunosuppressed with FK-506 and cyclosporine. *Plast. Reconstr. Surg.* 1996; 97(1):139–48; discussion 149–151.

Chiffoleau E, Beriou G, Dutartre P, Usal C, Soulillou JP, Cuturi MC. Role for thymic and splenic regulatory CD4+ T cells induced by donor dendritic cells in allograft tolerance by LF15-0195 treatment. *J. Immunol.* 2002; 168(10):5058–5069.

Daoud AJ, Schroeder TJ, Shah M, Hariharan S, Peddi VR, Weiskittel P, First MR. A comparison of the safety and efficacy of mycophenolate mofetil, prednisone and cyclosporine and mycophenolate mofetil, and prednisone and tacrolimus. *Transplant Proc.* 1998; 30(8):4079–4081.

Fecteau S, Basadonna GP, Freitas A, Ariyan C, Sayegh MH, Rothstein DM. CTLA-4 up-regulation plays a role in tolerance mediated by CD45. *Nat. Immunol.* 2001; 2(1):58–63.

Gao Z, Zhong R, Jiang J, Garcia B, Xing JJ, White MJ, Lazarovits AI. Adoptively transferable tolerance induced by CD45RB monoclonal antibody. *J. Am. Soc. Nephrol.* 1999; 10(2):374–381.

Iwasawa H, Kondo S, Ikeda D, Takeuchi T, Umezawa H. Synthesis of (-)-15-deoxyspergualin and (-)-spergualin-15-phosphate. *J. Antibiot. (Tokyo).* 1982; 35(12):1665–1669.

Kirk AD, Hale DA, Mannon RB, Kleiner DE, Hoffmann SC, Kampen RL, Cendales LK, Tadaki DK, Harlan DM, Swanson SJ. Results from a human renal allograft tolerance trial evaluating the humanized CD52-specific monoclonal antibody alemtuzumab (CAMPATH-1H). *Transplantation.* 2003; 76(1):120–129.

Kirk AD, Harlan DM, Armstrong NN, Davis TA, Dong Y, Gray GS, Hong X, Thomas D, Fechner JH, Jr., Knechtle SJ. CTLA4-Ig and anti-CD40 ligand prevent renal allograft rejection in primates. *Proc. Natl. Acad. Sci.* U S A. 1997; 94(16):8789–8794.

Larsen CP, Steinman RM, Witmer-Pack M, Hankins DF, Morris PJ, Austyn JM. Migration and maturation of Langerhans cells in skin transplants and explants. *J. Exp. Med.* 1990; 172(5):1483−1493.

Lebreton L, Annat J, Derrepas P, Dutartre P, Renaut P. Structure-immunosuppressive activity relationships of new analogues of 15-deoxyspergualin. 1. Structural modifications of the hydroxyglycine moiety. *J. Med. Chem.* 1999; 42(2):277−290.

Li Y, Li XC, Zheng XX, Wells AD, Turka LA, Strom TB. Blocking both signal 1 and signal 2 of T-cell activation prevents apoptosis of alloreactive T cells and induction of peripheral allograft tolerance. *Nat. Med.* 1999; 5(11):1298−1302.

Luke PP, Deng JP, O'Brien CA, Everest M, Hall AV, Chakrabarti S, O'Connell PJ, Zhong R, Jevnikar AM. Alteration in CD45RBhi/CD45RBlo T-cell ratio following CD45RB monoclonal-antibody therapy occurs by selective deletion of CD45RBhi effector cells. *Transplantation.* 2003; 76(2):400−409.

Luke PP, O'Brien CA, Jevnikar AM, Zhong R. Anti-CD45RB monoclonal antibody-mediated transplantation tolerance. *Curr. Mol. Med.* 2001; 1(5):533−543.

Min WP, Gorczynski R, Huang XY, Kushida M, Kim P, Obataki M, Lei J, Suri RM, Cattral MS. Dendritic cells genetically engineered to express Fas ligand induce donor-specific hyporesponsiveness and prolong allograft survival. *J. Immunol.* 2000; 164(1):161−167.

Min WP, Zhou D, Ichim TE, Strejan GH, Xia X, Yang J, Huang X, Garcia B, White D, Dutartre P and others. Inhibitory feedback loop between tolerogenic dendritic cells and regulatory T cells in transplant tolerance. *J. Immunol.* 2003; 170(3):1304−1312.

Reis MA, Costa RS, Ferraz AS. Causes of death in renal transplant recipients: a study of 102 autopsies from 1968 to 1991. *J. R. Soc. Med.* 1995; 88(1):24−27.

Sakaguchi S, Sakaguchi N, Shimizu J, Yamazaki S, Sakihama T, Itoh M, Kuniyasu Y, Nomura T, Toda M, Takahashi T. Immunologic tolerance maintained by CD25+ CD4+ regulatory T cells: their common role in controlling autoimmunity, tumor immunity, and transplantation tolerance. *Immunol. Rev.* 2001; 182:18−32.

Tangri S, Holcombe HR, Castano AR, Miller JE, Teitell M, Huse WE, Peterson PA, Kronenberg M. Antigen-presenting function of the mouse CD1 molecule. *Ann. N. Y. Acad. Sci.* 1996; 778:288−296.

Thomas JM, Contreras JL, Jiang XL, Eckhoff DE, Wang PX, Hubbard WJ, Lobashevsky AL, Wang W, Asiedu C, Stavrou S and others. Peritransplant tolerance induction in macaques: early events reflecting the unique synergy between immunotoxin and deoxyspergualin. *Transplantation.* 1999; 68(11):1660−1673.

Tung TH, Mohanakumar T, Mackinnon SE. Development of a mouse model for heterotopic limb and composite-tissue transplantation. *J. Reconstr. Microsurg.* 2001; 17(4):267−273.

Wang H, Hosiawa KA, Min W, Yang J, Zhang X, Garcia B, Ichim TE, Zhou D, Lian D, Kelvin DJ and others. Cytokines regulate the pattern of rejection and susceptibility to cyclosporine therapy in different mouse recipient strains after cardiac allografting. *J. Immunol.* 2003; 171(7):3823−3836.

Zhang F, Shi DY, Kryger Z, Moon W, Lineaweaver WC, Buncke HJ. Development of a mouse limb transplantation model. *Microsurgery.* 1999; 19(5):209−213.

Zhang Z, Zhong R, Jiang J, Wang J, Garcia B, Le Feuvre C, White M, Stiller C, Lazarovits A. Prevention of heart allograft and kidney xenograft rejection by monoclonal antibody to CD45RB. *Transplant. Proc.* 1997; 29(1−2):1253.

Zhong T, Liu Y, Jiang J, Wang H, Temple CL, Sun H, Garcia B, Zhong R, Ross DC. Long-term limb allograft survival using a short course of anti-CD45RB monoclonal antibody, LF 15-0195, and rapamycin in a mouse model. *Transplantation.* 2007; 84(12):1636−1643.

第 9 章

大鼠异位心脏移植

Yanxin Hu and Huifang Chen*

Laboratory of Experimental Surgery, Department of Surgery, CRCHUM, University of
Montreal, Montreal, Quebec, Canada

柴军武 译

摘　　要

　　自从 1969 年 Ono 和 Lindsey 报道的大鼠异位心脏移植模型被改进与完善后,大鼠心脏移植模型被广泛地应用于移植免疫学研究以及新型免疫抑制剂的临床应用前评估。技术上来讲,大鼠心脏移植动物模型中供体心脏可以放置于受体鼠的三处部位,分别为大鼠腹部、颈部和腹股沟部。腹腔异位心脏移植是比较常用的移植部位(Hasegawa,2007),颈部和腹股沟部异位心脏移植也是不可替代的,这种部位多用于特殊用途。供体心脏的肺动脉和升主动脉分别与受体的下腔静脉和腹主动脉进行移植物血管端侧吻合。如果需要的话可以通过触诊或精密记录仪来评估记录术后移植心脏功能。术中和术后的常见并发症有麻醉过量、脱水、出血或血栓形成。移植物存活小于 72 小时提示手术失败,主要原因是血栓形成。

关键词:心脏,大鼠,移植,排斥反应

引　　言

　　临床器官移植是治疗终末期器官衰竭的最终解决方案。自从 20 世纪初法国外科医生 Alexis Carrel 和 Charles Guthrie 发明了血管吻合技术之后,移植手术技术得到了迅速的发展 (John,2002)。但免疫排斥反应导致的器官移植失败是器官移植的主要障碍。在过去的 30 年里由于外科技术的改进,组织配型和免疫抑制剂的发展,器官移植在缓解急性排斥反应和移植物的短期存活方面取得了显著的进步。

　　实验动物移植模型常用于研究移植免疫排斥反应机制、免疫抑制剂筛选、免疫耐受、器

---

* Correspondence: Tel.: (514) 890-8000 ext-27081; E-mail: hui.fang.chen@umontreal.ca.

官保存、缺血再灌注损伤,以及新的外科技术研究改进。建立一个简单、实用、稳定的实验动物模型是研究移植免疫排斥反应和临床药物前期实验的必备条件。显微镜下操作目标的放大是外科学发展的里程碑,它使小血管和神经吻合成功变为可能。临床外科医生和研究者能够应用显微外科操作实现对患者或小动物移植过程中小血管吻合。

由于显微外科技术的成功以及通过视诊、触诊和心电图记录能够方便准确地监测移植心脏的功能,大鼠异位心脏移植模型在器官移植和免疫研究方面成为了一个广泛应用的动物模型(Lee,1982;Cabo,1989)。1964 年由 Abbott 和他的团队建立了第一例异位心脏移植大鼠模型(Abbott,1964)。早期模型由于供体肺动脉与受体腔静脉、供体升主动脉与受体腹主动脉血管端端吻合,这加大了手术解剖难度,改变了受体的解剖及生理。随着大鼠异位心脏移植技术不断发展,出现了三种心脏移植技术,即腹部心脏移植、颈部心脏移植和股部心脏移植。1969 年经过 Ono 和 Lindsey 的技术改进,他们创造了一种实用的心脏移植模型,即供体心脏的胸主动脉与受体腹主动脉进行血管吻合,供体心脏的肺动脉与受体下腔静脉进行血管吻合,吻合方法由端端吻合变为端侧吻合。1971 年 Heron 介绍了一种颈部异位心脏移植模型,这种模型通过无需血管缝合的套袖法简化操作步骤,缩短手术时间。

1985 年 Rao 和 Lisitza 报道了股部心脏移植模型(Rao,1985),这种技术的不断改进,对于同种异体移植研究仍然是一种有效的模型(Gordon,2007)。外科技术的持续进步使得异位心脏移植取得巨大的成功(Wang,2006;Akpinar,1998;Poston,1998;Demirsoy,2003;Hoerstrup,2000)。

与腹部移植模型相比,颈部或股部大鼠心脏移植模型的优势主要是简化了手术操作,缩短供体心脏的冷缺血时间,同时也减少失血,以及便于对供体心脏监测。然而,供受体吻合血管的不匹配是颈部心脏移植最大的障碍,小血管的脆性及易于扭转对于血管吻合操作也是巨大挑战。

大鼠颈部心脏移植血栓发生率较高。与颈部和股部异位心脏移植模型相比,腹部异位心脏移植模型有较高的成活率,对受体创伤小,因此更常用。但颈部和股部移植技术使得心脏再次移植或第二次 / 三次移植成为可能(Ma,2011)。

在本章节中,基于 Ono-Lindsey 技术,我们将介绍目前广泛接受和使用的大鼠腹部异位心脏移植技术。

解剖

大鼠心脏是具备参与血液循环的肌性器官。心肌接受经传导系统传达的窦房结产生的电脉冲而收缩搏动,将血液泵入全身血管,为身体各部位提供血液和氧气。

大鼠心脏的结构和血液循环与其他哺乳动物基本上是相同的。肺循环使血液流经肺脏,携带氧气后回流入心脏。

体循环系统是将心脏内的血泵入全身各个部位。静脉窦是一个较大的血管腔,收纳经下腔静脉(后腔静脉)回流的下半身非氧合血液,以及上腔静脉(左颈静脉及右颈静脉回流至静脉窦,两条心静脉)回流的血液。

静脉窦与右心房壁相联,但与右心房间有一个纤维脊分隔开。通常只有右心室隔侧乳头肌发育成为乳头状突起。左右心室朝向心尖等距离延伸。

从心室侧壁的头尾部伸出的众多突起,其中两个较大的肌性突起即为左心室的乳头肌。

心脏的神经节主要分布在主动脉和肺动脉主干、腔静脉的末端及心房壁上。由于肺循环和体循环系统血流压力不同,心室肌较心房肌肥厚,左心室肌较右心室肌强健。雄性大鼠心脏平均重量为 0.9~1.0g(体重 200~245g),雌性大鼠心脏平均重量为 0.67~0.8g(体重 170~280g)。心脏约占体重的 0.289%。

由于要在受体大鼠的肾动脉/静脉下方进行血管端侧吻合,熟悉大鼠腹部血管解剖分布非常重要,见图 9-1。

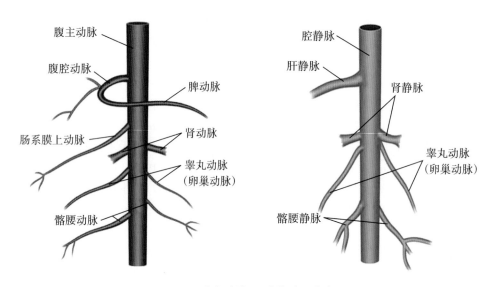

图 9-1　腹主动脉,下腔静脉及分支

腹主动脉的分支从上到下依次是腹腔动脉,支配胃(胃动脉)、肝(肝动脉)、脾脏和胰腺(脾动脉);肠系膜上动脉支配小肠;两条短肾动脉支配肾脏;生殖器动脉支配睾丸或卵巢;髂动脉支配后背肌肉;肠系膜下静脉支配肠系膜。下半身经由下腔静脉的分支汇合的血液由后腔静脉入右心房。静脉分支从上到下依次是肝静脉(引流肝脏)、肾静脉(引流肾脏)、生殖器静脉(引流生殖器)和髂腰静脉。

供体手术

V 形切口打开胸腔,充分显露供体整个前胸腔,显露腹主动脉和下腔静脉,但应避开内乳动脉。胸腺从心脏周围游离,移除心包膜。

暴露并结扎右侧的下腔静脉,灌注冷的含 500U 肝素的心脏停搏液 3ml 后剪断。右侧的上腔静脉结扎后剪断。结扎主动脉和肺动脉,在距相应血管起始处 2~3mm 切断。托起心脏,在取下心脏以前,环绕肺静脉置一根 4-0 结扎丝线。取出供体心脏后,必须使用心脏停搏液从主动脉灌注以清除冠状动脉内残留的血液直至肺动脉流出清澈的液体。供体心脏储存在 4℃的心脏停搏液中(图 9-2)。

受体手术

受体腹部手术常规准备后取正中线切口。用棉签拨开并解剖覆盖在肾血管下方下腔静脉和主动脉腹膜,使之充分暴露,肾脏以下的主动脉及腔静脉用儿科弯止血钳一并钳夹。

分别在下腔静脉和主动脉的前壁剪开 2~3mm 的纵向切口,用肝素化的生理盐水冲洗血管内可能存在的栓子。

移植操作步骤

供体心脏横向摆放于受体腹腔内。10-0 缝线将供体心脏主动脉端与受体的腹主动脉侧壁连续缝合,肺动脉与受体下腔静脉端侧吻合。吻合口后壁 10-0 血管线经血管腔内连续缝合,然后血管前壁从外面进行连续缝合(图 9-2)。

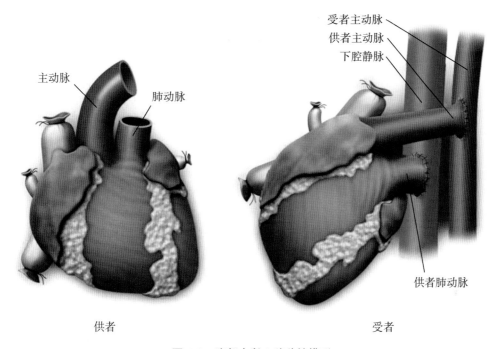

供者　　　　　　　　　　　受者

图 9-2　腹部大鼠心脏移植模型

血管吻合完毕后,松开弯止血钳。再灌注后用干止血海绵在动脉吻合口处轻轻按压 1~2 分钟。移植心脏一般会立即复跳,有时会有短暂房颤发生。心脏缺血时间通常不超过 30 分钟。

建立移植物本身冠状动脉灌注标志着异位移植心脏循环系统建立(图 9-3)。

移植心脏在腹腔右侧腹膜后,内脏归位后,用 4-0 线分两层缝合腹腔。移植前后不需要特别限制饮食,不需预防性应用抗生素。

术后监护

腹腔给予 2ml 温生理盐水补充体液丢失。大鼠覆盖温毯直至麻醉完全复苏,术后连续 3 天给予止疼药,术后 7~10 天腹部伤口拆线。

移植心脏的功能可以通过腹部触诊判断。依据 Gordon 评分(Gordon,2007),分为 1~4 等级(无心跳 −,心跳微弱 +,心跳有力 ++,心跳非常有力 +++)。这是一个判断移植排斥简单可

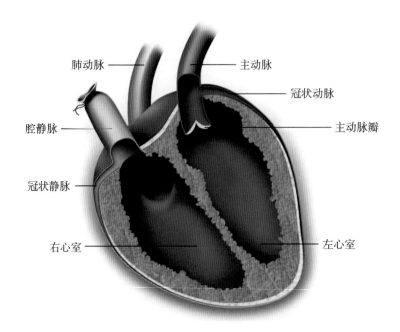

肺动脉 ———————— ———————— 主动脉

———————— 冠状动脉

腔静脉 ————————

———————— 主动脉瓣

冠状静脉 ————————

右心室 ————————　　　　　　　　———————— 左心室

图 9-3　异位移植心脏的循环

靠的方法。有功能的移植心脏至少维持 48 小时定义为本次移植成功。腹部触诊心跳强度减弱是移植排斥的一个最显而易见的信号(Corry,1973)。移植后 3 天内大鼠腹部移植物没有明显的搏动则表明移植技术失败,应进行尸检,主要原因多是由于血栓的形成。

同系心脏移植物与免疫耐受的移植物可能无限期地工作。然而移植术后 2~3 个月心脏收缩开始减弱,通过显微镜可以看到心肌萎缩和纤维化,这和排斥反应很容易区分。

除了通过腹部触诊主观判断移植物排斥反应以外,还有许多仪器可用来客观判断排斥的发生。最常用的两种方法是心电图和超声心动,但他们的准确性仍存在争议(Voiglio,1995;Gordon,2007)。心电图(EKG)是通过观察心脏电生理活动来判断移植心脏存活的一种精确灵敏的方法。由于能灵敏反映电生理活动并记录,与腹部触诊相比则更能记录移植物长期存活状态(Koizumi,1996)。

便携式心电图仪上配有 4 个电极,纤维导体末端焊接了 25 号的皮下注射针。大鼠用异氟醚浅麻醉后仰卧位固定,后将电极置于皮下。从移植术后开始,每日记录受体原心脏和移植心脏心电图直到摘除供体心脏。每次两个心脏都要记录 1、2、3、AvR、AvL、AvF 导联和心前区导联。

移植心脏心电图监测,上肢导联电极放置于髂窝区,下肢导联放置于常规位置,而探查电极放置于移植心脏处。初始损伤可持续至术后 24~48 小时,这可能与手术过程中的缺氧时间有关。术后第二天,同基因移植心脏可恢复正常心电图。

手术并发症和治疗

一个术者操作大鼠异位心脏移植的全部过程包括显微血管吻合过程和非显微镜操作过程。整个操作过程需要较高的手术技巧。微小的失误都可能造成严重的不可逆的后果,甚至动物死亡。常见的术中或术后并发症包括:麻醉过量、脱水和血管并发症。

麻醉过量

为了延长手术时间或因为麻醉觉醒,反复给予补充剂量麻醉剂是造成麻醉过量的主要原因,最终导致手术后恢复延迟或严重的不良反应,呼吸 / 心跳停止(Ma,2011)。不同于文献报道的 1% 戊巴比妥钠 30~40mg/kg,大鼠异位心脏移植麻醉用至 50mg/kg 则是一个安全、合适的剂量(Tao,2010)。氯胺酮(赛拉嗪)可产生很好的麻醉效果,特别是大鼠。如果想快速麻醉诱导和苏醒,异氟烷气体全身麻醉可以广泛使用。应该准确估算麻醉深度。

血管并发症

吻合口出血是主要的血管并发症,血管较脆或操作不熟练导致缝合不足或过度缝合,吻合不良从而发生出血。供体血管结扎线松脱可导致不断地出血或渗血,可以重新结扎修补,注意避开窦房结。另一种常见的血管并发症是动静脉吻合口血栓的形成,这也是移植失败的潜在原因。当移植心脏术后存活小于 72 小时则表示本次手术失败,主要原因多是血栓的形成。

脱水

手术过程中失血和腹腔蒸发作用可导致脱水。由于大鼠体液容量小,极少的体液丢失也可能造成严重的脱水。为避免手术过程中的液体丢失,可通过结扎小的出血点减少失血,温热无菌纱布对手术区覆盖保湿。如果需要,可以术后几天内皮下注射温生理盐水治疗。

总　　结

大鼠异位心脏移植已在移植免疫学领域应用了近半个世纪。随着手术技术的改进、显微外科技术的进步和新药的应用(麻醉和止血),移植模型已经得到很大的改进和完善。腹腔心脏移植模型的成功率已大于 90%,代替性的颈部和股部心脏移植模型用于再次移植或者多个心脏移植。本节中所讨论的异位心脏移植模型是一个非作功的左心室。移植物主动脉是冠状动脉的唯一供血动脉,血流量低可致血栓形成。左心室心肌的无负荷机械运动可以导致心肌蛋白合成减少,产生心肌萎缩(Klein,1990)。非作功心脏模型的这些问题可以通过某些研究中的双心室工作异位心脏移植模型解决。研究者已经研究出了一种新的左右心室工作的异位心脏移植模型(Klima,1997)。

参考文献

Abbott CP, Lindsey ES, Creech O Jr, Dewitt CW. A technique for heart transplantation in the rat. *Arch. Surg.* 1964; 89: 645−652.

Akpinar E, Bilgin AN. A simple technical modification for abdominal cardiac transplantation in rats. *Transplant. Proc.*1998, 30(3): 807−808.

Cabo J, Castejón R, Cordovilla G, Rosembloom M, Gamallo C, Laschinger J, Alvarez F. Design, efficiency and application of experimental methods in heart transplantation. *An. Esp. Pediatr.* 1989; 31 (Suppl 39): 64−70.

Chen H, Luo H, Daloze P, Xu D, Wu J. Rapamycin-induced long-term allograft survival depends on persistence of alloantigen. *J. Immunol.* 1994; 152(6): 3107–3118.

Corry RJ, Winn HJ, Russell PS. Primarily vascularized allografts of hearts in mice. The role of H-2D, H-2K, and non-H-2 antigens in rejection. *Transplantation.* 1973; 16(4): 343–350.

Demirsoy E, Arbatli H, Korkut AK, Yagan N, Sönmez B. A new technique for abdominal heart transplantation in rats. *J. Cardiovasc. Surg.* 2003; 44(6): 747–750.

Frohn C, Fricke L, Puchta JC, Kirchner H. The effect of HLA-C matching on acute renal transplant rejection. *Nephrol. Dial. Transpl.* 2001; 16 (2): 355–360.

Gordon CR, Lefebvre DR, Matthews MS, Strande LF, Marra SW, Guglielmi M, Skaf J, Hollenberg SM, Hewitt CW. Pulse doppler and M-mode to assess viability of cardiac allografts using heterotopic femoral heart transplantation in rats. *Microsurgery.* 2007; 27(4): 240–244.

Gordon CR, Matthews MS, Lefebvre DR, Strande LF, Marra SW, Guglielmi M, Hollenberg SM, Hewitt CW. A new modified technique for heterotopic femoral heart transplantation in rats. *J. Surg. Res.* 2007; 139(2): 157–163.

Hasegawa T, Visovatti SH, Hyman MC, Hayasaki T, Pinsky DJ. Heterotopic vascularized murine cardiac transplantation to study graft arteriopathy. *Nat. Protoc.* 2007; 2(3): 471–480.

Heron I. A technique for accessory cervical heart transplantation in rabbits and rats. *Acta. Pathol. Microbiol. Scand A.* 1971; 79(4): 366–372.

Hoerstrup SP, Stammberger U, Hillinger S., Zünd G, Frick R, Lachat M, Schmid R. Modified technique for heterotopic rat heart transplantation under cardioplegic arrest. *J. Invest. Surg.* 2000; 13(2): 73–77.

Klima U, Guerrero JL, Levine RA, Vlahakes GJ. A new, biventricular working heterotopic heart transplant model: anatomic and physiologic considerations. *Transplantation.* 1997; 64(2): 215–222.

Klein I, Hong C, Schreiber SS. Cardiacatrophy in the heterotopically transplanted rat heart: in vitroprotein synthesis. *J. Mol. Cell. Cardiol.* 1990; 22(4): 461–468.

Koizumi H, Konoeda Y, Kobayashi S, Koizumi H, Tamaki T, Tanioka Y. Comparison of methods to evaluate acute rejection in heterotopic heart transplantation in rats. *Exp. Anim.* 1996; 45(3): 217–225.

Larsen CP, Knechtle SJ, Adams A, Pearson T, Kirk AD. A new look at blockade of T-cell co-stimulation: A therapeutic strategy for long-term maintenance immunosuppression. *Am. J. Transplant.* 2006; 6: 876–883.

Lee S, Macedo AR, Curtis GP, Lee D, Orloff MJ. A simplified model for heterotopic rat heart transplantation. *Transplantation.* 1982; 33(4): 438–442.

Ma Y, Wang G. Comparison of 2 heterotopic heart transplant techniques in rats: cervical and abdominal heart. *Exp. Clin.* Transplant. 2011; 9(2): 128–133.

Ono K, Lindsey ES. Improved technique of heart transplantation in rats. *J. Thorac. Cardiovasc. Surg.* 1969; 57(2): 225–229.

Poston RS, Ennen M, Pollard J, Hoyt EG, Billingham ME, Robbins RC. Ex vivo gene therapy prevents chronic graft vascular disease in cardiac allografts. *J. Thorac. Cadiovasc. Surg.* 1998; 116(3): 386–396.

Rao VK, Lisitza M. Accessory heart transplantation to groin in the rat. A new model for retransplantation experiments. *Transplantation.* 1985; 40(5): 567–569.

Simmons JG. *Doctors and discoveries: lives that created today's medicine.* Boston: Houghton Mifflin Harcourt. 2002, 199–204.

Tao Ming, Yuan Guo Hong, Zhang ZhiPeng, Zhang Li, Xiu Dian Rong. Improvement of model establishment of abdominal heterotopic heart transplantation in rats. *Lab. Anim. Sci.* 2010; 27(6): 16−19.

Voiglio E, Desseigne P, Tourniaire F, Margonari J, De Lorgeril M, Tabib A. Echocardiography is not a good way of monitoring cardiac grafts after abdominal heterotopic transplantation in the rat. *Transplant. Proc.* 1995; 27(2): 1690.

Wang K, Zhang N, Li H. Improved technique of mouse heterotopic heart graft retransplantation. *Microsurgery.* 2006; 26(3): 200−202.

第 10 章

大鼠肾移植

Paulo N. Martins*

Department of Surgery, Transplant Division, Massachusetts General Hospital, Harvard
Medical School, Boston MA, US

涂金鹏 译

摘　　要

　　动物移植模型对建立移植免疫的基本理论起到了至关重要的作用。由于大鼠体型小、低成本、有多种近交系及 MHC 抗原明确等原因，大鼠肾移植模型成为了肾移植最常用的动物模型。Miller 在 1962 年首次建立大鼠肾移植模型，此后技术经多次改良。本章回顾并阐述大鼠肾移植的供受体手术，及其难点、并发症，并尝试建立手术指南。

关键词:肾移植,显微外科,移植免疫学,大鼠,啮齿类动物,技术

引　　言

　　实验动物模型成功建立后,移植免疫学得以迅速发展。实验动物模型是揭示免疫耐受和细胞介导的排斥反应遗传基础的关键。最初,研究免疫反应常采用皮肤移植模型,但随后大鼠肾移植实验表明,富含血供的移植器官其免疫应答与皮肤移植不同。此后,啮齿类动物肾移植成为最常用来研究移植排斥反应机制的模型之一。随着显微外科技术的应用,大鼠、小鼠移植开辟了关于移植免疫学及移植生理学的新研究途径,如新型免疫抑制剂的筛选(Brent,1997)。此实验模型的优点包括:成本低,简单,新技术的适用性(转基因和基因敲除株、单克隆抗体、基因定位、细胞因子等),上述优点使大鼠肾移植模型更适用于免疫学研究。大鼠肾移植模型相对于小鼠模型的优势在于学习曲线短,此外,其血管较粗,更容易完成,并且预后较好(Martins,2006)。

---

* Paulo N. Martins, MD, PhD. Massachusetts General Hospital, Dept. of Surgery, Division of Transplantation, Harvard Medical School, 55 Fruit Street, Boston-MA 02114, USA. E-mail: Martins.Paulo@mgh.harvard.edu.

解　剖

　　大鼠右肾比左肾靠近头侧。肾动脉通常走行于肾静脉后方,有时也可走行于肾静脉上方或下方。肾动脉在进入肾门前发出肾上腺动脉。与人类相同,大鼠右肾静脉较短,较长的左肾静脉于腹主动脉前方跨过。左侧生殖静脉与肾上腺静脉汇入左肾静脉,右侧生殖静脉与肾上腺静脉直接汇入腔静脉。右肾静脉,有时存在膈静脉汇入(Sayegh,1994)(图 10-1)。

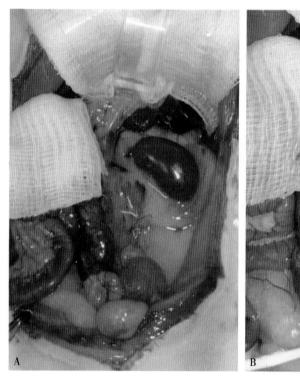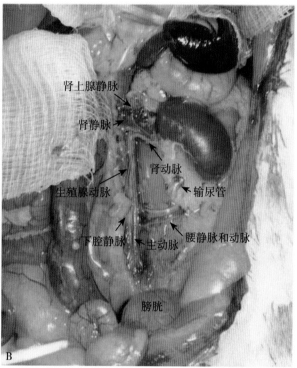

图 10-1　左肾解剖(解剖肾动、静脉后)。左肾动脉在汇入肾门前发出肾上腺动脉。与人类相同,右肾静脉较短,左肾静脉于主动脉前方穿过。左侧生殖静脉与肾上腺静脉汇入左肾静脉,右侧生殖静脉与肾上腺静脉直接汇入腔静脉。右肾静脉,有时存在膈静脉汇入

动　物

　　我们通常选择雄性大鼠,以避免排卵期激素改变的影响,此外如果需要静脉输液时雄性大鼠可通过快速找到并通过阴茎背静脉补液。细胞和细胞因子水平可随动物年龄变化,因此动物年龄对于免疫学研究也同样重要(Martins,2005;Martins,2009)。大鼠年龄增长会伴有肾周脂肪堆积,从而增加解剖难度,因此我们通常选择 3 月龄幼鼠。为结果准确并存在统计学意义,动物年龄应一致,且手术操作由同一研究者完成。

MHC

大鼠的主要组织相容性抗原（MHC）被称为 RT1 复合体（1994,Sayegh）。这些基因存在于 14 号染色体,其中至少 6 个 MHC Ⅰ类抗原（RT1.A、Pa、F、E、G 和 C）,3 个 MHC Ⅱ类抗原（RT1.B、RT1.D 和 RT1H）。不同于小鼠,大鼠的 MHC Ⅱ类抗原表达于血管内皮细胞,这一点与人类一样,因此,大鼠更适合用于移植领域研究。目前有几种大鼠移植模型（Bedi,2010）,主要包括:

超急性排斥反应模型:豚鼠移植到大鼠（数分钟至数小时出现排斥）（Zhang,2000）。

急性排斥反应模型:DA 大鼠移植到 Lewis 大鼠（5~8 天出现急性排斥反应）（图 10-2）。

慢性排斥反应模型:F-344 大鼠作为供体,Lewis 大鼠作为受体（术后 10 天应用环孢素 1.5mg/kg）,术后 24 周出现慢性排斥反应（Diamond,1992）。DA 大鼠作为供体,BN 大鼠作为受体（术后每日给予甲泼尼松 2mg/kg、硫唑嘌呤 2mg/kg、环孢霉素 5mg/kg）术后 40~60 天出现慢性排斥反应（Soots,1998）。

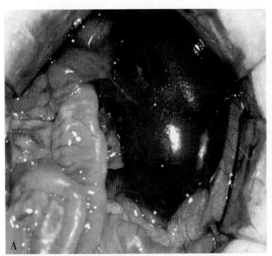
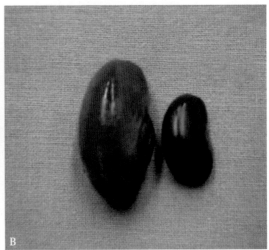
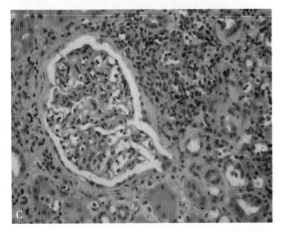

图 10-2　术后 7 天急性排斥反应。显示移植肾与对侧肾脏相比明显肿胀

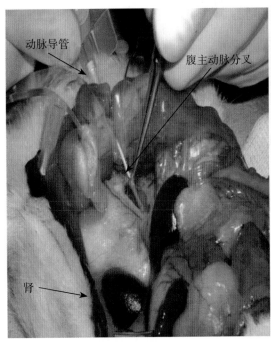
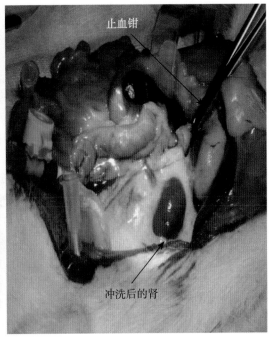

图 10-3　供体手术。腹主动脉用冷保存液灌注,动脉插管至腹主动脉分叉,动脉夹夹闭腹主动脉,切开腔静脉减压

麻　　醉

我们采使用 1.2% 的异氟烷,一氧化氮 2.0L/min,氧气 2.0L/min 混合吸入麻醉。虽然价格偏高,但它存在以下优势:快速,安全,易于控制麻醉深度,且恢复迅速。此外也可采用乙醚、水合氯醛、噻拉嗪及戊巴比妥等(Waynforth,1998)。

手 术 技 术

1962 年 Miller 首次报道了大鼠肾移植手术,此后该手术技术多次进行改进(Lee,1967;Feldmann,1967;Daniller,1968;Fabre,1971;Choi,1981;Oesterwitz,1982;Carmignani,1983;Savas,1985;Asfar,1988;Engekbrecht,1992;Lopez-Neblina,1994;Marni,1996;Darr,1998;Gu,2002;Schumacher,2003;Pietsch,2004;Martins,2006;Martins,2006)。目前,从本质上存在两种肾移植方案:原位移植、异位移植。手术方法的选择主要取决于研究者的偏好,双肾整体移植、再次移植或供肾动脉多支动脉的供体常常采用异位移植(端 - 侧吻合方法)。血管吻合技术包括:直接吻合法和袖套技术(Lopez-Neblina,1994),这两种技术各有优缺点,目前一般采用直接吻合法(Martins,2007)。

大鼠肾脏十分脆弱,手术操作需格外小心。由于血管偏细,极易形成血栓,这种并发症与手术操作不当引起的血管壁炎症反应相关。手术操作越小心谨慎,手术结果越好(Acland,1980;Darr,1998;Zhang,1998;Zhang,1982)。手术者必需掌握显微外科技术使结果具备标准化。实验开始前,建议训练期间血管显微吻合成功率高于80%,且动静脉吻合所需时间小于30分钟后再开始动物移植实验(Florack,1986)。

供 体 手 术

麻醉诱导成功后大鼠腹部剃毛,取仰卧位,固定于操作板,尾部朝向术者。取腹正中切口自剑突下至耻骨(加或不加横切口),小拉钩拉起肝脏及肠管,暴露肾脏。肠管也可用生理盐水湿纱布包裹,置于对侧腹腔外。

两侧肾脏均可使用,但如果只需要单个肾脏,优先选择左肾,因为左肾静脉更长。如果发现肾动脉存在双支动脉分别起自腹主动脉的情况,应选择弃用或采用腹主动脉片(含双支肾动脉开口)行端侧吻合。两支肾动脉单独吻合可增加热缺血时间,干扰实验结果。

肾脏的切取和灌注可单个进行,也可以整块切取。我们更倾向于通过腹主动脉整块灌注,这样可避免在解剖肾蒂时造成细小的肾动脉痉挛和由此引发的肾灌注不充分。首先确定腹主动脉位置,小心解剖下段腹主动脉及膈肌下方腹主动脉。器官灌注前于阴茎背静脉输入0.5ml生理盐水稀释的200U肝素,然后用20号的塑料导管于主动脉分叉稍上方插入腹主动脉,于膈肌正下方用动脉夹闭主动脉,切开腔静脉减压。

以上步骤完成后开始灌注,同时用冷水滴注腹腔。我们使用20ml冷生理盐水通过注射器以最小压力注射灌注肾脏。如果肾脏需要存储几个小时才进行移植,则另外灌注10ml UW液。

水分离技术游离肾血管或钝性分离肾门,避免直接触碰肾血管(Daqiang,2010)(图10-4)。生殖血管及肾上腺血管7.0丝线结扎切断,如采用血管端端吻合,则应贴近腹主动脉或下腔静脉处切断肾动静脉,如果采用血管端侧吻合,需保留椭圆型腹主动脉及腔静脉片,或肾血管修整成匙形(沿着长轴打开3mm)。需注意输尿管尽可能短(肾下极的水平切断),并且不要剥离周围脂肪,以避免损害输尿管远端血供,导致输尿管坏死及尿漏(图10-5)。

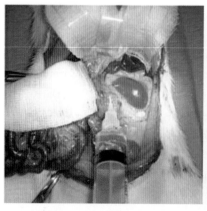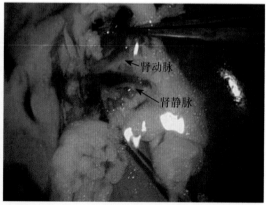

肾动脉

肾静脉

图10-4 供肾解剖采用水分离技术。它包括钝性分离(水分离术)和锐性离断

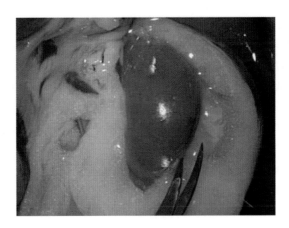

图 10-4(续)

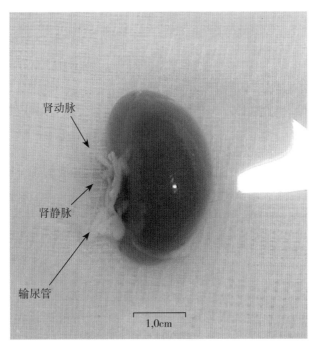

图 10-5　修整好准备移植的肾脏。异位肾移植术,采用端
端吻合。需注意输尿管尽可能短,避免损伤远端血运

受 体 手 术

　　麻醉诱导成功后,大鼠取仰卧位固定于操作板上,操作板加温。为确保手术期间血容量,
操作前用细针(27G)通过阴茎背静脉注入 2ml 生理盐水,手术中腹腔干燥时注意随时盐水
润湿。正中线切口,自剑突延至耻骨,小拉勾牵拉,保证肝脏、肠管远离肾脏,充分暴露腹腔。
钝性分离肾门部使血管骨骼化,注意不要剥离动脉外膜。操作者采用一种非接触技术,用水分离术结合锐性分离方法游离血管,以减少动脉痉挛及内膜损伤(Martins,2006)。解剖过程应非常轻柔仔细,动脉痉挛是显微外科的常见问题,可导致器官灌注受损,并且容易导致吻合口血栓(Schanzer,1974)。

我们首先缝合动脉,其次是静脉,然后是输尿管。针脚的间距和缝线的张力至关重要,热缺血时间应低于30分钟,以避免不可逆的缺血性损伤。在缺血时间少于30分钟,移植肾功能可快速恢复,如果热缺血时间超过30分钟,移植肾功能可能需要数天才能恢复,而热缺血时间超过1.5小时,肾功能可能无法恢复。此外,大鼠肾脏非常脆弱,冷保存时间不能超过48小时(Florack,1986)。

一般情况下,静脉输入生理盐水量与出血量成正比(一个全湿棉签相当于0.1ml血量),可以应用约5ml生理盐水滴注腹腔,保持血容量正常甚至容量过剩,这是因为较高的初始滤过率对移植肾功能非常重要。用棉签轻压血管吻合口1分钟则可以止血。此外,我们也可使用一些止血产品包绕吻合口(Gel foam™、Tabotamp™)以减少出血。评估血管吻合口是否通畅,我们应该做如下检查:

1. 肾脏颜色
2. 吻合口远端的肾动脉搏动
3. 尿量
4. 排空 - 再充盈试验

开放血流后肾脏应呈鲜红色。动脉狭窄或血栓形成时肾脏为苍白色。如肾静脉狭窄或血栓形成,肾脏为暗红色或紫色。肾静脉段近端血栓形成,肾脏为黑色且肿大,有血尿(因为肾静脉压力升高)。如我们仍不能判定是否通畅,应进行"排空 - 再充盈试验",夹闭血管吻合口近端,血管内血液沿血管流向远端,如果吻合口通畅则开放后吻合口远端迅速充盈。有经验的显微外科术者血管吻合通畅率超过90%。动脉吻合口完全内皮覆盖需要8~11天,静脉吻合口则需要4~8周(Zhong,1982)。如动脉或静脉血栓形成,不建议取出血栓,因为肾动脉再次夹闭会增加热缺血时间,干扰实验结果。

输尿管重建技术

输尿管重建技术包括:放置或不放置支架管(塑料导管)的输尿管 - 输尿管吻合,输尿管 - 膀胱吻合,膀胱 - 膀胱吻合(Lopez-Neblina,1994;D'Silva,1990;Oesterwitz,1982;Gu,2002;Pietsch,2004;Martins,2006)。我们倾向于选择不放置支架管的输尿管 - 输尿管吻合,因为支架管可诱发结石,可能发生支架管移位或引起梗阻。膀胱 - 膀胱吻合增加了供体膀胱黏膜缺血坏死和神经性膀胱功能障碍的风险。输尿管的血液供应不全是来源于肾动脉,输尿管长度增加也增加了缺血坏死的风险(Khauli,1983)。因此采用尽可能短的供体输尿管进行端 - 端吻合更安全,并尽可能保留输尿管周围脂肪及血管丛。其他吻合方式类似于Lych-Gregoir改良输尿管膀胱吻合术(Martins,2006)。一般情况下,选择10-0缝线进行输尿管端 - 端间断缝合(图10-6)。两边固定后,前后各加1~2针(仅4针可避免尿漏,小漏口会在输尿管上皮化时自动闭合)。吻合时必须小心,避免存在张力,存在张力可导致缺血并产生坏死及尿漏。

采用可吸收线(Monocril™ 4.0)连续缝合关闭腹腔、皮肤,这样可以免去拆除缝线。

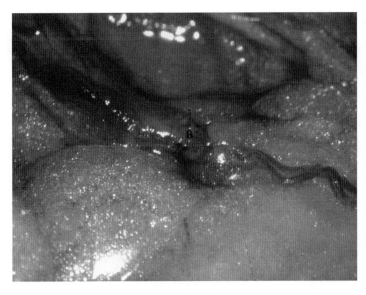

图 10-6　输尿管吻合

原位移植（血管端 - 端吻合）

分离结扎切断生殖血管及肾上腺血管，将肾脏从周围脂脂囊游离。钝性分离肾脏血管，血管骨骼化。如果存在 2 支肾动脉分别起自腹主动脉，应结扎并切断 1 支。在靠近腹主动脉和下腔静脉处血管夹夹闭，于血管中部至 2/3 处之间用切断肾动静脉（大约距离血管夹阻断处 3mm），用生理盐水冲洗断端管腔，以清除血块，可以用镊子尖端小心地扩张动脉。在肾下极处离断输尿管，弃去肾脏，留下空间移植供肾（Oesterwitz，1982；Gahankari，1995）（图 10-7）。

供体肾动脉与受体肾动脉行端 - 端间断吻合可减少动脉狭窄风险。首先在肾动脉上、下方两点各固定一针（10-0 Prolene™ 线带 3mm 缝针），尾线留长（图 10-7 F~H）作固定线。用显微镊子夹住固定线线头以帮助下一针进针定位，进针角度与血管壁成 90°，血管全层缝合（注意不要缝到后壁）。拔针时注意顺着针弯曲拔，以避免动脉边缘撕裂。在固定线间缝合 2~3 针，并确保每针边距相同。为尽快完成吻合，每针只打 2 结。动脉背侧缝合完毕后，反转 2 针固定线，使动脉背侧翻转至前面，以利于吻合（（图 10-7H），根据血管粗细同样缝合 2~3 针。如果供受体血管直径不一致，我们可以：①扩张偏细的动脉；②较粗血管侧的针距大一些；③偏细的血管剪成斜面；④行叠进缝合。

肾静脉切断后管壁极薄且容易损坏（图 10-7C~E），缝合时应用盐水冲洗以提供良好的视野，分清前后壁。在应用 10-0 Prolene 线缝合静脉前，应确保静脉没有扭转。首先完成两角固定，然后沿静脉周径缝合。我们可以先缝合后壁，也可像缝合动脉一样，先缝合前壁再翻转缝合后壁（图 10-7I，M）。根据静脉粗细前后壁各缝 4~7 针，尽量避免缝到对侧。小心避免过分牵拽缝线，打结时轻柔的展伸静脉防止狭窄。缝完最后一针打结前，用生理盐水冲洗静脉管腔，去除血块。

完成动静脉缝合后，应立即松开血管阻断夹。最先松开肾静脉血管夹，血液倒流回至

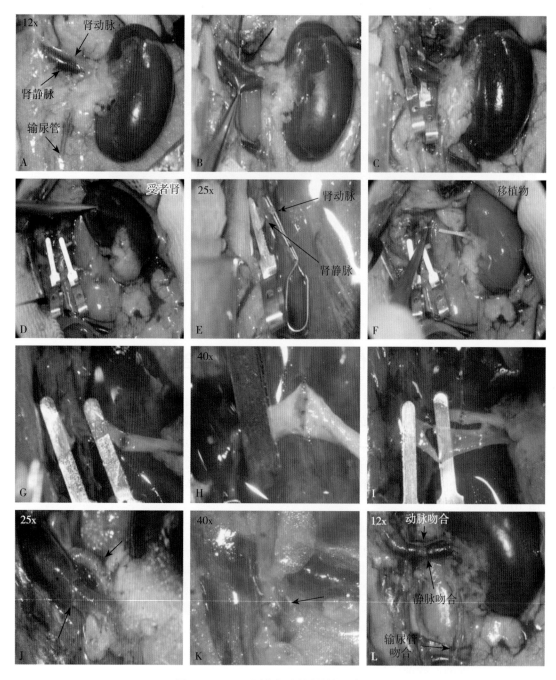

图 10-7　A~L. 原位肾移植(端端缝合)

肾脏,可能会有小量出血,但很快停止。如仍有持续出血,再次阻断肾静脉,同时吻合口补针缝合。此后松开肾动脉血管夹,如果吻合成功,开放动脉夹后肾脏变为鲜红色。否则可能是如下原因:动物血压过低,可通过阴茎背静脉输入盐水;动脉痉挛,可向肾门处滴注罂粟碱;吻合口狭窄或血栓形成,手术失败。不建议再次吻合,因为再次阻断会增加热缺血时间。

异位移植（血管端侧吻合）

供体血管需保留腹主动脉片。或者肾脏切取时连同一段腹主动脉一起切取，这样可使吻合变得简单易行。受体准备同原位移植，但需要仔细解剖肾脏下方的腹主动脉及下腔静脉，结扎腰静脉、动脉等分支，在血管分叉处上方用小无损伤钳（Satinsky 钳）阻断（Marni，1996），或用两把小动脉夹阻断。腹主动脉及下腔静脉分别用细针剖开一个和血管走行一致的纵口，或用弯剪刀剪一个椭圆形口，通过开口用生理盐水冲洗除去血液。采用椭圆形口可降低血栓发生率。血管开口需要与供体肾血管片大小相吻合。两根 8-0Prolene™ 线于血管口 180° 两对角端固定牵引，可以先连续缝合后壁，也可先缝合前壁，然后把肾脏轻翻至对侧，再缝合后壁（图 10-8）。缝合完毕后，首先开放远端血管夹，之后开放近端血管夹。这种方法手术时间短，热缺血时间短，且吻合口稍大可以减少吻合口狭窄、血栓形成的风险，但加大了出血风险（Korber，1988）。

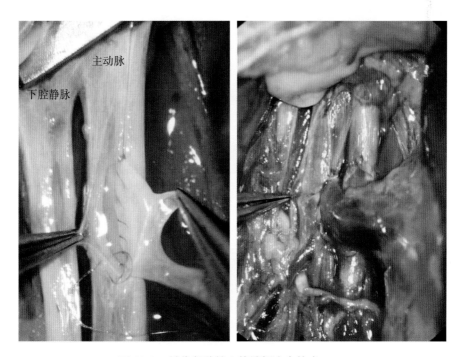

图 10-8　异位肾移植血管端侧吻合技术

术后管理和随访

术后一般不需用抗生素，应用大剂量免疫抑制剂的情况下可单次给予肌肉注射苄青霉素 5000U/200g。术后动物置于烤灯下约一小时，并单笼饲养 24 小时。术后 10 天切除对侧肾。如移植肾未经冷冻保存且热缺血时间不长，也可以在进行移植手术时同时切除对侧肾脏。肾脏切除后，肾血管及输尿管用 7.0 丝线双重结扎。

术后通过定期检测血清肌酐、尿素氮及 24 小时尿蛋白评价肾功能。通常动物死亡可视为肾功能衰竭,但仍需尸检。

并 发 症

早期:

1. 机械性:血管痉挛、动脉血栓形成(图 10-9),静脉血栓形成(图 10-10),血块导致的输尿管梗阻,尿漏。

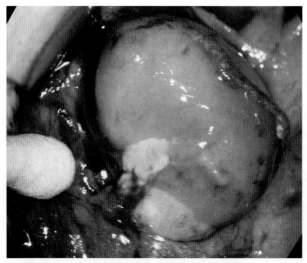

图 10-9　肾动脉血栓形成,肾移植术后 5 天肾动脉血栓形成,肾脏苍白并有坏死迹象

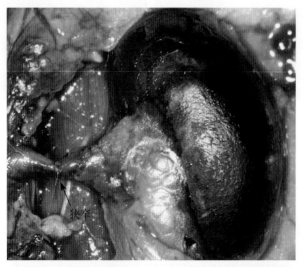

图 10-10　开放后肾静脉血栓形成。肾脏充血肿胀呈黑色,血性尿液

2. 非机械性:低体温,低血容量性休克,急性肾小管坏死,感染。

晚期:输尿管狭窄及肾盂积水(图 10-11),慢性肾盂肾炎。目前,最常见的并发症是出血导致休克及动脉血栓形成。

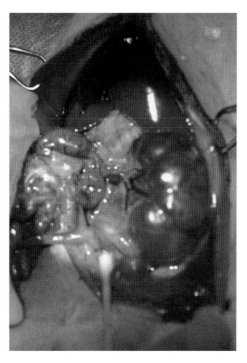

图 10-11　肾盂积水。术后 2 个月移植肾出现输尿管狭窄

评　　估

每台手术都应完成手术记录,其中详细记录内容应包括:预处理、灌注质量、体重、免疫治疗方案、冷缺血时间、热缺血时间、吻合质量(血管痉挛、狭窄、血管扭曲、张力过高及出血)以及开放后肾脏情况。最近,有文献提出再灌注损害指数(Lopez-Neblina,2007)。这个指数有助于群体间统计比较,但仍然需要进一步验证。移植物病理依据 Banff 评分(Solez,1993,Isoniemi,1994)评估。

再灌注损害指数(RDI):

1. 颜色:开放后 10 分钟内移植肾颜色

- 4+ = 完全为粉红色
- 3+ = 有少量斑驳区域
- 2+ = 区域灌注或暗红色
- 1+ = 紫色
- 0 = 无灌注或苍白

2. 再灌注时间:从完成血管吻合后移除血管夹至肾脏完全灌注的时间

- 4+ = 5 秒以内
- 3+ = 15 秒以内
- 2+ = 30 秒以内
- 1+ = 1 分钟以内
- 0 = 未灌注

3. 排尿时间:从完成血管吻合后移除血管夹至看到肾脏排尿的时间

- 4+ = 1 分钟以内排尿
- 3+ = 3 分钟以内排尿
- 2+ = 5 分钟以内排尿
- 1+ = 10 分钟以内排尿
- 0 = 未排尿

4. 肉眼发现:观察肾脏再灌注 10 分钟后肾脏变化

- 3+ = 肾门周围脂肪无水肿、泛红
- 2+ = 部分肾门周围脂肪水肿或可伴有泛红
- 1+ = 肾门周围脂肪广泛水肿或可伴有脂肪出血
- 0 = 广泛坏死性改变

再灌注损害指数评分	临床意义
13~15	极好
10~12	良好
7~9	一般
6 或以下	差

结　论

目前,啮齿类动物肾移植已成为研究移植排斥反应机制的基本模型。掌握显微外科技术是开展这种模型精细血管吻合必不可少的条件。肾移植手术技术有多种术式。由于实验的复杂性并且通常跨学科合作,建立一个移植免疫学项目需要遵循一系列的指导方针。

参考文献

Acland RD. *Microsurgery practice manual.* 1st ed. Missouri: Mosby Company. 1980.

Asfar SK, Catto GR, Engeset J. The rat renal transplant model. Details of microsurgical technique and complications. *J. R. Coll. Surg. Edinb*. 1988; 33:314–317.

Bedi DS, Riella LV, Tullius SG, Chandraker A. Animal models of chronic allograft injury: contributions and limitations to understanding the mechanism of long-term graft dysfunction. *Transplantation*. 2010; 90:935–944.

Brent L. A history of transplantation immunology. (Brent L, Ed) 1st ed.: *Academic press Inc.,* 1997; San Diego.

Carmignani G, Farina FP, De Stefani S, Maffezzini M. A new technique for end-to-end ureterostomy in the rat, using an indwelling reabsorbable stent. *Microsurgery*. 1983; 4:229–232.

Choi HK, Stowe N, Novick AC. Comparison of end-to-end and telescoped arterial anastomoses in renal transplantation in rats. *J. Microsurg. 1981;* 3:85–88.

Daniller A, Bucholl R, Chase AR. Renal transplantation in rats with the use of microsurgical techniques: a new method. *Surgery.1968;* 63:956–961.

Daqiang Z, Jun L, Jiang Q, Changxi W, Lizhong C. Rapid harvesting both kidneys from one donor rat for transplantation with a technique of sharp dissection after irrigation. *Microsurgery*. 2010; 30:569–573.

Darr UM, Tellides G. Techniques of skin, renal, and vascular transplantation in the rat. *In* "Organ transplantation in rats and mice" (W. Timmermann, H.J. Gassel, K. Ulrich, R. Zhong, A. Thiede, Ed.). *Springer, Heidelberg* , 1st ed. 1998; p. 73–82.

Diamond JR, Tilney NL, Frye J, Ding G, Mcelroy J, Pesek-Diamond I, Yan H. Progressive albuminuria and glomerulosclerosis in a rat model of chronic renal allograft rejection. *Transplantation*. 1992; 54: 710–716.

D'Silva M, Gittes RF, Wolf P, Pirenne J, Munger K, Pascual J, Lee S. Rat kidney transplantation update with special reference to vesical calculi. *Microsurgery*. 1990;11:169–176.

Engelbrecht G, Kahn D, Duminy F, Hickman R. New rapid technique for renal transplantation in the rat. *Microsurgery*. 1992; 13:340–344.

Fabre J, Lim SH, Morris PJ. Renal transplantation in the rat: details of a technique. *Aust. NZ. J. Surg.1971;* 41:69–75.

Feldmann JD, Sun L. Renal homotransplantations in rats. *J. Exp. Med. 1967;* 126:783–793.

Gahankari DR, Lalwani NR, Phatak AM. Classification and comparison of five techniques of end-to-end microarterial anastomoses in rats: a new proposed technique. *Microsurgery*. 1995; 16:793–802.

Florack G, Southerland DE, Ascherl R, Heil J, Erhardt W, Najarian JS. Definition of normothermic ischemia limits for kidney and pancreas grafts. *Journal of Surgical Research*. 1986; 40: 550–563.

Gu YL, Dahmen U, Dirsch O, Broelsch CE. Improved renal transplantation in the rat with a nonsplinted ureteroureterostomy. *Microsurgery. 2002;* 22: 204–210.

Isoniemi H, Taskinen E, Häyry P. Histological chronic allograft damage index accurately predicts chronic renal allograft rejection. *Transplantation. 1994*; 58: 1195–1198.

Khauli RB, Novick AC, Choi HK, Stowe NT, Straffon RA. Preservation of the ureteral blood supply in rat renal transplantation. *Microsurgery. 1983*; 4:225–228.

Korber KE, Kraemer BA. Heterotopic renal transplantation in the rat: an advanced microsurgical training exercise. *Microsurgery*. 1988; 9:286–291.

Lee S. An improved technique of renal transplantation in the rat. *Surgery. 1967;* 61:771–773.

Lopez-Neblina F, Toledo-Pereyra LH, Suzuki S. Ultra-rapid orthotopic technique for renal transplantation in the rat. *Microsurgery*. 1994; 15:274–278.

Miller BF, Gonzalez E, Wilchins LJ, Nathan P. Kidney transplantation in the rat. *Nature*. 1962; 194: 309–310.

Marni A, Ferrero ME, Forti D. (1996). End-to-side anastomosis in heterotopic rat organ transplantation. *Microsurgery*. 1996; 17:21–24.

Martins PN. Learning curve, surgical results and operative complications for kidney transplantation in mice. *Microsurgery*. 2006; 26:590–593.

Martins PN, Pratschke J, Pascher A, Fritsche L, Frei U, Neuhaus P, Tullius SG. Age and immune response in organ transplantation. *Transplantation*. 2005; 79:127–132.

Martins PN. Impact of donor and recipient age on allograft tolerance. *Exp. Clin. Transplant*. 2009; 7: 67–77.

Martins PN. Kidney transplantation in the rat: a modified technique using hydrodissection.

Microsurgery. 2006; 26: 543–546.

Martins PN. Technique of kidney transplantation in mice with anti-reflux urinary reconstruction. *Int. Braz. J. Urol*. 2006; 32:713–718.

Martins PN, Theruvath TP. Detachable cuffs for sutureless microvascular anastomosis. *Microsurgery*. 2007; 27: 678–679.

Oesterwitz H, Althaus P. Orthotopic kidney transplantation in the rat with non-splinted end-to-end ureteric anastomosis: details of a technique. *Urol. Res*. 1982;10:149–152.

Pietsch A, Nett PC, Sollinger HW, Hullett DA. Modified technique of ureteroureterostomy in rat kidney transplantation. *Microsurgery. 2004;* 24:345–349.

Savas CP, Nolan MS, Lindsey NJ, Boyle PF, Slater DN, Fox M. Renal transplantation in the rat–a new simple, non-suturing technique. *Urol. Res*.1985; 13:91–93.

Sayegh MH, Milford EL. Renal transplantation in the rat. *In "Handbook of animal models in transplantation research" (Cramer D, Podesta L, Makowka L, Ed) CRC Inc, Boca Raton.*1994; 3–10.

Schanzer H, Bramis J, Ramchandar K, Taub R. Effect of operative ischemia time on survival of rat renal allografts. *Transplantation*. 1974; 18: 417–420.

Schumacher M, Van Vliet BN, Ferrari P. Kidney transplantation in rats: an appraisal of surgical techniques and outcome. *Microsurgery*. 2003; 23:387

Seaber AV. Experimental Vasospasm. *Microsurgery*. 1997; 8: 234–241.

Solez K, Axelsen R, Benediktssonm H, Burdikm JF, Yamaguchim Y. International standardization of criteria for the histologic diagnosis of renal allograft rejection: The Banff working classification of kidney transplant pathology. *Kidney International*. 1993; 44: 411–422.

Soots A, Lautenschlager I, Krogerus L, Saarinen O, Ahonen J. An experimental model of chronic renal allograft rejection in the rat using triple drug immunosuppression. *Transplantation*.1998; 65: 42–46.

Waynforth HB, Flecknell PA. Anaesthesia and postoperative care. In Experimental and surgical technique in the rat. *2nd edition. London: Academic Press*. 1992; 100–152.

Zhang Z, Bedard E, Luo Y, Wang H, Deng S, Kelvin D, Zhong R. Animal models in xenotransplantation. *Expert. Opin. Investigating Drugs. 2000;* 9: 2051–2068.

Zhang Z and Zhong R. Microsurgical techniques for kidney transplantation in mice. *In "Organ transplantation in rats and mice" (W. Timmermann, H.J. Gassel, K. Ulrich, R. Zhong, A. Thiede, Ed.). Springer, heidelberg 1st ed.* 1998; 73–82.

Zhong WC, Dong YY, D SC. Microsurgery Suturing Technique. *In Microsurgery. Springer inc. berlin-heildeberg 1st ed.* 1982; 68–92.

第 11 章

大鼠肺移植

Tomohiro Kawamura[1,2,3,], Yugo Tanaka[1, 2],*
Norihisa Shigemura[2], Yoshiya Toyoda[2]
and Atsunori Nakao[1]

[1]Thomas E. Starzl Transplantation Institute, University of Pittsburgh,
[2]Cardiothoracic Transplantation Section, Department of Cardiothoracic Surgery,
University of Pittsburgh Medical Center; Pennsylvania, US
[3]Department of General Thoracic Surgery, Osaka University Graduate School of
Medicine, Osaka, Japan

王旭晖 译

摘　要

本章描述了一种大鼠袖套法单肺原位移植(lung transplantion,LTx)模型,这种模型比吻合法的优势在于缩短手术时间、防止血管吻合口出血及缩短练习时间。大鼠肺移植模型已被证实对研究临床肺移植的病理生理改变、评估炎症或排斥造成的移植肺损伤是有效的。

关键词:原位大鼠肺移植,非缝线吻合,袖套法,缺血/再灌注损伤,移植物排斥

引　言

第一例成功的肺移植是 20 世纪 80 年代完成的(多伦多 1986 年),用于治疗一例特发性肺纤维化的病人。肺移植目前用于保守治疗或其他外科治疗措施无效的终末期肺疾病患者(Dilling,2011)。与其他实体器官移植如肝、肾移植相比,肺移植较高的原发性移植肺丧失功能(primary graft dysfunction,PGD)发生率和闭塞性细支气管炎综合征(bronchiolitis obliterance syndrome,BOS)的发生率使肺移植的效果严重受限(Christie,2010)。为了改善肺

* Correspondence to: Tomohiro Kawamura. Department of General Thoracic Surgery, Osaka University Graduate School of Medicine, Address: 2-2 (L5) Yamadaoka, Suita-city, Osaka 565-0871 Japan. Telephone: 81-6-6879-3152, fax: 81-6-6879-3164, E-mail: tkawamu@ thoracic.med.osaka-u.ac.jp.

移植的短期、长期预后,人们需要进行不断的基础和临床研究,因而可靠的肺移植动物模型是非常重要的。大鼠肺移植模型是最好的动物模型之一,因为近交系大鼠容易获得,并在研究肺移植生物学变化中十分有效。另外,与大动物模型相比,它还有其他的优势,如费用、动物伦理以及同样适于进行深入的机制研究等。

1971年,阿伯丁大学(University of Aberdeen,英国)的 Asimacopoulos 小组首先报告了大鼠的原位肺移植技术(Asimacopoulos,1971)。他们用连续缝合的方法吻合了支气管、肺动脉(pulmonary artery,PA)和肺静脉(pulmonary vein,PV),在肺移植4个月后用放射线确证了支气管的通畅。这个模型使研究大鼠肺移植后组织学自然变化成为可能。但是,建立这个模型对于未受过小动物显微外科专门训练的人来说是个挑战。血管/支气管吻合技术上的困难阻碍了它成为研究肺移植的标准模型。十多年后的1989年,大阪的 Mizuta 小组首次应用袖套管技术,这是一种不需缝合而通过套管接合血管的新技术(Mizuta,1989);稍后的1991年他们把同样的技术用于支气管的吻合(Mizuta,1991)。Mizuta 的模型显著缩短了手术时间、减少了并发症;这样,袖套管技术的应用使实验易于施行,由此成为了大鼠肺移植的标准方法。这种模型非常优秀,人们在此基础上进行改进,用于研究肺移植中的不同情况,并分别进行了报道(Reis,1995;Sanchez,2007;Santana Rodriguez,2004;Zhou,2011)。

我们实验室使用了 Mizuta 技术的改良方法,用于观察研究冷缺血/再灌注(ischemia/reperfusion,I/R)损伤过程,并报告了几种防止冷缺血/再灌注损伤的方法(Karamura,2011;Kawamura,2010;Kohmoto,2006;Kohmoto,2007;Kohmoto,2008;Kohmoto,2009)。我们的经验可能是有益的或有价值的,可以帮助其他实验室建立一个研究肺移植的实验工具。本章描述了使用袖套管技术进行大鼠单肺原位移植的外科方法。

外 科 步 骤

Cuff 套管准备

用于血管和支气管吻合的套管应在供体手术开始前就准备出来。静脉输液用的16号聚氟乙丙烯(fluorinated ethylene-propylene,FEP)导管用于肺动脉连接,14号导管用于肺静脉和支气管连接。套管头必须光滑。套管表面需用砂纸或锉刀打磨以防止血管从套管上滑脱。可以用手术刀背于套管上刻出两条沟,以使固定线能系住(图11-1)。

通气设置

正确的通气设置对于大鼠肺移植实验是非常重要的。通气不足可能导致大鼠术中死亡而通气过度又能导致肺损伤。下面的通气设置可用于绝大多数大鼠肺移植模型:潮气量6~10ml/kg,呼吸频率50~100/min,呼气末正压(PEEP)0~5cmH$_2$O(Davies,1993;De Perrot,2002;Strohl,1997)。

供体手术

于颈前做切口暴露出气管。行气管切开,插入气管插管(用14号静脉输液导管制成)并用3-0线固定。

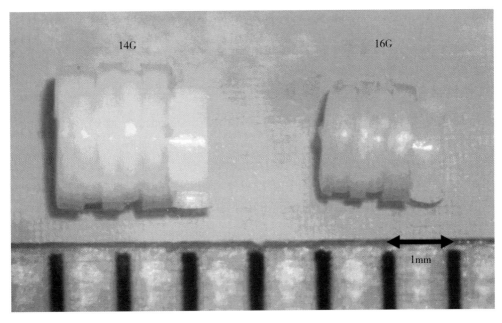

图 11-1　Cuff 套管:(左)14 号套管用于肺静脉和支气管，(右)16 号套管用于肺动脉

　　将气管插管与呼吸机连接,对供体进行机械通气。通气设置(FiO₂、潮气量、呼吸频率等)依据实验模型的需要设置。供鼠取仰卧位行腹部正中切口。经下腔静脉注射肝素(1000U/kg)。然后行胸骨正中切口,用 Kocher 钳提起掀开两切缘,暴露胸腔。于左右心耳处做切口放血减压并切断下腔静脉。将灌注用的导管经右心室前壁插入主肺动脉。以 $20cmH_2O$ 的压力将 20ml 灌注液经主肺动脉灌入肺中(图 11-2)。

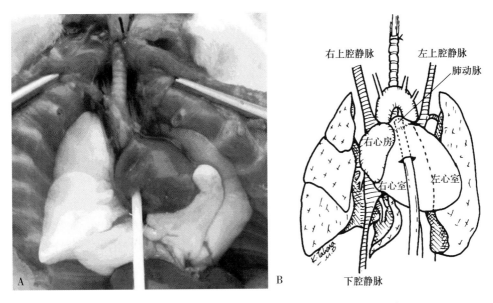

图 11-2　A.灌注管通过右心室前壁插入主肺动脉。B.解剖示意图

供体肺在灌注过程中应该保持通气,否则肺外周将得不到充分灌注。灌注压力过高将导致肺水肿。灌注完成后,将心肺块与食管游离,离断胸主动脉、主动脉、腔静脉及肺韧带,肺充盈后心肺整块取出。

移植肺准备

切取的供肺置于盛有冷灌注液的带盖培养皿中并用湿纱布覆盖,仔细地修剪切除气管、多余的组织和血管边缘。

袖套管放置于肺动脉(16 号)、肺静脉(14 号)和支气管(14 号)期间必须一直保持低温。为使操作易于进行,血管必须留足够的长度以方便操作。将血管和支气管从袖套管中穿过,然后于套管周缘外翻,并用 7-0 缝线固定(图 11-3)。记得使袖套管柄朝向肺的后边缘,这样可以避免移植的过程中套管发生扭曲。

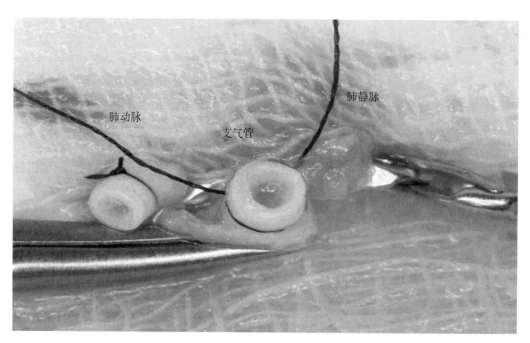

图 11-3 套管贴近移植肺。血管和支气管从套管中穿过后于套管周缘外翻,7-0 缝线固定

受体手术

将受体动物麻醉好,经口气管插管(Rivard,2006)。动物右侧卧位,行左后外侧剖胸切口。于左侧肋缘上 1 英寸(2.54cm)做平行于肋缘的皮肤切口。以电刀切开背阔肌和腹直肌,经第 4 或第 5 肋间进胸。分开肺韧带,将肺牵出胸腔,并用金属夹夹住保持这个位置。解剖左肺门,分离出肺动脉、肺静脉和左主支气管。将三者用微血管夹夹住(图 11-4)。在吻合前先预置 1 根打了 1 个结的 7-0 丝线。于腹侧切开肺动脉远端的血管壁,将套管缓慢仔细地插入受体动脉,用预置好的结扎线固定,然后依次对支气管和肺静脉进行同样的操作。血管和支气管吻合完成后,开放支气管夹,检查移植肺有无漏气。移除肺静脉和肺动脉的血管

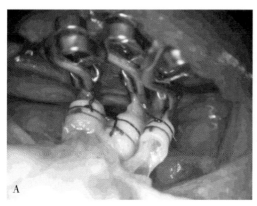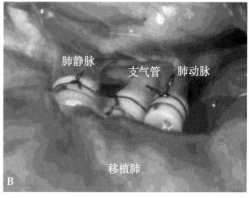

图 11-4　A.用袖套管技术进行原位肺移植。B.肺

夹,使移植肺再灌注。于吻合处以远切断受体自身肺的肺动脉、支气管和肺静脉,切除受体自身肺。用棉签将移植肺推入胸腔。如果发现有局部肺不张,使用呼气末正压(positive end-expiratory pressure,PEEP)可以消除。胸腔放置引流管,并连于一 20ml 注射器,缝合关闭胸腔后,用 20ml 注射器抽吸引流管使胸腔恢复负压。当受体开始自主呼吸从麻醉中逐渐恢复时,拔除胸腔引流管和气管插管。

讨　论

许多研究中心都在用大鼠的单肺移植模型来研究肺移植的过程。啮齿类动物模型的优势在于已有的近交系能够进行多种免疫学试验。尽管基因敲除或转基因的小鼠比大鼠更容易获得,但大鼠的肺移植模型在免疫学研究中仍然扮演了重要角色。购买和饲养啮齿类动物的费用也较低。

为得到可靠和重复性好的肺移植模型,减少技术上的差异和降低手术并发症很重要。袖套管法需要的特殊技术是套管的处理、显微器械和外科显微镜的使用,但套管法不需要进行传统缝合技术所必需的显微血管缝合训练。因此,袖套管法在经过正确的指导和练习后是比较容易掌握的。

移植肺丧失功能是由于缺血再灌注(I/R)损伤和肺移植中其他相伴损伤导致的一种急性肺损伤(Lee,2010)。缺血再灌注损伤(I/R)增加了移植肺急性排斥和发生闭塞性细支气管炎(BOS)的风险,也增加后期死亡率(Daud,2007)。缺血再灌注损伤(I/R)初始阶段的关键点是巨噬细胞的激活,这是细胞外活性氧簇(reactive oxygen species,ROS)的主要来源。ROS 是缺血再灌注损伤的关键启动因素,它通过因子间相互作用导致了一系列不良的结果,包括促炎症基因的上调,炎性渗出,补体激活,微循环受损,也导致了促凝因子的激活,T 细胞激活,并干扰内皮细胞功能,诱发细胞凋亡(De Perrot,2003b;Tapuria,2008)。同系同基因大鼠移植模型被认为是一个理想的研究缺血再灌注损伤的实验模型,可以将与缺血再灌注损伤相关的因素与同种异体免疫中的其他因素区别出来。大鼠肺移植模型可以用来重复研究移植后的缺血再灌注损伤,可以模拟大动物及人类临床实践中发生的情况。

因为肺的解剖特点,一些药物尤其有医疗效用的气体可以通过吸入来给药,这对肺移植来说是一种特别令人感兴趣的给药方法。

有几种气体对缺血再灌注损伤有保护作用。一氧化氮(NO)是一种调节内皮细胞功能的重要信号分子。Naka 等给予经 6 小时低温保存的肺在整个再灌注期间吸入 65ppm的 NO,然后进行大鼠肺移植,12 个移植肺中 4 个功能良好,但其余的迅速丧失功能(Naka,1995)。Dong 等在无心跳供体(NHBD)大鼠肺移植模型中使用体外肺灌注系统,然后在体外灌注和受体手术期间予以吸入 NO,NO 通气显著改善了无心跳供体的肺功能(Dong,2009)。Kohmoto 等显示在其较长时间的冷保存和移植过程中,供、受体的低剂量一氧化碳(CO)吸入(250ppm)能防止缺血再灌注损伤和显著改善移植肺功能(Kohmoto,2006),其机制是通过抑制细胞外信号调节激酶(ERK)和激活 p38 MAPK(Kohmoto,2007)。Mishra 等证明吸入 CO不仅减少纤维素的蓄积和白细胞瘀滞、改善气体交换及生存率,而且也抑制 ERK 激活、Egr-1(早期生长反应基因 -1)表达及 Erg DNA 结合活性(Mishra,2006)。

在对多种疾病的临床和实验研究领域中,越来越多的证据显示氢是一种有治疗作用的医疗气体,且被认为是一种气体信号分子(Huang,2010)。Kawamura 等报道吸入氢可以减少肺移植后的缺血再灌注损伤(Kawamura,2010),早期对供体使用氢也能减少再灌注后的移植肺的缺血再灌注损伤(Kawamura,2011)。尽管还需要进一步的研究,但在当前较高的医疗需求和可观的医疗负担下,氢有希望成为一种新的革命性的治疗手段。

一些研究显示移植中损害了肺泡表面活性物质,可能导致移植肺丧失功能(Hohlfeld,1998)。内源性表面活性蛋白(SP)-A 的量对肺移植后获得良好效果至关重要(Erasmus,1996)。

Erasmus 等显示在再灌注前予以表面活性剂治疗可以改善大鼠移植肺的肺功能,甚至在移植期间缺血时间长达 20 小时者也有效(Erasmus,1997;Erasmus,1996)。他们的研究也显示肺移植后 SP-A 是缺失的,再灌注后滴入富含 SP-A 的表面活性剂对移植肺的功能有益,而滴入缺乏 SP-A 的表面活性剂对 PO_2 没有效果(Erasmus,2002)。

人们在大鼠肺移植模型中使用了各种不同的药物进行测试,看其能否消除缺血再灌注损伤。Inci 等,在大鼠肺移植模型中使用在临床实践中已经应用的抗氧化剂,包括三甲氧苄嗪(trimetazidine,TMZ;1-[2,3,4-trimethoxybenzyl]piperazine dihydrochloride),一种可以改善缺血性心脏病人运动耐力和心脏功能的抗缺血药(Inci,2001);褪黑素(melatonin,5-methoxy N-acetylserotonin),有抗氧化作用的松果体的主要分泌物;N- 乙酰半胱氨酸(NAC,N-Acetylcysteine),一种重要的有抗氧化作用的谷胱甘肽前体(Inci,2007)。研究证明用这些抗氧化剂处理供体和受体可以显著减轻缺血再灌注损伤,改善肺功能,减少脂质过氧化反应及中性粒细胞的浸润。Hamacher 等也证明口服依布硒啉[ebselen,2-phenyl-1,2-benzisoselenazol-2(2H)-one],一种含硒的有机化合物,通过模拟含硒的谷胱甘肽过氧化物酶的活性,可以显著改善移植后 24 小时的大鼠肺功能(Hamacher,2009)。Fischer 等显示卡托普利(captopril),一种血管紧张素转换酶(angiotensin-converting enzyme,ACE)抑制剂,加入保存液和灌注液中可以减轻缺血再灌注损伤,显著改善氧合、气道峰压和移植后的肺水肿(Fisher,2000c)。卡托普利可以对缺血再灌注产生保护作用的机制还不明确。

表面抗原 CD26 在上皮细胞、内皮细胞和淋巴细胞等广泛表达,CD26 等同于二肽基肽酶(dipeptidylpeptidase,DDP)Ⅳ。一些化学因子、造血因子和激素可以被 CD26/DDPP Ⅳ分解,随后可以调节它们的生物效应。DDP Ⅳ通过阻止肠促胰岛素等的快速分解,可以增加胰岛素的利用度(Zhai, 2007)。Zhai 等证实通过在灌注和保存期间给予低分子量 DDP Ⅳ 的抑制剂(AB192),来抑制 CD26/DDPP Ⅳ 酶活性,可以在同基因大鼠肺移植再灌注 2 小时后显著改善移植肺的缺血再灌注损伤(Zhai, 2007)。他们也显示 DDP Ⅳ 抑制剂于再灌注 7 天后仍能减少缺血再灌注损伤,这是由于它能保持肺局部血管活性肠肽的水平,可以更好地保存肺的通气功能和肺的结构完整(Zhai, 2009)。

基因治疗有几种不同的基因导入途径,经气管导入可以使基因在肺内得到明显的表达,而且炎症反应轻,全身反应小(Kanaan, 2002)。经气管体内滴入病毒或非病毒的载体,如热休克蛋白 70(Hiratsuka, 1999),内皮固有型一氧化氮合酶(Suda, 2000),IL-10(Fischer, 2001;Itano, 2000),可溶性肿瘤坏死因子 Ⅰ 型受体和 IgG 融合蛋白(Tagawa, 2003)显示了在大鼠肺移植模型中可以减轻移植肺的缺血再灌注损伤。

NFκB(核转录因子 κB)调节许多基因的表达,其中早期的应答产物对于急性炎症的进展至关重要。在未受刺激的细胞,NFκB 在细胞浆中结合于 κB 家族抑制剂的抑制蛋白。κB 抑制剂(IκB)的分解释放了 NFκB,允许核染色体的易位,随后 NFκB 结合于特定的启动子引发了基因的转录。NFκB 的激活是肺部炎症进展的中心环节,在急性肺损伤尤其是缺血再灌注损伤的发病机理上是非常重要的(Ross, 2000)。

气管内导入 NFκB 的抑制剂,比如其超级抑制形式 IκBα,在大鼠肺移植模型中可以防止诱导凋亡、减轻缺血再灌注损伤(Ishiyama, 2005)。

凋亡在肺缺血再灌注损伤中扮演了重要的角色(Ng, 2005)。在实验和临床肺移植中都发现再灌注后 30% 以上的肺泡 Ⅱ 型细胞发生了凋亡(Fischer, 2000a)。凋亡是由两条途径控制的:外部途径由细胞外刺激激活,内部途径由细胞内应激激发,如线粒体膜破坏(Fischer, 2000b)。Quadri 等证明脱门蛋白酶或半胱天冬酶(caspases)是肺移植缺血再灌注损伤的基础,用半胱天冬酶抑制剂 IDN6556 或 zVAD-fmk 抑制机体的半胱天冬酶可以抑制凋亡,改善肺功能(Quadri, 2005)。Bcl-2 是一种抗凋亡蛋白,它通过稳定外层线粒体膜和防止细胞色素 C 释放入胞浆来抑制凋亡(Ng, 2005)。通过将载有人类 Bcl-2 基因的腺病毒经气管内给药使 Bcl-2 基因过表达,可以减轻大鼠肺移植缺血再灌注损伤,其机制是抑制了胞浆细胞色素 C 的释放和下调半胱天冬酶的激活(caspase-9 和 caspase-3)(Cooke, 2005)。

肿瘤坏死因子(TNF)的凝集素样结构域,其空间构象与细胞因子的受体结合部位空间构象不同,它能被 17 氨基酸管型漏斗肽(tuberoinfundibular peptide, TIP)模拟,可以增加上皮钠通道(ENaC)相关水肿的再吸收,这已在几个啮齿类模型的体外和体内实验中证实(Elia, 2003)。Hamacher 等证实气管内给予管型漏斗肽(TIP)显著改善大鼠肺移植后的肺功能,部分是由于减少中性粒细胞内含物和活性氧簇的产生。他们的研究显示管型漏斗肽(TIP)是一种可能有效的抗缺血再灌注损伤的药剂(Hamacher, 2010)。

血管内皮细胞(ECs)在器官保存和移植术后微循环紊乱上具有重要作用(De Perrot, 2003a)。细胞外三磷酸腺苷(ATP)和二磷酸腺苷(ADP)是早期引起血管内皮细胞(ECs)炎性反应的刺激因子。由 ATP 和 ADP 释放介导的促炎效应被二磷酸腺苷酶负向调节,二磷酸腺苷酶在内皮细胞膜高表达(Sugimoto, 2009)。Sugimoto 显示给予可溶的重组二磷酸腺苷酶可以在大鼠肺移植中提升肺功能和减少缺血再灌注损伤导致的组织损伤(Sugimoto, 2009)。

一项人体研究显示术后低蛋白 C 水平与肺移植后移植肺失功相关(Christie, 2007)。

Hirayama 等的研究显示对供体气道内给予外源性激活蛋白 C（APC）可以改善大鼠移植肺功能，提高 PO_2 水平，但是他们不能找出促炎因子水平与组织学上肺损伤评分的关系。激活蛋白 C 对缺血再灌注损伤产生保护效应的机制仍不清楚（Hirayama，2009）。

随着外科技术和免疫抑制药的进步，近年来肺移植生存率提高了。但与其他实体器官移植相比，肺移植的结果更受限于较高的急慢性排斥反应的发生率（Floreth，2010）。根据国际心肺移植协会（ISHLT）的数据，移植后第一年内急性排斥反应的发生率高达 50%，移植后 5.6 年的慢性排斥发生率也达 50%（Christie，2010）。急性排斥是慢性气道排斥的主要危险因子，慢性气道排斥表现为慢性闭塞性细支气管炎（BOS）（Daud，2007）。免疫抑制治疗需要有更多的进展，来提高肺移植受者的生活质量和生存时间。啮齿类动物同种异体移植的研究数据及临床肺移植数据都显示：肺移植，与其他实体器官移植相比，有较高的致免疫性（Alwayn，1994）。

T 细胞，特别是 Th1 以及它们的细胞因子如 IL-2 和干扰素 -γ（IFN-γ）是移植肺中导致细胞渗出和排斥的重要因素（Floreth，2010）。近年的研究证实抗炎的 IL-10 基因在大鼠模型中可改善移植物的免疫接受程度和延长受者生存时间。Stammberger 等的研究显示在组织聚泛素 C 启动子（pUb hIL-10）的控制下，于骨骼肌中用电穿孔法导入人 IL-10（hIL-10）过表达，可以改善大鼠肺移植中的排斥（Stammberger，2006）。Oishi 等证实体外通过脂质介导经气管导入 hIL-10 基因可以减轻与移植排斥相关的急性炎症，这与大鼠肺移植模型中促炎基因表达减低有关。

CD26/DPP Ⅳ是一个中枢性的淋巴细胞抗原，它在胸腺免疫细胞分化成熟、共刺激、迁移和 T 细胞记忆应答中都起作用。我们前面提到过抑制 CD26/DPP Ⅳ活性，在同基因大鼠肺移植中能改善缺血再灌注损伤（Zhai，2007；Zhai，2009），同时它在同种异体移植排斥中也有治疗作用。在一个同种异体大鼠肺移植模型中，皮下注射 CD26/DPP Ⅳ抑制剂可改善移植肺的急性排斥，这与细胞间渗出致使增殖能力下降有关（Jung，2006）。

过氧化物酶体增生物激活受体（PPARs）是配体激活转录因子的核激素受体大家族的成员，其与调节糖脂代谢的基因有关（Sugden，2010）。Yanagisawa 等证实口服 WY14643，一种 PPAR 配基，能够上调抗炎因子 IL-4、IL-10 和 TGFβmRNA，减轻大鼠肺移植后的急性排斥。而且，他们推测 PPAR 配基可以在肺移植后有效地控制高脂血症（Yanagisawa，2009）。

IL-17 被认为可能减轻肺移植后排斥，近期的动物和人肺移植的数据都提示 IL-17 和 Th17 在慢性排斥发展中起作用（Shilling，2011）。大鼠肺移植模型中慢性闭塞性细支气管炎的研究证实Ⅴ型胶原（colⅤ）在 BOS 的发病机制中扮演了重要角色。

大鼠同基因肺移植后导入Ⅴ型胶原特异性 T 细胞可以导致急性排斥和 BOS 样的损伤及气道闭塞（Yoshida，2006）。Braun 等的研究显示大鼠肺移植中 Th17 介导的急性排斥可以被 CD4+Ⅴ型胶原特异性调节 T 细胞改善（Braun，2009）。

结　论

本章描述了我们成功建立的大鼠单肺移植模型的步骤。这个采用袖套管技术的模型允许人们重复分析大鼠肺移植中的各种病理现象，可以模拟大动物和临床人肺移植中的各种情况。

参考文献

Alwayn IP, Xu R, Adler WH, Kittur DS. Does high MHC class II gene expression in normal lungs account for the strong immunogenicity of lung allografts? *Transpl. Int.* 1994; 7:43−46.

Asimacopoulos PJ, Molokhia FA, Pegg CA, Norman JC. Lung transplantation in the rat. *Transplant. Proc.* 1971; 3:583−585.

Braun RK, Molitor-Dart M, Wigfield C, Xiang Z, Fain SB, Jankowska-Gan E, Seroogy CM, Burlingham WJ, Wilkes DS, Brand DD, Torrealba J, Love RB. Transfer of tolerance to collagen type V suppresses T-helper-cell-17 lymphocyte-mediated acute lung transplant rejection. *Transplantation.* 2009; 88:1341−1348.

Christie JD, Edwards LB, Kucheryavaya AY, Aurora P, Dobbels F, Kirk R, Rahmel AO, Stehlik J, Hertz MI. The Registry of the International Society for Heart and Lung Transplantation: twenty-seventh official adult lung and heart-lung transplant report−2010. *J. Heart. Lung Transplant.* 2010; 29:1104−1118.

Christie JD, Robinson N, Ware LB, Plotnick M, De Andrade J, Lama V, Milstone A, Orens J, Weinacker A, Demissie E, Bellamy S, Kawut SM. Association of protein C and type 1 plasminogen activator inhibitor with primary graft dysfunction. *Am. J. Respir. Crit. Care Med.* 2007; 175:69−74.

Cooke DT, Hoyt EG, Robbins RC. Overexpression of human Bcl-2 in syngeneic rat donor lungs preserves posttransplant function and reduces intragraft caspase activity and interleukin-1beta production. *Transplantation.* 2005; 79:762−767.

Daud SA, Yusen RD, Meyers BF, Chakinala MM, Walter MJ, Aloush AA, Patterson GA, Trulock EP, Hachem RR. Impact of immediate primary lung allograft dysfunction on bronchiolitis obliterans syndrome. *Am. J. Respir. Crit .Care Med.* 2007; 175:507−513.

Davies B, Morris T. Physiological parameters in laboratory animals and humans. *Pharm. Res.* 1993; 10:1093−1095.

De Perrot M, Imai Y, Volgyesi GA, Waddell TK, Liu M, Mullen JB, McRae K, Zhang H, Slutsky AS, Ranieri VM, Keshavjee S. Effect of ventilator-induced lung injury on the development of reperfusion injury in a rat lung transplant model. *J. Thorac. Cardiovasc. Surg.* 2002; 124:1137−1144.

De Perrot M, Liu M, Waddell TK, Keshavjee S. Ischemia-reperfusion-induced lung injury. *Am. J. Respir. Crit. Care Med.* 2003a; 167:490−511.

De Perrot M, Young K, Imai Y, Liu M, Waddell TK, Fischer S, Zhang L, Keshavjee S. Recipient T cells mediate reperfusion injury after lung transplantation in the rat. *J. Immunol.* 2003b; 171:4995−5002.

Dilling DF, Glanville AR. Advances in lung transplantation: the year in review. *J. Heart Lung Transplant.* 2011; 30:247−251.

Dong BM, Abano JB, Egan TM. Nitric oxide ventilation of rat lungs from non-heart-beating donors improves posttransplant function. *Am. J. Transplant.* 2009; 9:2707−2715.

Elia N, Tapponnier M, Matthay MA, Hamacher J, Pache JC, Brundler MA, Totsch M, De Baetselier P, Fransen L, Fukuda N, Morel DR, Lucas R. Functional identification of the alveolar edema reabsorption activity of murine tumor necrosis factor-alpha. *Am. J. Respir. Crit.Care Med.* 2003; 168:1043−1050.

Erasmus ME, Hofstede GJ, Petersen AH, Batenburg JJ, Haagsman HP, Oetomo SB, Prop J. SP-A-enriched surfactant for treatment of rat lung transplants with SP-A deficiency after storage and reperfusion. *Transplantation.* 2002; 73:348−352.

Erasmus ME, Hofstede GJ, Petersen AH, Haagsman HP, Oetomo SB, Prop J. Effects of early surfactant treatment persisting for one week after lung transplantation in rats. *Am. J. Respir. Crit. Care Med.* 1997; 156:567−572.

Erasmus ME, Petersen AH, Hofstede G, Haagsman HP, Bambang OS, Prop J. Surfactant treatment before reperfusion improves the immediate function of lung transplants in rats. *Am. J. Respir. Crit. Care Med.* 1996; 153:665−670.

Fischer S, Cassivi SD, Xavier AM, Cardella JA, Cutz E, Edwards V, Liu M, Keshavjee S. Cell death in human lung transplantation: apoptosis induction in human lungs during ischemia and after transplantation. *Ann. Surg.* 2000a; 231:424−431.

Fischer S, Liu M, MacLean AA, de Perrot M, Ho M, Cardella JA, Zhang XM, Bai XH, Suga M, Imai Y, Keshavjee S. In vivo transtracheal adenovirus-mediated transfer of human interleukin-10 gene to donor lungs ameliorates ischemia-reperfusion injury and improves early posttransplant graft function in the rat. *Hum. Gene Ther.* 2001; 12:1513−1526.

Fischer S, Maclean AA, Liu M, Cardella JA, Slutsky AS, Suga M, Moreira JF, Keshavjee S. Dynamic changes in apoptotic and necrotic cell death correlate with severity of ischemia-reperfusion injury in lung transplantation. *Am. J. Respir. Crit. Care Med.* 2000b; 162:1932−1939.

Fischer S, Maclean AA, Liu M, Kalirai B, Keshavjee S. Inhibition of angiotensin-converting enzyme by captopril: a novel approach to reduce ischemia-reperfusion injury after lung transplantation. *J. Thorac. Cardiovasc. Surg.* 2000c; 120:573−580.

Floreth T, Bhorade SM. Current trends in immunosuppression for lung transplantation. *Semin. Respir. Crit. Care Med.* 2010; 31:172−178.

Hamacher J, Stammberger U, Roux J, Kumar S, Yang G, Xiong C, Schmid RA, Fakin RM, Chakraborty T, Hossain HM, Pittet JF, Wendel A, Black SM, Lucas R. The lectin-like domain of tumor necrosis factor improves lung function after rat lung transplantation-- potential role for a reduction in reactive oxygen species generation. *Crit. Care Med.* 2010; 38:871−878.

Hamacher J, Stammberger U, Weber E, Lucas R, Wendel A. Ebselen improves ischemia-reperfusion injury after rat lung transplantation. *Lung.* 2009; 187:98−103.

Hiratsuka M, Mora BN, Yano M, Mohanakumar T, Patterson GA. Gene transfer of heat shock protein 70 protects lung grafts from ischemia-reperfusion injury. *Ann. Thorac. Surg.* 1999; 67:1421−1427.

Hirayama S, Cypel M, Sato M, Anraku M, Liaw PC, Liu M, Waddell TK, Keshavjee S. Activated protein C in ischemia-reperfusion injury after experimental lung transplantation. *J. Heart Lung Transplant.* 2009; 28:1180−1184.

Hohlfeld JM, Tiryaki E, Hamm H, Hoymann HG, Krug N, Haverich A, Fabel H. Pulmonary surfactant activity is impaired in lung transplant recipients. *Am. J. Respir. Crit. Care Med.* 1998; 158:706−712.

Huang CS, Kawamura T, Toyoda Y, Nakao A. Recent advances in hydrogen research as a therapeutic medical gas. *Free Radic. Res.* 2010; 44:971−982.

Inci I, Dutly A, Rousson V, Boehler A, Weder W. Trimetazidine protects the energy status after ischemia and reduces reperfusion injury in a rat single lung transplant model. *J. Thorac. Cardiovasc. Surg.* 2001; 122:1155−1161.

Inci I, Inci D, Dutly A, Boehler A, Weder W. Melatonin attenuates posttransplant lung ischemia-reperfusion injury. *Ann. Thorac. Surg.* 2002; 73:220−225.

Inci I, Zhai W, Arni S, Hillinger S, Vogt P, Weder W. N-acetylcysteine attenuates lung ischemia-reperfusion injury after lung transplantation. *Ann. Thorac. Surg.* 2007; 84:240−246; discussion 246.

Ishiyama T, Dharmarajan S, Hayama M, Moriya H, Grapperhaus K, Patterson GA. Inhibition of nuclear factor kappaB by IkappaB superrepressor gene transfer ameliorates ischemia-reperfusion injury after experimental lung transplantation. *J. Thorac. Cardiovasc. Surg.* 2005; 130:194−201.

Itano H, Zhang W, Ritter JH, McCarthy TJ, Mohanakumar T, Patterson GA. Adenovirus-mediated gene transfer of human interleukin 10 ameliorates reperfusion injury of rat lung isografts. *J. Thorac. Cardiovasc. Surg.* 2000; 120:947−956.

Jung FJ, Yang L, De Meester I, Augustyns K, Cardell M, Hillinger S, Vogt P, Lardinois D, Scharpe S, Weder W, Korom S. CD26/dipeptidylpeptidase IV-targeted therapy of acute lung rejection in rats. *J. Heart Lung Transplant.* 2006; 25:1109−1116.

Kanaan SA, Kozower BD, Suda T, Daddi N, Tagawa T, Ritter JH, Mohanakumar T, Patterson GA. Intratracheal adenovirus-mediated gene transfer is optimal in experimental lung transplantation. *J. Thorac. Cardiovasc. Surg.* 2002; 124:1130−1136.

Kawamura T, Huang CS, Peng X, Masutani K, Shigemura N, Billiar TR, Okumura M, Toyoda Y, Nakao A. The effect of donor treatment with hydrogen on lung allograft function in rats. *Surgery.* 2011; 150:240−249.

Kawamura T, Huang CS, Tochigi N, Lee S, Shigemura N, Billiar TR, Okumura M, Nakao A, Toyoda Y. Inhaled Hydrogen Gas Therapy for Prevention of Lung Transplant-Induced Ischemia/Reperfusion Injury in Rats. *Transplantation.* 2010; 90:1344−1351.

Kohmoto J, Nakao A, Kaizu T, Tsung A, Ikeda A, Tomiyama K, Billiar TR, Choi AM, Murase N, McCurry KR. Low-dose carbon monoxide inhalation prevents ischemia/reperfusion injury of transplanted rat lung grafts. *Surgery.* 2006; 140:179−185.

Kohmoto J, Nakao A, Stolz DB, Kaizu T, Tsung A, Ikeda A, Shimizu H, Takahashi T, Tomiyama K, Sugimoto R, Choi AM, Billiar TR, Murase N, McCurry KR. Carbon monoxide protects rat lung transplants from ischemia-reperfusion injury via a mechanism involving p38 MAPK pathway. *Am. J. Transplant.* 2007; 7:2279−2290.

Kohmoto J, Nakao A, Sugimoto R, Wang Y, Zhan J, Ueda H, McCurry KR. Carbon monoxide-saturated preservation solution protects lung grafts from ischemia-reperfusion injury. *J. Thorac. Cardiovasc. Surg.* 2008; 136:1067−1075.

Lee JC, Christie JD, Keshavjee S. Primary graft dysfunction: definition, risk factors, short- and long-term outcomes. *Semin. Respir. Crit. Care Med.* 2010; 31:161−171.

Mishra S, Fujita T, Lama VN, Nam D, Liao H, Okada M, Minamoto K, Yoshikawa Y, Harada H, Pinsky DJ. Carbon monoxide rescues ischemic lungs by interrupting MAPK-driven expression of early growth response 1 gene and its downstream target genes. *Proc. Natl. Acad. Sci. U S A.* 2006; 103:5191−5196.

Mizuta T, Kawaguchi A, Nakahara K, Kawashima Y. Simplified rat lung transplantation using a cuff technique. *J. Thorac. Cardiovasc. Surg.* 1989; 97:578−581.

Mizuta T, Nakahara K, Shirakura R, Fujii Y, Kawaguchi A, Minami M, Kawashima Y. Total nonmicrosuture technique for rat lung transplantation. *J. Thorac. Cardiovasc. Surg.* 1991; 102:159−160.

Naka Y, Roy DK, Smerling AJ, Michler RE, Smith CR, Stern DM, Oz MC, Pinsky DJ. Inhaled nitric oxide fails to confer the pulmonary protection provided by distal stimulation of the nitric oxide pathway at the level of cyclic guanosine monophosphate. *J. Thorac. Cardiovasc. Surg.* 1995; 110:1434−1440.

Ng CS, Wan S, Yim AP. Pulmonary ischaemia-reperfusion injury: role of apoptosis. *Eur. Respir. J.* 2005; 25:356−363.

Oishi H, Okada Y, Kikuchi T, Hoshikawa Y, Sado T, Noda M, Endo C, Sakurada A, Matsumura Y, Kondo T. Transbronchial human interleukin-10 gene transfer reduces acute inflammation associated with allograft rejection and intragraft interleukin-2 and tumor necrosis factor-alpha gene expression in a rat model of lung transplantation. *J. Heart. Lung. Transplant.* 2010; 29:360−367.

Quadri SM, Segall L, de Perrot M, Han B, Edwards V, Jones N, Waddell TK, Liu M, Keshavjee S. Caspase inhibition improves ischemia-reperfusion injury after lung transplantation. *Am. J. Transplant.* 2005; 5:292–299.

Reis A, Giaid A, Serrick C, Shennib H. Improved outcome of rat lung transplantation with modification of the nonsuture external cuff technique. *J. Heart Lung Transplant.* 1995; 14:274–279.

Rivard AL, Simura KJ, Mohammed S, Magembe AJ, Pearson HM, Hallman MR, Barnett SJ, Gatlin DL, Gallegos RP, Bianco RW. Rat intubation and ventilation for surgical research. *J. Invest. Surg.* 2006; 19:267–274.

Ross SD, Kron IL, Gangemi JJ, Shockey KS, Stoler M, Kern JA, Tribble CG, Laubach VE. Attenuation of lung reperfusion injury after transplantation using an inhibitor of nuclear factor-kappaB. *Am. J. Physiol. Lung Cell Mol. Physiol.* 2000; 279:L528–536.

Sanchez PG, Martins LK, Martins FK, Schimer R, Cardoso PF, Andrade CF. Technical modification of unilateral lung transplantation in rats. *J. Bras. Pneumol.* 2007; 33:448–453.

Santana Rodriguez N, Martin Barrasa JL, Lopez Garcia A, Rodriguez Suarez P, Ponce Gonzalez M, Freixinet Gilart J. [Lung transplantation in rats: a viable experimental model]. *Arch. Bronconeumol.* 2004; 40:438–442.

Shilling RA, Wilkes DS. Role of Th17 cells and IL-17 in lung transplant rejection. *Semin. Immunopathol.* 2011; 33:129–134.

Stammberger U, Bilici M, Gugger M, Gazdhar A, Hamacher J, Hyde SC, Schmid RA. Prolonged amelioration of acute lung allograft rejection by overexpression of human interleukin-10 under control of a long acting ubiquitin C promoter in rats. *J. Heart Lung Transplant.* 2006; 25:1474–1479.

Strohl KP, Thomas AJ, St Jean P, Schlenker EH, Koletsky RJ, Schork NJ. Ventilation and metabolism among rat strains. *J. Appl. Physiol.* 1997; 82:317–323.

Suda T, Mora BN, D'Ovidio F, Cooper JA, Hiratsuka M, Zhang W, Mohanakumar T, Patterson GA. In vivo adenovirus-mediated endothelial nitric oxide synthase gene transfer ameliorates lung allograft ischemia-reperfusion injury. *J. Thorac. Cardiovasc. Surg.* 2000; 119:297–304.

Sugden MC, Caton PW, Holness MJ. PPAR control: it's SIRTainly as easy as PGC. *J. Endocrinol.* 2010; 204:93–104.

Sugimoto S, Lin X, Lai J, Okazaki M, Das NA, Li W, Krupnick AS, Chen R, Jeong SS, Patterson GA, Kreisel D, Gelman AE. Apyrase treatment prevents ischemia-reperfusion injury in rat lung isografts. *J. Thorac. Cardiovasc. Surg.* 2009; 138:752–759.

Tagawa T, Kozower BD, Kanaan SA, Daddi N, Suda T, Oka T, Patterson GA. Tumor necrosis factor inhibitor gene transfer ameliorates lung graft ischemia-reperfusion injury. *J. Thorac. Cardiovasc. Surg.* 2003; 126:1147–1154.

Tapuria N, Kumar Y, Habib MM, Abu Amara M, Seifalian AM, Davidson BR. Remote ischemic preconditioning: a novel protective method from ischemia reperfusion injury–a review. *J. Surg. Res.* 2008; 150:304–330.

Toronto LTG. Unilateral Lung Transplantation for Pulmonary Fibrosis.Toronto Lung Transplant Group. *N. Engl. J. of Med.* 1986; 314:1140–1145.

Yanagisawa J, Shiraishi T, Iwasaki A, Maekawa S, Higuchi T, Hiratuka M, Tanaka T, Shibaguchi H, Kuroki M, Shirakusa T. PPARalpha ligand WY14643 reduced acute rejection after rat lung transplantation with the upregulation of IL-4, IL-10 and TGFbeta mRNA expression. *J. Heart Lung Transplant.* 2009; 28:1172–1179.

Yoshida S, Haque A, Mizobuchi T, Iwata T, Chiyo M, Webb TJ, Baldridge LA, Heidler KM, Cummings OW, Fujisawa T, Blum JS, Brand DD, Wilkes DS. Anti-type V collagen lymphocytes that express IL-17 and IL-23 induce rejection pathology in fresh and well-healed lung transplants. *Am. J. Transplant.* 2006; 6:724–735.

Zhai W, Cardell M, De Meester I, Augustyns K, Hillinger S, Inci I, Arni S, Jungraithmayr W, Scharpe S, Weder W, Korom S. Intragraft DPP IV inhibition attenuates post-transplant pulmonary ischemia/reperfusion injury after extended ischemia. *J. Heart Lung Transplant.* 2007; 26:174–180.

Zhai W, Jungraithmayr W, De Meester I, Inci I, Augustyns K, Arni S, Hillinger S, Scharpe S, Weder W, Korom S. Primary graft dysfunction in lung transplantation: the role of CD26/dipeptidylpeptidase IV and vasoactive intestinal peptide. *Transplantation.* 2009; 87:1140–1146.

Zhou H, Qian H, Liu J, Zhu D, Ding W, Pan P, Jin D, Wang J, Li W. Protection against lung graft injury from brain-dead donors with carbon monoxide, biliverdin, or both. *J. Heart Lung Transplant.* 2011; 30:460–466.

第 12 章

大鼠胰腺十二指肠移植

Antonio Di Cataldo*, Giovanni Li Destri, Raffaele Lanteri
and Stefano Puleo

Department of Surgical Sciences, Organ Transplantation and Advanced Technologies,
University of Catania, Italy

张雅敏 译

摘 要

临床胰腺移植是治疗糖尿病的重要手段,虽然现在的成功率远高于过去几年,但仍有许多问题尚未完全解决。

胰腺移植的实验研究,仍然是为了研究新的免疫抑制药物、排斥反应、术后急性胰腺炎相关因素以及外分泌功能。

目前,实验性手术的研究只对小动物是可行的,其中大鼠是实验动物模型的首选。大鼠的胰腺移植技术是由 Lee 于 1972 年首次进行,其特征在于获得了大鼠十二指肠胰复合体及腹主动脉与肠系膜上动脉段。这种技能需要高超的显微外科技术。术后并发症较为常见,但经过大量的培训,该技术可作为大鼠实验性胰腺移植的可靠模型。

关键词:胰腺移植,糖尿病,实验研究,实验外科手术,显微手术

引 言

胰腺移植在 20 世纪 60 年代中期开始在美国进行,自那时以来,成千上万的因肾功能衰竭而进行肾移植的糖尿病患者受益匪浅。单纯的胰腺移植,广泛应用于 1 型糖尿病的患者(一般到了 50 岁),胰岛素治疗虽然对他们有积极的作用,但是无法控制进行性加重的代谢并发症(视网膜病变、神经病变、肾病)的发生。单纯的胰腺移植研究仍然是有必要的,尤其是在

---

* Corresponding Author: Prof. Antonio Di Cataldo, MD, FACS, Viale Odorico da Pordenone 5, 95128 Catania, Italy, dicataldoa@tiscali.it, +393293178185

处理与外分泌功能、免疫抑制和排斥等相关方面的研究中非常重要。

关于外分泌功能的问题,并不是一种在胰腺导管系统中注射合成树脂后的部分胰腺移植(这可能导致萎缩和纤维化),而是当今使用最广泛的技术,也需要十二指肠移植,涉及移植胰腺外分泌重建需引流至尿道(膀胱)或消化系统。特别是关于膀胱十二指肠吻合,应该进行持续的实验研究,因为除了持续的胰腺炎、酸中毒及尿道损伤之外,患者还要承受各种代谢性疾病。这是目前最常用的技术,药物的研究仍在进行用以减少移植胰腺外分泌或减轻其造成的损害。同样,对于分泌衍生物的替代品,也已经进行了研究。

至于免疫抑制的问题,目前已知的是,这种疗法并不完美,因为它只会削弱受体免疫系统的组成部分,免疫系统不但可保护受体免受病毒和细菌伤害,而且还会损害移植器官。在胰腺移植中,有几种免疫抑制剂可以减少或停止使用类固醇,因为类固醇对分泌胰岛素的 B 细胞有毒性作用。该主题相关研究已经揭示了钙调神经磷酸酶免疫抑制剂如环孢素和他克莫司,与类固醇相比,对阻断 T 淋巴细胞和对白细胞介素 2(IL-2)的抑制作用具有更多的选择性和特异性,但也有副作用比如神经毒性和肾毒性、高血糖、多毛、牙龈增生等。最近,关于雷帕霉素及其衍生物依维莫司在淋巴细胞内阻止细胞复制的作用已被揭示;它们具有不引起神经系统和肾脏毒性的优点,但对排斥的预防作用不如环孢素和他克莫司有效。因为这个原因,它们通常是与其他药物相结合使用。如今,硫唑嘌呤和霉酚酸酯因副作用(如恶心、腹痛和白细胞减少)以及其整体缺乏有效性而很少被使用了。

涉及免疫抑制药物的另一个重要的研究领域则是多克隆和单克隆抗体。前者通过结合淋巴细胞,来阻断其对免疫系统的药理反应,其治疗作用是很有意义的,但危及生命的副作用如白细胞数减少限制了它的使用。另一方面,单克隆抗体则通过更特异的和有选择性的方式,通过选择性地识别特殊的克隆受体从而与特定细胞上的特定蛋白质结合。

目前在临床以及实验室仍然在同时进行着许多和胰腺移植领域相关的免疫抑制药物方面的研究。实验性移植对于获得更好的结果至关重要,它在研究排斥反应的解剖和组织学特征方面具有很大价值。这是一种特殊的预防性试验,不同于那些常规的免疫抑制药物检测。

大鼠胰腺移植

过去,在狗身上进行了研究(Busnardo,1983),但由于大型动物实验研究所需的资金负担沉重及公共的负面反馈,使得小动物如大鼠成为首选(Lee,1990)。如今大鼠更常用于该领域研究,其原因有:成本大大降低,不需要较严格的无菌技术,容易诱发实验性糖尿病,以及近交系是可行的(DI Cataldo,1989)。

在 1972 年 Lee 第一次描述他的大鼠胰腺移植(Lee,1972),一个复杂的、高难度的技术操作,且需要一个长期的学习曲线。但是,在最近几年经历了一些改进,它仍然是这一领域进行研究的科学家的参考点。

大鼠胰腺移植需要熟练的血管吻合技术及器官的获取技术。这是一个非常精细的技术,因此,每一个细节都必须付出巨大的精力(应迅速决定如何处理更微妙的细节)。如果让那些有高超技术的人在显微手术下行胰腺移植,手术是没有任何问题的。自 1983 年以来,我们的研究小组与 Sun Lee 教授建立了紧密合作,这使我们能够掌握这项复杂的操作技术,并在他的直接监督下进行工作（DI Cataldo，1989）。十二指肠胰腺联合体取自供体大鼠，这使得受体大鼠的胰腺外分泌和内分泌功能可以得到恢复。在活鼠中首选异位移植，因为原位移植无疑需要更长的时间，并且失血量更多。同系胰腺移植对于技术评估（血管吻合、外分泌）和生理学研究（逆转糖尿病）方面而言是一种有效的实验模型，同种异体胰腺移植对于研究器官移植排斥反应机制和免疫抑制剂药物作用也是非常有必要的（Lee，1988）。

在大鼠中，胰腺是一个由小叶构成的灰白色的器官。体部和右叶位于上腹部的后方，嵌在十二指肠系膜和空肠系膜内。左叶沿着胃部的后表面，沿脾动脉包裹在大网膜内。胰管的数目是不固定的，从15~40个不等。这些胰管合并形成的主管道，总数也在5~8个不等，与不同水平面的肝管相连，几乎整个长度都由胰腺组织依此包绕。有些胰管可直接进入十二指肠，这需要尽可能高的沿肝门进行供体大鼠肝管解剖。

在我们的实验中，我们优先考虑近交系 Wistar 大鼠，体重250~300克，但SD大鼠、Lewis鼠和 Brown Norway 鼠也可以用。大鼠的健康很重要，保持一个适当的、它们已适应的环境。最好使用年轻大鼠。雄性大鼠更适合移植，因为它们更强壮，而雌性大鼠可以作为供者（Jablonski 和 Howden，1995）。关于麻醉，我们一直优选使用乙醚进行诱导麻醉和维持，因为乙醚起效快速，容易控制和易于复苏（Lee，1986）。其他一些学者采用戊巴比妥钠腹腔注射，但恢复很慢，安全剂量不容易掌握（Jablonski 和 Howden，1995）。此外，强烈建议使用异氟醚麻醉气体，并使用含有异氟醚1.2%与一氧化氮2L/min、氧气2L/min混合物的麻醉蒸发器。它有如诱导速度快、安全、易于控制麻醉深度，并迅速恢复的优点（Kawano，2012；Mawhinney，2012）。

最好在无菌技术下进行。在整个手术过程中，特别是在摘除胰腺的时候，操作必须柔和，坚持"无接触"原则，这是 Lee 的原创；在这里，需要极大的耐心和注意力以防止在解剖过程中产生轻微的胰腺组织损伤，避免术后发生危险的胰腺炎。手术显微镜是必需的，因为在各个步骤过程中，可以提供不同程度的放大倍数。

供 体 手 术

手术本身是乏味的，但应该做得非常仔细，以避免损坏脆弱的胰腺组织。这一手术步骤的目的是获取胰腺、十二指肠和一段腹主动脉与肠系膜上动脉。保护这些动脉非常重要，为了保留胰十二指肠上、下动脉所形成的生理性血管网。

通过从剑突至耻骨联合正中线切口，暴露腹膜腔。将小肠推至右侧以暴露门静脉，然后用温盐水浸泡过的纱布包裹起来。牵拉展开十二指肠后，切断 Treitz 韧带，将十二指肠和胰腺从升结肠及横结肠中精细地解剖出来，结扎右、中结肠血管（图12-1），双重结扎胃左动脉后切断。胰腺左侧部分与脾相连，在胰尾及脾脏之间将脾血管结扎，切除脾脏；但一定要确保胰腺组织不受到任何的结扎（图12-2）。胃向上牵引、结扎和切断胃左血管（图12-3）。用细线将胰腺从大网膜的脂肪中分出来，可避免令人讨厌的出血。用6-0丝线放于幽门以下0.5cm的十二指肠部位，十二指肠在近端断开（图12-4）。下一步是准备主动脉。在腹腔动脉以上1cm和肠系膜上动脉下方0.5cm之间，钝性解剖腹主动脉。然后继续仔细与下面的解剖结构进行分离（图12-5）。结扎和分离腰部、右肾上腺和右肾动脉（图12-6）。胆总管在肝门部进行确认后离断（图12-7，12-8）。在胃十二指肠动脉的分支处远端分离、结扎并切断肝

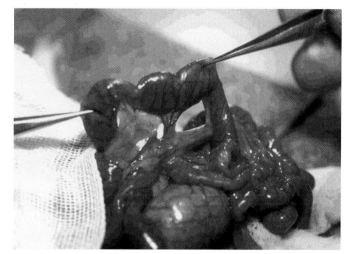

图 12-1　胰腺与升结肠、横结肠之间的结肠血管

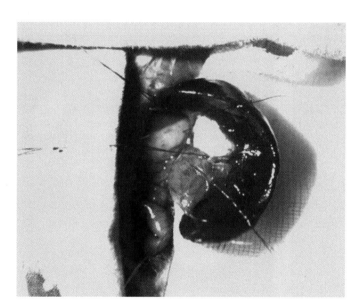

图 12-2　近脾处结扎脾血管

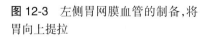**图 12-3**　左侧胃网膜血管的制备,将胃向上提拉

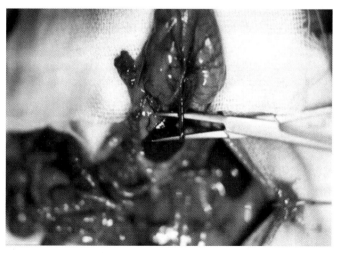

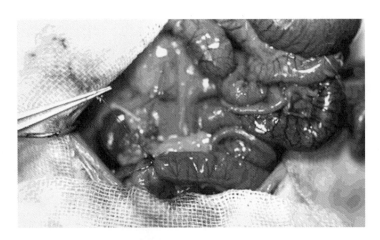

图 12-4　在幽门 0.5cm 以下结扎十二指肠

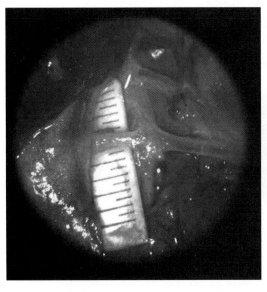

图 12-5　腹腔动脉以上 1cm 至肠系膜上动脉 0.5cm 以下部分腹主动脉（By kind permission of the Publisher for the Journal of Investigative Surgery，Copyright holder. Taken from J Invest Surg，1989；2：161）

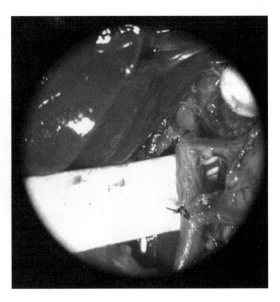

图 12-6　结扎右肾上腺和右肾动脉

动脉（图 12-9）。门静脉在肝门分支以上切断（图 12-10），并连同一小块肝，之后将用来识别门静脉残端，可将左右分支之间的中隔剪开，使之扩大（DI Cataldo，1989）（图 12-11）。现在开始进行精细的胰腺灌注，腹腔动脉上方夹闭腹主动脉，用适当的力度在肠系膜上动脉的分支之下结扎腹主动脉（图 12-12）。在仔细打结结扎后，7~8ml 冷保存液通过细针在 2 分钟内缓慢注入主动脉。胰腺灌注后会由粉色变为白色；连同腹腔动脉和肠系膜上动脉的主动脉段，在钳上方和下方结扎之间进行切断。将十二指肠按照灌注后 Treitz 韧带处形成的血管界限进行切断，供体从大鼠体中取出并放在常规冷盐水中。

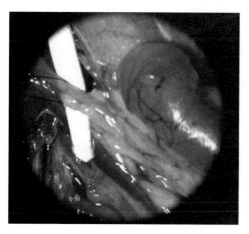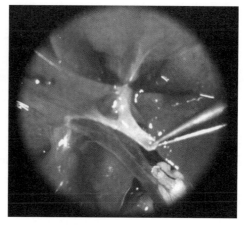

图 12-7,8　在肝门部分离并切断胆总管

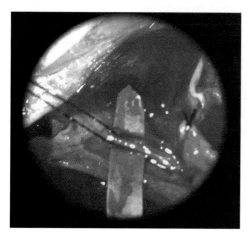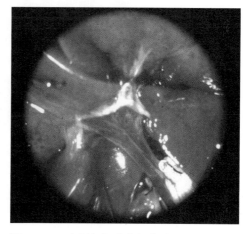

图 12-9　分离肝动脉直至胃十二指肠动脉的分支

图 12-10　在肝门部分离门静脉（By kind permission of the Publisher for the Journal of Investigative Surgery, Copyright holder. Taken from J Invest Surg, 1989;2:161）

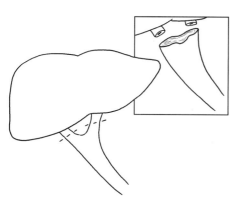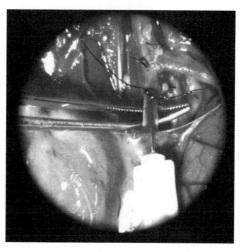

图 12-11　剖开门静脉左右分支残端之间的中隔，扩大门静脉残端内径

图 12-12　通过向供体腹主动脉中灌注冷的保存液来灌注供体胰腺

受 体 手 术

在受体中,供体的腹主动脉用于吻合动脉,门静脉的残端用于吻合静脉。经正中切口打开腹腔。小肠用湿纱布包裹并推向大鼠的左侧,然后在左肾血管的下方钝性分离主动脉和下腔静脉。将血管上的脂肪组织清理干净。用一个特定的 Lee 门腔分流术钳将腹主动脉和下腔静脉夹在一起(图 12-13,14)。胰腺的血管重建,是通过供体主动脉段与受体腹主动脉行端侧吻合实现的。在受体的主动脉前壁做一个约 1mm 的椭圆形开口,并用生理盐水冲洗以清除血凝块。很明显,开口的大小必须根据供者的主动脉直径进行调整,并应略大于供者的主动脉直径(Lee,1985)。外科医生应确保供体主动脉不发生扭转。两个对角留血管线缝合固定

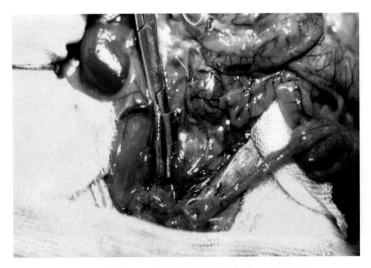

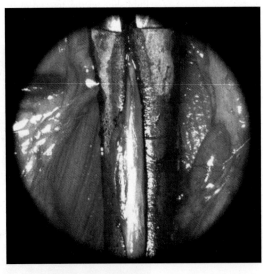

图 12-13,14　用特异性 Lee 门腔静脉分流夹将受体的主动脉和下腔静脉夹在一起

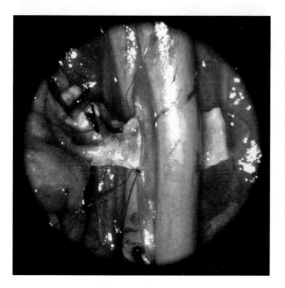

图 12-15　主动脉对主动脉端 - 侧吻合。吻合口对角 9-0 尼龙线固定（By kind permission of the Publisher for the Journal of Investigative Surgery，Copyright holder. Taken from J Invest Surg，1989；2：161）

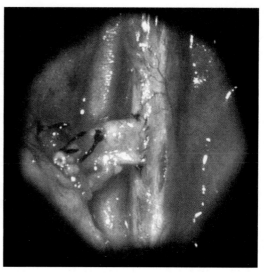

图 12-16　主动脉对主动脉的端侧吻合。左侧壁用 9-0 尼 龙 线 连 续 缝 合（By kind permission of the Publisher for the Journal of Investigative Surgery，Copyright holder. Taken from J Invest Surg，1989；2：161）

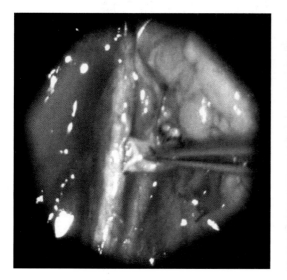

图 12-17　主动脉对主动脉的端侧吻合。移动胰十二指肠后，用另一根 9-0 尼龙线连续缝合右侧壁

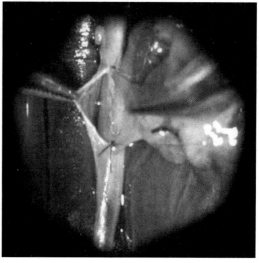

图 12-18　静脉端侧吻合。吻合口对角 9-0 尼龙线固定（By kind permission of the Publisher for the Journal of Investigative Surgery，Copyright holder. Taken from J Invest Surg，1989；2：161）

（图 12-15），用 9-0 尼龙线连续缝合吻合口左侧壁（图 12-16）。移动胰十二指肠之后，吻合口右侧壁用另一个血管线连续缝合（图 12-17）。在下腔静脉的右壁做一个 2mm 的切口。静脉吻合是将供体的门静脉残端与受体的腔静脉进行吻合。静脉吻合口用两根 9-0 尼龙线对角固定（图 12-18），吻合口后壁从内进行连续缝合，然后再缝合前壁（图 12-19）。逐渐放开钳子，出血通常容易控制，如用纱布或使用明胶海绵轻压约 2 分钟。胰腺的颜色逐渐恢复均匀。最后进行胰腺的外分泌引流结构重建。外分泌引流有许多不同的技术，但在 Lee 所做的胰腺移植中，供体十二指肠与受体十二指肠在 Treitz 韧带处用 7-0 丝线行端侧连续吻合（图 12-20）。最后，腹部分两层缝合关闭。由阴茎背静脉注射 3~5ml 生理盐水预防术后休克。

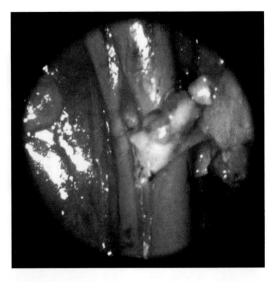

图 12-19　静脉端侧吻合。完全吻合（By kind permission of the Publisher for the Journal of Investigative Surgery，Copyright holder. Taken from J Invest Surg，1989；2：161）

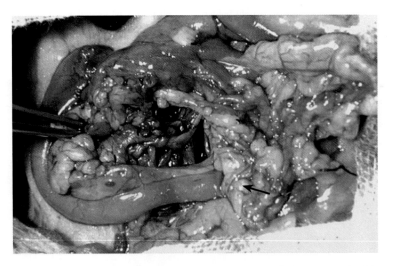

图 12-20　供体十二指肠与受体十二指肠在 Treitz 韧带处用 7-0 丝线连续行端侧吻合

并　发　症

　　由于外科技术问题导致的移植失败，即使是那些具有丰富显微外科技术经验的人也时常发生（Lee，1986）。大鼠死亡是由许多相互联系的因素共同引起的。最常见的是出血和手术时间长，特别是在学习曲线期间。我们以前的工作（DI Cataldo，1989），证明了在一个复杂的手术模型如大鼠胰腺移植中学习曲线的重要性。以我们仅仅 100 例胰腺移植的经验发现，第一阶段研究中大鼠的生存率为 60%,而第二阶段研究中生存率则达到了 80%,主要原因就是在操作技术方面变得更加熟练了。

Lee 公布了他在这一领域取得的大量经验以帮助外科医生取得更好的结果(Lee,1985),其中的一些经验包括:无接触技术是必不可少的;胰腺过于脆弱,不能持续的直接操作,否则术后容易出现急性胰腺炎;利用十二指肠将胰腺拿出,留置长细带有利于放置胰腺;供体手术操作欠佳,手术时间较长,缺血时间长必定引发急性胰腺炎;最后,在取出胰腺阶段,胰腺和网膜之间的小血管必须仔细结扎,以避免出现致命的血肿。

血管并发症经常出现,出血或血栓是动物死亡最常见的原因。我们在血管吻合过程中,已经能够使用 Lee 的一些良好方法。Lee 认为,动脉吻合术更容易,因为左侧壁是最先缝合的;翻转胰腺,然后缝合右侧壁。在这种方式中,它类似于两个"前壁"(Di Cataldo,1989)。另一种方法是对供体门静脉残端做足够的准备,肝门处切断,在这样一种方式中则含两个分支的分叉部。切开连接两个分支间血管壁,使门静脉残端得到了更合理的扩大,易于进行吻合(DI Cataldo,1989)。我们同意血管并发症的发生取决于实验模型所需技术的客观难度,基于这样事实,一些学者提出了 cuff 袖套技术(Mood,2008;Ma and Guo,2008),以缩短手术时间和降低血管并发症发生率。然而在我们看来,大鼠胰腺移植是一个实验模型,需要高超的显微手术技巧。不通过获取高超的显微外科技术而直接着手这样一个艰难的技术模型是不可能的。值得一提的是,具有显微外科吻合技能的显微外科医生可以不用袖套管技术。此外,即使因袖套管技术使动脉吻合更加快速,缩短了热缺血时间,但袖套管技术在技术上的问题使其不能广泛使用(Mood,2008)。目前胰腺外分泌功能的重建有许多不同方法。胰腺导管可以在腹腔中敞开,但这会导致胰腺内分泌功能萎缩;另外还可以在壶腹部乳头处结扎或注射醇溶蛋白、氯丁橡胶或丙烯酸酯胶进行阻塞,但这与全部腺泡组织完全萎缩相关(Mood,2008)。由 Lee 发明的胰十二指肠移植能够保持外分泌和内分泌功能,而在胰管闭塞的移植中,经常发生胰腺实质的纤维化和胰腺脓肿形成(Satake,1983;Lee,1988)。也可能通过膀胱或输尿管将胰腺外分泌排泄到泌尿系统,但这个模型可引起慢性代谢性疾病,复发性尿路感染以及肾功能不全(Munda,1987)。

结　论

近年来,临床胰腺移植取得了显著的成效,这远远超过了第一次令人沮丧的移植经历。毫无疑问,我们在这里感谢那些大量的实验研究,不时地帮助我们应用这种方法来克服所遇到的问题。大鼠胰腺移植的实验模型对获得这些成果至关重要,所有的研究人员都是从 Lee 发明的原始技术开始的。这些年来,已发生了一些变化,但大多数情况下,该模型的大部分情况与人类临床情况相类似。

总之,Lee 所创的大鼠全胰十二指肠移植是一个技术难度非常高的模型,但经过严格的训练及获得熟练的显微外科技术后,对那些尚未完全解决的问题如外分泌功能的处理、免疫抑制、糖尿病复发以及预防血栓形成等来说,它已被证明是一个极好的模型。

致　谢

作者感谢 Taylor 和 Francis 研究组，感谢 Investigative Surgery 杂志的编辑，授权我们使用 "Pancreas transplantation in the rat using Lee's technique：a reliable model in experimental Microsurgery"（J Invest. Surg 2：159-167，1989）中的部分内容和图表。

参考文献

Busnardo AC, Di Dio LJ, Tidrick RT, Thomford NR (1983) History of the pancreas. *Am J Surg* 146: 539−550.

Di Cataldo A, Puleo S, Li Destri G, Guastella T, Trombatore G, La Greca G, Leone F, Latteri F, Rodolico G. (1989) Pancreas transplantation in the rat using Lee's technique: a reliable model in experimental microsurgery. *J Invest. Surg* 2: 159−167.

Jablonski P, Howden BO (1995) Kidney transplantation in rats. In *"Experimental transplantation models in small animals* (Green MK and Mandel TE, Ed.), Chapter 16, pp 283−309. Harwood Academic Publishers, Australia).

Kawano T, Tanaka K, Chi H, Eguchi S, Yamazaki F, Kitamura S, Kumagai N, Yokoyama M. Biophysical and pharmacological properties of glucagon-like peptide-1 in rats under isoflurane anesthesia. Anesth. Analg. 2012; 115(1): 62−69.

Lee S (1985) Transplantation and replantation (autotransplantation). In *"Manual of Microsurgery"* (CRC Press, Inc.) Chapter 14, pp 93−137. Boca Raton, Florida.

Lee S (1990) Historical significance on rat organ transplantation. *Microsurgery* 11: 115−121.

Lee S, Scott M, De Macedo AR (1986) Pancreaticoduodenal transplantation in the rat. A technique update. *Transplantation* 42: 327−329.

Lee S, Scott MH, Yancey D, Allen J, Chang ES, Chisari F, Moossa AR (1988) Long-term studies of pancreas allotransplantation in experimental diabetes mellitus. *Microsurgery* 9: 217−221.

Lee S, Tung KSK, Koopmans H, Chandler JG, Orloff MJ (1972) Pancreaticoduodenal transplantation in the rat. *Transplantation* 13: 421−425.

Ma Y, Guo ZY (2008) Use of surgical techniques in the rat pancreas transplantation model. *Hepatobiliary Pancreat Dis Int* 7: 156−160.

Mawhinney LJ, de Rivero Vaccari JP, Alonso OF, Jimenez CA, Furones C, Moreno WJ, Lewis MC, Dietrich WD, Bramlett HM. Isoflurane/nitrous oxide anesthesia induces increases in NMDA receptor subunit NR2B protein expression in the aged rat brain. Brain Res. 2012; 1431: 23–34.

Mood ZA, Mehrabi A, Schmied BM, Muller SA, Engelmann G, Schemmer P, Weitz J, Buchler MW, Gebhard MM, Schmidt J (2008) Review of various techniques of pancreas transplantation in rat model. *J Surg Res* 145: 205−213.

Munda R, Tom WW, First R, Gartside P, Alexander JW (1987) Pancreatic allograft exocrine urinary diversion. *Transplantation* 43: 95−97.

Satake K, Hardy MA, Nacordsky MJ, Wolff M, Reemtsma K, Norwygrod R (1983) Long term function of duct-ligated and duct-free whole pancreas transplants. *J Surg Res* 35: 283−292.

第13章

大鼠肝移植模型

Shintaro Yagi[1]*, Shinji Uemoto[1] and Eiji Kobayashi[2]
[1]Department of Hepatobiliary, Pancreas and Transplant Surgery,
Kyoto University, Kyoto, Japan
[2]Division of Development of Advanced Treatment,
Center for Development of Advanced Medical Technology,
Jichi Medical University, Japan

史源 译

摘　　要

目前大鼠原位肝移植技术成熟,可产生与临床相关的可靠数据。我们在此介绍大鼠肝移植模型学习方案(包括全肝、减体积、有/无肝动脉重建)。

我们推荐以下学习步骤:

步骤1:通过大鼠异位心脏移植模型,积累显微外科和cuff套管法的经验;

步骤2:研究者应反复观摩专家示教大鼠原位肝移植;

步骤3:受体存活24小时以上;

步骤4:熟练操作者供体和受体手术时间应分别在20分钟及50分钟以内。

大鼠原位肝移植模型需要较长时间的训练过程,然而,遵循以上方案可能会在合理的时间内充分掌握此技术,并将其用于各种相关研究中。

关键词:肝移植,大鼠,显微外科。

简　　介

原位肝移植术(orthotopic liver transplantation,OLT)已经成为终末期肝病治疗的有效手

* Correspondence to Dr. Shintaro Yagi, Department of Hepatobiliary, Pancreas and Transplant Surgery, Kyoto University, Kyoto, Japan, 54 Kawara-cho, Shogoin, Sakyo-ku, Kyoto, Japan, E-mail: shintaro@kuhp.kyoto-u.ac.jp; Tel: +81-75-751-4323

段。小鼠 OLT 难度较高,大鼠 OLT 模型则易于掌握,因而后者更具临床相关性及数据可靠性。1973 年,Lee 率先实施了大鼠 OLT,并使用了体外转流技术(Lee,1973),1975 年 Lee 再次实施了不使用体外转流的大鼠肝移植(Lee,1975)。1979 年,Kamada 及 Calne(Kamada,1979)证实如果受体手术无肝期在 26 分钟以内,则无需体外静脉转流。Cuff 套管技术由 Zimmermann 及 Kamada(Zimmermann,1979)提出,这种技术明显缩短了受体无肝期,有助于提高长期存活率,现已经成为大鼠肝移植的标准术式。

肝动脉是否重建亦成为影响 OLT 大鼠存活的重要因素(Engeman,1982)。在这种情况下进行了大量技术方面改进,使研究者开展的研究具有较高临床参照价值。基于我们显微外科经验,在此介绍学习大鼠肝移植模型(包括全肝 / 减体积、有 / 无肝动脉重建)的经验,尤其适用于初学者。

材料与方法

材料

动物

在初学阶段,我们推荐选用体重 230~250g 的大鼠作为供受体。体重低于 200g 的大鼠不适合,因为它们的血管口径较小,胆管插管难以插入并且门静脉袖套管制作困难。

体重超过 300g 的大鼠亦应排除,因为这种鼠腹腔内血管周围脂肪较多,增加外科操作难度。通过注射途径适当地补充液体,特别在无肝期开始前以及开放血流后,对于手术成功具有重要意义。术前禁食不是必须的。

胆道支架管、门静脉及肝下下腔静脉 Cuff 套管的准备

用于胆管重建的胆道支架管采用 24 号外周静脉留置针(Vasofix,24G,B.Braun;Melsungen,Germany)制作。以 4mm 长度为宜。门静脉袖套管采用 14 或 16 号静脉留置针套管(Terumo,京都,日本),制备长度为 2~3mm 套管体,并留 2mm 套管柄(图 13-1)。肝下下腔静脉 cuff 套管采用内径 2~2.5mm,外径 3mm 的聚乙烯管。cuff 套管整体长度 5~6mm,其中套管体 3~4mm,套管柄 2mm。

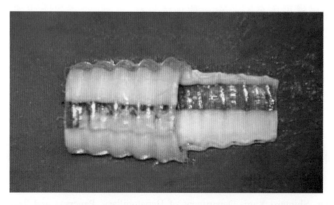

图 13-1　门静脉 cuff 套管,用 14 或 16 号静脉留置针改制。套管体 2~3mm,套管柄 2mm。用蚊式钳夹出凹槽,便于打结固定

麻醉

所有手术操作均在异氟烷全身麻醉下进行,并给予氧气。诱导及维持采用吸入麻醉。异氟烷麻醉诱导时氧气流量为 5L/min,维持期氧流量调整为 1~2L/min。麻醉生效后,使用电推进行腹部手术区备皮,爪固定在手术台上。

门体分流技术

对于初学者而言,在 20~25 分钟结束无肝期(吻合供受体肝上下腔静脉和门静脉的总时间)较为困难;门静脉吻合失败直接导致手术失败。初学者手术时无肝期预计超过 30 分钟,此时受体则需要门体静脉转流技术。这种需转流的受体鼠至少在术前 2 周通过皮下进行脾脏转置,这样手术时阻断门静脉,门体转流则通过脾转流至上腹壁(Delriviere,1994)。

I. 无动脉重建的原位肝移植

供体手术

在异氟烷(浓度 2%)麻醉下,供体采用腹部正中线切口,双侧肋骨下缘牵引,用 5ml 注射器作为腰垫,以便最大限度地暴露腹腔术野(图 13-2A)。切断镰状韧带及三角韧带后,仔细游离左膈下静脉并用 6-0 线结扎,防止开放后出血。

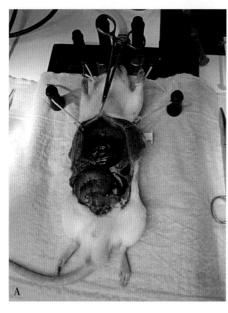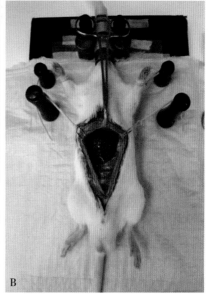

图 13-2　A. 供体手术;B. 受体手术

电刀离断门静脉至食管周围交通支。切开肝下下腔静脉表面覆盖的后腹膜,使肝下下腔静脉与右侧肾上腺静脉、右肾静脉充分游离。6-0 线结扎切断右肾上腺静脉。6-0 线依次结扎切断右肾动脉及右肾静脉,其中右肾静脉双重结扎。胆总管从胰腺背侧水平置管并结扎。游离门静脉,结扎切断幽门静脉及脾静脉。

250U 肝素钠用林格液稀释至 2ml,通过阴茎背静脉注射给予之后,结扎切断肝固有动脉。之后通过门静脉以 20cmH$_2$O 的压力原位灌注 60ml 器官保存液,门静脉置管为 16 号外周静脉留置针(Vasofix,16G,Braun,Melsungen,Germany)。供肝获取后立刻浸入 4℃的器官保存液容器中。灌注过程中,一定要排除气泡,否则受体会在移植后 10 天内死亡,解剖提示移植物局部花斑样表现(mottled appearance)。

供肝后台修整

所有操作均在放置碎冰降温的保存液中进行。

Cuff 袖套制作:Cuff 套管柄及门静脉主干用长哈巴狗夹固定(图 13-3A)。Cuff 套管柄应朝向门静脉前壁(结扎的脾静脉为判断门静脉前后的标志),这样便于受体操作。cuff 套管则利用器官保存容器边缘与长哈巴狗夹予以固定(图 13-3A)。显微镊将门静脉血管壁完全外翻。用 6-0 线将外翻的门静脉血管壁结扎固定在 cuff 套管上,结打在后壁。如果肝下下腔静脉亦采用 Cuff 袖套技术,那么操作与门静脉 cuff 袖套制作相同,套管柄朝向静脉前壁便于受体操作(右肾上腺静脉作为右侧标志)。

肝上下腔静脉出口成形

肝上下腔静脉修剪后用两根 7-0 线(Prolene,Ethicon,USA)牵引固定(图 13-3B)。

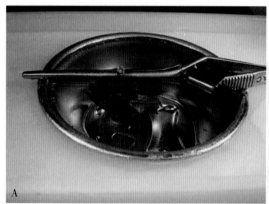
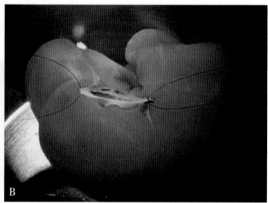

图 13-3　供肝修整:A. Cuff 套管利用器官保存容器边缘与长哈巴狗夹固定,门静脉及肝下下腔静脉残端外翻后用 6-0 线固定,结打在后方。B. 肝上下腔静脉出口修剪后用两根 7-0 线固定牵引

移植肝修整后放置在 4℃低温环境(Ministat 125,Peter Huber Kaltemaschinenbau Gmbh, Germany)的保存液中直至植入受体。

受体手术

术区备皮范围尽可能小,便于术后维持体温。

门静脉阻断前的操作准备

异氟烷(2 Vol%)吸入麻醉,受体采用正中线切口。5ml 注射器垫在背部便于暴露术野。拉勾放置在双肋缘下后进行腹壁牵引,以便最大限度地暴露术野(图 13-2B)。

为便于肝下下腔静脉重建(cuff 袖套法或显微缝合),应结扎离断右肾上腺静脉。游离肝周韧带后,在肝门结扎肝固有动脉,并向头侧游离。肝门部离断胆道,门静脉游离充分长度以便于 cuff 套管插入并且不离断幽门静脉或脾静脉(图 13-4)。

移除受体自身肝脏

通过阴茎背静脉注射 1ml 林格液以预防无肝期期间低血容量休克,其后依次阻断肝下下腔静脉、门静脉及肝上下腔静脉。

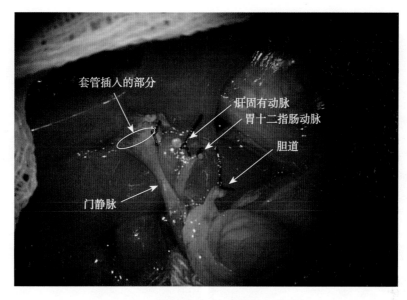

图 13-4　受体肝门部：无肝期前操作准备

切断这些血管后，完整移除受体自身肝脏，无肝期异氟烷吸入浓度降至 0.3 Vol%。

供肝植入

将供肝由保存液取出，轻柔地放置在受体腹腔原位内。

肝上下腔静脉重建

肝上下腔静脉重建采用 7-0 缝线端 - 端吻合（图 13-5）。用阻断钳牵拉膈肌环暴露，首先暴露出腹侧面，其后向尾侧牵引。

阻断钳用粘土固定在合适的位置，双侧缝制 7-0 血管线。左侧缝线打结（图 13-5A），首先从后壁左侧开始连续缝合 6~7 针（图 13-5B）。然后前壁由右侧开始连续缝合 10 针左右（图 13-5C）。在结束肝上吻合口缝合之前，用充满肝素盐水的 L 形注射器冲洗血管腔排气。继续缝合结束后收紧缝线，与牵引线打结（图 13-5D）。

门静脉重建

用蚊式钳从右侧固定供肝门静脉，用粘土固定蚊式钳。受体侧门静脉后方预置 6-0 丝线，并先打一个结，便于固定 Cuff 袖套。受体侧门静脉贴近蚊式钳水平剪开少许前壁（图 13-6A），盐水冲洗便于前后壁分层。将供体门静脉 Cuff 袖套插入受体侧并用 6-0 丝线结扎固定（图 13-6B）。

门静脉血流开放

当门静脉和肝上下腔静脉吻合完毕后，按照门静脉、肝上下腔静脉的顺序缓慢松开止血钳，移植物血液循环逐渐开始建立。门静脉血流开放后，异氟烷吸入浓度增加至 0.8~1.0Vol%。

肝下下腔静脉重建

肝下下腔静脉重建非常重要，不能狭窄或者扭曲。如果出现肝下下腔静脉吻合狭窄或者扭曲，受体大鼠移植后生存时间不超过 24 小时。

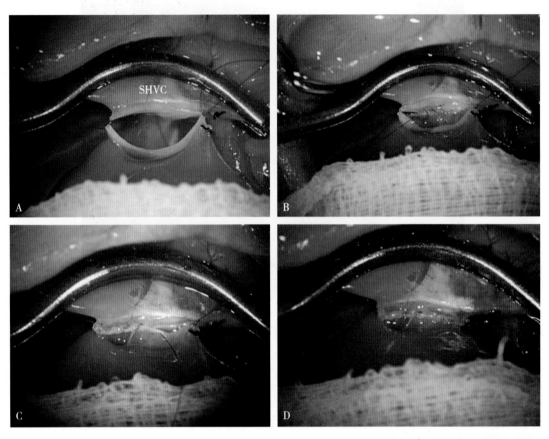

图 13-5　肝上下腔静脉 SHVC 重建。A. 双侧缝合 7-0 血管缝线。B. 后壁由左侧开始连续缝合 6~7 针。C. 前壁由右侧开始缝合 10 针左右。D. 前壁缝合完毕,缝线与牵引线打结,保持适当张力

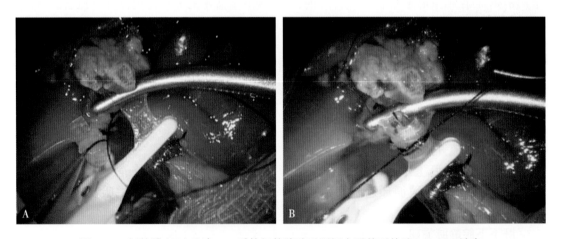

图 13-6　门静脉(PV)重建。A. 受体门静脉贴近肝门水平剪开前壁。B. Cuff 袖套

1）Cuff 袖套技术

缝合双侧牵引线,用哈巴狗钳固定后向头侧牵引。受体肝下下腔静脉用 6-0 丝线预置一个结。供肝下腔静脉内腔用盐水充满。将供肝肝下下腔静脉 cuff 袖套管插入受体侧,打结固定。

2）显微缝合技术

双侧缝 7-0 血管线。左侧打结(图 13-7A),后壁由左侧开始连续缝合 4~5 针(图 13-7B),然后前壁由右侧开始连续缝合 5 针左右(图 13-7C)。缝合完毕之前,血管腔内通过 L 形针头用肝素盐水冲洗排气。待前壁缝合完毕,与牵引线打结,保持适当张力(图 13-7D)。首先松开供体侧阻断钳,然后松开受体侧阻断钳。由阴茎背静脉补充 1ml 生理盐水以及 1ml 8.4% 的碳酸氢钠。即使失血明显,总补液量也不要超过 3ml。

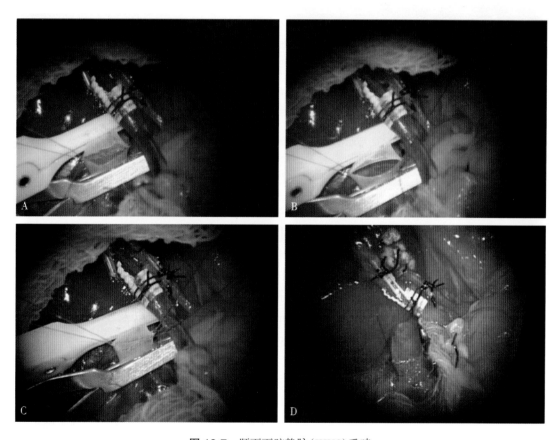

图 13-7　肝下下腔静脉(IHVC)重建

胆道重建

用生理盐水冲洗供肝胆总管,去除残留的血块,将供肝侧插管插入受体胆总管进行胆道重建。用蚊式钳牵引供体侧胆道预置结,用粘土固定。受体侧胆道用 6-0 丝线预置一个结(图 13-8A)。将胆道插管插入受体侧开口(图 13-8B),用 6-0 丝线打结固定(图 13-8C)。

关腹

胆总管吻合口用受体大网膜包裹预防术后胆道并发症。腹膜及皮下筋膜用 4-0 PDS

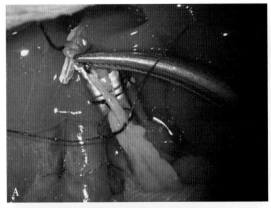
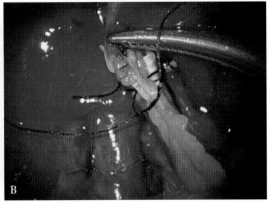
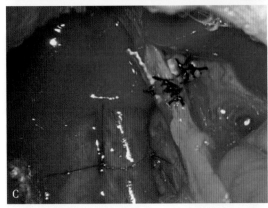

图 13-8　胆道重建。A. 蚊式钳牵引移植物胆道打结线，用粘土固定，受体侧胆道用 6-0 丝线预置一个结。B. 受体胆总管剪开前壁，插入胆道插管。C. 6-0 丝线打结固定胆道插管

（PDSⅡ；Ethicon；Inc，USA）线连续缝合，皮肤用相同缝线间断缝合。

术后护理以及观察

肝移植术后，大鼠放置在特制的 ICU 笼中（Vetario；Brinsea Products Ltd，UK）用 30-35℃ 加热复温 60min。术后 48 h 内皮下注射头孢呋辛钠（16mg/Kg/24h）（Cefuroxim Fresenius；Fresenius Kabi Deutschland GmgH，Bad Homburg，Germany）预防感染以及丁丙诺啡（0.1mg/Kg/24h）（Temgesic；EssexPharma，Munchen，Germany）镇痛。

Ⅱ. 动脉重建的大鼠肝移植模型

自从 1973 年 Lee 首先介绍相对复杂肝动脉重建技术之后，出现了多种大鼠肝移植肝动脉重建技术；将供体腹主动脉部分与受体腹主动脉端侧吻合（Engeman，1982），肾切除后用袖套管吻合法连接肾动脉（Hasuike，1988），结扎胃十二指肠动脉后用袖套管吻合法接至肝固有动脉（Steffen，1989），用聚丙烯管连接供受体肝动脉（Gao，1993），袖式肝动脉显微重建（Hickman，1989；Sato，1996）。下面介绍两种简化的动脉重建方法。

1）袖式重建

供体手术过程中，离断胃十二指肠动脉 GDA，肝固有动脉至肝门水平并与门静脉分离。肝总动脉用相同方法从腹腔动脉和肠系膜上动脉周围结蒂组织分离，动脉断端用保存液冲洗。受体肝总动脉在肝固有动脉分叉部阻断，在肝固有动脉中间水平离断。在肝下下腔静脉重建完成后，供体肝总动脉用 11-0 血管线由外向内过线，距离断端边距 2mm。受体肝动

脉相同方法过线,靠拢缝线,受体肝动脉插入供体肝动脉腔内,打结固定(Sato,1996)。

2) 插管法

供体手术过程中,将肝固有动脉从门静脉上仔细分离。在供肝原位灌注之后将肝总动脉向远侧游离至胃动脉及脾动脉分叉部,以便获得较长的肝固有动脉/脾动脉。在供肝修整过程中,剪取 4mm 长的 26-G 留置针套管(Vasofix 26G,B. Braun;Melsungen,Germany),用 100U 肝素盐水冲洗后,插入肝总动脉,并用 6-0 丝线打结。受体手术过程中,在无肝期前,游离肝固有动脉及胃十二指肠动脉并离断。在门静脉复流后,用小蚊式钳从右侧牵引受体肝固有动脉,蚊式钳根部用粘土固定。用无损伤血管钳阻断肝固有动脉血流后,用 6-0 丝线预置 1 个结,然后在肝固有动脉与胃十二指肠动脉间剪开受体肝动脉,将供体动脉插管插入(图 13-9A)。

动脉插管用 6-0 预置丝线打结固定(图 13-9B)(Lehmann,2005),肝动脉插管操作时间约 5 分钟。

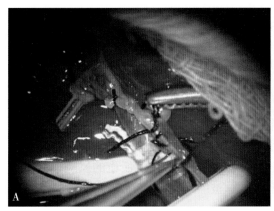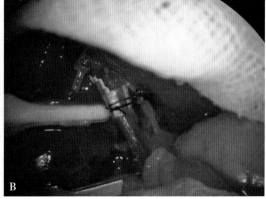

图 13-9　肝动脉重建:插管法。A. 受体肝固有动脉剪开,插入支架管;B. 6-0 丝线打结固定

3) 缝合法

供体手术过程中,在肝固有动脉及胆道自门静脉游离后,游离胃左动脉及脾动脉并分别靠近腹腔干及脾静脉结扎切断。为游离腹主动脉、双侧肾动脉、左腰动脉、肠系膜上动脉分别离断。受体手术过程中,在肝上下腔静脉,肝下下腔静脉及门静脉重建完成后,用 9-0 血管缝合线(Inoue,2003)将供体动脉袢端-侧缝合至受体腹主动脉前壁,略低于左肾动脉水平。

Ⅲ. 劈离式大鼠肝移植模型

大鼠肝脏解剖

大鼠肝脏主要分为四个叶(图 13-10):尾状叶(caudate lobe,CL),肝右叶(right live lobe, RLL),肝中叶(median lobe,ML)及肝左叶(left lateral lobe,LLL)。右肝叶又分为右上叶(superior right lobe,SRL)和右下叶(inferior right lobe,IRL)。肝中叶又分为两个部分,右侧肝中叶(right median lobe,RML)及左侧肝中叶(left median lobe,LML)。胆囊缺如。

大鼠肝脏各叶大致体积比例,SRL 12%,IRL 10%,ML 38%(RML 25%,LML 13%),LLL 30%,CL 10%(Martins,2008)

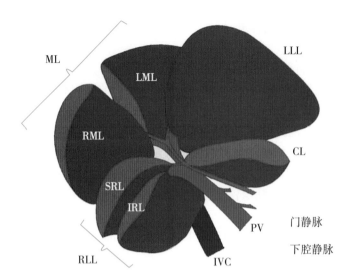

图 13-10 大鼠肝脏分段(前面观)及各肝段体积比例关系图解
CL. 尾状叶,RLL. 肝右叶,ML. 肝中叶,LLL. 肝左叶。右肝叶又分为右上叶(SRL)右下叶
(IRL)。肝中叶又分为两个部分,右侧肝中叶(RML)及左侧肝中叶(LML)。各部分体积比例,
SRL 12%,IRL 10%,ML 38%(RML 25%,LML 13%),LLL 30%,CL 10%(Martins,2008)

1) 30% 移植物劈离(RLL+CL)

供体手术中,6-0 丝线结扎肝左叶及肝中叶的 Glisson 鞘(Yagi,2011)。在供肝获取后,体外离断肝中叶及肝左叶。尽管供者手术中在肝中叶及肝左叶根部整块结扎是 70% 肝切除常用技术,但是仍然存在较高扎导致腔静脉狭窄以及肝静脉回流受阻淤血的风险(Martins,2008)。因此,建议体外切除这两个肝叶。由于腔静脉被缩短,难以进行 cuff 套管技术进行肝下下腔静脉吻合,建议采用缝合技术。

2) 修肝时进行 50% 劈离(RLL+RML),50% 减体积步骤如下(Omura,1996):

5-0 丝线结扎 LLL 肝段蒂部,将其离断移除。LML 肝段蒂部上下沿做小切口,沿接口结扎并离断。在 LLL 与 LML 离断后,分别结扎离断并移除 CLs,移植肝剩余 RML 与 RLL 肝段。

3) 20% 劈离(RLL)(Tanaka,2003)与无 CLL 30% 移植物相似

供体手术时,游离门静脉左支主干并离断,6-0 丝线结扎左侧的肝动脉及胆道,3-0 丝线结扎尾状叶蒂后移除。其后在肝脏修整过程中,分别离断相应缺血肝段。

训练方案

第一阶段:

我们建议通过大鼠异位心脏移植模型(heterotopic heart transplants,HHT)来训练显微外科技术以及 cuff 袖套技术,这是有益的初步练习模型,两者 cuff 袖套技术相似(Kobayashi,1993)。

第二阶段:

学生反复观摩 OLT 示范,第一及第二阶段同时进行持续 1~2 周。

第三阶段:

为了更有利于 Cuff 套管以及受体手术,建议选择 230~250g 大鼠进行 OLT 手术。当初学者进行几例原位肝移植手术之后,应再次观摩技术熟练者的手术操作。

反复的训练是快速、准确地掌握该技术的理想选择,作为初学者,能使肝移植受体存活超过 24 小时尤为重要。

第四阶段:

当达到上述目标后,在 1~2 个月内反复训练 OLT 模型。供体及受体手术时间分别应该在 20 分钟及 50 分钟内。死亡的受体应该进行尸体解剖以便明确技术缺陷。

应 用 领 域

尽管 40 年来对 Lee 最初的技术(Lee,1973)进行了大量改进,大鼠 OLT 模型仍然需要大量外科手术技巧。

原位肝移植的外科技巧

首先,供体肝脏获取需要良好的条件以及切取过程中对肝脏的保护。受体会因为过长的无肝期时间、术中出血及术中低体温而产生全身并发症。肝上下腔静脉吻合口开放血流后可能导致迅速气栓。

无肝期时间长短对于手术成功而言至关重要。门静脉阻断时间不应超过 20~25 分钟,肝下下腔静脉阻断时间不应超过 30~35 分钟(Hori,2010;Kashfi,2005)。以上时间界线是阻断内脏静脉以及腔静脉的时间界线,时间延长会导致心血管抑制以及酸碱失衡。临床肝移植需要重建肝动脉(Uchiyama,2002),而大鼠肝移植并不需要重建肝动脉(Kamada,1983)。Kamada 等学者(Kamada,1983;Kamada,1992)报道了肝动脉重建对大鼠肝移植模型的价值,是否重建肝动脉并不会影响术后胆道并发症或者肝细胞功能,对于预后并不会产生重要影响。此后,许多关于缺血再灌注损伤的研究也证实了未进行肝动脉重建的良好结果(Kashfi,2005)。但是,是否重建肝动脉目前仍存较大争议,尤其对于同种体异肝移植组合而言会影响术后生存率。

劈离式肝移植

由于啮齿类动物与人类肝再生过程近似,具有借鉴价值(Fausto,2001)。由于尸体来源供肝严重短缺,世界范围内活体肝移植及劈离式肝移植持续增长。然而,如果供体肝脏体积过小,难以满足受体代谢需要,受体会发生小肝移植物(small-for-size graft,SFSG)综合征(Ikegami,2008;Kiuchi,1999)。正常成人可以承受残留 25%~27% 的肝切除(Ferrero,2007;Schindl,2005;Vauthey,2000);然而成功的肝移植移植物体积应至少不低于 30%~40% 的受体标准肝体积(Furukawa,2001;Imura,2008;Kiuchi,2003;Morioka,2007;Nishizaki,2001)。小体积移植物的门静脉高灌注会影响术后肝再生。生理状态的改变导致门静脉血流增加,产生剪应力以及直接地破坏窦状内皮细胞,激活 Kupfer 细胞,引起急性肝功能衰竭。

然而,小肝移植物定义至今未明确,尤其对于大鼠(Dahmen,2008)。小肝移植物综合征不仅与移植物重量相关,而且与受体状态、无肝期时间、保存导致的缺血再灌注相关。在以往研究中(Liang,2003;Man,2001;Tanaka,2003;Tang,2007;Xu,2009;Yang,2004;Yang,2004;Yao,2010;Yu,2007),20%~40% 的移植物认为是大鼠小肝移植物,随后会导致脂肪重度变性、移植物充血及小叶中心坏死。移植肝受损激发肝再生过程,最早术后 16 小时开始出现 DNA 复制。部分学者报道大鼠部分肝移植后肝再生于术后 5~7 天完成（Tanaka，2003；Yagi，2011；Yao，2010；Yu，2007），以溴脱氧尿核苷（Bromodeoxyuridine BrdU）峰值为标志，或术后 24 小时增殖细胞核抗（Proliferating Cell Nuclear Antigen，PCNA）为标志。大鼠肝移植模型学习需要较长训练周期。然而遵照上述方案会加快学习速度及质量，便于将其应用于术后存活观察或免疫耐受诱导。

致　谢

感谢 Rene Tolba 教授及 Kazuyuki Nagai 博士（RWTH Aachen 大学，德国）提供手术照片。

参考文献

Dahmen U, Madrahimov N, Madrahimova F, Ji Y, Schenk A, Dirsch O. Small-for-size syndrome in the rat: does size or technique matter? *J. Surg. Res.* 2008; 149 (1):15−26.

Delriviere L, Kamada N, Kobayashi E, Enosawa S,Goto S. Portosystemic shunt for orthotopic liver transplantation in the rat. *J. Surg. Res.* 1994; 56(5):457−460.

Engemann R, Ulrichs K, Thiede A, Muller-Ruchholtz W, Hamelmann H. Value of a physiological liver transplant model in rats. Induction of specific graft tolerance in a fully allogeneic strain combination. *Transplantation.* 1982; 33(5):566−568.

Fausto N. Liver regeneration: from laboratory to clinic. *Liver Transpl.* 2001; 7(10):835−844.

Ferrero A, Vigano L, Polastri R, Muratore A, Eminefendic H, Regge D, Capussotti L. Postoperative liver dysfunction and future remnant liver: where is the limit? Results of a prospective study. *World J. Surg.* 2007; 31(8):1643−1651.

Furukawa H, Shimamura T, Ishikawa H, Jin MB, Kamiyama T, Matsushita M, Todo S. What is the limit of graft size for successful living donor liver transplantation in adults? *Transplant. Proc.* 2001; 33(1−2):1322.

Gao W, Lemasters JJ, Thurman RG. Development of a new method for hepatic rearterialization in rat orthotopic liver transplantation. Reduction of liver injury and improvement of surgical outcome by arterialization. *Transplantation.* 1993; 56(1):19−24.

Hasuike Y, Monden M, Valdivia LA, Kubota N, Gotoh M, Nakano Y, Okamura J, Mori T. A simple method for orthotopic liver transplantation with arterial reconstruction in rats. *Transplantation.* 1988; 45(4):830−832.

Hickman R, Engelbrecht GH, Duminy FJ. A technique for liver transplantation in the rat. *Transplantation.* 1989; 48(6):1080.

Hori T, Nguyen JH, Zhao X, Ogura Y, Hata T, Yagi S, Chen F, Baine AM, Ohashi N, Eckman C B, Herdt A R, Egawa H, Takada Y, Oike F, Sakamoto S, Kasahara M, Ogawa K, Hata K, Iida T, Yonekawa Y, Sibulesky L, Kuribayashi K, Kato T, Saito K, Wang L, Torii M, Sahara N, Kamo N, Sahara T, Yasutomi M, Uemoto S. Comprehensive and innovative techniques for liver transplantation in rats: a surgical guide. *World J. Gastroenterol.* 2010; 16(25):3120−3132.

Ikegami T, Shimada M, Imura S, Arakawa Y, Nii A, Morine Y, Kanemura H. Current concept of small-for-size grafts in living donor liver transplantation. *Surg. Today.* 2008; 38(11):971−982.

Imura S, Shimada M, Ikegami T, Morine Y, Kanemura H. Strategies for improving the outcomes of small-for-size grafts in adult-to-adult living-donor liver transplantation. *J. Hepatobiliary Pancreat. Surg.* 2008; 15(2):102−110.

Inoue S, Tahara K, Shimizu H, Yoshino H, Suzuki C, Kaneko T, Hakamata Y, Takahashi M, Murakami T, Kaneko M,Kobayashi E. Rat liver transplantation for total vascular reconstruction, using a suture method. *Microsurgery*. 2003; 23(5):470−475.

Kamada N, Calne RY. Orthotopic liver transplantation in the rat. Technique using cuff for portal vein anastomosis and biliary drainage. *Transplantation*. 1979; 28(1):47−50.

Kamada N, Calne RY. A surgical experience with five hundred thirty liver transplants in the rat. *Surgery*. 1983; 93(1 Pt 1):64−69.

Kamada N, Sumimoto R,Kaneda K. The value of hepatic artery reconstruction as a technique in rat liver transplantation. *Surgery*. 1992; 111(2):195−200.

Kashfi A, Mehrabi A, Pahlavan PS, Schemmer P, Gutt CN, Friess H, Gebhard MM, Schmidt J, Buchler MW, Kraus TW. A review of various techniques of orthotopic liver transplantation in the rat. *Transplant. Proc*. 2005; 37(1):185−188.

Kashfi A, Mehrabi A, Pahlavan PS, Schemmer P, Gutt CN, Friess H, Gebhard MM, Schmidt J, Buchler MW, Kraus TW. A review of various techniques of orthotopic liver transplantation in the rat. *Transplant. Proc*. 2005; 37(1):185–188.

Kiuchi T, Kasahara M, Uryuhara K, Inomata Y, Uemoto S, Asonuma K, Egawa H, Fujita S, Hayashi M, Tanaka K. Impact of graft size mismatching on graft prognosis in liver transplantation from living donors. *Transplantation*. 1999; 67(2):321−327.

Kiuchi T, Tanaka K, Ito T, Oike F, Ogura Y, Fujimoto Y, Ogawa K. Small-for-size graft in living donor liver transplantation: how far should we go? *Liver Transpl*. 2003; 9(9):S29−35.

Kobayashi E, Kamada N, Goto S, Miyata M. Protocol for the technique of orthotopic liver transplantation in the rat. *Microsurgery*. 1993; 14(8):541−546.

Lee S, Charters AC, 3rd, Orloff MJ. Simplified technic for orthotopic liver transplantation in the rat. *Am. J. Surg*. 1975; 130(1):38−40.

Lee S, Charters AC, Chandler JG, Orloff MJ. A technique for orthotopic liver transplantation in the rat. *Transplantation*. 1973; 16(6):664−669.

Lehmann TG, Bunzendahl H, Langrehr JM, Neuhaus P. Arterial reconstruction in rat liver transplantation--development of a new tubing technique of the common hepatic artery. *Transpl. Int*. 2005; 18(1):56−64.

Liang TB, Man K, Kin-Wah LT, Hong-Teng TS, Lo CM, Xu X, Zheng SS, Fan ST, Wong J. Distinct intragraft response pattern in relation to graft size in liver transplantation. *Transplantation*. 2003; 75(5):673−678.

Man K, Lo C M, Ng I O, Wong Y C, Qin L F, Fan S T, Wong J. Liver transplantation in rats using small-for-size grafts: a study of hemodynamic and morphological changes. *Arch. Surg*. 2001; 136(3):280−285.

Martins PN, Theruvath TP, Neuhaus P. Rodent models of partial hepatectomies. *Liver Int*. 2008; 28(1):3−11.

Morioka D, Egawa H, Kasahara M, Ito T, Haga H, Takada Y, Shimada H, Tanaka K. Outcomes of adult-to-adult living donor liver transplantation: a single institution's experience with 335 consecutive cases. *Ann. Surg*. 2007; 245(2):315−325.

Nishizaki T, Ikegami T, Hiroshige S, Hashimoto K, Uchiyama H, Yoshizumi T, Kishikawa K, Shimada M, Sugimachi K. Small graft for living donor liver transplantation. *Ann. Surg*. 2001; 233(4):575−580.

Omura T, Ascher N L,Emond JC. Fifty-percent partial liver transplantation in the rat. *Transplantation*. 1996; 62(2):292−293.

Sato Y, Farges O, Akpinar E, Yunming S, Yunming B, Bismuth H. An easy and physiologic arterial reconstruction method (sleeve technique) for orthotopic rat liver transplantation. *Transplant. Proc*. 1996; 28(6):3649−3651.

Schindl MJ, Redhead DN, Fearon KC, Garden OJ, Wigmore SJ. The value of residual liver volume as a predictor of hepatic dysfunction and infection after major liver resection. *Gut.* 2005; 54(2):289−296.

Steffen R, Ferguson DM, Krom RA. A new method for orthotopic rat liver transplantation with arterial cuff anastomosis to the recipient common hepatic artery. *Transplantation.* 1989; 48(1):166−168.

Tanaka H, Hashizume K, Enosawa S, Suzuki S. Successful transplantation of a 20% partial liver graft in rats: a technical innovation. *J. Surg. Res.* 2003; 110(2):409−412.

Tanaka H, Hashizume K, Enosawa S, Suzuki S. Successful transplantation of a 20% partial liver graft in rats: a technical innovation. *J. Surg. Res.* 2003; 110(2):409−412.

Tang LM, Wang YP, Wang K, Pu LY, Zhang F, Li XC, Kong LB, Sun BC, Li GQ, Wang XH. Protective effect of adenosine A2A receptor activation in small-for-size liver transplantation. *Transpl. Int.* 2007; 20(1):93−101.

Uchiyama H, Hashimoto K, Hiroshige S, Harada N, Soejima Y, Nishizaki T, Shimada M, Suehiro T. Hepatic artery reconstruction in living-donor liver transplantation: a review of its techniques and complications. *Surgery.* 2002; 131(1 Suppl.):S200−204.

Vauthey JN, Chaoui A, Do KA, Bilimoria MM, Fenstermacher M J, Charnsangavej C, Hicks M, Alsfasser G, Lauwers G, Hawkins IF,Caridi J. Standardized measurement of the future liver remnant prior to extended liver resection: methodology and clinical associations. *Surgery.* 2000; 127(5):512−519.

Xu MQ, Yan LN, Gou XH, Li DH, Huang YC, Hu HY, Wang LY, Han L. Zinc finger protein A20 promotes regeneration of small-for-size liver allograft and suppresses rejection and results in a longer survival in recipient rats. *J. Surg. Res.* 2009; 152(1):35−45.

Yagi S, Doorschodt B M, Afify M, Klinge U, Kobayashi E, Uemoto S, Tolba RH. Improved preservation and microcirculation with POLYSOL after partial liver transplantation in rats. *J. Surg. Res.* 2011; 167(2):e375−383.

Yang ZF, Ho DW, Chu AC, Wang YQ, Fan ST. Linking inflammation to acute rejection in small-for-size liver allografts: the potential role of early macrophage activation. *Am. J. Transplant.* 2004; 4(2):196−209.

Yang ZF, Poon RT, Luo Y, Cheung CK, Ho DW, Lo CM, Fan ST. Up-regulation of vascular endothelial growth factor (VEGF) in small-for-size liver grafts enhances macrophage activities through VEGF receptor 2-dependent pathway. *J. Immunol.* 2004; 173(4):2507−2515.

Yao AH, Yang Y, Li XC, Pu LY, Zhong JW, Liu XZ, Yu Y, Zhang F, Kong LB, Wang XH. Hepatic Regenerative Response in Small-Sized Liver Isografts in the Rat. *J. Surg. Res.* 2010; 161(2):328−235.

Yu Y, Yao AH, Chen N, Pu LY, Fan Y, Lv L, Sun BC, Li GQ, Wang XH. Mesenchymal stem cells over-expressing hepatocyte growth factor improves small-for-size liver grafts regeneration. *Mol. Ther.* 2007; 15(7):1382−1389.

Zimmermann FA, Butcher GW, Davies HS, Brons G, Kamada N, Turel O. Techniques for orthotopic liver transplantation in the rat and some studies of the immunologic responses to fully allogeneic liver grafts. *Transplant. Proc.* 1979; 11(1):571−577.

第 14 章

大鼠小肠移植

Atsunori Nakao[1,], Timothy R. Billiar[1]*
and Eiji Kobayashi[2]

[1]Department of Surgery, University of Pittsburgh Medical Center,
Pittsburgh, PA, US
[2]Division of Development of Advanced Treatment,
Center for Development of Advanced Medical Technology,
Jichi Medical University, Japan

潘澄　张玉盼　译

摘　要

　　大鼠是研究小肠移植相关反应的理想模型。这里,将介绍我们及其他研究人员建立的几种大鼠小肠移植模型,并讨论这些试验模型在未来的应用。本章所介绍和评论的每一个大鼠小肠移植模型技术既有优点也有缺点。重要的是依据试验目的选择适当模型。

关键词:小肠移植,大鼠,显微手术,移植

引　言

　　小肠移植(small intestinal transplantation,SITx)术后特异性免疫反应和炎症反应的广泛研究都可以通过大鼠模型实现。大鼠模型是行之有效、经济、而且伦理上可以接受的,各种具有明确组织相容性抗原特性的大鼠近交系都可以使用。此外,近交系的存在使实验重复性和自定义的免疫生物学条件得以实现。不同的供受体系组合具有不同的免疫反应,基于各种实验,免疫反应可分为三类:低应答、中间应答、高应答(Grant,1994;Zhong,1993)。自从Monchik 和 Russel 在 1971 年介绍了第一例异位小肠移植大鼠模型后(Monchik,1971),大量

---

*　Address for Correspondence: Atsunori Nakao, MD. E1551, Biomedical Science Tower, 200 Lothrop Street, Pittsburgh, PA, 15213. Telephone: 1-412-648-9547, Fax: 1-412-624-6666, e-mail address: atsunorinakao@aol.com.

的实验模型已经应用于研究小肠生理及小肠移植术后的各种反应。本章,将介绍我们建立的几种小肠移植模型并讨论其作为有用的实验模型在未来的应用。

手 术 模 型

动物

所有外科手术必须依照每个机构的动物关怀和应用委员会或各国的实验动物人道关怀和应用指南来执行。近交系重 200-350g 是应用于显微外科的合适标准。

术前护理

让大鼠在笼中术前禁食过夜可以使手术更容易进行。备皮的面积应尽可能地小以利于大鼠术后保持体温。应用碘酊消毒后再用 70% 酒精清洗备皮区,然后放置无菌手术洞巾。所有的手术器械和一次材料(如海绵、棉签)都须经过高压蒸汽灭菌。术中会用到消毒液、手套及缝线。

麻醉

通过包括异氟烷(1%~2%)在内的可吸入麻醉气体可以很容易控制麻醉深度,另外也可以通过腹腔注射氯胺酮麻醉。

小肠移植规程

已被广泛应用的大鼠小肠移植模型分为两种,原位和异位移植(图 14-1)。由 Kort 等人

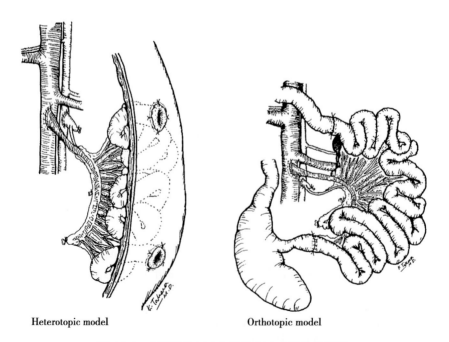

Heterotopic model　　　　　　Orthotopic model

图 14-1　大鼠异位(左)和原位(右)小肠移植模型

发明的原位小肠移植模型中,受体的小肠被移除并植入供体小肠保持消化道的连续性(Kort,1973)。在异位小肠移植中,供体小肠与受体消化道并不呈现正常的连续性。异位小肠移植中受体的小肠并不移除。不得不承认每种模型都有优点和缺点,重要的是根据研究目的选择最适合的模型(Grant,1991;Heeckt,1998;Nakao,2002)。

供体手术

在全身麻醉下,通过结扎离断肾和椎动脉,游离肠系膜上动脉(superior mesenteric artery,SMA)起始部上下的主动脉。全身肝素化(200U)并结扎腹主动脉后,依照血管蒂可暴露整个供体小肠,血管蒂包括肠系膜上动脉及部分主动脉和门静脉,门静脉需要在分叉水平

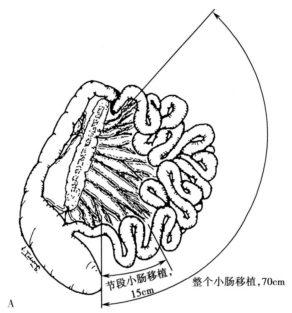

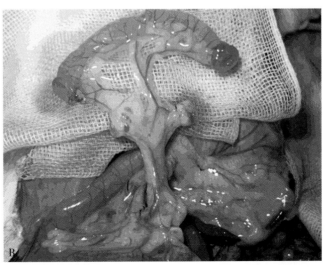

图 14-2　小肠的获取(A)。离断从 Treize 韧带到回盲瓣的整个小肠(长约 70cm)。从回肠末端到头侧 15cm 节段小肠移植(B)

附近离断。如果整个小肠(长约70cm)已暴露,就可分离并切除从Treize韧带到回盲瓣的整个小肠,其血管蒂包括了肠系膜上动脉、部分主动脉及门静脉。可以用同样的方式获取空肠和回肠段(图14-2)。应用5ml保存液通过肠系膜上动脉对供体肠道进行灌注。

1. 异位小肠移植

常用的异位小肠移植模型有两种方式(Zhong,1991)。其中之一是,小肠的一端做回肠造瘘另一端做十二指肠造瘘(Miyauchi,1998;Monchik,1971)。另一种模型为供体的肛门侧与受体的回肠末端吻合,另外一侧行十二指肠造瘘(Deltz,1985)。异位移植模型的主要优点是避免了肠道吻合。异位小肠移植的大鼠可以通过大鼠自身原有的左侧完好肠道维持液体、电解质及营养素的摄入。在原位小肠移植中,尤其是同种异体全小肠移植,吻合口是最常见的并发症,如吻合口梗阻,尤其是远端肠扭转(Murase,1993)。这些并发症的原因通常认为是免疫源性而不是技术源性的,因为它们常见于轻免疫抑制合并高应答的动物模型(Murase,1993)。异位小肠移植的优点是可通过内镜进行评估(Toyama,1995)和活检(Nakao,2001)。

受体手术

将下腔静脉(inferior vena cava,IVC)和腹主动脉与周围结缔组织游离并在左肾血管下方用微血管夹阻断后,首先在手术显微镜下用10-0聚丙烯缝线将动脉行端侧吻合。然后将供体的静脉和受体的下腔静脉用10-0聚丙烯缝线行连续端侧吻合。小肠的两端在腹壁行外置造瘘,然后关腹。

2. 原位小肠移植模型

通常来说有两种原位小肠移植:我们这里要介绍的一期小肠移植和二期小肠移植,其中二期小肠移植是指在异位小肠移植(如上所述)后2~3周行原位小肠移植(Deltz,1985;Ogino,1999)。我们使用一期原位移植,因为手术的死亡率和二期手术正相关。供体的准备和受体的血管吻合与异位小肠移植相同,不同的是手术步骤,原位小肠移植需要通过结扎肠系膜的血管切除受体的小肠。然后将供体的头端与受体的十二指肠应用可吸收缝线进行单层端端吻合。

受 体 手 术

小肠通过供体和受体的主动脉吻合、供体的门静脉与受体的上下腔静脉吻合移植到受体体内。在全麻下,通过近端和远端的肠道端端吻合保持肠道的连续性。腹部伤口用4-0可吸收缝线分两层关闭。

无血管吻合的小肠移植

新生大鼠的整个小肠可以移植到成年大鼠的皮下或网膜内。由于这个模型无血管吻合,这一模型不适合用于研究小肠移植术后早期反应。但是这一模型用于移植术后2周组织病理学分析具有技术可行性(Tahara,2005;Uchida,1999;Uchida,1999)。

小肠移植术中使用套管进行血管吻合

　　小肠移植的套管模型是由 Wallander 等人首先报道的,在这一模型中血管的吻合不使用缝线(Wallander,1988)。套管技术的应用大大提高了实验的成功率,Kobayashi 团队进一步改进了该技术(Kobayashi,1994;Nakao,2001;Nakao,2002)。与手工缝合相比,套管法可缩短热缺血时间并防止吻合口出血(图 14-3、14-4)。此外,在开始正式实验前只仅仅需要几周的时间训练就可掌握该项技术(Nakao,2001)。尽管有少量报道称小肠移植术后和血管吻合期机体会对聚丙烯套管产生免疫反应,但考虑到其低死亡率和高成功率,聚丙烯适合于短期研究,并且也是长期研究的选择之一。可以使用该技术在颈部行微创异位小肠移植(图 14-5)(Inoue,2003)。

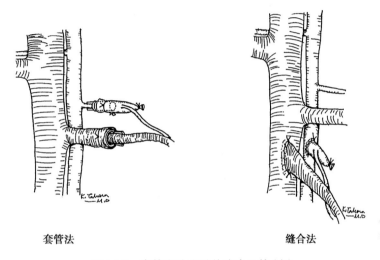

套管法　　　　　　　　　　　　　　　　缝合法

图 14-3　套管(左)和缝线吻合血管(右)

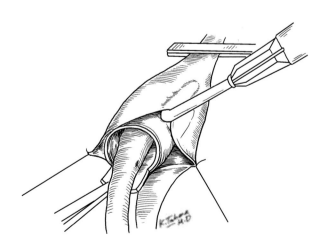

图 14-4　套管吻合。血管附于套管上一起插入受体血管内并用丝线结扎

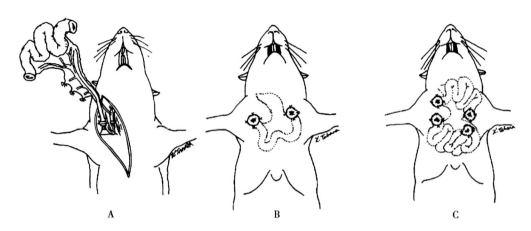

图 14-5 颈部异位小肠移植。A. 移植物包括肠系膜上动脉和受体的颈动脉,门静脉和颈静脉使用套管吻合。B. 在节段小肠移植中,移植物从腹部取出作为单孔放入颈部皮下。C. 在整体小肠移植中,移植物被从腹部取出作为双孔

术 后 护 理

　　动物小肠移植术后,圈养安置 24 小时。手术过程中,使用循环水垫来帮助维持动物体温。把动物的体温保持在适当的水平是至关重要的,因为长时间冷藏的整个小肠植入受体后造成的再灌注及受体低体温可引起受体的血压下降。术者进行移植后麻醉恢复检测。原位移植后须进行整晚严格的禁食。但是,初学者操作下的小肠移植术后可能需要静脉补液及更长时间的禁食。异位小肠移植术后不需要禁食。移植小肠的长度越短,异位小肠移植的成功率越高。可以使用丁丙诺啡(0.3mg/kg,sc)缓解受体术后疼痛,在手术结束前和术后的前 3 天可每 12h 使用一次。尽管反复的止痛治疗可引起异氟醚吸入过量导致的动物安乐死,但受体仍有表现出痛苦迹象的可能。在术后的任何时间,如果动物表现出痛苦迹象,并且在给予止痛治疗后如果不能缓解,可以向兽医咨询。可以根据以下标准进行疼痛评估:活动减少、异常的姿势、驼背、肌肉僵硬、不再自我梳理和水 / 食物的进食减少。

　　虽然原位肠移植术后的大鼠护理简单,但是异位小肠移植术后造瘘口的护理极其复杂。异位小肠移植术后的大鼠可通过造瘘口丢失大量的水分。在移植后的早期,需要冲洗移植肠腔内充满的肠道分泌的黏液,以防止移植肠腔过度扩张(Lee,1994)。此外,异位小肠移植的大鼠需要被分开安置以防止相互间啃食造瘘口(Preissner,1986)。

评 估

　　获得的小肠移植样本可根据研究目的进行各种分析。值得注意的是,同系小肠移植模型适用于肠道生理神经机制的研究,及探讨肌层炎症和内毒素是否为引起术后肠梗阻的原因(Turler,2007)。

一 般 评 估

体重和受体存活最终决定移植肠道的功能。发生排斥反应的原位小肠移植可形成肠梗阻,这可能导致严重的脱水、营养不良、严重的体重下降和穿孔(Murase,2000)。同样,如果小肠移植术后存在严重缺血/再灌注损伤,受体可能在几天之内死于败血症,细菌易位和严重脱水(Buchholz,2008;Nakao,2003)。另一方面,如前所述异位小肠移植并不影响受体的存活。因为很难预测存活的异位小肠移植受体的移植物排斥反应,目前被广泛接受的判断移植物存活的标准包括:临床症状、移植物结节的触诊以及观察造瘘口是否存在苍白或闭塞(Heeckt,1997;Heeckt,1995)。

组织学分析

急性排斥反应的特征为:不同形式的腺管损伤、以单个细胞(包括肿瘤细胞)为主的黏膜浸润和腺管细胞凋亡增加(每 10 个中超过 2 个)。慢性小肠同种异体移植排斥反应的典型组织病理学特征包括腺管细胞凋亡、淋巴小结和淋巴集结减少、肠系膜淋巴结纤维化及肠系膜动脉化(Nakao,2003)。缺血/再灌注损伤后粘膜病变的微观分级可基于 Park 等人所报道的标准,在双盲法下进行(Park,1990)。粘膜损伤的分级为 0-5 分:0 表示正常的粘膜,1-5 表示绒毛的损伤程度逐渐增加。

分子学分析

移植小肠获取后使用液氮快速冷冻。使用 DNA 酶除去潜在的 DNA 后,所有的 RNA 就悬浮在无 RNA 酶的液体中。从每个样本的总 RNA 中取 1μg 用于反向转录,使用寡聚脱氧胸苷酸(生命技术)和反转录酶 II(生命技术)以生成第一链 cDNA。PCR 反应混合物使用荧光 PCR 混合物试剂盒(PE Applied Biosystems,Foster City,CA)提取。Westen blot 可以用离体肠细胞质基质/核蛋白,这在 12.5% 聚丙烯酰胺十二烷基硫酸钠凝胶电泳分离并转移到硝酸纤维素膜。膜首先用一抗孵育,随后用二抗孵育(Nakao,2003;Nakao,2004)。

肠道运输和肌肉收缩

在原位移植模型中,可将经 FTIC 标记的右旋糖酐放于口腔的后部(此处很容易吞下)进行口饲来评估肠道运输功能。90 分钟后,动物麻醉后剖腹将胃肠道取出。胃和整个小肠可分为 10 等份:将盲肠、近端结肠、远端结肠与 1ml 的生理盐水混合来获得包含标记的右旋糖酐的溶液。清除肠道内的食糜后,使用酶标仪读取各段肠道信号的变化。除了 FTIC 标记的右旋糖酐外,也可以在轻度乙醚麻醉下强饲铬钢球(直径 1mm)来测定肠道的运输功能。

可通过一段肠道对 M 受体激动剂氨甲酰甲胆碱的肌肉收缩反应来评估此段移植肠道的功能(Nakao,2003;Nakao,2004)。沿小肠系膜侧打开肠腔,使用剥离细钳小心移除小肠黏膜。肌层全层被嵌入在标准水平机械器官室中,连续灌流预充氧法使 KRB 保持在 37℃并暴露于不同浓度的氨甲酰甲胆碱(Nakao,2003；Nakao,2004)。

<h1 style="text-align:center">结　论</h1>

本章介绍的每种大鼠小肠移植模型技术都有优点和缺点。重要的是根据研究目的选择合适的模型。

参考文献

Buchholz BM, Kaczorowski DJ, Sugimoto R, Yang R, Wang Y, Billiar TR, McCurry KR, Bauer AJ and Nakao A. Hydrogen inhalation ameliorates oxidative stress in transplantation induced intestinal graft injury. *Am. J. Transplant*. 2008; 8: 2015−2024.

Deltz E and Thiede A. *Microsurgical technique for small intestine transplantation; in Microsurgical Models in Rats for Transplantation Research*. 1985; 51−55.

Grant D and Wood R. Small Bowel transplantation. *Edward. Arnold, Boston, MA,* 1994; pp 121−132.

Grant D, Zhong R, Hurlbut D, Garcia B, Chen HF, Lamont D, Wang PZ, Stiller C and Duff J. A comparison of heterotopic and orthotopic intestinal transplantation in rats. *Transplantation*. 1991; 51: 948−954.

Heeckt PF, Halfter W, Schraut WH and Bauer AJ. Chronic rejection causes early destruction of the intrinsic nervous system in rat intestinal transplants. *Am. J. Physiol*. 1997; 273: G413−421.

Heeckt PF, Halfter WM, Schurer B, Schraut WH, Beger HG and Bauer AJ. Heterotopic intestinal transplantation aggravates the insult of chronic rejection. *Transplantation*. 1998; 65: 354−362.

Heeckt PF, Lee KK, Halfter WM, Schraut WH and Bauer AJ. Functional impairment of enteric smooth muscle and nerves caused by chronic intestinal allograft rejection regresses after FK506 rescue. *Transplantation*. 1995; 59: 159−164.

Inoue S, Tahara K, Sakuma Y, Hori T, Uchida H, Hakamada Y, Murakami T, Takahashi M, Kawarasaki H, Hashizume K, Kaneko M and Kobayashi E. Impact of graft length on surgical damage after intestinal transplantation in rats. *Transpl Immunol*. 2003; 11: 207−214.

Kobayashi E, Kamada N, Enosawa S, Toyama N, Walker NI and Miyata M. Prevention by liver transplantation of the graft-versus-host reaction and allograft rejection in a rat model of small bowel transplantation. *Transplantation*. 1994; 57: 177−181.

Kort WJ, Westbroek DL, MacDicken I and Lameijer LD. Orthotopic total small bowel transplantation in the rat. *Eur. Surg. Res*. 1973; 5: 81−89.

Lee K and Schraut W. *Experimental models of small bowel transplantation, in Small Bowel Transplantation*. 1994; 9−17.

Miyauchi T, Ishikawa M, Tashiro S, Hisaeda H, Nagasawa H and Himeno K. Effect of donor-specific splenocytes via portal vein and FK506 in rat small bowel transplantation. *Transplantation*. 1998; 65: 27−32.

Monchik GJ and Russell PS. Transplantation of small bowel in the rat: technical and immunological considerations. *Surgery*. 1971; 70: 693−702.

Murase N, Demetris AJ, Woo J, Tanabe M, Furuya T, Todo S and Starzl TE. Graft-versus-host disease after brown Norway-to-Lewis and Lewis-to-Brown Norway rat intestinal transplantation under FK506. *Transplantation*. 1993; 55: 1−7.

Murase N, Ye Q, Nalesnik MA, Demetris AJ, Abu-Elmagd K, Reyes J, Ichikawa N, Okuda T, Fung JJ and Starzl TE. Immunomodulation for intestinal transplantation by allograft irradiation, adjunct donor bone marrow infusion, or both. *Transplantation*. 2000; 70: 1632−1641.

Nakao A, Kimizuka K, Stolz DB, Neto JS, Kaizu T, Choi AM, Uchiyama T, Zuckerbraun BS, Nalesnik MA, Otterbein LE and Murase N. Carbon monoxide inhalation protects rat intestinal grafts from ischemia/reperfusion injury. *Am. J. Pathol.* 2003; 163: 1587−1598.

Nakao A, Kobayashi E, Shen SD, Yoshino T and Tanaka N. Impact of tacrolimus and bone marrow augmentation on intestinal allograft survival and intragraft cytokine expression in rats. *J. Med.* 2001; 32: 207−230.

Nakao A, Moore BA, Murase N, Liu F, Zuckerbraun BS, Bach FH, Choi AM, Nalesnik MA, Otterbein LE and Bauer AJ. Immunomodulatory effects of inhaled carbon monoxide on rat syngeneic small bowel graft motility. *Gut.* 2003; 52: 1278−1285.

Nakao A, Nalesnik MA, Ishikawa T, Azhipa O, Demetris AJ and Murase N. Chimerism and tolerance in rat recipients of intestinal allografts from ALS-treated donors with and without adjunct naive-donor-strain bone-marrow cells. *Transplantation*. 2003; 75: 1575−1581.

Nakao A, Ogino Y, Tahara K, Uchida H and Kobayashi E. Orthotopic intestinal transplantation using the cuff method in rats: a histopathological evaluation of the anastomosis. *Microsurgery*. 2001; 21: 12−15.

Nakao A, Otterbein LE, Overhaus M, Sarady JK, Tsung A, Kimizuka K, Nalesnik MA, Kaizu T, Uchiyama T, Liu F, Murase N, Bauer AJ and Bach FH. Biliverdin protects the functional integrity of a transplanted syngeneic small bowel. *Gastroenterology*. 2004; 127: 595−606.

Nakao A, Tahara K, Inoue S, Mizuta K, Takeichi T, Uchida H, Tanaka N and Kobayashi E. Combined cuff and suture technique for orthotopic whole intestinal transplantation in rats. *Microsurgery*. 2002; 22: 85−90.

Nakao A, Tahara K, Inoue S, Tanaka N and Kobayashi E. Experimental models of small intestinal transplantation in rats: orthotopic versus heterotopic model. *Acta Med. Okayama*. 2002; 56: 69−74.

Ogino Y, Kobayashi E and Fujimura A. Comparison of cyclosporin A and tacrolimus concentrations in whole blood between jejunal and ileal transplanted rats. *J. Pharm. Pharmacol.* 1999; 51: 811−815.

Park PO, Haglund U, Bulkley GB and Falt K. The sequence of development of intestinal tissue injury after strangulation ischemia and reperfusion. *Surgery*. 1990; 107: 574−580.

Preissner W, Schroeder P, Gundlach M, Liedgens P, Schroder E and Deltz E. Microsurgical techniques of heterotopic and orthotopic small-bowel transplantation in rat. *Experimental and Clinical Fundamentals*. 1986; 7−13.

Tahara K, Murakami T, Fujishiro J, Takahashi M, Inoue S, Hashizume K, Matsuno K and Kobayashi E. Regeneration of the rat neonatal intestine in transplantation. *Ann. Surg.* 2005; 242: 124−132.

Toyama N, Kobayashi E, Yamada S, Enosawa S and Miyata M. Fulminant second-set allograft rejection and endoscopic findings following small bowel transplantation in the rat. *J. Gastroenterol.* 1995; 30: 465−471.

Turler A, Schnurr C, Nakao A, Togel S, Moore BA, Murase N, Kalff JC and Bauer AJ. Endogenous endotoxin participates in causing a panenteric inflammatory ileus after colonic surgery. *Ann. Surg.* 2007; 245: 734−744.

Uchida H, Kobayashi E, Yanagisawa K, Mizuta K, Kitoh Y, Fujimura A, Tominaga S, Kawarasaki H and Hashizume K. Experimental small bowel transplantation using newborn intestine in rats: II. Revascularization of newborn intestine is independent of vascular endothelial growth factor. *J. Pediatr. Surg.* 1999; 34: 1396−1400.

Uchida H, Yoshida T, Kobayashi E, Mizuta K, Fujimura A, Miyata M, Kawarasaki H and Hashizume K. Experimental small bowel transplantation using newborn intestine in rats: I. Lipid absorption restored after transplantation of nonvascularized graft. *J. Pediatr. Surg.* 1999; 34: 1007−1011.

Wallander J, Holtz A, Larsson E, Gerdin B, Lackgren G and Tufveson G. Small-bowel transplantation in the rat with a nonsuture cuff technique. Technical and immunological considerations. *Transpl. Int.* 1988; 1: 135−139.

Zhong R, Grant D, Sutherland F, Wang PZ, Chen HF, Lo S, Stiller C and Duff J. Refined technique for intestinal transplantation in the rat. *Microsurgery.* 1991; 12: 268−274.

Zhong R, He G, Sakai Y, Zhang Z, Garcia B, Li XC, Jevnikar A and Grant D. The effect of donor-recipient strain combination on rejection and graft-versus-host disease after small bowel/liver transplantation in the rat. *Transplantation.* 1993; 56: 381−385.

第 15 章

大鼠的睾丸移植

***Kupa Bilolo and Huifang Chen**[*]*

Laboratory of Experimental Surgery, Notre-Dame Hospital, Department of Surgery,
CRCHUM, University of Montreal, Quebec, Canada

马洪顺　杨占坡　译

摘　　要

　　睾丸作为一个内分泌器官,主要有生成精子和分泌性类固醇激素两个功能。已证实睾丸移植是一种治疗高位腹腔型隐睾症、男性性功能低下症及男性不育症的重要且有效的手段。近几十年来,显微外科技术在自体移植、同种异体移植、睾丸组织移植和睾丸间质细胞移植方面取得了很大的进步。本章节描述了大鼠的睾丸移植模型,且该模型作为一个标准模型对移植学、内分泌学、免疫学研究均有益处。

关键词:睾丸,移植,大鼠

简　　介

　　近几个世纪以来,随着外科水平的发展,医学界非常热衷于研究睾丸移植的可能性。目前对于人类的先天性或外伤性无睾丸症、严重的双侧睾丸萎缩和双侧睾丸发育不良,睾丸的异体移植已能够成功进行。早在 18 世纪,苏格兰解剖学家和外科医生 John Hunter 建立了将睾丸植入鸡体内的外科模型(Palmer,1837)。哥根廷生物学家 Berthold 尝试了第一例成功的睾丸移植,可能由于幸运或是由于他超强的判断力,Berthold 进行的是自体移植,避免了排斥反应的发生。故这两位学者被认为是睾丸移植领域最重要的先驱。

　　在 20 世纪,在内分泌和移植实验方面出现的一些理念,为研究者研究激素的分泌和作用提供了新的契机;因此,睾丸移植变成了一项非常有用的技术,主要是用于研究宿主和睾

---

[*] Contact: Huifang Chen, MD., PhD. Tel: 514-890-8000 ext-27081. Fax: 514-412-7581. E-mail: hui.fang.chen@umontreal.ca.

丸在生育能力与生殖功能方面的相互作用，及内分泌方面移植睾丸和垂体的反馈关系。

从那时起，许多科学家希望通过同种异体睾丸移植作为首选方法来恢复性腺功能低下者的激素分泌，但却因不能维持正常间质细胞和生精小管的功能而失败（Turner，1938；Schindler，1969；Altwein，1972a）。

在狗的自体和异体睾丸移植模型上，Attaran 及其同事应用血管吻合技术第一次进行了带血管的睾丸移植手术（Attaran，1966a；Attaran，1966b），移植后睾丸功能通过血清黄体生成素（LH）和卵泡刺激素（FSH）水平进行评估（Altwein，1972b），记录显示 LH 和 FSH 水平在移植后均升高。Lee 及其同事第一次描述了近交系大鼠睾丸移植中的微血管技术（Lee，1971），在这个过程中，睾丸及其动静脉一起被取走，并采用端侧吻合法吻合至肾静脉入口处。据报道，20% 的大鼠在随后的 2~6 个月内交配并繁殖了后代。手术操作时间是此过程的关键，长达 2~4 个小时的无循环可导致永久性的无精症（Smith，1955；Steinberger，1969）。自 Lee 及其同事之后，再没有人采用睾丸移植模型进行实验研究，主要是因为大鼠的血管过细导致操作的难度过大。十年之后，对原位同系睾丸移植而言，随着显微外科技术的提高，包括应用手术显微镜和精细缝合材料，使其尽可能接近睾丸的正常血管解剖，从而提高了大鼠睾丸移植的水平。此技术用 1mm 长的动脉瓣或者肾动脉进行动脉吻合，降低了整个动脉作为一个动脉蒂时发生的湍流和血栓的可能。相较于 Lee 的动脉蒂法的不足 60% 的成功率，此法成功率高达 90%（Goldstein，1983）。从 20 世纪 90 年代起，一些新的睾丸移植手段不断涌现，尤其是在显微外科自体移植、同种异体移植、睾丸组织移植和间质细胞移植方面，主要成就包括自体移植中的腹腔镜技术应用，同种异体移植后生精功能影响因素的深入研究，探索新的治疗方法如胎儿睾丸移植和精原干细胞移植（Zhou，2008）。本章简要描述了大鼠睾丸移植模型的应用及其局限性。

睾丸解剖和功能

大鼠的睾丸横断面是圆形，侧面观是椭圆形的，最长径约 20mm，直径 14mm。成年大鼠睾丸的重量为 2.0~3.5g。睾丸韧带位于睾丸和附睾尾部之间，附睾的韧带呈辐射状进入提睾肌表面。

附睾头呈半月形位于睾丸的上方，附睾体变细，紧贴睾丸中部，其最细处仅 1.5~2mm，附睾尾似棒状，超出睾丸尾部极点 5~11mm。其内输精管道长达 40cm。

输精管从附睾尾的中段延续出来，沿睾丸内侧向上，在鞘膜口旁进入腹腔。其长 5~6cm，直径 2.5mm。在腹腔内，输精管首先向内侧呈直角离开精索血管，在膀胱颈水平向腹正中靠近并与对侧输精管伴行。输精管在这里变得很窄并进入前列腺背外侧，从背侧开口进入尿道。睾丸网是睾丸的出口，是睾丸和附睾的移行区。

睾丸有两个主要功能（即生精和分泌类固醇激素的功能），发挥这两种功能的区域不同。生精发生在生精小管。而生精小管高度卷曲，来自睾丸网，也终止于睾丸网。每个小管都被肌样管周细胞包绕，这些肌样管周细胞和支持细胞分泌的成分组成的基膜包绕着生精上皮细胞。这些柱状的支持细胞从生精小管的基膜向腔内延伸，它们为生殖细胞提供能量支持、提供必须的营养物质和生长因子。激素由小管周围见习内间质细胞（Leydig's cell）分泌。

睾丸有着独特的免疫豁免方式来保护精子细胞免受宿主的免疫攻击，这主要归功于生精上皮的血睾屏障的存在（Dym，1970；Head，1985）。另外，除了血睾屏障，最近的研究表明，机体和免疫因素的不同角色对建立和维持睾丸中的免疫耐受十分重要。证据表明，睾丸的巨噬细胞有诱导局部免疫抑制的作用，睾丸的雄性激素可通过调控抑制促炎性细胞因子的表达、调节细胞因子的平衡而维持免疫耐受性环境，睾丸树突状细胞在抑制抗原特异性免疫和 T 淋巴细胞活化方面发挥作用，肥大细胞在诱导和放大免疫应答方面发挥积极作用（Fijak，2006）。

手 术 方 式

术前护理和麻醉

术前，供体和受体的大鼠都在标准化的条件下进行常规饲养。氯胺酮(950μl10% 氯胺酮)或戊巴比妥钠(30~65mg/kg)加上赛拉嗪盐酸(50μl)腹膜内注射麻醉，0.1ml/100g 体重腹腔注射能提供充分的麻醉效果。

麻醉诱导阶段，丁丙诺啡作为镇痛于术前皮下注射，且给动物覆盖加温毯，以防止低温发生。2%~3% 的异氟醚麻醉气体因其安全性更高也更容易处理，推荐为手术麻醉使用。手术区域备皮并消毒。

供体手术

供体的自腹正中切开，将肠管上推。将与左肾静脉水平的腹主动脉和下腔静脉与周围组织游离，左肾动静脉被双重分离结扎。确认右侧睾丸动静脉，这个区域的腔静脉和腹主动脉周围的腰支逐个被分离结扎。腹主动脉和下腔静脉在左肾静脉水平之上和准备取走的右侧生殖动静脉之下进行结扎。

在被结扎的腹主动脉下方用细聚乙烯导管向睾丸内灌注 4℃肝素生理盐水，连接着相应睾丸血管的腹主动脉和腔静脉在上下端被断开，将睾丸自阴囊内牵出，切断右侧输精管，将睾丸放置于冰盐水中。

受体手术

切开受者腹部中线，使腹壁牵引，肠管推向右侧。充分游离左肾静脉水平以下的下腔静脉和腹主动脉，使用弯儿科止血钳夹闭血管。

移植步骤

先前，Lee 等报道的吻合技术为供体腹主动脉端侧吻合到受体腹主动脉，可导致受体腹主动脉段管腔内血栓形成。

后来，Goldstein 和 Lee 改进了这一技术，并使其成为了操作标准。这一技术包括用 10-0 尼龙线连续端侧吻合供体精索动脉段血管至受体腹主动脉，接着沿供体精索静脉段腔静脉缝合至受体腔静脉（图 15-1）；随后去掉儿科止血钳，睾丸立刻产生灌注良好的表现。行双侧睾丸切除，使用 10-0 尼龙线端端间断吻合供体和受体的输精管。睾丸被放回阴囊，腹部伤口缝合两层。

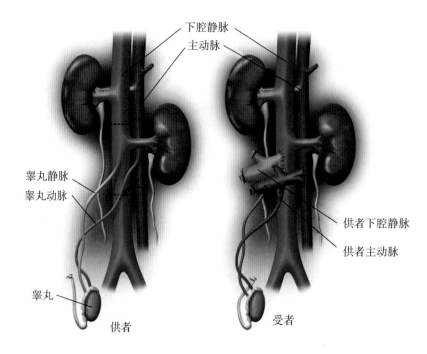

图 15-1　大鼠异位睾丸移植

异位睾丸移植对比原位睾丸移植

研究表明,为获得正常生精功能进行的大鼠异位睾丸移植,其组织结构和细胞成分均未处于移植物本身所在的微环境中。而原位睾丸移植中,生精管道和血管所处的解剖和生理微环境均与移植前类似。

许多研究证实,原位移植的存活率更高。近期逐渐改进的原位睾丸移植大鼠模型对下丘脑 - 垂体 - 睾丸轴的研究有很多的帮助,原位移植技术能够被用于治疗先天或后天的性腺功能低下病人(Heo,2005)。一个血管化的完整的大鼠移植睾丸能够产生足够的睾酮和生理微环境来维持精子的生成,因为精子的生成在体内一个复杂的过程,受内分泌和睾丸内因子调控,并受温度影响(Wakayama,2009)。其他研究表明,在威斯塔鼠体内进行的没有血管吻合的皮下的自体睾丸移植能够维持其激素分泌和性行为时的神经内分泌功能。

术后护理和评估移植睾丸的功能

受体覆盖加热毯至苏醒,规定的术后食物和水随机供给,术后不需要应用抗生素。FSH、LH 和睾酮放射性免疫定量检验可以监测移植术后内分泌功能和移植睾丸内的排斥反应。组织学研究可以分辨坏死和排斥反应。

通常判定移植血管良好的标准是松开止血钳后白膜下蜷曲的血管的形态,这也对评估移植物损伤有一定帮助(Lee,1999;Zhang,2005;Tan,2006)。

移植术后并发症

与卵巢不同,睾丸因为有质硬的外膜,血管结构复杂,并对缺血非常敏感,睾丸移植似乎前途并不光明。

睾丸移植的应用

　　睾丸移植是治疗高位腹腔型隐睾症、男性性腺功能低下症和男性不育症的重要而有效的治疗方法。睾丸移植的进步已经促进了以下移植技术的发展:

　　腹腔镜技术在自体移植中的介绍。对啮齿类动物的研究表明,睾丸可耐受缺血时间长达 2~4 个小时而不产生严重损害,若超出了这个时间间隔则明显表现出睾丸恢复差。在治疗中,腹腔内的高位隐睾是泌尿外科的一个挑战,它的处理方式并没有一个明确的规定。被认为是相对简单、安全、更可靠的腹腔镜技术有助于寻找高位的腹腔内睾丸,并能够减少至少 30 分钟的缺血时间。

　　间质细胞移植技术。在临床研究中已证实,间质细胞在成年男性中产生睾酮最多。这些间质细胞能够从生精小管中分离出来并通过移植来攻克一些缺陷疾病(Tai,1989)。这个过程很简单,但需要更多的研究使它成为一个完全有效的技术。

　　精原干细胞移植技术。精原干细胞移植技术允许对培养的干细胞进行转基因的操作,或者不在体外形成有功能性的基因型改变的雄性配子。这项转移技术可用于同种动物间或者异种动物之间移植睾丸干细胞,这可以应用到基础科学、人类医疗、家畜及野生动物的繁殖中去。尽管这是一项成就,但是其应用还是有着明显的困难,比如,如何将遗传物质稳定的引入到干细胞当中,以及如何调控被引入干细胞的免疫应答。必需克服这些障碍,才能实现移植技术发展的主要目标。

　　睾丸低温保存来维持人类的性腺功能:在诊疗过程中,众所周知的是,放化疗并发症的发生率很高,它们可以影响不同的器官和系统,包括下丘脑 - 垂体 - 睾丸轴(Howell,2002)。睾丸功能障碍包括生精细胞或者睾丸间质细胞损害,是最常见的长期放化疗的副作用。放疗后睾丸损伤与药物剂量相关,而化疗引起的性腺功能低下是有药物特异性和剂量相关性的。近期研究表明,睾丸组织是能够耐受冷冻和解冻的操作过程(Orwig,2005;Res,2000;Hovata,2003)。为了防止这些副反应发生,在精子冷冻储存还不能实现时,另一个途径是切除并储存睾丸组织,随后进行自体移植。

表 15-1　睾丸移植在临床研究中的应用

研究领域	主要作用	参考
内分泌	第一次发现睾丸激素荷尔蒙的分泌	(Berthold,1849)
内分泌	精子生成对温度的敏感性	(Moore,1924)
内分泌	睾丸间质细胞是睾酮的来源	(Moore,1930)
内分泌	类固醇激素的肝脏灭活	(Krichesky,1942)
内分泌	睾丸间质细胞的生存史	(Williams,1950)
显微外科	大鼠睾丸移植中显微血管技术	(Lee,1971)
生殖	一个无睾者生育能力的恢复	(Silber,1978)
显微外科	血管化的睾丸同基因移植	(Goldstein,1983)
免疫	睾丸是一个免疫豁免器官	(Selawry,1984;Selawry,1989;Bellgrau,1995;Russell,1996;Clouthier,1996)
生殖	精原干细胞移植	(Brinster,1994)

结　　论

大鼠的睾丸移植在实验水平上不断进步,且经过很长的一段历史时期证实对医学研究和临床应用有益。作为睾丸移植应用中的睾丸间质细胞移植、睾丸组织移植和精原干细胞移植都有显著的进步,为临床治疗男性不育症和性腺功能低下开创了一个新纪元。

参考文献

Altwein JE, Lee S and Gittes RF. Testicular transplantation versus implantation: Differentiation by gonadotrophin radioimmunoassay. *Invest. Urol.* 1972a; 10:91–95.

Altwein JE, Lee S, Gittes RE: Gonadotropic response to testicular transplants in the rat. *Endocrinology.* 1972b; 91(1):312–316.

Attaran SE and Hodges CV. Technique for testicular transplants. *Invest.Urol.* 1966a; 3: 390–391.

Attaran SE, Hodges CV, Crary LS, Vangalder GC, Lawson RK and Ellis LR. Homotransplants of the testis. *Journal of Urology.* 1966b; 95:387–389.

Barten EJ and Newling DW. Transplantation of the testis: from the past to the present. *Intl. J. of Andrology.* 1996; 19: 205–211.

Brinster RL, Zimmerman JW. Spermatogenesis following male germ-cell transplantation. *Proc. Natl. Acad. Sci.* 1994; 91:11298–11302.

Caster WO, Poncelet J, Simon AB and Armstrong WD: Tissue weights of the rat: Normal values determined by dissection and chemical methods. *Proc. Soe. Fxp. Biol. Med.* 1956; 91:122–126.

Dym M, Fawcett DW. The blood-testis barrier in the rat and the physiological compartmentation of the seminiferous epithelium. *Biol. Reprod.* 1970; 3: 308–326.

Fijak M, Meinhardt A. The testis in immune privilege. *Immunological Reviews.* 2006; 213: 66–81.

Gittes RF, Altwein JE, Yen SS, Lee S. Testicular transplantation in the rat: Long-term gonadotropic and testosterone radioimmunoassays. *Surgery.* 1972; 72(2):187–192.

Greenwood FC, Hunter WM, Glover T: The preparation of 1-131-4 labeled human growth hormone of high specific radioactivity. *J. Biochem.* 1963; 89: 114–123.

Goldstein M, Philips DM, Sundaram K, Young GP, Gunsalus GL, Thau R, Bardin CW. Microsurgical transplantation of testis in isogenic rats: method and function. *Biol. Reprod.* 1983; 28:971–982.

Head JR, Billingham RE. Immune privilege in the testis. II. Evaluation of potential local factors. *Transplantation.* 1985; 40: 269–275

Heo J, Jung SI, Chung JI. Novel Surgical Technique for Orthotopic Testicular Transplantation in Rats. *Korean J. Androl.* 2005; 23(2):88–93.

Hovatta O. Cryobiology of ovarian and testicular tissue. *Best Pract. Res. Clin. Obstet. Gynaecol.* 2003; 17(2):331–342.

Howell SJ, Shalet SM. Effect of cancer therapy on pituitary-testicular axis. *Int. J. Androl.* 2002; 25(5):269–276.

Lee S, Tung KSK, Orloff MJ: Testicular transplantation in the rat. *Transplant. Proc.* 1971; 3:586–590.

Lee S, Wang Y, Kim S, Cho C, Tarin T, Sileshi B, Yoon JH, Mazzoni G, Youngkin T, Wolf P, Gittes RF. Mouse-to-rat testicle transplantation. *Microsurgery.*1999; 19: 66–70.

Luetjens CM, Stukenborg JB, Nieschlag E, Simoni M, Wistuba J. Complete spermatogenesis in orthotopic but not in ectopic transplants of autologously grafted marmoset testicular tissue. *Endocrinology*. 2008; 149(4):1736–1747.

Miragem A, Neto BS, Reche M, Kliemann LM, Capp E, Von Eye Corleta H. Subcutaneous autologous testicle transplantation in Wistar rats. *Int. Urol. Nephrol*. 2009; 41(2):313–318.

Monroe SE, Parlow AF, Midgley AR Jr: Radioimmunoassay for rat luteinizing hormone. *Endocrinology*. 1968; 83(5):1004–1012.

Nugent D, Meirow D, Brook PF, Aubard Y, Gosden RG. Transplantation in reproductive medicine: previous experience, present knowledge and future prospects. *Hum. Reprod. Update*. 1997; 3(3):267–280.

Orwig KE, Schlatt S. Cryopreservation and transplantation of spermatogonia and testicular tissue for preservation of male fertility. *J. Natl. Cancer Inst. Monogr*. 2005; 34:51–56.

Palmer JF. The Works of John Hunter FRS with notes, vol. III. Longman, Rees, Orme, Brown, *Green and Longman*, London.1837.

Res U, Res P, Kastelic D, Stanovnik M, Kmetec A, Merlo A. Birth after treatment of a male with seminoma and azoospermia with cryopreserved-thawed testicular tissue. *Hum. Reprod*. 2000; 15(4):861–864.

Schindler WV and Wagner JW. Pituitary thyroid function in adult rats subsequent to neonatal gonadectomy and gonadal transplants. *Neuroendocrinology*.1969; 5:350–369.

Smith GI. Cellular changes from graded testicular ischaemia. *J. Urol*. 1955; 73: 355–363.

Steinberger E, Tjioe DY. Spermatogenesis in rat testes after experimental ischemia. *Fertil. Steril*. 1969; 20(4):639–649.

Tai J, Johnson HW and Tze W.J. Successful transplantation of Leydig cells in castrated inbred animals. *Transplantation*.1989; 47:1087–1089.

Tan FQ, Chen ZD, Zheng XY, Sun K and Li JH. Establishment of testis transplantation model and study on mechanism of graft injury in rats. *Zhejiang Da Xue Xue Bao Yi Xue Ban*. 2006; 35: 297–302.

Turner CD. Intraocular homotransplantations of prepubertal testis in the rat. *Am. J. Anat*. 1938; 63: 101–159.

Vcronoff S: La greffe testiculaire du singe à l'homme. *Tech. Chir*. 1937; 12:69.

Wakayama T and Iseki S. Role of the spermatogenic–Sertoli cell interaction through cell adhesion molecule-1 (CADM1) in spermatogenesis. *Anat. Sc. Intl*. 2009; 84**:** 112–121.

Zhang W, Zhang J, Wang LL. Advances in testis transplantation. *Zhonghua Nan Ke Xue*. 2005; 11(1):60–63.

Zhang WX, Tan FQ, Wang JX, Chen ZD, Zheng S. A novel method for orthotopic testicular transplantation in rats. *Chinese Medical Journal*. 2005; 118 (10): 850–853.

Zhan B, Wang L, Zang X, Sun Y, Chen M: Homotransplantation of testis: Experimental study and clinical practice (13 case reports). *Transplant. Proc*. 1988; 20 (Suppl I): 918–921.

Zhou YC, Huang YF. Development and status quo of testis transplantation. *Zhonghua Nan Ke Xue*. 2008; 14(11):1035–1039.

第 16 章

大鼠颜面移植

Maria Siemionow[1,] and Fatih Zor[2]*

[1]Cleveland Clinic, Department of Plastic Surgery, Cleveland, OH, US

[2]Gulhane Military Medical Academy, Dept. of Plastic and Reconstructive Surgery, Ankara, Turkey

王爽 译

摘　要

　　血管化复合组织同种异体移植(VCA)研究中经常应用啮齿类动物,尤其是大鼠作为移植模型。在实验研究中,尤其是在移植研究中,使用啮齿类动物有许多优点。在过去的20年里,在对 VCA 移植领域的研究中,我们设计并开发了不同的颅面 VCA 大鼠模型,并测试了各种诱导耐受的免疫抑制治疗方案。这些模型包括全颜面/头皮移植,半侧颜面移植,复合半侧颜面/颅骨移植,大鼠上颌骨同种异体移植,复合半侧颜面/下颌骨/舌瓣骨肌肉皮肤联合移植,复合中面部移植,骨皮瓣半侧颜面同种异体移植模型,以及复合含视神经的颜面及眼球同种异体移植模型。所有这些模型为 VCA 在临床上的成功应用提供了基本的科学基础。

关键词: 血管化复合同种异体移植,实验模型,颜面移植,啮齿类动物,复合组织同种异体移植

引　言

　　面部是人体一个重要的功能和美学器官。面部不同部位的软组织和骨组织均有其独特的特性。因此,严重的颜面部缺损的重建是对整形外科医生的巨大挑战。虽然各种技术已经用于严重的面部缺损的治疗,但是这些传统的修复手段在功能和美学上的效果并不理想

---

* Corresponding Author: Maria Siemionow MD., PhD. Professor of Surgery, Department of Plastic Surgery, Cleveland Clinic, 9500 Euclid Avenue / A60, Cleveland Ohio 44195, USA. e-mail: siemiom@ccf.org.

(Siemionow，2011)。这些关于颜面再植术的病例长期随访结果证实，"所有的组织都被同种组织替代"，并且最佳颜面修复的选择是面部组织移植能够与缺损部位完美匹配并覆盖该缺损的组织(Siemionow，2007)。

血管化复合组织同种异体移植(VCA)是指源于不同胚胎源性的组织移植，例如皮肤、脂肪、肌肉、神经、软骨、韧带和骨。每种组织都有其不同的抗原性，因此众所周知血管化复合组织同种异体移植与器官移植相比具有更多免疫源性(Lee，1991)。第一个成功的临床手部和面部移植已将传统的"重建外科"改变为新的"再生修复外科"。尽管全球有越来越多的VCA病例报道，但是仍有许多问题需要解答，尤其是关于组织的免疫原性和慢性排斥反应的问题(Dubernard，2000)。为了解决这些问题，有必要继续使用面部移植实验模型进行研究。目前颜面移植的各种模型已被应用于小型和大型实验动物。在这里，我们将分享我们在大鼠不同颜面移植模型中的相关经验，这些模型来源于临床严重颌面部畸形的相关病例。

一 般 原 则

根据赫尔辛基纽伦堡法规声明：所有涉及人体的实验和手术，必须以充分的动物实验为基础(National Institute of Health，2011)。这使得实验动物和实验模型成为医学研究中不可缺少的环节。在实验研究中应牢记的"3R"原则(Goldberg，2010)：

Reduce：尽量减少实验动物的数量

Replace：如果可能的话尽量应用体外研究代替动物研究

Refine：优化实验动物的饲养环境条件

以这些原则为基础，所有研究人员必须熟悉实验动物的手术解剖、手术技巧以及实验动物的围手术期护理。

外科解剖

由于所有颜面移植模型都是基于相同的血管蒂，因此必须深入了解大鼠的头颈部区域的解剖。下面，我们按部就班地列出颜面同种异体移植物的血管蒂和神经的解剖。

血管蒂解剖

沿颈部正中线做切口，切除下颌下腺和胸锁乳突肌，暴露颈外静脉(图 16-1)。肩胛舌骨肌切除后，暴露颈总动脉及其分支(图 16-2)。结扎并分离颈内动脉(图 16-3)。舌骨大角切除后，暴露颈外动脉及其主要分支(图 16-4)。结扎并分离颈外动脉的所有颈支(图 16-5)。在外耳的水平，仔细分离颈外动脉的另两个分支(耳后动脉和颞浅动脉)，保护好腮腺组织。在解剖静脉过程中，分离并结扎颈外静脉的近端(图 16-6)。从外耳道骨部将外耳分离并纳入皮瓣内(图 16-7A，B)。

感觉和运动神经的解剖：有两条主要的感觉神经可用于面部移植模型中感觉神经吻合。第一条是眶下神经，它通过眶下管从颞区到达上颌区。该神经出口于切牙骨后侧的眶下孔，支配中面部的感觉神经，其中包括胡须垫、鼻子和下颌(图 16-8)。第二条感觉神经是耳大神经，支配耳周的感觉。该神经位于颈廓肌和头夹肌正上方(图 16-9)。

面神经是唯一一个可以用于面部移植模型的运动神经。该神经位于茎乳孔，在解剖面部皮瓣时在外耳道处将该神经自皮瓣切断(图 16-7B)。面神经有几个分支，各分支均位于咬

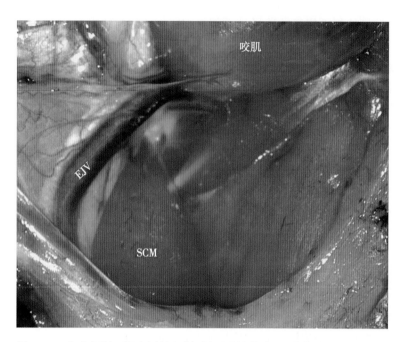

图 16-1　右半侧颜面部皮瓣的解剖,颌下腺被摘除,颈外静脉(EJV)显露,SCM:胸锁乳突肌

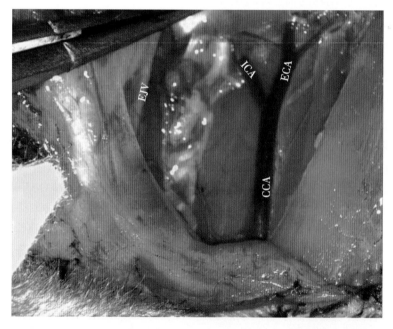

图 16-2　胸锁乳突肌和肩胛舌骨肌被切除,显露右半侧颜面部皮瓣的蒂部。CCA:颈总动脉,ECA:颈外动脉,ICA:颈内动脉,EJV:颈外静脉

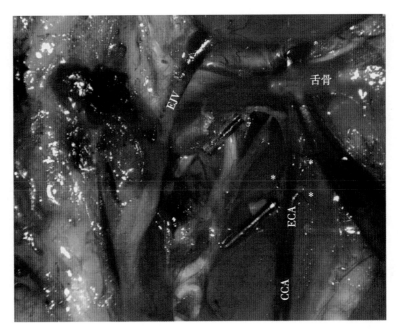

图 16-3　结扎并切断颈内动脉,标记舌骨大角。＊为结扎的颈外动脉的分支

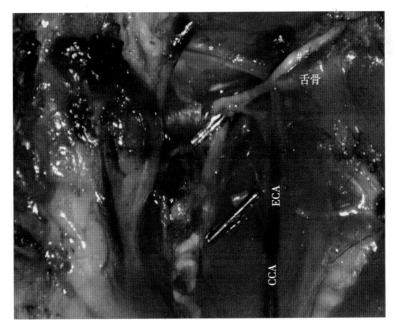

图 16-4　切除舌骨大角。标记舌下神经(＃)和颞浅动脉(＊)

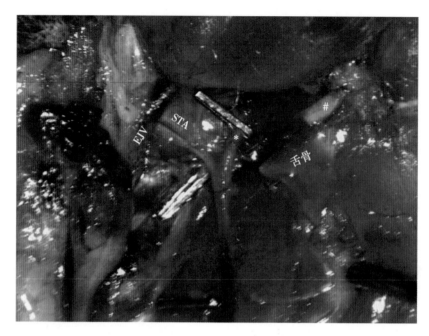

图 16-5   舌下神经(#)和面动脉(*)被结扎和切断。标记并保护好颈外动脉的唯一颞浅动脉(STA)分支

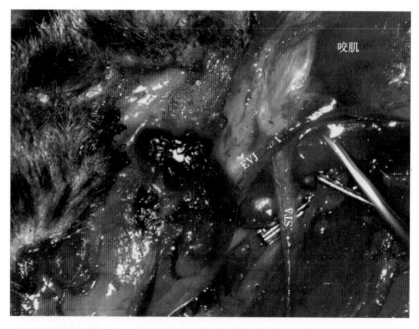

图 16-6   静脉解剖。图中可见颈外静脉(EJV)的近端和颞浅动脉(STA),颈外静脉近端被分离并结扎

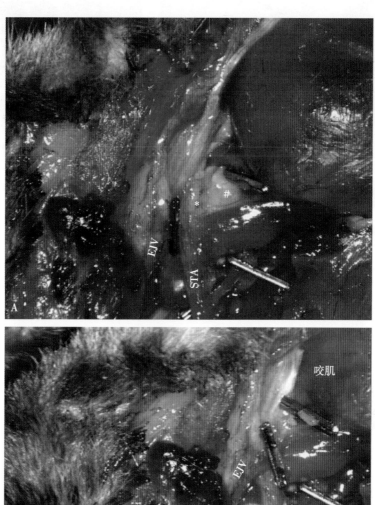

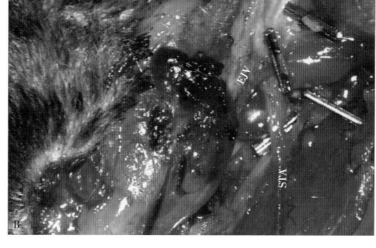

图 16-7　耳廓周围解剖

A. 腮腺内的颞浅动脉被保留(*)；为了保护皮瓣的动静脉，解剖在乳突(#)
浅层进行

B. 显露皮瓣的蒂部。EJV：颈外静脉，STA：颞浅动脉。同时也可以看到乳
突(#)和面神经(*)

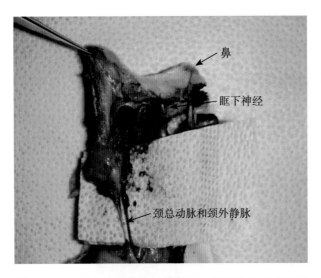

图 16-8　右侧中面部复合组织解剖。眶下孔处可见眶下神经

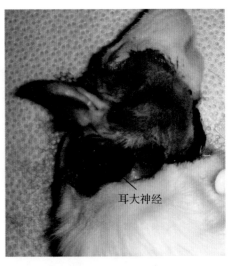

图 16-9　含感觉神经的面部皮瓣：供体的耳大神经与受体吻合

肌表面并与同名静脉相伴行。如果皮瓣内包含运动神经，那么为了防止医源性损伤，咬肌也必须包括在皮瓣内。

围手术期的护理

测试 VCA 实验动物模型的可行性最常用的动物为大鼠。大鼠用于移植实验研究有几个优点。首先，对大鼠进行的外科手术没有大动物复杂，手术可以在较短的时间内完成。不需要另安排人给予麻醉，所有操作都可以由外科医生执行。然而，必须特别注意麻醉调节并且麻醉剂量适当。此外，大鼠的术前、术后护理比使用大型动物容易和便宜。众所周知，大鼠对失血非常敏感，因此为了降低发病率，应通过细致的手术技术和止血方法使术中出血量最小化。

在皮瓣植入过程中，要特别注意防止黏膜组织嵌入。嵌入的黏膜组织的分泌物可以引起严重的感染，从而导致动物死亡。

术后的护理

术后护理期间，必须用加热垫为大鼠保暖。大鼠对血液和体液流失很敏感。为了降低发病率，即使术中失血量很少仍需要术后补液治疗。通过皮下注射温盐水，不仅可以支持大鼠液体复苏，还可以使大鼠更快地从麻醉中苏醒。

我们还大力提倡术后应用止痛药物镇痛和应用抗生素预防感染。最后，在术后早期应给予动物流汁食物或半流食物避免动物窒息和意外死亡。

大鼠面部移植模型

在过去的二十年中，已经设计并开发几个大鼠颅面部同种异体移植模型（表 16-1）。在 2003 年，我们优先描述并发布了第一个全脸移植大鼠模型（Siemionow，2003）。在接下来的几年里,我们已经开发了另外 8 个面部移植模型,这些面部移植模型将在本章逐一描述(Altuntas,2010;Kulahci,2006;Polat,2011;Siemionow,2003;Unal,2005;Yazici,2007;Yazici,2006;Zor,2010)。我们设计这些模型的目的是为了与临床中不同类型的面部外伤相联系。我们将面部移植模型主要分为三大类:软组织移植模型、软组织和骨移植模型和功能单元移植模型。

表 16-1　大鼠面部移植模型

复合面部同种异体移植	模型	作者	年份	同种异体移植物组成
软组织模型	全面部 / 头皮移植模型	Ulusal 等	2003	双侧颜面及头皮,胡须垫及眼眶周围组织被排除
	半侧颜面 / 头皮移植模型	Demir 等	2004	除去胡须垫及眼眶周围组织的单侧颜面及头皮
软组织和骨模型	复合半侧颜面 / 颅骨移植模型	Yazici 等	2006	包含颅盖骨的头皮和单侧颜面
	上颌骨同种异体移植模型	Yazici 等	2007	上颌骨
	复合半侧颜面 / 下颌骨 / 舌瓣骨肌肉皮肤移植模型	Kulahci 等	2010	半侧颜面,包含牙齿、咬肌和舌头的下颌骨
	全骨皮肤同种异体移植模型	Altuntas 等	2010	单侧颜面、头皮、胡须垫、眼睑和前颌骨
伴随功能单元的移植模型	复合感觉运动神经单元面中部移植模型	Zor 等	2010	包含胡须垫的单侧颜面、咬肌、前颌骨、面部和眼眶下神经
	复合视神经面及眼球移植模型	Polat 等	2011	包含眼睑、眼球眶周脂肪和视神经

Ⅰ. 软组织移植模型

1. 全脸 / 头皮移植模型

2003 年我们描述了大鼠的第一例颜面 / 头皮移植动物模型。移植手术通过主要组织相容性复合体的屏障,在 LBN(RT1^{1+n})供体和 Lewis(RT1^1)受体之间进行(Siemionow,2003)。

移植物从供体大鼠获取,以双侧颈总动脉和颈外静脉为蒂,包含所有的面部皮肤、头皮和双耳。眼眶周围的结构中,鼻子被排除在移植物之外。通过颈前正中垂直切口获取皮瓣,并进行颈部淋巴结清扫术。结扎下颌下腺到面前动脉和静脉的分支,并摘除下颌下腺。双侧颈外静脉及其他前后的面部分支被确定并作为供体静脉。切除胸锁乳突肌、肩胛舌骨肌,茎突舌骨和舌骨大角,暴露颈总动脉及其主要分支。结扎颈内动脉和颈外动脉的颈部分支。确定并切断面神经的耳后分支。在耳廓水平,仔细解剖颈外动脉的耳后分支和颞浅分支(三分之二的分支),保留腮腺。将耳从外耳道软骨部与骨组织分离,使耳廓包含在皮瓣内。眶周和口周皮肤切口,在帽状腱膜下解剖皮瓣,以双侧颈总动脉和颈外静脉为血管蒂获取移植物(图 16-10A)。在受体大鼠头面部制做相似的头面部缺损,包括面部皮肤、头皮及外耳。保护好面部神经和肌肉,以及口周、眶周区的结构,避免导致喂养、呼吸或闭眼等功能障碍。接下来,在显微镜放大下准备吻合受体大鼠的颈总动脉和颈外静脉。应用显微外科技术和器械进行颈总动脉的端侧吻合,或者颈外动脉的端端吻合。然后进行标准的端端静脉吻合,连

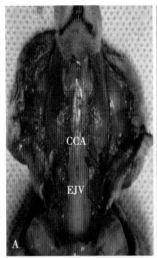
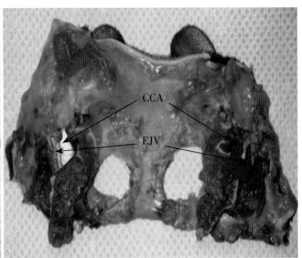
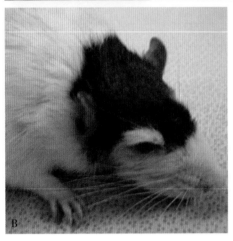

图 16-10　A. 全面部 / 头皮移植模型解剖：可见移植组织和双侧颈总动脉（CCA）、颈外静脉（EJV）。B. 结果显示术后 200 天没有排异反应发生

接颈外静脉和面前静脉（Siemionow，2003）。

在这个模型中，使用环孢菌素（CsA）作为单一免疫抑制方案，在术后第 1 周所给予的剂量为 16mg/（kg·d），之后逐渐减少至 2mg/（kg·d），持续 4 周以上，并保持在这个水平，整个随访期超过 200 天（图 16-10B）。后来，为了改善面部 / 头皮移植物的存活率，我们引用了一个新的受体动脉吻合方法。如果整个移植的头面部皮瓣只有单侧颈总动脉血管化供血，移植组织和动物的存活时间会减少（Unal，2005）

这个同样的模型也提出了 ACI（RT1^a）供体和 Lewis（RT1^l）受体之间完全不匹配的 MHC 范例。同样应用 CsA 作为免疫抑制剂治疗，头面部皮瓣移植生存超过 180 天（Unal，2005）

2. 半侧颜面部 / 头皮移植模型

全脸移植的平均时间为 6~7 小时。为了缩短手术时间、降低长手术时间和脑缺血相关的发病率和死亡率，我们已经介绍半侧颜面移植模型，该技术与全头面部移植模型相比并不难。这个模型后来被用于通过 MHC 屏障的操控耐受性的诱导试验。分别在半同种异体 LBN（RT1^{1+n}）、完全同种异体 ACI（RT1^a）供体和 Lewis（RT1^l）受体之间进行半侧颜面移植。

使用与全颜面 / 头皮移植模型相同的解剖方法，获取单侧半侧颜面部面肌移植组织。

简单地说,就是用颈前正中切口解剖颈总动脉和颈外静脉。除外面动脉、面静脉、耳后动脉和颞浅动脉,颈外动脉所有的颈部分支均被分离和结扎。获取以颈总动脉和颈外静脉为蒂的复合半侧颜面 / 头皮皮瓣,包括外耳和头皮(图 16-11A)。在受体,制作相同的皮肤缺损等待移植。在手术显微镜下,使用显微手术器械和技术,分别进行颈总动脉的端侧吻合和颈外静脉端端吻合。同样使用 CsA 作为免疫抑制剂可以使半同种异体移植组织(400 天)和全同种异体移植组织(300 天)获得较长的存活时间(图 16-11B)(Demir,2004;Siemionow,2007b;Siemionow,2005)。

Ⅱ. 软组织和骨移植模型

1. 复合半侧颜面 / 颅骨移植模型

为了扩展与临床复杂面部缺损相关的颜面 / 头皮同种异体移植模型的应用,我们将血管化的颅骨引入半侧颜面移植组织中,提出一个新的复合半侧颜面 / 颅骨移植模型。移植组织同样以颈总动脉 / 颈外静脉为血管蒂,通过 MHC 屏障移植手术在 LBN 和 LEW 大鼠之

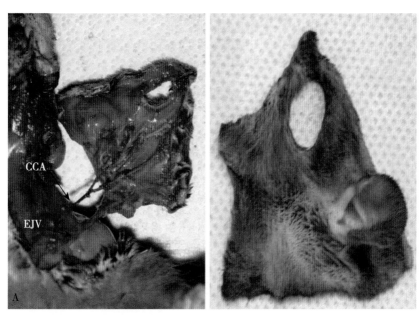

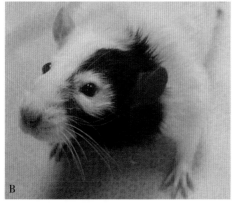

图 16-11　A. 半侧颜面头皮移植模型,可以看到血管蒂和移植物。B. 结果显示移植术后 300 天皮瓣与受体之间没有发生任何排斥的迹象

间进行。

在这个模型中,根据先前描述的面部移植模型进行半侧颜面部的解剖。从供体切取以颈总动脉和颈外颈外为血管蒂的复合半侧颜面/头皮皮瓣,皮瓣内包含外耳和头皮。

在面部移植手术中,一旦能够涉及颞骨,将颞骨作为移植组织的一部分,就为广泛的伴随骨缺损的颅颌面畸形提供了新的治疗方案。在正中矢状缝、眶上缘、眶顶板、颧上颌缝、颞部骨内侧缘和部分枕骨后缘作为截骨边界,使用细尖剪刀进行截骨术(图 16-12A)。

移植组织获取后移植到具有相应面部缺损的受体大鼠体内。对颈总动脉进行端侧吻合,颈外静脉进行端端吻合。该复合同种异体的颅骨被放置在去除表皮的受体大鼠的颜面部,上面的面部肌肉组织,不进行骨内固定术。

应用 CsA 作为免疫抑制剂。对同种异体移植组织进行血管造影、日常检查、计算机断层扫描(CT)、骨组织学检查。移植术后 220 天,没有排斥反应发生和移植物失功。血管造影显示移植物有充足的血液供应。移植术后 14、30 和 100 天,CT 扫描显示骨组织无吸收(图 16-12B)。组织学评价显示,移植后 7、30、63 和 100 天骨骼存活。这种新型的累及大范围骨及软组织缺损的半侧颜面/颅骨移植模型,包含了骨、肌肉和皮肤组织,可以作为一种新的手术工具,用于测试多组织缺损覆盖在技术、免疫学和功能方面的功能(Yazici,2006)。

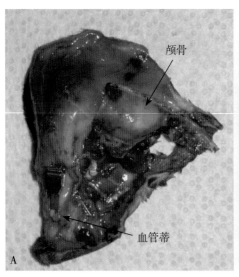
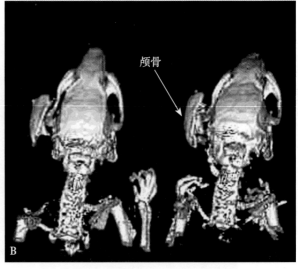

图 16-12　A. 复合半侧颜面/颅骨移植模型:可以看到半侧颜面模型中包含了颅骨。B. 移植术后 100 天,CT 扫描显示移植的颅骨段仍然可见

2. 上颌骨同种异体移植模型

我们开发上颌骨移植模型以用于检测血管化上颌骨组织移植的效果。在 CsA 治疗下,移植手术通过 MHC 屏障在 LBN 供体和 LEW 受体大鼠之间进行。沿上颌骨 Le-Fort II 截骨线截骨,获取以颈总动脉和颈外静脉为蒂的移植组织。简单地说,设计皮肤切口,显露颈外动静脉及其分支。在上颌窦与横窦静脉交界处分离双侧面后静脉。为了确保受体动物呼吸道通畅,进行气管切开术,气管插管术。然后,劈开下颌和下面部中线结构并使之后缩,充分显露整个腭部。沿龈颊沟和龈唇沟切口解剖上颌骨。直到前牙部及鼻软骨处,解剖在骨组

织表面进行。之后,沿颧弓和眶下区继续分离。沿横向截骨线截断颧弓。用精细剪刀在上颌骨颧突、两眼间平面额顶缝,从眼窝颞到枕骨和寰枕关节行双侧截骨术。截骨后,将上颌骨移植物小心地从头部取下,保留完整的硬脑膜静脉窦。由于在技术上小型动物模型中的原位移植是不可行的,所以我们在受体大鼠的腹股沟区进行异位移植。单侧颈总动脉、颈外静脉分别与股动静脉进行吻合。

　　通过日常检查、计算机断层扫描、流式细胞术、血管造影和组织学检查对移植的同种异体移植进行评估。移植存活 105 天,无排斥反应的迹象。上颌切牙的持续增长。获得 T 细胞和 B 细胞谱系的供者特异性嵌合体,并在整个移植后期维持在较高水平。组织学评价显示,牙齿的牙胚、骨、软骨和黏膜保持完整(图 16-13)。但是却存在鼻腔、口腔黏膜的中度炎症和角质化生(Yazici,2007)。该模型介绍了供体骨组织和牙齿生长的可行性和骨组织的血管化,由于骨组织可以一直持续生长并且有利于面部损伤的重建,它可以为半侧颜面短小的治疗提供可行的治疗方案。

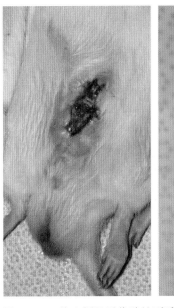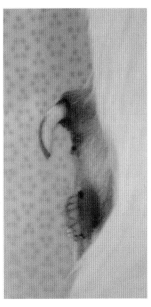

图 16-13　将上颌骨异位移植到受体大鼠腹股沟区。可以看到在接受部位,切牙继续生长,牙胚、骨、软骨和黏膜保持完整

3. 复合骨肌肉皮肤半侧颜面 / 下颌骨 / 舌瓣模型

　　复合骨肌肉皮肤半侧颜面 / 下颌骨 / 舌瓣模型是用于扩展大鼠颜面 / 头皮移植模型的应用的,通过将血管化的下颌骨、咬肌和舌加入模型中来验证模型的可行性,为广泛的含有骨组织和软组织的头颈缺损提供了新的治疗选择。以颈外动脉和颈静脉为血管蒂对半侧下颌骨、咬肌、舌和半侧颜面皮瓣进行解剖,并将其移植到供体的腹股沟区(图 16-14A)。我们测试了复合骨肌肉皮肤半侧颜面 / 下颌骨 / 舌瓣模型在同系移植与同种异体移植的可行性。通过 MHC 屏障在 LBN 供体和 LEW 受体之间进行同种异体移植。

　　下颌下腺通过正中切口切除。掀开颈阔肌,显露并保留颈外静脉及其两个主要分支。切除胸锁乳突肌和暴露颈总动脉的两个主要分支。结扎并切断颈外动脉所有分支,如浅颞

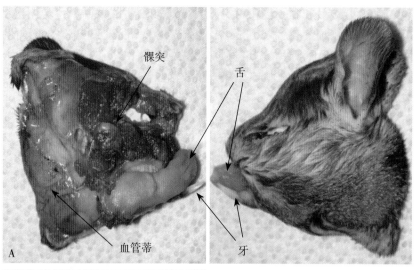

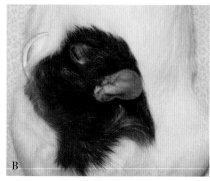

图 16-14　A.复合骨肌肉皮肤半侧颜面/下颌骨/舌瓣模型的内表面和外表面。B.移植术后 100 天后的复合骨肌肉皮肤半侧颜面/下颌骨/舌瓣模型。可以看到下切牙的生长

动脉、耳后动脉、舌动脉、上颌动脉,保留面动脉在移植组织内。

在接近口周部位进行解剖,行气管切开术,气管套管插入气管,保证气道安全。沿下颌骨中线处劈开下颌骨,把舌头纳入移植物中。在口周区域,解剖面动脉和面静脉,将其包含在移植物内,结扎上下唇分支。继续向颞颥区和颧弓方向解剖面部移植物。在耳朵的水平,切除外耳道,将其并入移植物。打开颞下颌关节囊,将下颌骨髁突包含在移植物内。以颈总动脉和颈外静脉为蒂,沿上颊沟继续向上切口获取移植物。在受体大鼠腹股沟区进行异位移植术。在手术显微镜下,用显微外科器械和技术,分别将移植物的颈总动脉和颈外静脉用 10-0 缝合线与股动静脉进行端端吻合。所有的同种异体移植受体都接受我们的环孢素单一治疗方案。

对移植物进行日常检查、血管造影、计算机断层扫描及组织学检查等相关评价。显示同系移植可以无限期存活。所有的半侧颜面/下颌/舌头同种异体移植后存活超过 100 天(图 16-14B)。皮瓣血管造影显示移植物的软组织和骨组织均有充足的血液供应。CT扫描和骨组织学证实复合移植骨组织成活。日常检查和组织学检查证实舌成活。组织学评价显示移植的下颌骨中有活的骨髓细胞存在。移植术后 100 天通过流式细胞仪监测到供体 T 细胞(2.7%,CD4/RT1n,1.2% CD8/RT1n)和 B 细胞(11.5%,CD45RA/RT1n),证实了供体特异性嵌合体的存在(Kulahci,2010a;Kulahci,2006;Kulahci,2010b;Siemionow,2007a)。

4. 复合骨皮肤半侧颜面同种异体移植模型

　　最近研发的复合骨皮肤半侧颜面移植模型扩展了大鼠在颜面/头皮移植模型中的应用,为广泛含软组织和骨缺损的头颈部畸形提供了一个新的重建手段。该模型包括所有半侧颜面部结构如血管化的鼻子、前上颌骨、眼睑、上下嘴唇、耳廓和面部皮肤。如其他面部移植模型中所描述,复合组织移植物的血管蒂也是颈总动脉和颈外静脉。移植手术在 LBN 供体(LBN,RT1^{1+n}) 和 Lewis(RT1^1)受体之间进行。标记移植模板包括完整的半侧颜面、头皮、同侧的胡须垫和鼻子。沿颈部正中线切口,切除下颌下腺和胸锁乳突肌,暴露颈总动脉和颈外静脉。解剖分离并保留颈外静脉及其两个主要分支。移植物内的颈内动脉、甲状腺上动脉、咽升动脉、腭大动脉、舌动脉和上颌动脉被结扎并切断。仅保留颈外动脉的面动脉、颞浅动脉、耳后动脉三个分支。颈外静脉及两个主要分支用于移植后的静脉回流。在颈阔肌下和 SMAS 筋膜下获取颜面复合移植物,半侧颜面组织和亚单位包括鼻子、颌骨、胡须垫、外耳、头皮和眶周结构被纳入移植范围(图 16-15A)。

　　执行异位移植计划,将同种异体移植物移植到受体大鼠的腹股沟区。对颈总动脉和股动脉、颈外静脉和股静脉进行端端吻合。所有的异体移植受体均接受我们的既定环孢霉素(CsA)单一治疗,在移植后的第一周予以 16mg/(kg·d)的剂量,然后减少到 2mg/(kg·d),持续超过 4 周的时间,并在整个随访过程中维持在这一水平。

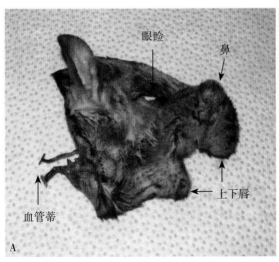

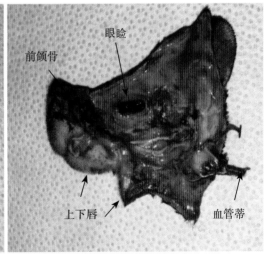

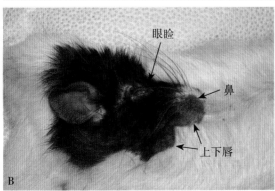

图 16-15　A. 整个半侧颜面移植模型的内表面和外表面。整个半侧颜面皮瓣包括外耳、鼻子、眼睑及结膜、胡须垫和上下唇。B. 移植后 100 天的半侧颜面/鼻子移植物。没有排异反应发生

采用血管造影、计算机断层扫描和流式细胞术进行宏观评价。所有的半侧颜面/鼻子移植模型移植后存活超过100天。没有排斥的迹象发生(图16-15B)。移植物血管成像显示面部移植组织的软组织和骨组织有完整的血液供应。CT扫描显示移植术后100天前颌骨仍然可见。流式细胞仪分析显示,移植术后100天有供体特异性嵌合体的存在。移植术后150天,供体荧光染色显示在受体大鼠的皮肤,淋巴结和肝脏内有MHC I类细胞存在。

组织学检查发现移植后组织有完整的鼻腔和口腔黏膜、鼻中隔软骨和牙齿结构。眼睑组织学显示了复合面部移植中眼睑结构的完整性。

新模型包括所有半侧颜面软组织、前上颌骨及鼻,在这个复杂的复合组织移植方案里,能够评价不同面部组织的免疫学、组织学和生物学差异(Altuntas,2010)。

Ⅲ. 功能单元移植模型

1. 含感觉和运动神经肌肉单元的复合中面部移植模型

为了测试功能性面单位移植模型的可行性,我们开发了一种新的大鼠复合中面部移植模型,该模型包含了感觉和运动神经肌肉单元的血管化上颌骨、胡须垫和鼻,神经来源于眶下神经和面神经。该模型测试了中面部移植后移植组织的感觉和运动神经功能的恢复。功能移植通过MHC屏障在同种异体LBN供体和LEW受体之间进行。

在这个模型中,切取以颈总动脉和颈外静脉为血管蒂的中面部移植物,切取的组织包括鼻子、前上颌骨骨段、胡须垫、咬肌和下唇(图16 16A)。以颈部正中切口,切除下颌下腺和胸

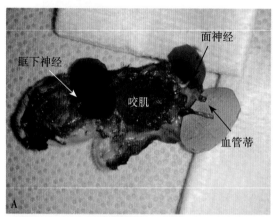

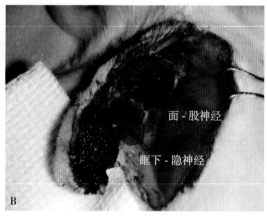

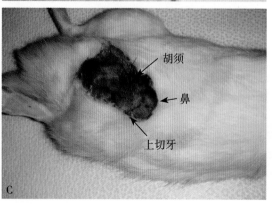

图16-16　A.含感觉和运动神经肌肉复合单元的中面部移植模型。皮瓣的血管蒂由颈总动脉和颈外静脉组成。眶下神经和面神经包含在皮瓣内。B.面神经和股神经(运动单元)之间进行神经吻合和眶下神经和隐神经(感觉器)之间进行神经吻合。C.复合中面部皮瓣

锁乳突肌,暴露颈总动脉和颈外静脉。解剖并保存颈外静脉及其两个主要分支。结扎并切断颈内动脉、甲状腺上动脉、咽升动脉、腭升动脉、颞浅动脉、耳后动脉、舌动脉和移植骨的颌内动脉。仅保留颈外动脉的分支——面动脉作为移植物的血管蒂。

与先前描述的颈阔肌下进行的面部移植模型相比,这个模型中的解剖平面在咬肌下,目的是为了避免解剖过程中对面神经分支的医源性损伤。在茎乳孔的水平切断面神经和在眶下沟水平切断眶下神经,两个神经被包含在复合中面部移植物内。然后对半侧颜面移植物进行解剖,将鼻子、上唇、右半侧的下唇和右半侧的胡须垫包含在内。最后,切开骨膜,用牙钻横向截断前上颌骨。由于存活问题,在小动物模型中进行原位移植是不可行的,因此这样的广泛而复杂的移植模型需要进行异位移植。含感觉及运动单元的复合中面部移植物被移植到供体腹股沟区,分别将面部移植物的血管蒂与股动静脉相吻合。其次,吻合供体的眶下神经和受体的隐神经,以及供体的面神经和受体的股神经(图 16-16B)。所有的接受异体移植的受体均接受我们制定的 CsA 单一免疫抑制方案。

表 16-2　不同的复合面部异体移植模型之间的对比

模型	皮肤数量	骨	耳朵/鼻子	舌头	结膜和眼睑	功能单元	相对复杂度	移植位置
全面部/头皮移植模型	++	–	–/+	–	–	–	++	原位
半侧颜面/头皮移植模型	+	–	–/+	–	–	–	+	原位
复合半侧颜面/颅骨移植模型	+	颅骨	–/+	–	–	–	+	原位
上颌骨同种异体移植模型	–	上颌骨	–/–	–	–	–	++	异位
复合半侧颜面/下颌骨/舌瓣骨肌肉皮肤移植模型	++	下颌骨	–/+	+	–	–	++	异位
全部骨皮肤同种异体移植模型	++	前颌骨	+/+	–	+	–	++	异位
复合感觉运动神经单元的中面部移植模型	++	前颌骨	+/–	–	–	面部和眼眶下神经	++	异位
复合视神经面部/眼球同种异体移植模型	+	–	–/+	–	+	视神经	++	异位

通过观察胡须垫的运动反馈来评估运动功能的恢复。通过被移植鼠胡须被牵拉时的回避行为和防御反应来临床观察感觉神经的恢复。体感诱发电位(SSEP)和运动诱发电位(MEP)分别用于评估感觉和运动神经的恢复。

所有动物均成功地完成了同种异体移植,超过 100 天的皮瓣成活率达 100%。临床上,在整个观察期间,所有移植物都是易受刺激且柔软的。切牙持续增长;牙胚、骨、软骨和黏膜保持完整(图 16-16c)。在移植后 21 天观察运动功能的恢复,结果证实存在胡须垫运动。胡须垫运动是指:临床上,当移植的胡须被拉直时,能够观察到移植物的回避的行为和防御反应。复合鼻瓣的 CT 显示前颌骨是存活的。移植术后 100 天,SSEP、MEP 测试显示,眶下神经感觉和运动功能恢复到正常延迟值的 67%,面神经则达到 70%。

该模型在中面部移植后首次对感觉和运动神经功能恢复做出了评价(Zor,2010),为面部移植领域做出了的重要贡献,随着低损伤的免疫抑制疗法的发展,移植物的功能单元移植可能是最可行的修复患者面中部缺损的方案。

2. 含视神经的复合颜面和眼球同种异体移植模型

最近,我们开发了另一个功能性的面部移植模型,包括面、含视神经的眼球。在 SD 大鼠之间进行了五例复合颜面 / 眼球移植。复合颜面 / 眼球移植是由面部的皮肤、耳廓、眼球及眶周软组织包括视神经组成。

以颈总动脉和颈外静脉为血管蒂获取同种异体移植物。沿颈部中线切口,切除下颌下腺和胸锁乳突肌。除颞浅动脉和面动脉外,颈外动脉的其余分支都被分离。与复合半侧颜面移植模型一样,分离在颈阔肌下进行。上下眼睑包含在移植物内。在眼眶上下缘水平,解剖层次改为骨膜下。在骨膜下剥离,所有眶内容物均包含在皮瓣内,包括眶周脂肪组织和肌肉都纳入皮瓣。在视神经孔水平,视神经被横断,并将其列入移植物内(图 16-17A)。

将所获得的同种异体移植物移植到受体大鼠的前颈部。受体大鼠的颈总动脉和颈外静脉预备吻合。受体大鼠的颈总动脉进行标准的端侧吻合,颈外静脉进行端端吻合。关于神经吻合,将受体大鼠的耳大神经解剖并横断。接下来,将受体大鼠的耳大神经与供体的视神经用 10-0 缝线进行神经吻合。同种异体移植物植入后,用 8-0 缝合线行睑缘缝合术,以保护移植眼球的眼角膜不被破坏。所有移植受者均接受 CsA 单一免疫抑制方案。通过日常检查、MRI 和组织病理学检查对移植物进行术后评估。所有受体均无限期的存活(图 16-17B)。然而,眼球的体积减少使它术后早期失去了光泽度。在移植术后第 1 天和第 30 天通过 MRI 进行了眼球容积分析,显示眼球体积减少了 35%;神经段的组织学评估显示神经严重的退变而没

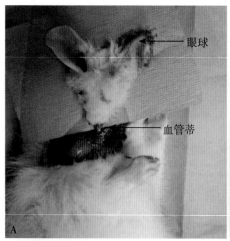
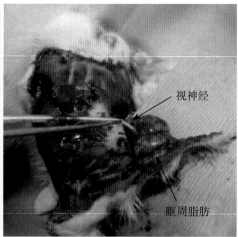
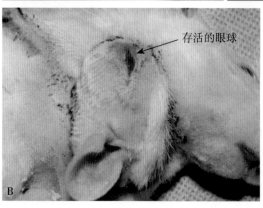

图 16-17　A.含视神经的复合颜面和眼球移植模型。在皮瓣的内表面可以看到视神经。眼球的存活。B. 术后结果显示眼球的存活。

有再生。皮肤、视网膜、眶周脂肪及眶周肌肉组织内均有淋巴细胞浸润。本实验模型提供了评价视神经再生的方法,以及包含眶内容物的复合面部组织移植的效果(Polat,2011)。

结　论

1998 年法国第一例成功的异体手移植开启了整形外科的新时代。到目前为止,超过 50 个 VCA 移植已在全球范围内进行,包括手、颜面、喉、膝、腹壁及下肢。毫无疑问,VCA 移植可以改善患者的功能和美观,然而由于需要终生服用免疫抑制剂以维持 VCA 生存,这是以不同类型的并发症包括严重感染、器官毒性和恶性肿瘤在内的发病为代价的。除此之外,如同终身服用免疫抑制剂一样,伦理、社会和心理问题和争论也将持续不断。因此,通过实验模型测试可行性、安全性,以及不同 VCA 移植物的免疫及功能的结果也根据临床需要和科学问题的发展而发展。

我们希望,本文呈现的关于不同大鼠复合面部异体移植模型的概述(在表 16-2 中总结的)将会为未来 VCA 在移植重建临床实践中的成功和常规应用提供实验工具和科学依据。

参考文献

Altuntas SH, Zor F, Siemionow M. Total osteocutaneous hemiface allotransplantation model in rats. *Plast. Reconstr. Surg.* 2010; 6S:117.

Demir Y, Ozmen S, Klimczak A, Mukherjee AL, Siemionow M. Tolerance induction in composite facial allograft transplantation in the rat model. *Plast. Reconstr. Surg.* 2004; 114:1790–1801.

Dubernard JM, Owen E, Lefrançois N, Petruzzo P, Martin X, Dawahra M, Jullien D, Kanitakis J, Frances C, Preville X, Gebuhrer L, Hakim N, Lanzettà M, Kapila H, Herzberg G, Revillard JP. First human hand transplantation. Case report. *Transpl. Int.* 2000; 13 Suppl 1:S521–S524.

Goldberg AM. Principles of humane experimental technique: Is it relevant today? *Altex.* 2010; 27: 25–27.

Kulahci Y, Klimczak A, Madajka M, Altuntas S, Siemionow M. Long-term survival of composite hemiface/mandible/tongue allografts correlates with multilineage chimerism development in the lymphoid and myeloid compartments of recipients. *Transplantation.* 2010a; 90: 843–52.

Kulahci Y, Klimczak A, Siemionow M. Long term survival of composite hemiface/mandible /tongue tissue allograft permitted by donor specific chimerism. *Plast. Reconst. Surg.* 2006; 118(4 Suppl): 34–35. Abstract 39.

Kulahci Y, Siemionow M. A new composite hemiface/mandible/tongue transplantation model in rats. *Ann. Plast. Surg.* 2010b; 64:114–121.

Lee WP, Yaremchuk MJ, Pan YC. Relative antigenicity of components of a vascularized limb allograft. *Plast. Reconstr. Surg.* 1991; 87: 401–411.

National Institute of Health. Office of Human Subjects Research. http://ohsr.od.nih.gov/ guidelines/nuremberg.html Accessed: December 09, 2011.

Polat M, Zor F, Kurt B, Ors F, Battal B, Isik S. Evaluation of optic nerve regeneration on composite Face and Eyeball Allotransplant Model. Paper presented at Annual Meeting of the Turkish Society of Plastic, Reconstructive and Aesthetic Surgeons. September 14–18, 2011. Cesme-Izmir, Turkey.

Siemionow M, Gozel-Ulusal B, Engin Ulusal A, Ozmen S, Izycki D, Zins JE. Functional tolerance following face transplantation in the rat. *Transplantation*. 2003; 75:1607−1609.

Siemionow M, Kulahci Y. Experimental models of composite tissue allograft transplants. *Sem. Plast. Surg.* 2007; 21: 205−212.

Siemionow M, Kulahci Y. Facial transplantation. *Sem. Plast. Surg.* 2007; 21: 259−268.

Siemionow M, Zor F. Burn Reconstruction-Future Perspectives: Facial transplantation.In: Kamolz LP cd. Handbook on Burns, Vol. 2: Wien-Austria: Springer; 2011: 233−239.

Siemionow MZ, Demir Y, Sari A, Klimczak A. Facial tissue allograft transplantation. *Transplant Proc*. 2005; 37:201−204.

Unal S, Agaoglu G, Zins J, Siemionow M. New surgical approach in facial transplantation extends survival of allograft recipients. *Ann. Plast. Surg.* 2005; 55: 297−303.

Yazici I, Carnevale K, Klimczak A, Siemionow M. A new rat model of maxilla allotransplantation. *Ann. Plast. Surg.* 2007; 58: 338−344.

Yazici I, Unal S, Siemionow M. Composite hemiface/calvaria transplantation model in rats. *Plast. Reconstr. Surg.* 2006; 118:1321−1327.

Zor F, Bozkurt M, Nair D, Siemionow M. A new composite midface allotransplantation model with sensory and motor reinnervation. *Transpl. Int*. 2010; 23: 649−656.

第 17 章

大鼠卵巢移植

Kupa Bilolo[1], Edna Frasson de Souza Montero[2], Yanxin Hu[1],
Anlun Ma[1] and Huifang Chen[1,*]
[1]Laboratory of Experimental Surgery, Department of Surgery,
Notre-Dame Hospital, Research Center, CHUM, University of Montreal, Québec, Canada
[2]Department of Surgery, Surgical Physiopathology – LIM 62
University of Sao Paulo Medical School, Brazil

翟全新 译

摘　　要

在生殖生理研究中,啮齿类动物尤其是大鼠卵巢功能及卵泡生成相关机制一直是备受关注的领域。在过去几十年中,已建成成熟的大鼠卵巢移植模型,其作为实验移植模型,将可能应用于生殖医学与保护生物学的研究。由于其自然可塑性,卵巢移植至不同部位(异位或原位移植)均能重建血管,迅速恢复正常的内分泌与排卵等生理功能。本章主要介绍卵巢移植模型及其作为实验模型所具有的优势、局限性与其在现代生殖医学中的临床应用。

关键词:卵巢,大鼠,移植,排斥,冷存

前　　言

小型动物卵巢移植是研究卵巢内分泌学与免疫学的良好模型。卵巢移植临床已经应用于治疗不孕症及何杰金病的并发症。动物卵巢移植的首次尝试可追溯至 19 世纪,早在1863 年,Paul Bert 在巴黎进行了首例卵巢移植,根据其医学论文记录,他将家兔卵巢移植至受体动物的腹腔,但未存活。30 年以后,奥地利的 Chrobach 指导其助手 Emil Knauer 重复了这一实验,仅有 1 例同种异体移植物存活。这一阳性结果鼓励 Knauer 尝试自体移植,结果存活率显著提高,受体动物生育能力得到恢复。

*　Contact: Dr. Huifang Chen, MD., PhD. Tel: 514-890-8000 ext-27081; Fax: 514-412-7581; E-mail:
　hui.fang.chen@umontreal.ca.

在 20 世纪 40 年代,研究者完成了大鼠无血管卵巢移植并进行评估,结果证实去势雌性进行皮下自体卵巢移植的大鼠中大部分恢复生理周期,移植组织中出现卵泡及黄体(Harris,1949)。其他研究显示,卵巢切除的大鼠接受卵巢移植后可恢复交配行为及假妊娠(Deanesly,1956)。30 年以后,研究者重新开始研究大鼠无血管卵巢移植,一项比较大鼠自体卵巢移植后黄体组织结构的研究显示,在透射电镜下观察,与原位卵巢相比移植卵巢组织中发现了存活的较小黄体细胞(Bagwell,1976)。Chihal 等人研究发现,卵巢自体移植组织可产生一般量类固醇,因此可在卵巢移植后大约 30 天保持外周血中正常的雌激素与孕激素水平(Chihal,1976)。

有研究观察类固醇合成分泌功能及大鼠无血管卵巢移植的组织学变化,该研究应用鼠龄约 2 个月大鼠,行无血管移植,将完整卵巢或将卵巢分为 4 部分,完整卵巢/部分卵巢移植至大鼠背部皮下袋内,并进行比较。结果显示,在两组共 9 只大鼠中,8 只可分泌雌激素,部分卵巢移植组中的移植物形态学稍好于完整移植组,提示与完整卵巢移植相比,部分卵巢移植对新生血管形成及组织恢复更有效(Corleta,1998)。将大鼠两侧卵巢切除并将卵巢等分成两部分,分别原位移植在腹腔内或移植在腹股沟皮下,研究无血管移植卵巢的生存期。移植后 7~10 天,卵泡 FSH 及雌激素(E2)恢复正常水平,在 6 个月观察期内,移植物仍然存活(Callejo,1999)。在随后的研究中,采用相同实验方法,但观察期延长至 12 个月,移植后 30 天行组织学评价,结果分析发现,当卵巢异位移植至腹腔内时,卵泡数量减少。随访 1 年,移植卵巢无功能,证明与原位卵巢相比,移植卵巢的生存期有限。这表明 FSH 水平增加可加速卵泡生成,因此在较早期卵泡池内再无卵泡(Callejo,2003)。大鼠卵巢自体移植后数周后卵巢周期性功能成功恢复,这促进了卵巢移植物血管重建及其机制的研究。在异位移植模型中,Dissen 等人将切除的新鲜卵巢移植至颈部颈静脉附近的皮下,观察血管新生。移植后 2 天,组织内及其周围可见毛细血管床及小动脉样血管形成,提示新生血管形成活跃;从毛细血管开始,随着研究期延长,血管直径持续增加,观察期末发现新生静脉(Dissen,1994)。然后检测两种血管生成因子表达,进一步研究发现血管新生活跃与血管内皮生长因子(VEGF)、转化生长因子 β1(TGF-β1)有关。该研究结果显示,移植后 24 小时,VEGF 与 TGF-β1 表达明显增高可达 40~60 倍,提示其在血管生成过程中起重要作用(Dissen,1994)。在本章中,我们将介绍大鼠卵巢移植模型作为实验模型的优势及其局限性。

卵巢移植的手术方法

大鼠卵巢解剖

大鼠卵巢呈红色扁豆状,卵巢表面为不规则结节,成年大鼠单个卵巢重约 60mg,大小为 5mm×4mm×3mm。右侧卵巢位于 L_4~L_5 水平的腰大肌外侧缘,左卵巢位于 L_5~L_6 的腰大肌外侧缘。左侧卵巢中线长约为 11mm,右侧卵巢中线长约 15mm。卵巢由髓质及皮质构成,髓质位于中部,含有疏松结缔组织、神经、血管及淋巴管。卵巢皮质位于髓质外侧,由卵泡及其周围的特殊间质组成。小卵泡位于卵巢皮质深处 <1~2mm 处,卵泡是卵巢的功能单位,每个卵泡由 1 个卵母细胞及周围颗粒细胞组成,在卵泡发育不同阶段,卵泡可分为有卵泡膜或无卵泡膜细胞。基底膜称为固有层,将颗粒细胞与间质/卵泡膜组织分隔,颗粒细胞

缺乏血管供血。颗粒细胞间为缝隙连接,形成紧凑的功能合胞体细胞,可进行代谢交换与分子转运。大鼠子宫为双子宫,宫角处宫腔完全分开,因此有成对的宫颈外口。右侧宫角先与腰大肌外侧平行,继而位于腰方肌腹侧。子宫稍向中线走行,在耻骨联合头侧与对侧子宫融合。左侧宫角从下方跨过腰大肌头侧,接近中线。然后走向腹侧,在直肠前融合。子宫角外突 30~40mm,进入于阴道,统称为子宫阴道部。卵巢动脉由主动脉前壁肾动脉水平以下发出,向卵巢及输卵管供血。双侧卵巢静脉右侧回流至下腔静脉,左侧汇入左肾静脉。在进入卵巢头侧端前,双侧卵巢动静脉在腹膜后走行较长距离。

术前处理与麻醉

手术前,供体与受体大鼠在标准条件下正常饲养,氯胺酮(10% 氯胺酮 950μl)或戊巴比妥钠(30~65mg/kg)、盐酸甲苯噻嗪(50μl)均可用于腹腔注射麻醉。注射(腹腔注射)0.1ml/100g 体重可达到充分的麻醉效果。在麻醉诱导阶段,可在手术前行皮下注射丁丙诺啡作为止痛剂,动物应放置在暖垫上,避免发生低体温。异氟烷麻醉气体(2%~3%)可增加麻醉安全性,而且更易操作,因此推荐手术应用。手术野备皮、消毒,取背部皮肤横切口,跨过腰部到达双侧卵巢部位。

供者手术

以常规方式进入腹腔后,识别右侧卵巢动静脉。解剖所有分支,保留卵巢动静脉(至相应的主动脉及下腔静脉段),游离卵巢动静脉,长约 2cm。在卵巢静脉下方结扎腔静脉。结扎子宫血管,在右卵巢动脉上方 1.5cm 处结扎主动脉,然后以 4℃的肝素化林格氏液经主动脉灌注卵巢、子宫,在卵巢动脉下方,轻柔地结扎主动脉。在结扎处下方及卵巢血管上方大约 1cm 处切断主动脉及腔静脉,在结扎处上方切除子宫,将卵巢 - 子宫保存在 4℃的林格氏液中。

受体手术

进入腹腔后,切除受体两侧卵巢。在左肾静脉下方游离主动脉及腔静脉,准备行血管端侧吻合。应用儿科弯止血钳将这些血管一起钳夹,沿主动脉及腔静脉前壁纵向切开 2~3mm,以肝素化盐水冲洗可能存在的血栓。

移植方法

以 10-0 尼龙线连续缝合方式常规行主动脉 - 主动脉、腔静脉 - 腔静脉血管端侧吻合,松开儿科止血钳,移植物灌注良好,再灌注后以干纱布轻轻压迫缝合部位 1~2 分钟(图 17-1),根据大鼠生殖系统的血管结构特点,需要将卵巢连同邻近的输卵管及子宫一起移植。在以往关于移植卵巢功能及存活期方面的研究中,右侧子宫结扎者占 2/3。为了在移植子宫研究妊娠情况,受体自身的右侧子宫血管结扎,分离内侧 1/3;行右侧子宫 - 卵巢切除术。腹壁伤口缝合两层。

卵巢移植的解剖学定位

卵巢移植部位在新生血管形成过程中发挥关键作用,是关乎移植物存活的必要因素,并

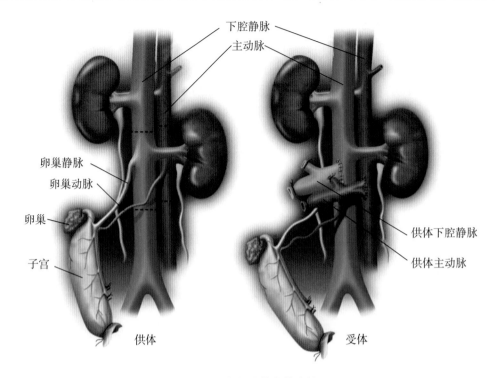

下腔静脉
主动脉
卵巢静脉
卵巢动脉
卵巢
子宫
供体

供体下腔静脉
供体主动脉
受体

图 17-1　大鼠异体卵巢移植

通过其他机制影响后续卵泡发育与卵母细胞功能。卵巢移植可移植至原位的后部(原位移植)或其他部位(异位移植)。这些移植模型结果显示,异位移植较原位移植效果差。大鼠皮下移植是异位移植,血管支持相对较差。与腹腔内移植相比,原始卵泡及黄体均较少(Risvanli,2006)。肌肉作为移植部位有更多同质性,其血管丰富,利于卵泡发育。整体卵巢移植或部分卵巢移植模型用于研究、评价卵巢移植的精确解剖部位(比较大网膜与腹膜后),研究证实大鼠卵巢部分移植较卵巢全部移植者,E2 水平更接近正常。同时发现,移植至大网膜者,由于经门脉引流,卵巢功能较移植至腹膜者更好(Petroianu,2005)。大鼠皮下移植与腹膜下移植相比,原始卵泡与黄体更少(Risvanli,2006)。其他替代移植部位还有肾包膜(Candy,1997;Sugimoto,2000)、子宫腔内(Kagabu,2000)或皮下(Callejo,1999)。新鲜卵巢也可移植至大鼠卵巢黏液囊内,3 个月后结果显示囊内卵巢与周围卵巢组织有部分粘连(Dorsch,2004)。经组织学分析证实,大鼠腹膜表面邻近髂内血管处,是很好卵巢部分移植部位(Barros,2008)。

　　综上所述,临床应根据自然妊娠的可能性、操作简单、取卵便捷、移植组织大小等来选择移植部位,据生育方面的结果证实,原位移植是最主重要的移植方式。

术后处理、移植物功能及生存评价

　　受体大鼠放置在暖垫上,直至清醒。移植术后,受体不必禁食,无需应用抗生素。
　　由于发情周期短及不同阶段的表现症状不同,大鼠阴道细胞学涂片检查成为评价卵巢功能的有效方法。60%~70% 的啮齿类动物发情周期平均为 4~5 天。当不同阶段更替,不存在发情前期 - 发情后期 - 发情间期序列时段或同一阶段持续存在 4~5 天时,则出现不规则周期(Marcondes,2002)。阴道涂片细胞学分析也用于间接、动态观察移植后卵巢再激活参数(Liu,2002)。评价卵巢功能的其他参数还包括子宫形状及重量(Corletta,1998)。以上方法敏感性在可接受范围,但其评价低雌激素状态或移植后变化的准确性仍有很大质疑。

移植后 1 周,血浆促卵泡激素(FSH)、黄体生成激素(LH)、血清雌激素(E2)水平增高可定量评估移植物内分泌功能及排斥情况,卵巢移植物组织病理学检查可明确手术失败及移植物排斥。

卵巢移植术后并发症

卵巢移植缺血 / 再灌注损伤

大鼠卵巢移植后会出现血管重建并且变得易衰弱,因此移植过程中出现的缺血 / 再灌注损伤可影响卵泡生长及器官形态。在一项抑制素缺乏与 FSH 水平增高的相关性研究中,Callejo 等人在短期及长期观察中发现移植物细胞层出现不同程度的实质性纤维化及代偿性增生(Callejo,2003)。

卵巢移植组织中,部分卵巢皮质无血管吻合,其组织灌注依靠新生血管生长侵袭。因此,由于时间原因而导致的灌注不充分是卵泡生存及移植物存活时间的关键。自体移植未成熟大鼠卵巢的研究显示,移植后 48 小时开始出现新生血管,1 周后可观察到组织血管重建及功能恢复(Dissen,1994)。Israel 等应用 MRI 及组织学方法观察发现,大鼠卵巢异体移植后 7 天,移植组织内发现功能性血管(Israel,2004)。移植物间质完整性是血管新生过程及卵泡生存所必需的,但有些研究证实,原始卵泡能在组织移植转运过程中耐受缺血至少 4 小时(Schmidt,2003),而卵泡周围的间质细胞与原始卵泡相比,对缺血更加敏感(Kim,2004)。

生育能力的恢复

卵巢移植后,多数大鼠生育率下降,其原因直接与缺血过程导致卵泡消耗有关,因此缩短从卵巢移植至卵巢移植物血管重建之间的缺血时间是维持卵泡储备、延长移植物存活期及其功能恢复的关键。理论上讲,最好的方法是移植完整卵巢并行血管吻合,可立即重建移植物血管。带血管吻合的卵巢移植需要特殊的手术技巧,使卵巢皮质立即恢复血运,显著减少以往方法所致的缺血损伤(Bedaiwy,2004)。Wang 等成功进行了大鼠新鲜卵巢血管移植(Wang,2002a;Yin,2003),通过应用卵巢血管、髂内血管、颈动脉或髂动脉(Wang,2002b),Wang 等报道了大鼠在联合移植冻融卵巢、输卵管、子宫上段后首次妊娠。大鼠冻存卵巢移植后,仅 57% 的大鼠卵巢恢复功能,而新鲜卵巢移植后,卵巢功能 100% 恢复(Yin,2003)。

促进全卵巢冻存技术可持续的研究与发展、开展全卵巢及其血管蒂自体移植手术技术是当今研究方向,可在全卵巢移植及微血管吻合后,立即恢复移植组织血管化,减少移植后组织缺血,而这正是导致卵泡数量减少的原因。

此外,细小血管内特别是血管吻合处血栓形成可能也是卵巢移植的另一并发症(Courbiere,2009)。

卵巢移植的应用

大鼠卵巢移植已成为研究卵巢内分泌学及病理学的重要技术,大鼠卵巢移植实验模型被证明适宜进行卵巢冻存的基础研究,而且一直用于卵巢老化、血管生成、黄体溶解、神经支配、性分化、类固醇生成、肿瘤发生、致命基因型的挽救等方面的研究(表 17-1)。

表 17-1　大鼠卵巢移植在临床研究中的应用(Gosden,2008)

研究领域	主要作用	参考文献
卵巢移植物老化	[1] 维持发情周期 [2] 下丘脑 - 垂体在卵巢周期性活动中的作用	[1]Krohn,1962;[2]Aschheim,1965;[2]Peng,1972
血管形成	[1] 血管生成因子(如 VEGF、TGF-β1)在卵巢移植物早期血管新生中的作用	[1]Dissen,1994
冷冻保存	[1] 科学而经济地保存大鼠重要种系	[1]Donnez,2006;[1]Wang,2002a;[1]Wang,2002b
生育力恢复	[1] 全卵巢移植及血管吻合方法	[1]Wang,2002a;[1]Wang,2002b;[1]Yin,2003;[1]Krohn,1965
神经支配	[1] 卵巢移植后外在神经支配	[1]Lara,1991
挽救突变的基因型	[1] 人鼠卵巢原位移植,以挽救携带突变基因的品系;[2] 生殖功能异常大鼠的卵巢原位移植	[1]Wang,2002a;[1]Wang,2002b;[2]Dorsch,2004;[2]Russell,1945;[2]Sztein,1999
类固醇生成	[1] 大鼠卵巢移植后,建立雌二醇分泌与有效的新血管形成及组织恢复之间的相关性	[1]Corleta,1998

卵 巢 老 化

Krohn 等认为,卵巢老化在维持雌激素周期中发挥重要作用,因此将年轻卵巢移植到无周期性的衰老 CBA 鼠可恢复雌激素周期,而将无周期性的老化卵巢移植到年轻鼠可导致不规则周期或不能形成周期。Aschheim、Peng 及其他研究者将年轻卵巢移植至无周期性的年老大鼠,结果证实,下丘脑 - 垂体是导致周期性活性终止进而老化的主要部位(Aschheim,1965;Peng,1972)。

血 管 生 成

卵巢移植后血管生成的深入研究(Dissen,1994)证实,血管内皮生长因子(VEGF)、转化生长因子 β1(TGF-β1)等血管生成因子在卵巢移植物血管新生早期发挥作用,从而研发出保护卵巢移植物免受移植后损伤的不同方法,这有助于通过在移植后尽早建立血管周围支持而改善卵巢移植的效果(表 17-1)。

冷 冻 保 存

冻存卵巢原位移植技术已成为保存大鼠重要品系的安全、科学且经济的可靠方法(表17-1)。在保存生育能力方面,大鼠卵巢移植方法包括成熟或未成熟卵母细胞冻存、胚胎冻存、卵巢组织冻存等策略,可在肿瘤化疗和/或放疗后酌情选择(Donnez,2006)。

卵巢组织冻存是有前景的实验技术,具有很多优势。卵巢卵泡群主要处于始基阶段,卵母细胞较小,分化差,对冷冻损伤不敏感。这种方法建议应用于有各种指征需要保留生育功能者,其优点是不仅可以用于肿瘤性疾病,还可用于良性疾病,如作为镰状细胞病或地中海贫血需要骨髓干细胞移植的预处理方案,狼疮性肾炎等自身免疫性疾病、与卵巢早衰有关的遗传性疾病或卵巢良性病变而需行卵巢切除术并考虑保留生育功能者以及由于工作或私人原因而选择推迟生育的健康女性。虽然该方法有较多优势,但其仍然是一种实验手段,临床应用中存在重大障碍,如同时冻存的细胞中包涵肿瘤细胞,移植后会出现肿瘤复发。

神 经 支 配

Lara 等通过实验研究异位卵巢移植后,神经-内分泌机制在卵巢功能恢复中的作用,结果证实卵巢交感神经及感觉神经可促进移植后卵巢功能恢复(Lara,1991)。

挽救突变的基因型

Wang 等(Wang,2002a;Wang,2002b)报道大鼠卵巢移植后成功生殖的研究,表明大鼠卵巢移植显微外科技术为研究人类恢复生育能力,及大鼠原位卵巢移植挽救携带基因突变种系并防止受影响个体进行正常性生活提供了一种新的实验模型。现已证实,大鼠卵巢原位移植能用于治疗大鼠生育功能障碍(Dorsch,2004;Russell,1945;Sztein,1999)。这种新的品系及新生大鼠原位移植能用于移植、发育及生殖毒理学等多种生物医学领域(表17-1)。

类固醇生成

关于明确卵巢交感神经纤维对卵泡平滑肌细胞、卵巢血管及类固醇激素产生等功能影响的研究已经进行了几十年,该领域引起相当大的关注(Burden,1978;Mohsin,1979;Marshall,1973;Weiner,1977)。有些研究证实,卵巢交感神经纤维能促进卵巢类固醇生成(Ratmer,1980),其他研究证实,卵巢交感神经纤维通过调节促激素,特别是通过调节LH,发挥促进卵巢类固醇生成的作用(Kawakami,1981)。Corleta 等发现,将部分卵巢移植物移植至大鼠背部皮下袋内,结果显示有 E2 分泌,而且形态学特征更好,提示其对卵巢移植后新生血管形成及组织恢复更有效。

结　论

卵巢移植是一项缜密的科学研究,移植后妊娠与分娩是评价癌症化疗后患者生活质量的基础。卵巢移植疗效取决于选择的移植部位(即原位移植或异位移植)、移植物大小(全卵巢移植或部分卵巢移植)、血管保留的类型、血管吻合以及其他因素,最终结果取决于卵巢内卵泡数量及移植物存活时间。

新的方法会改善因缺血 - 再灌注而引起的卵母细胞及卵泡生长受损,新移植组织或器官建立新的血液供应是保证卵巢有活性卵泡及卵母细胞质量所必需的。

参考文献

Aschheim P. Résultats fournis par la greffe hétérochrone des ovaries dans l'étude de la régulation hypothalamo-hypophyso-ovarienne de la rate senile. *Gerontologia.* 1965; 10: 65–75.

Bagwell JN, Chihal HJ and Peppler RD. Fine structure of the corpus luteum of the autografted ovary in the rat. *Cell Tissue Res.* 1976; 171(3): 375–379.

Barros FSV, De Oliveira RM, Alves FM, Sampaio M, Geber S. Successful ovarian autotransplant with no vascular reanastomosis in rats. *Transplantation.* 2008; 86(11): 1628–1630.

Burden H.W. Ovarian innervation. In The Vertebrate ovary. *Ed. R. E. Jones. Plenum Press*, New York. 1978; pp. 615–638.

Callejo J, Jáuregui MT, Valls C, Fernandez ME, Cabré S and Lailla JM. Heterotopic ovarian transplantation without vascular pedicle in syngeneic Lewis rats: six-month control of estradiol and follicle-stimulating hormone concentrations after intraperitoneal and subcutaneous implants. *Fertil. Steril.* 1999; 72(3): 513–517.

Callejo J, Vilaseca S, Medina M, Salvador C, Valls C and Lailla JM. Inhibin and follicular development in heterotopical ovary transplants without vascular pedicle in syngeneic Lewis rats. *Fertil. Steril.* 2003; 79(1):743–748.

Candy CJ, Wood MJ and Whittingham DG. Effect of cryoprotectants on the survival of follicles in frozen mouse ovaries. *J. Reprod. Fertil.* 1997; 110(1): 11–19.

Chihal HJ, weitsen HA, Stone SC, Peppler RD . Plasma estradiol-17beta, progesterone, FSH, LH and follicular development in castrated female rats with subcutaneous ovarian autografts. *Biol. Reprod.* 1976; 15(3): 406–413.

Corleta HE, Corleta O, Capp E, Edelweiss ME. Subcutaneous autologous ovarian transplantation in Wistar rats maintains hormone secretion. *Fertil. Steril.* 1998; 70(1):16 –19.

Cornier E, Sibella P and Chatelet F. Etudes histologiques et devenir fonctionnel des greffes de trompe et d'ovaire chez la rate (isogreffes et allogreffes traite´es par cyclosporine A). *Journal de Gynecologie, Obstetrique et Biologie de la Reproduction.* 1985; 14: 567–573.

Courbiere B, Caquant L, Mazoyer C, Franck M, Lornage J, Salle B. 2009. Difficulties improving ovarian functional recovery by microvascular transplantation and whole ovary vitrification. *Fertil Steril.* 2009; 91(6): 2697–2706.

Deanesly R. Cyclic function in ovarian grafts. *J. Endocrinol.* 1956; 13(2): 211–220.

Deng X, Zheng H, Yu X, Yu H, Zhang C, Chao L, Li R and Liu W. Cryopreserved ovarian tissues can maintain a long-term function after heterotopic autotransplantation in rat.

Reproduction. 2009; 138(3): 519–525.

Dissen GA, Lara HE, Fahrenbach WH, Costa ME and Ojeda SR. Immature rat ovaries become revascularized rapidly after autotransplantation and show a gonadotropin-dependent increase in angiogenic factor gene expression. *Endocrinology*. 1994; 134(3): 1146–1154.

Donnez J, Martinez-Madrid B, Jadoul P, Langendonckt AV, Demylle D, Dolmans MM. Ovarian tissue cryopreservation and transplantation: a review. *Hum. Reprod. Update*. 2006; 12(5):519–535

Dorsch MM, Wedekind D , Kamino K, Hedrich HJ. Orthotopic transplantation of rat ovaries as a tool for strain rescues. *Lab. Anim.* 2004; 38(3): 307–312.

Dorsch MM, Wedekind D, Kamino K and Hedrich HJ. Cryopreservation and orthotopic transplantation of rat ovaries as a means of gamete banking. *Lab. Anim.* 2007; 41(2): 247–254.

Falck B. Site of production of oestrogen in rat ovary as studied in microtransplants. Acta *Physiologica Scandinavica*. 1959; 47: 1–101.

Farookhi R, Keyes PL, Kahn LE. A method for transplantation of luteinizing granulosa cells: evidence for progesterone secretion. *Biology of Reproduction*. 1982; 27:1261–1266.

Felicio LS, Nelson JF, Gosden RG and Finch CE. Restoration of ovulatory cycles by young ovarian grafts in aging mice: potentiation by long-term ovariectomy decreases with age. *PNAS.* 1983; 80: 6076–6080.

Gaiibullaev AA, Kamalov ZS, Madzhidov AV: Functional activity of natural killers and T-killers in transplantation of ovary in mice. *Bulletin Eksperimentalnoi Biologii I Meditsiny*. 1991; 112(9):273–275.

Gosden RG, Baird DT, Wade JC and Webb R. Restoration of fertility to oophorectomized sheep by ovarian autografts stored at K196 8C. *Human Reproduction.* 1994; 9: 597–603.

Harp R, Leibach J, Black J, Keldahl C, Karow A. Cryopreservaton of murine ovarian tissue. *Cryobiology.* 1994; 31: 336–343.

Harris M and Eakin RM. Survival of transplanted ovaries in rats. *J. Exp. Zool.* 1949; 112: 131–163.

Israely T, Dafni H, Nevo N, Tsafriri A, Neeman M. Angiogenesis in ectopic ovarian xenotransplantation: multiparameter characterization of the neovasculature by dynamic contrast-enhanced MRI. *Magn. Reson. Med.* 2004; 52: 741–750

Kagabu S and Umezu M. Transplantation of cryopreserved mouse, Chinese hamster, rabbit, Japanese monkey and rat ovaries into rat recipients. *Exp. Anim.* 2000; 49(1): 17–21.

Kawakami M, Kubo K, Uemura T, Nagase M and Hayashi T. Involvement of ovarian innervations in steroid secretion. *Endocrinology.* 1981; 109: 136–145.

Kim SS, Yang HW, Kang HG, Lee HH, Lee HC, Ko DS and Gosden RG. Quantitative assessment of ischemic tissue damage in ovarian cortical tissue with or without antioxidant (ascorbic acid) treatment. *Fertil. Steril.* 2004; 82:679–685.

Krohn PL. Litters from C3H and CBA ovaries orthotopically transplanted into tolerant A strain mice. *Nature. 1958*; 181:1671–1672.

Lara HE, Dees WL, Hiney JK, Dissen GA, River C, Ojeda SR: Functional recovery of the developing rat ovary after transplantation: Contribution of the extrinsic innervations. *Endocrinology.* 1991; 129(4): 1849–1860.

Leavitt WW, Carlson IH. Progesterone, 20a-hydroxy-D4-pregnen-3-one, androstenedione and corticosterone content of portal vein and vena cava blood in rats bearing ovarian grafts to the spleen. *Journal of Reproduction and Fertility* .1969; 18(1):172.

Lee S: Experiences with organ transplantation in the rat. IX. Implantation vs transplantation of the ovary. *J. Res. Inst. Med. Sci. Korea* 1974; 6:112.

Liu J, Van der Elst J, Van den Broecke R, Dhont M. Early massive follicle loss and apoptosis in heterotopically grafted newborn mouse ovaries. *Hum. Reprod.* 2002; 17:605–611.

Marcondes FK, Bianchi FJ, Tanno AP. Determination of the estrous cycle phases of rats: some helpful considerations. *Braz. J. Biol.* 2002; 62(4A): 609–614.

Marshall JM. Effects of catecholamines on smooth-muscle of female reproductive tract. *Ann. Rev. Pharmacol.* 1973; 13: 19–32.

Mohsin S. and Pennefather JN. The sympathetic innervation of the mammalian ovary. A review of pharmacological and histological studies. *Clin. Exp. Pharm. Physiol.* 1979; 6: 335–354.

Muller G, Von Theo bald P, Levy G, Roffee JL, Le Porrier M: First heterotopic ovarian autotransplantation in the female. *Journal de Gynaecologie, Obstetrique et Biologie de la Reproduction.* 1988; 17(1): 97–102.

Nakamura G, Sumii Y, Kato K, Yoshimitu K, Hamada M, Nakano H: pedicle transplantation of an ovary with subsequent intrauterine pregnancy. *Fertility & Sterility.* 1989; 52(4): 688 –690.

Parrott DVM. The fertility of mice with orthotopic ovarian grafts derived from frozen tissue. *Journal of Reproduction and Fertility.* 1960; 1: 230–241.

Peng M and Huang H. Aging of the hypothalamo-pituitary-ovarian function in the rat. *Fertility & Sterility.* 1972; 23: 535–542.

Petroianu A, Vasconcellos LS, Alberti LR, Nunes MB. The influence of venous drainage on autologous ovarian transplantation. *J. Surg. Res.* 2005; 124(2): 175–179.

Ratner A, Sanborn CR & Weiss GK. Beta-adrenergic stimulation of cAMP and progesterone in rat ovarian tissue. *Am. J. Physiol.* 1980; 239:E139–E143.

Scott JR, Hendrickson M, Lash S and Shelby J. Pregnancy after tuboovarian transplantation. *Obstetrics and Gynecology.* 1987; 70: 229–234.

Sugimoto M, Maeda S, Manabe N, Miyamoto H. Development of infantile rat ovaries auto-transplanted after cryopreservation by vitrification. *Theriogenology.* 2000; 53(5): 1093–1103.

Uilenbroek JTJ, Tiller R, de Jong FH, Vels F. Specific suppression of follicle-stimulating hormone secretion in gonadectomized male and female rats with intrasplenic ovarian transplants. *Journal of Endocrinology.* 78: 399–406.

Van der Schoot P and Zeilmaker GH. The function of ovarian grafts in neonatally castrated male rats. *Journal of Endocrinology.* 1970; 48 Ixii.

Von Eye Corleta H, Corleta O, Capp E and Edelweiss MI. Subcutaneous autologous ovarian transplantation in Wistar rats maintains hormone secretion. *Fertil. Steril.* 1998; 70(1): 16–19.

Wang X, Bilolo KK, Qi S, Chen H. Restoration of fertility in oophorectomized rats after tubo-ovarian transplantation. *Microsurgery.* 2002a; 22: 30–33.

Wang X, Chen H, Yin H, Kim SS, Lin Tan S, Gosden RG. Fertility after intact ovary Transplantation. *Nature.* 2002b; 415: 385.

Weiner S, Wright KH & Wallach EE. Influence of ovarian denervation and nerve stimulation on ovarian contractions. *Am. J. Obstet.Gynec.* 1977; 128: 154–160.

Wolvekamp MC, Cleary ML, Cox SL, Shaw JM, Jenkin G & Trounson AO. Follicular development in cryopreserved common wombat ovarian tissue xenografted to nude rats. *Animal Reproduction Science.* 2001; 65:135–147.

Yin H, Wang X, Kim SS, Chen H, Tan SL, Gosden RG. Transplantation of intact rat gonads using vascular anastomosis: effects of cryopreservation, ischaemia and genotype. *Human Reproduction.* 2003; 18:1165–1172.

第18章

猪的肝脏移植

Paulo N. Martins*, *James F. Markmann and Martin Hertl
Department of Surgery, Transplant Division, Massachusetts General Hospital, Harvard University, Boston-MA, US
Corresponding author:Paulo N. Martins, MD., PhD.; Massachusetts General Hospital, Department of Surgery, Division of Transplantation, Harvard Medical School,Boston-MA, US

高伟　杨洋　译

摘　要

对于复杂的机体系统来说,大动物实验在评估某种治疗的可行性上起着重要的作用。回顾历史,猪肝脏移植的开展对临床肝移植的发展十分重要。从肝脏大小到解剖结构,猪为我们提供了一个适合的模型以及练习新外科技术的平台。此外,它们还可以用于研究器官保存以及器官移植排斥和免疫耐受。然而,最吸引人的还是猪模型在异种器官移植研究中的应用。关于猪原位肝移植的各种技术都已经有过报道,本章节旨在对这些技术以及术前、术后的管理进行回顾。

关键字:猪,肝脏,移植,猪模型,大动物,外科技术,异种移植,排斥,耐受。

前言及历史回顾

大动物研究在将一种治疗由体外移入更为复杂的体内系统并评估其可行性上起着重要的作用。治疗发展的目标是临床应用,因此需要经动物模型验证,其研究对人类的作用有相当的可预见性(Kirk,2003)。猪的生理学及解剖学特征在许多方面都与人类十分相似,而且相对于非人类的灵长类动物,其价格更便宜,公众的可接受度也更高。此外,与非人类的灵长类动物相比,近交系(基因明确)的猪易获取,与鼠不同,猪血管内皮持续表达Ⅱ类抗原

---

*Martins.Paulo@mgh.harvard.edu.

(Oike,2000),免疫抑制药物的代谢相较于啮齿类动物也更接近人类(Tata,2009)。所有这些特性均有利于排斥及免疫耐受的研究。因此,猪被广泛地应用于移植免疫生物学研究(Flye,1992;Swindle,1988;Swindle,1998;Calne,1967)。早期的临床肝移植及移植研究是基于狗的实验(Goodrich,1956;Todo,1985;Moore,1959;Starzl,1960),包括1955年Welch实施的首例成功的肝移植(Goodrich,1956)。随后,由于出现更多关于动物实验的限制以及动物保护者的抗议,有关狗的实验变得不再容易被接受。另外一个原因是,与狗不同,猪没有肝静脉括约肌,因此不会出现肝移植术后肝脏流出道梗阻,这是狗肝脏移植最常出现的问题,这一点与人类更为类似(Starzl,1960;Mensic,1986)。因此,猪成为肝移植中最为常用的大动物模型并且在临床移植的发展中起了重要作用。

猪肝移植模型常用于帮助训练手术技术、验证新的手术方法以及研究器官保存、器官排斥与免疫耐受(Steining,1990;Hojo,2003;Hertl,1999;Oldhafer,1993;Gianello,1993)。

目前存在的争议为,猪模型最引人关注之处却在于其可能成为人类获得可利用的异种细胞及异种器官的潜在来源(Elliot,2011;Ekser,2011)。转基因猪的产量构成了人类使用猪组织的重要第一步,这类猪表达控制宿主补体反应对抗猪组织的人类分子,或表达降低的Gal(α1,3)抗原决定簇(Ekser,2011;Chardon,1999)。本章节回顾猪肝移植中技术应用以及术前术后的管理。

猪主要组织相容性抗原(MHC)

猪的主要组织相容性抗原(MHC)被称作猪白细胞抗原(SLA)。SLA定位于7号染色体,其大部分I级和II级区域已被测序。有关SLA的首次描述出现在商业育种。随后,MHC近交系的小型猪品系在美国国立卫生研究院(NIH)及俄克拉荷马大学建立(Chardon,1999;Renard,2006;Pedersen,2011),这种近交系小型猪的MHC(SLA)基因型(纯合子AA、CC和DD)被NIH选择性的从其原始的特定的AB、CD繁殖配对中培育出来,并在麻省总医院的实验室中继续繁殖。B等位基因从一开始的培育中就丢失了(Sachs,1976;Flye,1999)。基因明确的大动物模型的获得使移植免疫生物学的研究受益匪浅,也为MHC产品的化学表征提供了纯合子抗血清来源(Sachs,1976)。

猪肝脏解剖

猪的肝脏可分为8段,除了I段外,其余各段与Couinaud描述的人类肝脏分段类似。猪肝脏的I段也称尾状叶,与右外侧叶的脏面毗邻,其实质内包含腔静脉。各分段之间由显著的肝裂分开并有独立的动脉、静脉及胆道系统。左外侧叶可分为II段和III段,右外侧叶可分为VI段、VII段和I段。左中叶由IV段组成,右中叶则分为V段和VIII段(Court,2003)(图18-1)。

门静脉

门静脉有两条主要的分支,在接近肝实质的肝门处分出。门脉通常有1~2条交通支横跨右外侧叶与右中叶之间的肝裂,而在左右中叶间无交通支,因此允许完全的左右半肝分离(Court,2003)。

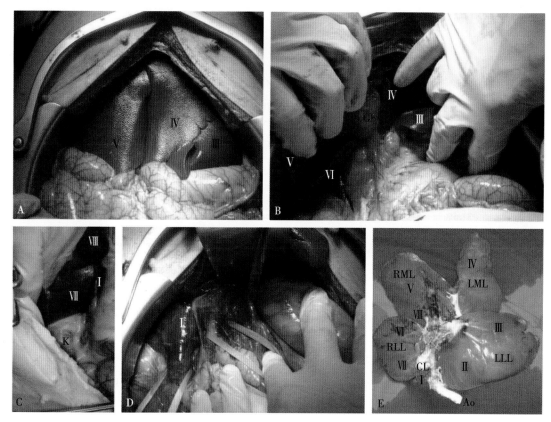

图 18-1　猪肝脏解剖。A. 前面观, B. 未解剖脏面, C. 肝内下腔静脉, D. 游离的下腔静脉、门脉及肝动脉; E. 移植肝脏面(胆囊切除)。肝脏分段: CL(I 段), RLL(Ⅵ段、Ⅶ段), RML(V 段、Ⅷ段), LML(Ⅳ), LLL(Ⅱ段、Ⅲ段)。Gb:胆囊, K:肾脏, RLL:右外侧叶, CL:尾状叶, RML:右中叶, LML:左中叶, LLL:左外侧叶。Ao:主动脉

肝静脉

肝静脉有四条主要的分支直接由下腔静脉(IVC)发出,分别引流左外侧叶、左中叶、右中叶及右外侧叶。 I 段引流:直接进入下腔静脉。猪的肝后下腔静脉与肝静脉完全汇合于肝内(Court,2003)。

肝动脉

肝动脉分支数目易变化,但通常为三条分支,于门脉主干前可见。肝动脉一般发出两条分支去向右叶,一条分支去向右中叶,一条分支去向左外侧叶及左中叶。尾状叶分支通常由右叶动脉分出(Gravante,2011)。然而,这些主要分支在进入肝实质前可能会发出进一步的分支(Court,2003;Gravante,2011)(图 18-2)。

胆道系统

肝左管与肝右管分别引流各自半肝,而后汇合入肝总管。因共同包裹于 Glissonian 鞘

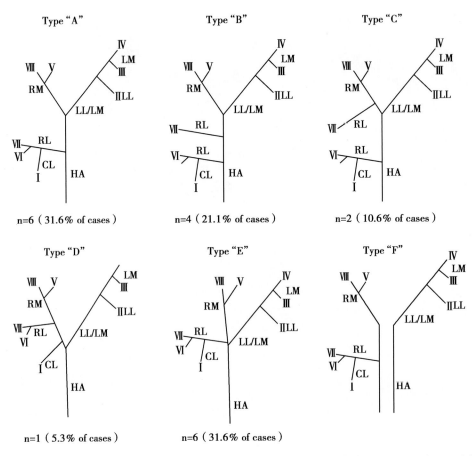

图 18-2 猪肝脏部分动脉血供。6 种肝动脉分支解剖变异及其频率(Gravante,2011)。CL:尾状叶,RL:右叶,RM:右中叶,LM:左中叶,LL:左外侧叶,HA:肝动脉

内,部分胆管跟随门脉走行分布。肝左管口径一般较肝右管大很多,引流左中叶与左外侧叶。右半肝由两条独立的肝管引流,这与人类肝脏的布局类似(Court,2003)。

术 前 管 理

　　大部分的研究者将 25~35kg 的小型猪作为供体及受体。对于较老或较重的动物,由于腹内脂肪堆积,解剖结构的分解将更为困难。为方便暴露并避免腹间室综合征,供体体重宜低于受体。实验动物至少于术前 2 天转至实验室以减轻压力。实验猪圈养在温度与光照可控的笼子里,给予循环的光照及黑暗各 12 小时并自由进食水。术前至少禁食 12 小时。除非与研究项目相关,否则不必行免疫学配型,亦不必行术前交叉配型。所有的手术过程均为无菌操作。

麻醉管理

　　麻醉对于肝移植取得成功至关重要(de Lange,1984;Eisele,1986;Kaiser,2006)。实验动物给予 30mg/kg 的氯胺酮肌肉注射麻醉。术中使用电热毯及温静脉液防止低体温(体温维持在 39℃)。耳静脉血管穿刺作为静脉通路。麻醉诱导给予受体猪 0.0035mg/kg 的芬太尼及 3% 的异氟烷面罩吸入,在给予 100% 的氧气预先氧合后,使用超长 Miller 喉镜为动物插管,气管插管的尺寸应适当(30kg 动物使用 7 mm 气管插管)。由于猪的鼻子较长、口腔分泌物较多、喉头扭曲以及会厌较长,导致猪气管插管可能比较困难。在进插管前常常需要将会厌置于一边。如果气管插管不成功,可经气管切口通气。气管插管完成后,给予一氧化二氮(50%)及氧气混合剂联合 1%~2% 异氟烷维持麻醉。潮气量为 10ml/kg,频率为 15 次 / 分。给予 0.10mg/kg 泮库溴铵提供肌松,根据需要每隔一段时间重复。开腹前给予 20 mg/kg 头孢唑林静脉注射。置入胃管减轻胃内压并改善手术暴露。左颈动脉插管行持续血压监测并收集动脉血气(ABGs),颈静脉插管监测中心静脉压、术中快速补液及维持日常血液检查(图 18-3)。行尿道插管持续导尿评估尿排出量。术中监测动脉血气及血糖。当血糖低于 70mg/dl 时,必要时可给予 50% 的右旋糖酐。为使平均动脉压保持在 70mm/Hg 以上,在必要时输注低剂量的多巴胺(Eisele,1986)。静脉入液控制在 20ml/(kg·h) 使每小时尿量维持在 10ml/kg(Kaiser,2006)。无肝期应降低麻醉水平防止低血压,此阶段亦需给予输血、大量的白蛋白或盐水以及静脉滴注多巴胺来将血压维持在正常水平。再灌注后给予氯化钙及碳酸氢钠,碳酸氢钠使用剂量为 5mEq/10kg,或根据血气分析结果增大剂量。Eisele 发现肝移植术中及之后较短时间内平均碳酸氢钠值为 85mEq(Eisele,

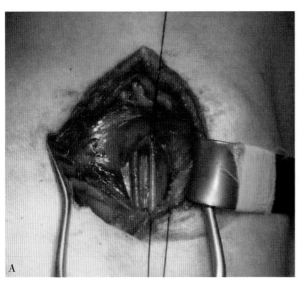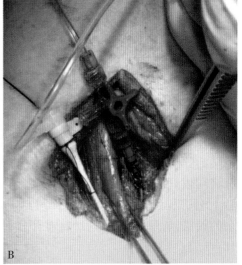

图 18-3　解剖颈内静脉(左侧)及颈内动脉置管(监测 CVP 及动脉血压)。颈外静脉(直径较大)被用作静脉间转流(图例未显示)

1986)。再灌注后,不时地给予右旋糖酐亦是必需的。关于输血,建议使用血液相容性制品。无输血史的猪发生溶血性输血反应较少见。然而,有报道称猪肝移植中 A-O 血型不相容性输血会导致不良反应。Hunfeld 发现接受 A-O 血型不相容性输血的猪发生了肺动脉高压及弥漫性血管内凝血(DIC),15 只猪中有 8 只由于术中出血或术后不久死亡,4 只死于严重的支气管痉挛(Hunfeld,1984)。Sheil 报道了 2 例猪肝移植术中接受 A-O 血型不相容性输血后因 DIC、出血及渐进性低血压导致的死亡(Sheil,1972)。因此,输血似乎要谨慎,可以使用含最少量血浆的浓缩红细胞或 A-O 血型相容性输血(Hunfeld,1984;Sheil,1972;Smith,2006)。

供 体 手 术

　　供受体手术应同步进行,以使受体准备好接收供肝,从而将器官缺血期降至最短,理想的做法是使用两个外科小组。猪肝的缺血耐受性与人类肝脏相似或劣于人类。当冷缺血的长度超过 16 小时时,有些动物即死亡。Monbaliu 发现热缺血 15 分钟的肝脏移植后功能正常,而所有热缺血达 60 分钟的肝脏移植后均出现肝脏原发无功并导致受体死亡。热缺血 30 分钟和 45 分钟的移植物会偶有发现有功能且存活者(Monbaliu,2005)。腹部从剑突至盆骨做好术前准备并铺巾,从剑突至耻骨做正中切口。应注意雄性猪的切口在下腹部需偏向右侧以避开阴茎和尿道周围血管丛。放置大型 Balfour 牵开器撑开腹壁。首先,移开结肠,用手捂住湿纱布覆盖的小肠,暴露远端动脉,分离并挂线。游离左右三角韧带。解剖肝门,游离肝动脉、门静脉及胆总管。在尽可能低的位置分离、结扎并切断胆总管。切开胆囊并用盐水冲洗。分离剪开膈脚,暴露上腹部腹主动脉以便夹闭,肝门的进一步解剖可在冷灌注之前(热解剖),也可在冷灌注之后(冷解剖)。我们更倾向于后者以避免血管痉挛。在给予肝素(300U/kg,iv)5 分钟后,在腹主动脉分叉上端结扎远端腹主动脉,插入 18-Fr 套管并固定。插管后收集 500ml 血液储存于含柠檬酸盐的袋中,用于受体术中或术后输血。除主动脉插管外,一些团队会从门静脉或脾静脉插管进行原位灌注(Oike,2001)。

　　我们习惯在修肝台上灌注门脉。接下来,夹闭上腹部腹主动脉,使用 3L 乳酸林格氏液经连接的膀胱冲洗管路进行冷灌注。同时,开放肝上下腔静脉引流,腹腔充满污血。随后,尽可能靠近十二指肠的位置切断肝十二指肠韧带中的门脉三联管(Fondevila,2011)。解剖并切断胃十二指肠动脉(GDA),暴露门脉并在肠系膜上静脉与脾静脉水平切断。游离近端的肝动脉,结扎并切断脾动脉及胃左动脉。接下来解剖腹主动脉起始处,部分腹主动脉将同供肝一起移出。剪开肝上下腔静脉时应连带部分膈肌边,肝下下腔静脉则沿肾静脉上端切断。肝脏切除后,在修整台上用 1L 冷 UW 液灌注门脉、肝动脉及胆道。切除多余的膈肌,清理肝脏血管,结扎血管分支,修整肝上下腔静脉为短袖口状(Heuer,2010)(图18-4)。

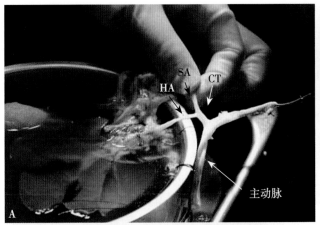
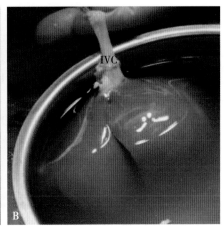
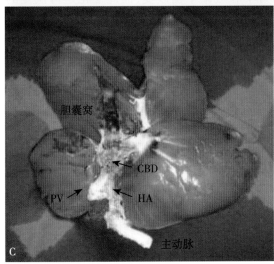

图 18-4　A~C. 肝移植物修整台准备。供体切下的肝移植物放入冰盆中进行冷保存。HA：肝动脉，CT：腹腔动脉，SA：脾动脉，PV：门静脉，CBD：胆总管，GB：胆囊

肝脏移植技术

在早期猪肝脏移植报告中，受体手术期及围手术期死亡率很高，往往接近 50%（de Lange，1984；Terblanche，1968；Calne，1968；Chaltrey，1971）。学习曲线是递减的，de Lange 表明，在第一批 53 例移植中，围手术期死亡率为 49%，而在第二批 50 例移植中，术前的死亡率为 20%（de Lange，1984）。最近，随着麻醉和手术技术的进步，移植的结果大为改观。Fondevila 发现，随着受体的标准化，全肝移植的 5 天存活率为 100%，DCD 供肝受者的 5 天存活率为 59%，而小体积肝移植的受者的 5 天生存率为 35%（Fondevila，2011）。移植手术时间通常小于 3 小时。

关于猪原位肝脏移植的多种技术之前已有报道（Flye，1999；Oike，2001；Fondevilla，2011；Terblanche，1968；Calne，1968；Chaulstrey，1971；Garnier，1965；Woodle，1985；Barron，1975；Tanaka，1994；Gruttadauria，2001；Filiponi，1989）。然而，主要的区别在于静脉间转流的应用。由于猪肝后下腔静脉完全在肝内，不能与周围的肝实质分开，肝后下腔静脉保留的

"背驮式"技术肝脏移植并不适用于猪模型。

因此，无肝期夹闭腔静脉在猪肝脏移植中是不可避免的(Fondevila,2011)，大部分的研究团队使用外部静脉间转流，以使门静脉和腔静脉阻断的副作用降至最低(Memsic, 1986;Flye,1999;Calne,1968;Woodle,1985)。另一种建议的方法是使用门腔端-端分流术(Gruttadauria,2001)。

然而，一些团队推出一种简化的装置而非静脉间转流，来避免严重的血流动力学变化。当无肝期持续较短时(低于30分钟)，其存活率相似。(Oike,F2000;Fondevila,2011;Ai, 2007)。

Oike和Fondevil的研究发现，分别有87%和100%不使用转流的动物存活超过1周(Oike,2000;Fondevila,2011)。Motsch亦报道了有分流组与无分流组的手术死亡率和术后生存率没有差异，尽管后者有显著的血流动力学和酸碱平衡改变，而此变化是可恢复的(Motsch,1987)。

除了原位全肝脏移植，其他猪肝脏移植模型包括：自体肝脏移植(Grutadauria,2001)，部分或劈离式肝脏移植(Hojo,2003;Kelly,2004;Kamimura,1997;Hayashi,1998;Hayashi, 1998)，辅助式肝脏移植(Fukueda,2006;Hayashi,1998;Hagiahara,1975;Ducerf,1995)，小体积肝脏移植(Fu,2011;Heissheimer,2011;Ynaga,1995)，心脏死亡(DCD)肝脏移植(Tabet,1997; Garcia Valdecasas,1999)，多器官移植(Ai,2007;Yagi,1998;Allesiani,1998)。

原位肝脏移植技术步骤

全身麻醉诱导后，将动物仰卧位放置在电热毯加热的手术台上并用绳索固定。然后，进行气管插管并行颈部和腹部备皮及手术准备。在右侧颈部做一个10cm左右的气管旁切口，与气管平行，解剖颈内静脉(IJV)和颈内动脉(ICA)(图18-3)。颈内静脉置入三腔管便于给药及输液，其中一个接口连接压力传感器用于监测静脉压。颈内动脉置入连接压力传感器的单腔管用于监测动脉血压及心率。寻找并分离颈外静脉，为之后置入静脉间分流器做准备(Woodle,1985年)。受体移植结束时关闭颈部切口，建立Witzel皮下通道固定静脉管路于颈部背面。长久的静脉通路对于术后日常取血十分重要。

通过正中切口打开腹部，放置大型Balfour或bookwalter牵引器(图18-1)。然后分离肝脏，首先是切断肝脏的左右三角韧带。在尽可能高的位置分别结扎并切断肝动脉末端和胆道(双重结扎)(图18-5)。当肝脏仅连接于下腔静脉和门静脉时开始静脉间转流(图18-6)。按顺序依次夹闭门静脉、肝下下腔静脉、肝上下腔静脉，然后切除肝脏并保留较长的受体侧腔静脉、门静脉、肝动脉及胆管(图18-7)。肝上下腔静脉与肝静脉合并形成一个大的共同管腔。

受体的肝上下腔静脉与移植肝的肝上下腔静脉用4-0的聚丙烯缝线行端-端吻合(图18-8)。肝上下腔静脉吻合后，用1升冷的乳酸林格氏液灌注肝脏，以冲出肝脏内的高钾液体，同时使移植肝保持低温状态(如无晶体液灌注，开放肝上下腔静脉前，应从肝下下腔静脉或转流管路放血200ml)。肝下下腔静脉采用同样的方法使用4-0的聚丙烯缝合线进行缝合。停止门静脉转流(下腔静脉-上腔静脉转流可保留)。然后，修剪供受体门脉避免过长、扭曲，并用6-0的缝合线进行吻合，打结时预留1cm左右的生长因子防止狭窄。开放肝上下腔检查有无出血，然后开放肝下下腔静脉并再次检查有无出血，接下来开放门脉使肝脏再灌

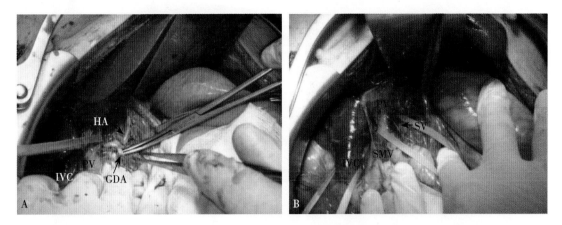

图 18-5 解剖肝十二指肠韧带显露肝蒂。HA:肝动脉,PV:门静脉,GDA:胃十二指肠动脉,SMV:肠系膜上静脉,SV:脾静脉

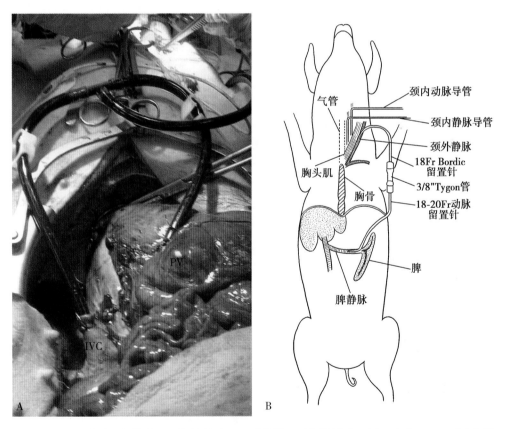

图 18-6 A. 腔静脉-门静脉-颈静脉转流。B.脾静脉-颈静脉转流。图 B 来自 Memsic(已获得出版商授权)

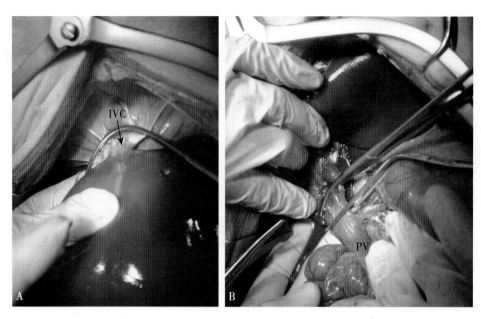

图 18-7　受体肝脏切除术。A. 肝上下腔静脉放置血管钳在膈肌上形成袖口。B. 在尽可能高的位置阻断并切断门静脉

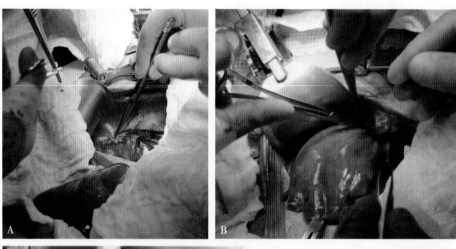

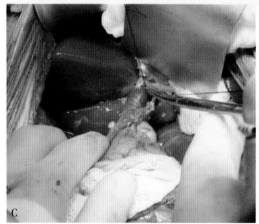

图 18-8　A. 受体肝切除后，肝静脉开放形成单一的下腔静脉开口。肝上下腔静脉血管钳应在膈肌上形成袖口以增加肝静脉袖口的大小。B. 将供肝置于原位。C. 门脉开放后的移植肝脏

注(Fondevila,2011;Heuer,2010)。检查止血后,解剖肝动脉,血管夹夹闭邻近的胃十二指肠动脉。供体的肝总动脉(带胃十二指肠动脉及脾动脉补片)或腹腔动脉用 7-0 的聚丙烯缝线与受体的肝总动脉(带胃十二指肠动脉补片)行端 - 端吻合(Fondevila,2011)。在一些早期的系列报道中,动脉重建是通过较长的供体动脉与受体肾下主动脉(Terblanche,1968),或是动脉 Carrel 补片与主动脉(Calne,1968)进行吻合实现的。在确定血流动力学稳定后终止静脉间转流。胆囊于动脉灌注后切除(若修肝时未切除)。修剪供受体胆总管末端去除缺血组织,夹闭并用 6-0 PDS 缝线端 - 端吻合胆管。若计划研究术后胆道系统,在胆总管中置入 T 管并埋管于动物背部皮下。移除动脉置管(如无神经性并发症可保留),逐层关闭颈部及腹部切口,腹腔内不放置引流管。

在早期的报道中,胆道重建是通过胆囊十二指肠吻合进行的(Calne,1968)。此外,为防止猪肝移植应激性溃疡,大多数作者的早期经验是同时行迷走神经切断术加幽门成形术、胃十二指肠吻合术或胃空肠吻合术(Terblange,1968;Calne,1968;Chalstrey,1971;Kim,1975;Van Hoorn- Hikman,1978)。现在,由于质子泵抑制剂的应用,这些手术不再必要。

静脉间转流

肝移植静脉间转流有多种不同的方式:①内部分流(门腔吻合)(Gruttadauria,2001);②门静脉和下腔静脉和上腔静脉之间的外部分流(这些分流可以是被动的或泵辅助的)。一些团队和我们一样,不使用下腔静脉 - 上腔静脉转流,而是使用门静脉 - 颈静脉转流(1999,Flye)(图 18-6B)。然而,Falcini 发现腔静脉 - 门静脉 - 颈静脉转流要优于门静脉 - 颈静脉转流(Falcini,1990)。在被动分流中,血流是通过肝下和肝上静脉系统之间的压力梯度维持的。在泵辅助的分流中,血液流速较高且可以控制(Memsic,1986)。大多数的团队在猪的肝移植中采用外部被动的静脉间转流。转流增加静脉血回流心脏,避免低血压和血液淤滞于内脏。

Asakura 发现,转流在小体积肝移植模型中起着至关重要的作用(Asakura,2003)。无转流时,全身血压通常会降低 30%~50% 并需要使用正性肌力药物(de Lange,1984;Oike,2001)。另一个问题是手术过程中大型猪脾脏可能破裂充血,随之可能会发生出血。转流的缺点除了延长手术时间,还存在其他风险,如气体栓塞、血栓形成和代谢紊乱(Oike,2000;Jackson,2007)。

建立静脉间转流有各种不同的方法(Memsic,1986;Flye,1999;Terblanche,1968;Calne,1968;Chaustrey,1971;Woodle,1985)。受体在建立转流前应给予肝素 100U/kg。静脉间转流可以在脾静脉(或门静脉)和肝下下腔静脉(或股静脉)之间通过 Y 形连接头连接到颈外静脉(或者是仅在门静脉 / 脾静脉与颈外静脉之间)。如行脾静脉置管,将脾脏翻到前面置于手术视野,切断脾肾韧带及脾胃韧带,其中的胃短静脉同样切断。脾静脉在靠近胰尾处挂线,预留足够长的脾静脉便于置管(Woodle,1985)。

静脉间转流通常在受体肝切除完成前开始。转流管道使用肝素化的生理盐水处理,从颈外静脉(18~20Fr 插管)插入并牢固固定。肝下下腔静脉使用血管夹夹闭并置入转流管路(24Fr 套管)。肝门静脉在它的分叉处靠近肝脏结扎。如果我们不用脾静脉而直接将支路套管插入门静脉,应首先钳夹门静脉,在靠近结扎处行部分静脉切开术,松开止血带,将门脉支路套管(18~20Fr)向门静脉近心端插入约 4cm 并用止血带固定。然后将门静脉完全切开(在套管上方),此时,侧支已建立(Heuer,2010)。门 - 颈静脉支路在门静脉吻合前会短暂中断,

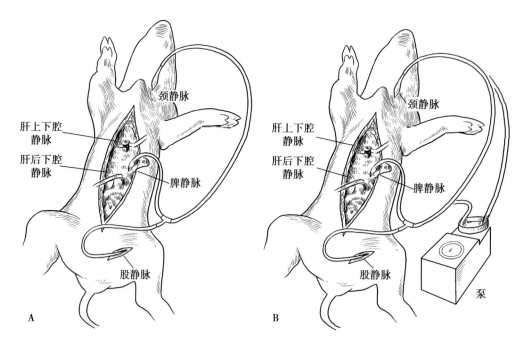

图 18-9　被动的（A）及泵辅助的（B）静脉间转流（股静脉 - 脾静脉 - 颈静脉）。图片来自 Memsic L，1986（已获得出版商授权）

当支路被移除，可结扎脾静脉，此时脾脏血供由左支替代（Oike，2001；Flye，1999），或者将脾脏切除（Stevens，1994）。颈外静脉用 3-0 丝线结扎。

　　Memsic 发现泵辅助下静脉转流有优势的，被动转流的有效生存率达 94%，它可显著降低门脉压并提高血流动力稳定性。与被动分流相比，泵辅助分流的实验动物较少出现肠道梗阻。泵有增大热传导的优势，当使用泵时可维持猪的体温（Memsic，1986）。Motsch 未发现生存率的差异，但确认支路的血流动力更稳定（Motsch，1987）。

原位肝脏移植袖套技术

　　使用袖套技术进行静脉吻合，使啮齿类动物肝移植模型的建立得到简化，并成为这类模型最常用的技术。Tanaka 使用环状 PTFE 人工血管构建下腔静脉端袖口（长 5cm，直径 10mm）及门静脉吻合口（长 3cm，直径 8mm）。不同于啮齿类动物模型，这些袖套会替代管腔，将袖套插入受体血管中并行环状缝合。使用这项技术可减少门脉钳夹时间，有时可达 9 分钟（Tanaka，1994；Gianello，1993）。尽管基于实验需要使用袖套，但其会降低手术技术水平，袖套技术并未始终缩短无肝期，并可能加速受体猪在随访期间门静脉狭窄的发生（Oike，2001；Fondevilla，2011）。此外，需要打开膈肌高位结扎肝上下腔静脉。因此，袖套技术并不常用。而相似的吻合器技术从未被其他团队采用（Barron，1975）。

部分（劈离式）肝脏移植术

　　因为有肝叶划分，解剖切除猪肝脏比较容易。每叶肝脏的体积百分比变化不大，根据图 18-10 对切除肝的体积也可以进行粗略的估计，以达到切除术后机体对剩余肝脏体积的

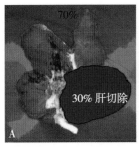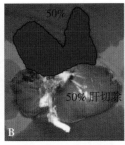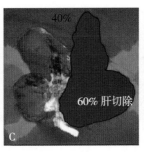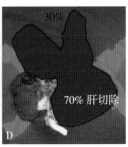

图 18-10　部分肝移。A. 70% 移植物。B. 50% 移植物。C. 40% 移植物。D. 30% 移植物可采用原位或非原位切除术，因为有肝叶划分，解剖切除猪肝比较容易，部分肝移植术有助于推进小肝综合征和肝再生的研究

需要。肝脏可行原位或后台切除。如果行原位切除，需结扎肝左动脉和门静脉左支并切除。在无灌注肝左叶和有灌注肝右叶之间的肝表面上可见缺血线。肝实质可用超声刀切断，结扎或钳夹切断。大多数血管支和胆管需要缝合结扎，肝脏被腔静脉、门静脉和肝动脉分为长段，肝脏表面的静脉和胆管用 6-0 聚丙烯线缝合。

辅助肝脏移植技术

　　辅助肝脏移植技术（图 18-11），可使用全肝（Hagihari，1975；Ducerf，1995）（图 18-12）或部分肝脏（Hayash，1998；Fukueda，2006；Lygidakis，1985；Nagashima，1997；Taniguchi，1998），行原位（Fukueda，2006；Taniguchi，1998）或异位（Hagihari，1975；Ducerf，1995；Lygidakis，1985）移植，行垂直或倒转移植（Hayashi，1998；Hagihari，1975；Ducerf，1995），伴随或不伴部分肝脏切除术。根据受者肝脏的大小，全肝辅助移植有患腹腔膈间综合征的风险。至于手术技术，更大的争议在于如何使用更好的方法吻合门静脉。移植物的门静脉可以与门静脉或者脾静脉行端 - 侧（Hayashi，1998；Hagihara，1975；Lygidakis，1985）或端 - 端（Ducerf，1995）的方法吻合。自体肝的门静脉血流完全阻断可以引起门静脉高压（Fukueda，2006）。Ducerf 认为，当行门脉间端 - 侧吻合时，会引起两肝之间门脉血流竞争，使移植物萎缩。使用门脾静脉间端 - 端吻合，到达受体肝的门静脉血流通常稳定在 70%（通过肠系膜、胃十二指肠和胰腺右支血流），移植肝接受 30% 的门脉血流（主要来自胰腺左支和脾）。

供体手术

　　供体手术与传统相似，移植物为部分肝脏原位或非原位劈离。

受体手术

　　在肾静脉上与肝下缘游离肝下下腔静脉前壁。在脾静脉与肠系膜上静脉连接处上方解剖门静脉，在其上 3-4cm 分离主动脉。依照 Ducerf 所描述，移植肝肝上上下腔静脉需要结扎。

　　移植肝置于受体肝的穹顶下，移植肝的肝下下腔静脉与受体肝下下腔静脉（在肾静脉上）行端 - 侧吻合，最常使用 Satinsky 吻合钳，或者移植物的腔静脉在它的后下方 5 cm 处开放。定位 Satinsky 血管钳后，在腔静脉腹侧壁做相同长度的纵行切口。

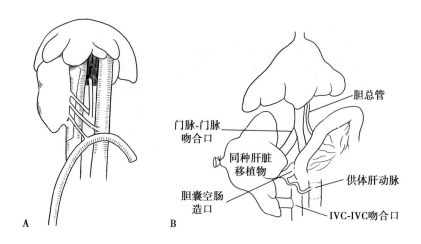

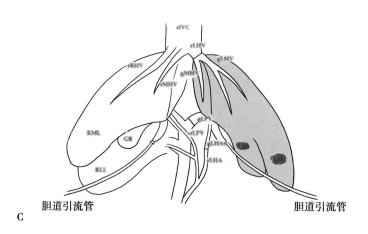

图 18-11 辅助肝移植术。A. 部分肝脏异位辅助移植:切除左半肝,移植肝的门静脉与受体门静脉间采用端侧吻合方法。图片由 Lygidakis 提供并授权引用。B. 全肝异位辅助移植:结扎肝上下腔静脉,供者与受者肝下腔静脉间采用端侧吻合方法。图片由 Hagihara 提供并授权。C. 部分肝脏原位肝移植;移植肝的肝中静脉和肝左静脉的汇合处,与受者的肝左静脉吻合,移植肝的门静脉左支与受者门静脉左支吻合,移植肝的肝动脉左支与受者的肝动脉左支吻合,使用硅胶管引流胆汁。图片由 Taniguchi 提供并已授权。图 A、B 中使用胆总管空肠吻合引流胆汁。图 C,小儿饲管与肝管相连,并经皮做外引流

　　用 6-0 聚丙烯缝线建立下腔静脉间侧 - 侧吻合(图 18-11A)。这样移植肝即可固定于下腔静脉上,这种方法会排除吻合口扭转的潜在风险。与 Warren 的脾肾切除术相似,距脾门几厘米处结扎脾静脉,并且用细血管钳钳夹脾侧的静脉。分离脾静脉后,在受者脾静脉远端和供肝肝门静脉间行端 - 端吻合(Ducerf,1995)。

　　移植肝的肝动脉与受者腹主动脉采用 Carrel 修补技术做吻合。辅助肝移植胆道系统采用端 - 侧方式重建,通常行胆十二指肠吻合术,更好的方法是行胆空肠吻合术(直接或通过 Roux-en Y 空肠循环)。如果对动物短期随访,就不做胆道重建,而是将小儿饲管插入胆管做外引流。

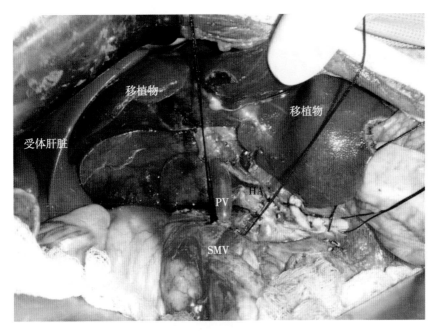

图 18-12　辅助肝移植（全肝）供肝　供肝低于原肝植入，移植肝的门静脉（PV）与受者肠系膜上静脉（SMV）行端 - 侧吻合

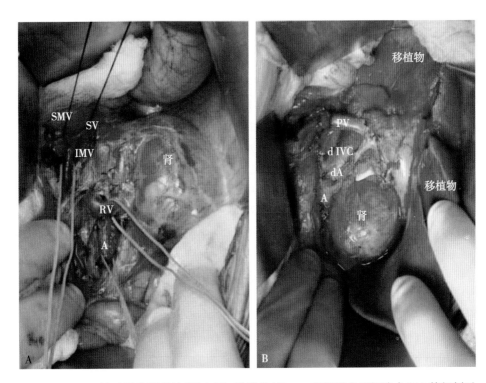

图 18-13　A-C. 辅助异种肝移植（猪全肝 - 狒狒移植）　A. 移植肝在肝切除术和血管解剖后植入。B. 移植肝在脾切除术后从左侧植入。移植肝的门静脉（PV）与肠系膜上静脉（SMV）、脾静脉（SV）和肠系膜下静脉（IMV）的汇合部以端 - 侧方式吻合，肝下下腔静脉与肾静脉行端 - 侧吻合，供者主动脉（腹腔干和肝动脉）与腹主动脉行端 - 侧吻合，结扎肝上下腔静脉

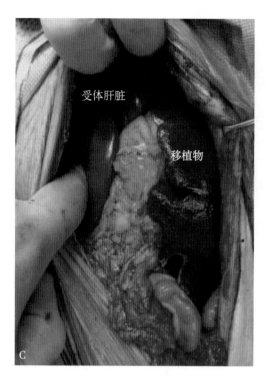

图 18 13(续) C.移植肝再灌注后,胆管与引流管相连经皮外置引流

辅助部分肝移植术

受者手术

Fukueda 和 Taniguchi 认为,原位部分肝移植的移植肝置于被切除肝的左侧。首先,将移植肝的肝上下腔静脉与受体肝的 MHV 和 LHV 汇合处用 4-0 缝线做端 - 端吻合。移植肝的门静脉与受者的门静脉左支做端 - 端吻合。(Taniguchi,1998;Fukueda,2006)(Figure 11C)。

通过结扎和分离门静脉左支和肝左、肝中动脉行 70% 肝切除术,在右外侧段和右内侧段间通过钳夹离断技术横断肝实质,切除左外叶、左中叶及右中叶,肝左静脉(LHV)和肝中静脉(MHV)共通口以连续缝合的方法闭合,切面缝合止血。

小肝综合征模型

临床上已经证实当移植肝重量与受体体重比率小于 0.8%,或移植肝与正常肝体积比小于 30%~40% 时,移植肝的存活率会显著地下降(Daham,2005)。许多猪的小肝综合征模型已有记录,包括 80% 肝切除模型以及 20%、25% 及 33% 的部分肝移植模型(Fu,2011;Wang,2005;Kostopanagiotou,2007;Xia,2008;Fondevilla,2010)。由于猪的肝脏分叶十分明确,便于解剖切除,同时也允许不同体重的供受体配对以获得理想的比率,因此减小移植物体积在猪上较易实现。

Yanaga 发现使用静脉间转流的 70% 体积自体肝移植模型的 3 天生存率为 100%,50%

体积自体肝移植模型的 3 天生存率为 80%,而当移植肝体积小于 30% 时,3 天生存率为 0% (Yanaga,1995)。Kelly 利用静脉间转流的异基因肝移植模型,发现 20% 体积肝移植的 5 天生存率为 47%,而接受 100%、60% 及 30% 体积的动物在此期间全部存活(Kelly,2004)。没有使用静脉间转流的肝移植模型结果更加糟糕。Fu 利用无静脉间转流的 30% 体积模型发现,临床试验中观察到的小肝综合征的征象(开向的门脉压力梯度、延长的凝血酶原时间、胆汁淤积及腹水)在此重现,接受 30% 移植肝脏组的 7 天死亡率为 50%,而接受全肝移植组的死亡率为 0%(Fu,2011)。Asakura 对比有或无门腔静脉分流的 25% 体积的肝移植发现,在有转流组,7 只猪中的 5 只存活超过 4 天,其余 2 只术后第 2 天死亡。而无转流组中,除 1 只外,其余均因移植失败 24 小时内死亡(Asakura,2003)。

术 后 管 理

动物于术后返回加温的笼具,单笼喂养,自由进食水。日常静脉血取样监测酸碱平衡及血糖,必要时给予碳酸氢钠及葡萄糖。术后 24~48 小时内,静脉给予 5% 的右旋糖酐 + 生理盐水 250~500ml,Q8h。如果动物的状况不佳,可监测中心静脉压指导补液。能够收集尿液的笼具亦有助于输液管理。此外,根据实验步骤,动物于术后分别给予芬太尼贴皮用于止痛(或者术后 48 小时内给予丁丙诺啡 0.1mg,im,Q8h,此后根据需要给予)、抗生素(阿莫西林 15mg/kg/day)、质子泵抑制剂(奥美拉唑每日 20mg)防止胃肠道出血以及免疫抑制剂。每日取血化验,用消毒液清洗静脉置管并用肝素水冲管保持管路通畅。对于长期观察的动物,对置管的无菌操作更为重要。若白细胞升高,应行血培养,针对性的抗菌治疗应持续到观察结束。若观察时间较长或动物出现败血症,静脉置管需拔除。

自发耐受、排斥及免疫抑制

Calne 及其他学者发现,猪移植肝排斥发生的频率低于狗(Calne,1967;Treblanche,1968;Calne,1968;Calne,1969;Dent,1971;Bockhorn,1981;Battersby,1974;Filliponi,1992)。Calne 发现在无免疫抑制的情况下,55 头远交系的猪中 23% 存活超过 2 个月(Calne,1967)。Flye 及其团队研究发现,肝异体移植手术成功的远交系猪(n=20)之间中位生存时间为 38 天(平均值为 145.7±53.4 天),SLA 位点匹配的部分近交的猪(n=17)之间中位生存时间为 79 天。然而,混合淋巴细胞反应的强度与排斥的发生却没有对应关系。20 只远交系猪中有 5 只(25%)存活超过 100 天,17 只 MHC 匹配的近交系猪中有 6 只(35%)存活超过 100 天。另一方面,所有 SLA 不匹配的近交系受体(n=26)很快死于严重的肝脏排斥,中位生存时间仅为 9 天(Flye,1999)。

猪肝移植没有标准的免疫抑制方案,它取决于实验的目标以及计划的观察期限。对于 MHC 不匹配的配对,实验发现从移植前一天开始给予 20 mg/kg 剂量的环孢素肌内注射,连续给予 21 天,10 只猪中只有 1 只出现移植物排斥,其他的达到长期耐受(Bom-van Noorloos,1984)。Oike 发现自发性耐受不会发生于单倍体相同的移植肝[供体 SLAdd(Ⅰ级 d/,Ⅱ级 d/d),受体 SLAcd(Ⅰ级 c/d,Ⅱ级 c/d)],所有未经治疗的动物(n=8)均发生移植物排斥并在 28.1±9.5 天内死亡。另一方面,所有经他克莫司治疗的动物均形成特殊的抗供体的无反应性,14 只中有 5 只长期存活(112、154、406、413 及 440 天)。然而,有几只移植物功能正常的猪死于免疫抑制过量或其他并发症。他克莫司共给予 12 天,每日肌内注射 0.1~0.4mg/kg 以使血药浓度谷值达到 7~20ng/ml(Oike,2000)。Ducerf 在整个观察期均维持免疫抑制,最开始静脉给予 500mg 甲强龙,环孢素(15mg/kg)前 10 天每日经胃管给予,之后混合于食物中给予(Ducerf,1995)。Fondevilla 的一系列研究中,免疫抑制剂均给予 4 天(他克莫司 0.04mg/kg,iv,Q24h,甲强龙 125-100-75-50mg,iv,Q24h),即使观察期只有 5 天(Fondevilla,2011)。

<h1 style="text-align:center">结　论</h1>

　　猪被广泛地应用于生物医学研究,包括移植免疫生物学(Swindle,1988,Swindle,1998,Critser,2009)。猪肝脏移植模型在训练移植外科医生、验证新的外科技术以及研究移植免疫生物学中扮演了一个重要的角色。猪肝脏移植实验模型复杂、花费高,需要充足的设备以及团队合作。包括辅助性肝移植、部分或劈离式肝移植以及小体积肝移植在内的各种模型已经建立并有一些技术改进。学习的道路是曲折的,外科医生需明白特殊实验中的技术改进以及最适合的模型对实验成功的重要性。此外,最佳的麻醉及术后护理对于获得好的结果也是必不可少的。未来,基因修饰的猪可能为临床移植提供细胞或器官来源(Elliot,2011;Critser,2009;Gock,2011;Sachs,2009)。

<h1 style="text-align:center">致　谢</h1>

　　感谢 David Sachs 医生的审稿并给予诚恳的意见。

参考文献

Ai LM, Peng CH, Wu YL, Cao LP, Fang HQ, Liu YB, Peng SY. Orthotopic abdominal multivisceral transplantation without venovenous bypass in pigs. *Transplant Proc*. 2007; 39:273–237.

Alessiani M, Spada M, Vaccarisi S, Fayer F, Puletti G, Ruggiero R, Bellinzona G, Noli S, Scandone M, Maestri M, Dionigi P, Zonta A. Multivisceral transplantation in pigs: technical aspects. *Transplant Proc*. 1998; 30:2627–2628.

Asakura T, Ohkohchi N, Orii T, Koyamada N, Tsukamoto S, Sato M, Enomoto Y, Usuda M, Satomi S. Portal vein pressure is the key for successful liver transplantation of an extremely small graft in the pig model. *Transpl.Int*. 2003; 16:376–382.

Barron PT, Vogelfanger IJ, Waddell WG. Orthotopic liver transplantation utilizing a vascular stapling instrument. *Br. J. Surg*. 1975; 62:438–440.

Battersby C, Egerton WS, Balderson G, Kerr JF, Burnett W. Another look at rejection in pig liver homografts.*Surgery*.1974; 76: 617–623.

Bockhorn H. The allogeneic liver transplantation. II. Immunological examinations in pigs. *Res. Exp. Med. (Berl)*.1981; 178:177–199.

Bom-van Noorloos AA, Visser JJ, Drexhage HA, Meijer S, Hoitsma HF. Cyclosporin A in orthotopic porcine liver transplantation. Long-term survival after short-term treatment. *Eur. Surg.Res*. 1984; 16:329–335.

Calne RY, White HJ, Yoffa DE, Maginn RR, Binns RM, Samuel JR, Molina VP.

Observations of orthotopic liver transplantation in the pig. *Br. Med. J.*1967;2:478–480.

CalneRY, Sells RA, Pena JR, Davis DR, Millard PR, Herbertson BM, Binns RM, Davies DA. Induction of immunological tolerance by porcine liver allografts. *Nature.*1969; 223:472–476.

Calne RY, Yoffa DE, White HJ, Maggin RR.A technique of orthotopic liver transplantation in the pig. *Br. J. Surg.* 1968; 55:203–206.

Chalstrey LJ, Parbhoo SP, TappinA, Baker GJ, Gracey LR, Mullen PA, Lester R. Technique of orthotopic liver transplantation in the pig. *Br. J. Surg.* 1971; 58:585–588.

Chardon P, Renard C, Vaiman M. The major histocompatibility complex in swine. *Immunol.Rev.* 1999; 167:179–192.

Cordier G, Garnier H, Clot JP. Orthotopic liver graft in pigs. 1st results. *Memoires L Acad* Chirurg 1966; 92: 799–807.

Court FG, Wemyss-Holden SA, Morrison CP, Teague BD, Laws PE, Kew J, Dennison AR, Maddern GJ. Segmental nature of the porcine liver and its potential as a model for experimental partial hepatectomy.*Br. J. Surg.* 2003; 90:440–444.

Critser JK, Laughlin MH, Prather RS, Riley LK. Proceedings of the Conference on Swine in Biomedical Research. *ILAR. J.* 2009; 50:89–94.

Dahm F, Georgiev P, Clavien PA. Small-for-size syndrome after partial liver transplantation: definition, mechanisms of disease and clinical implications. *Am. J. Transplant.* 2005; 5:2605–2610.

de Lange JJ, Hoitsma HF, Meijer S. Anaesthetic management in experimental orthotopicliver transplantation in the pig. *Eur. Surg. Res.*1984; 16:360–365.

Dent DM, Hickman R, Uys CJ, Saunders SJ, Terblanche J. The natural history of liver allo and autotransplantation in the pig. *Br. J. Surg.* 1971; 58: 407–413.

Ducerf C, Malaise J, Caillon P, Margotton J, Gonnet E, Pouyet M. Auxiliary heterotopic liver graft using splenopancreatic venous blood flow in pig. *J. Surg. Res.* 1995;58:401–406.

Eisele PH, Woodle ES, Hunter GC, Talken L, Ward RE: Anesthetic, preoperative and postoperative considerations for liver transplantation in swine. *Lab. Anim. Sci.* 1986; 36: 402–405.

Elliott RB; Living Cell Technologies.Towards xenotransplantation of pig islets in the clinic.*Curr.Opin.Organ.Transplant.*2011; 16:195–200.

Ekser B, Gridelli B, Veroux M, Cooper DK. Clinical pig liver xenotransplantation: how far do we have to go? *Xenotransplantation.* 2011; 18:158–167.

Falcini F, Martini E, Marsili M, Benassai C, Fabbri LP, Tanini R, Linden M, Simoncini R, Filipponi F, Cataliotti L. Veno-venous bypass in experimental liver transplantation: portal-jugular versus caval-portal-jugular. *G. Chir.* 1990; 11:206–210.

Filipponi F, Fabbri LP, Elbetti C, Falcini F, Rontini M. Orthotopicliver transplantation in the pig: a surgical experience with 124 liver transplants. G Chir 1992;13:101–105.

Filipponi F, Falcini F, Benassai C, Martini E. Orthotopicliver transplant in pigs: several variations of the surgical technique. G Chir 1989; 10:374–378.

Flye MW, Pennington L, Kirkman R, Weber B, Sindelar W, Sachs DH. Spontaneous acceptance or rejection of orthotopic liver transplants in outbred and partially inbred miniature swine. *Transplantation.*1999; 68:599–607.

Flye MW. Orthotopic liver transplantation in outbred and partially inbred Swine. In "Swine as Models in biomedical research" (Swindle MM, ed.).pp 44−56. Iowa State University Press, Ames, Iowa 1992.

Fondevila C, Hessheimer AJ, Flores E, Vendrell M, Muñoz J, Escobar B, Calatayud D, Taurá P, Fuster J, García-Valdecasas JC. Step-by-step guide for a simplified model of porcine orthotopicliver transplant.*J. Surg. Res.* 2011; 167:e39–45.

Fondevila C, Hessheimer AJ, Taurá P, Sanchez O, Calatayud D, de Riva N, Munoz J, Fuster J, Rimola A, Garcia-Valdecasaas JC. Portal hyperperfusion: mechanism of injury and stimulus for regeneration in porcine small-for-size transplantation. *Liver Transpl.*2010; 16:364–374.

Fukueda M, Ishizaki N, Hamada N, Kadono J, Kaieda M, Nakamura N, Komokata T, Sakata R. Porcine model of auxiliary partial orthotopicliver transplantation for acute liver failure. *Transplantation*. 2006; 82:1312–1318.

Fu Y, Zhang HB, Yang N, Zhu N, Si-Ma H, Chen W, Zhao WC, Yang GS. Porcine partial livertransplantation without veno-venous bypass: an effective model for small-for-size liver graft injury. *Transplant Proc.* 2011; 43:1953–1961.

Garcia-Valdecasas JC, Tabet J, Valero R, Deulofeu R, Taura P, Tull R, Capdevilla L, Cifuentes A, Gonzalez FX, Net M, Beltran J, Lopez-Boado MA, Palacin J, Garcia F, Visa J. Evaluation of ischemic injury during liver procurement from non-heart-beating donors. *Eur. Surg. Res.* 1999; 31:447–456.

Garnier H, Clot JP, Chomette G. Orthotopic transplantation of the porcine liver. *Surg. Gynecol. Obstet.* 1970; 130: 105–111.

Gianello P, Fishbein JM, Sachs DH. Tolerance to primarily vascularized allografts in miniature swine. *Immunol.Rev.* 1993; 133: 19–44.

Gock H, Nottle M, Lew AM, d'Apice AJ, Cowan P. Genetic modification of pigs for solid organ xenotransplantation. *Transplant.Rev.* (Orlando) 2011; 25:9–20.

Goodrich EO Jr, Welch HF, Nelson JA, Welch CS. Homotransplantation of the canine liver.*Surgery*.1956; 39:244–251.

Gravante G, Ong SL, Metcalfe MS, Lloyd DM, Dennison AR. The porcine hepatic arterial supply, its variations and their influence on the extracorporeal perfusion of the liver. *J. Surg. Res.* 2011; 168:56–61.

Gruttadauria S, Marino G, Catalano F, Sgroi AV, Di Mauro GL, Basile F. Porcine orthotopic liver autotransplantation: Facilitated technique. *J. Invest. Surg.* 2001; 14:79–82.

Hagihara PF, Griffen WO Jr. Homologous heterotopic porcine liver transplantation. *J. Surg. Res.* 1975; 19:89–97.

Hayashi S, Lin MG, Katayama A, Namii Y, Nagasaka T, Koike C, Negita M, Kobayashi T, Yokoyama I, Takagi H. Auxiliary orthotopic xenogeneic liver transplantation using pigs for fulminant hepatic failure: with special reference to the technique and immunosuppression. *Transplant Proc*. 1998; 30:3836.

Hayashi S, Namii Y, Nagasaka T, Kozima T, Katayama A, Kobayashi T, Yokoyama I, Takagi H. Technique of triple split-liver transplantation in pigs using inferior vena cava reconstruction and intraoperative intrahepatic portosystemic shunt. *Transplant Proc.* 1998; 30:3229–3231.

Hayashi S, Nagasaka T, Kojima T, Namii Y, Katayama A, Kobayashi T, Yokoyama I, Takagi H. Combination splitting using both in situ and ex situ techniques in triple split liver transplantation in pigs. *Transpl. Int.* 1998;11:408–412.

Hertl M, Hertl MC, Kunkel P, Schilling S, Prevot B, Kluth D, Malagó M, Broelsch CE Tauroursodeoxycholate ameliorates reperfusion injury after pigliver transplantation. *Transpl. Int.* 1999; 12:454–462.

Hessheimer AJ, Fondevila C, Taurá P, Muñoz J, Sánchez O, Fuster J, Rimola A, García-Valdecasas JC. Decompression of the portal bed and twice-baseline portal inflow are necessary for the functional recovery of a "small-for-size" graft. *Ann. Surg.* 2011; 253:1201–1210.

Heuer M, Reinhardt R, Kneiseler G, Würzinger P, Zou X, Hua F, Jian F, Paul A, Kaiser GM. Liver transplantation in swine without venovenous bypass. *Eur. Surg. Res*. 2010; 45:20–25.

Hojo N, Ishibashi T, Yasuda T, Sakuma Y, Fujiwara T, Kawarasaki H, Nagai H. Porcine model for surgical training of living related liver transplantation. *Transplant Proc*. 2003; 35:82–84.

Hunfeld MA, Hoitsma HF, Meijer S, van Haeringen H, Rietveld FW. The role of A-O-incompatible blood transfusions in porcine orthotopic liver transplantations. *Eur. Surg. Res*. 1984; 16:354–359.

Jackson P, Jankovic Z: Veno-venous bypass catheters for hepatic transplant risk unique complications. *Anaesth.Intensive Care*.2007, 35:805–806.

Kaiser GM, Heuer M, Fruhauf NR, Kuhne CA, Broelsch CE. General handling and anesthesia for experimental surgery in pigs. *J. Surg. Res*. 2006; 130: 73–79.

Kamimura R, Ishizaki N, Suzuki S, Tanaka K, Taira A. Division of donor liver for successful split-liver transplantation in pigs. *Exp. Anim*. 1997; 46:315–317.

Kelly DM, Demetris AJ, Fung JJ, Marcos A, Zhu Y, Subbotin V, Yin L, Totsuka E, Ishii T, Lee MC, Gutierrez J, Costa G, Venkataraman R, Madariaga JR. Porcine partial liver transplantation: a novel model of the "small-for-size" liver graft. *Liver Transpl*.2004; 10:253–263.

Kirk AD. Crossing the bridge: large animal models in translational transplantation research. *Immunol.Rev*.2003; 196:176–196.

Kim DK, Lavarello RJ, Rosen PP, Fortner JG. Vagotomy-pyloroplasty for prevention of gastric ulcer in pig liver transplantation.*J. Surg. Res*.1975; 19:5–7.

Kostopanagiotou G, Pandazi A, ArkadopoulosN,Theodoraki K, Mystakidou K, Costopanagiotou C, Chondroudaki I, smyrniotis V. Norepinephrine in small-for-size liver grafts: an experimental study in pigs. *J. Surg. Res*. 2007; 141:257–261.

Lygidakis NJ. Segmental auxiliary liver transplantation: a new approach to an old problem. *J. Surg. Res*. 1985; 38:246–251.

Memsic L, Quinones-Baldrich W, Kaufman R, Rasool I, Busuttil RW.A comparison of porcine orthotopicliver transplantation using a venous-venous bypass with and without a nonpulsatile perfusion pump. *J. Surg. Res*. 1986; 41:33–40.

Monbaliu D, Crabbé T, Roskams T, Fevery J, Verwaest C, Pirenne J. Livers from non-heart-beating donors tolerate short periods of warm ischemia. *Transplantation*.2005; 79:1226–1230.

Moore FD, Smith LL, Burnap TK, Dallenbach FD, Dammin GJ, Gouber UF, Shoemaker WC, Steenburg RW, Ball MR, and Belko JS. One-stage homotransplantations of the liver following total hepatectomy in dogs.*Transplant Bull*. 1959;6:103–107.

Motsch J, Zimmermann FA: Effects of a passive venous bypass on cardiovascular and acid-base balance variables during liver transplantations in pigs. *J. CardiothoracAnesth*.1987; 1:535–542.

Nagashima I, Bergmann L, Alsina AE, Schweizer RT. Auxiliary heterotopic partial liver transplantation in pigs with acute ischemic liver failure.*Hepatogastroenterology*.1997; 44:1426–1431.

Oike F, Talpe S, Otsuka M, Dehoux JP, Lerut J, Otte JB, Gianello P. A 12-day course of FK506 allows long-term acceptance of semi-identical liver allograft in inbred miniature swine. *Transplantation*2000; 69:2304–2314.

Oike F, Uryuhara K, Otsuka M, Dehoux JP, Otte JB, Lerut J, Gianello P. Simplified technique of orthotopic liver transplantation in pigs. Transplantation 2001; 71:328–331.

Oldhafer KJ, Hauss J, Gubernatis G, Pichlmayr R, Spiegel HU. Liver transplantation in pigs: a model for studying reperfusion injury. *J. Invest. Surg*. 1993; 6:439–450.

Pedersen LE, Harndahl M, Rasmussen M, Lamberth K, Golde WT, Lund O, Nielsen M, Buus S. Porcine major histocompatibility complex (MHC) class I molecules and analysis of their peptide-binding specificities. *Immunogenetics*.2011; 63:821–834.

Renard C, Hart E, Sehra H, Beasley H, Coggill P, Howe K, Harrow J, Gilbert J, Sims S, Rogers J, Ando A, Shigenari A, Shiina T, Inoko H, Chardon P, Beck S. The genomic sequence and analysis of the swine major histocompatibility complex. *Genomics*. 2006; 88:96–110

Sachs DH, Leight G, Cone J, Schwarz S, Stuart L, Rosenberg S. Transplantation in miniature swine. I. Fixation of the major histocompatibility complex. *Transplantation*.1976; 22:559–567.

Sachs DH, Sykes M, Yamada K. Achieving tolerance in pig-to-primate xenotransplantation: reality or fantasy. *Transpl.Immunol*. 2009; 21:101–105

Sheil AG, Halliday JP, Drummond JM, Bookallil MJ, Gaudry PL, Yezerski SD. A modified technique for orthotopic liver transplantation. Arch Surg 1972; 104: 720–724.

Smith DM, Newhouse M, Naziruddin B, Kresie L. Blood groups and transfusions in pigs. *Xenotransplantation*.2006; 13:186–194.

Starzl TE, Kaupp HA, Brock DR, Lazarus RE, Johnson RV. Reconstructive problems in canine liver homotransplantation with special reference to the postoperative role of the hepatic venous flow.*Surg. Gynecol. Obstet*.1960, 111: 733–743.

Steining D, Mentha G, Lecoultre C, Pittet JF, Jeanjacquot A, Huber O, Meyer P, Rohner A. Experimental porcine orthotopic liver transplantation: a training protocol for transplantation in humans. *Helv.Chir. Acta*.1990; 57:177–186.

Stevens LH, Piper JB, Broelsch CE. Liver transplantation in the dog.Handbook of Animal Models in Transplantation Research.*CRC press*. 1994: 53–72

Swindle MM, Smith AC, Hepburn BJ. Swine as models in experimental surgery.*J. Invest. Surg*. 1988; 1:65–79.

Swindle MM, Smith AC. Comparative anatomy and physiology of the pig. *Scand. J. Lab. Anim. Sci*. 1998; 25: 11–21.

Tabet J, Garcia-Valdecasas JC, Rull R, Valero R, Angás J, González FX, Cifuentes A, García F, Beltran J, Ordi J, Deulofeu R, Elena M, Cabrer C, Visa J. Non-heart-beating donor pigs: The feasibility of liver donation. *Transplant Proc*. 1997; 29:1374–1375.

Tanaka K, Nishimura A, Ogata S, Yoshimine M, Ikoma A, Taira A. A simple method for orthotopic liver transplantation in pigs—a new cuff technique using expanded polytetrafluoroethylene vascular grafts for portal and vena cava anastomosis. *Transplantation*.1994; 58:1139–1142.

Taniguchi H, Takada Y, Fukunaga K, Yuzawa K, Otsuka M, Todoroki K, Fukao K. Establishment of a swine model for auxiliary partial orthotopic liver transplantation. *Transplant Proc*. 1998; 30:3232–3236.

Tata PN, Subbotina N, Burckart GJ, Muddiman DC, Gusev AI, Hercules DM, Starzl TE, Venkataramanan R. Species-dependent hepatic metabolism of immunosuppressive agent tacrolimus (FK-506). *Xenobiotica*.2009; 39:757–765.

Terblanche J, Peacock JH, Bowes J, Hobbs KE.The technique of orthotopic liver homotransplantation in the pig.*J. Surg. Res*. 1968; 8:151–160.

Todo S, Kam I, Lynch S, Starzl TE. Animal research in liver transplantation with special reference to the dog. *Semin.Liver Dis*. 1985; 5:309–317.

van Hoorn-Hickman R, van Hoorn WA, Terblanche J. Gastric ulceration complicating pigliver transplantation: the protective effects of gastroenterostomy of highly selective vagotomy. *J. Surg. Res*. 1978; 25:496–500.

Wang HS, Ohkohchi N, Enomoto Y, Usuda M, Miyagi S, Asakura T, Masuoka H, Aiso T, Fukushima K, Narita T, Yamaya H, Nakamura A, Sekiguchi S, Kawagishi N, Sato A, Satomi S.: Excessive portal flow causes graft failure in extremely small-for-size liver transplantation in pigs. *World J. Gastroenterol*.2005; 11:6954–6959.

Woodle ES, Hunter GC, Eisele P, Talken L, Ward RE. Orthotopic porcine liver transplantation: Operative technique. *J. Surg. Res*. 1985; 39:483–488.

Xia Q, Lu TF, Zhou ZH, Hu LX, Ying J, Ding DZ, Chen XS, Zhang JJ. Extended hepatectomy with segments I and VII as resection remnant: a simple model for small-for-size injuries in pigs. *HepatobiliaryPancreat. Dis. Int*. 2008; 7:601–607.

Yanaga K, Kishikawa K, Suehiro T, Nishizaki T, Shimada M, Itasaka H, Nomoto K, Kakizoe S, Sugimachi K. Partial hepatic grafting: porcine study on critical volume reduction. *Surgery*.1995; 118:486–492.

Yagi T, Oishi M, Mitsuoka S, Endo A, Okada Y, Matsuda H, Fujisawa K, Ishido N, Ishikawa T, Matsuno T, Tanaka N. Splanchnic jump graft technique with passive venovenous bypass improves survival of multivisceral transplantation in a pig model. *Transplant Proc*. 1998; 30:2620–2621.

第 19 章

非人灵长类动物肾移植

Lijun Song[*] **_and Huifang Chen_**

Laboratory of Experimental Surgery, CRCHUM, Notre-Dame Hospital,
Department of Surgery, University of Montreal, Montreal, Quebec, Canada

赵杰 译

摘　　要

非人灵长类(nonhuman primate NHP)肾移植模型是药理学、毒理学、免疫学和器官移植领域非常重要的临床前研究模型。NHP 的免疫系统和生理特征与人类非常相似,该模型被广泛用于测试新的免疫抑制剂,阐述对移植器官的免疫应答,发展免疫耐受诱导策略。肾移植和非人灵长类动物的管理有较高技术要求。本章旨在描述非人灵长类动物供肾获取和移植的技术、外科并发症及其处理。

关键词:非人灵长类,肾移植,手术并发症,免疫抑制剂

前　　言

　　肾移植是实体器官移植尝试中最先成功的实验模型(Hamilton,2008),这为 1954 年临床肾移植的成功铺平了的道路(Merrill,1956)。由于移植肾功能可以很容易地客观监测,肾移植模型在器官移植历史中起到不可替代的作用。供、受体血管之间的吻合技术、器官移植手术的基本原则,是在 20 世纪初狗的自体肾移植模型中发展和建立起来的(Sade,2005;Hamilton,2008)。排斥反应是异体移植的主要障碍,已在肾移植模型中深入研究(Dempster,1953;Dempster,1955;Dempster,1970;Dempster,1974)。应用移植模型,细胞毒性药物 6- 巯基嘌呤被证明能够预防移植物排斥(Calne,1960),然后发展出第一代免疫抑制剂——硫唑嘌呤。在新的免疫抑制剂的发现和发展的历史中,肾移植实验模型也是一个不可缺少的工具。当今广泛用于临床的药物,包括环孢素 A(Green,1978),他克莫司(Todo,1987;Ochiai,

---

[*] Correspondence to Lijun Song, MD., MSc. E-mail: lijun65@yahoo.com.

1987),霉酚酸酯(Platz,1991)和西罗莫司(Stepkowski,1991)等,在临床试验前全部应用肾移植动物模型进行研究。今天,肾移植模型仍被广泛应用在探索急性和慢性排斥反应的机制(Nadazdin,2011a),开发新的免疫抑制疗法(Ma,2011),免疫耐受诱导(Nadazdin,2011b;Yamada,2012)和异种移植(Nishimura,2011)等领域。可以预见,在未来器官移植研究中,这一技术依旧是不可缺少的工具。

实验肾移植最初在狗身上施行(Carrel,1950;Dempster,1905)。逐渐使用其他物种,例如猪、非人灵长类动物(NHP)和兔子等。随着显微外科技术的发展,实验肾移植模型引入了啮齿类动物(Miller,1962;Skoskiewicz,1973)。因各种近交系大鼠和小鼠的主要组织相容性复合体(MHC)明确,费用相对低廉的,伦理压力小,以及市场上可以大量买到这些优势,许多实验室广泛应用啮齿动物模型用于探索排斥的机制、诱导移植物免疫耐受和开发新的免疫抑制剂和其它技术,极大促进了实验和临床器官移植的进展。然而,越来越多的证据表明,从啮齿动物得到的结论不能准确的反映临床情况。建立在啮齿动物模型上的治疗方案很少能推广到人类。部分原因是啮齿动物和人类二者的生理功能和免疫系统之间有显著差异。例如,因暴露于环境中的系列病原体而获得的异源免疫被认为是产生诱导性免疫耐受的一大障碍,但生活在无病原体的特殊环境中的实验小鼠显然是缺乏异源免疫的(Adams,2003a,b)。鉴于这些事实,从啮齿动物模型获得的理论和治疗方法,需要大型动物模型验证,尤其是非人灵长类动物,这是新的治疗方案迈向临床试验的必须环节。

与其他物种相比,非人灵长类动物无论是在解剖结构、生理功能、免疫系统,还是寿命上更接近人类。它们的 MHC 的结构和表达近似于人类,几乎能够模仿人体器官移植的生理状态。在评估生物制剂如单克隆抗体方面,非人灵长类动物模型具有独特的优势,因为同源性高,可确保人特异性抗体能结合到它们与人类相似的受体上。它们是理想的临床前研究的试验对象。就像 NIH 专家在他们的推荐中所描述的:非人灵长类动物模型特别有用,因为它们拥有更接近人类的免疫系统和生理特征。因此,非人灵长类动物的研究对获得安全性和毒性的关键数据非常重要,在很多情况下这些数据是无法在临床试验中得到,在启动临床试验前需要从这些研究中获得充分的数据(Rose,1998)。

1964 年,Hermann 等报道了应用猕猴进行肾移植的经验。据笔者所知,这是首次详细描述猴肾移植外科技术细节的报告。研究者将自体或同种异体肾移植物移植到左髂窝,应用血管吻合器将肾动、静脉与受体髂总血管吻合。在所有 22 例移植中,其中 6 例包括 4 例自体肾移植被排除,因为这些动物存活没有超过 24 小时。在剩余 16 例中,术后成功率为 31%。在 16 例中 11 例发生血栓,是技术失败的主要原因(Hermann,1964)(表 19-1)。在接下来的同种异体移植的实验中,他们在外科技术上进行了一些改进。血管吻合应用 7-0 缝合丝线,肾动脉与右侧髂外动脉端端吻合,肾静脉与下腔静脉端侧吻合。取得了较高的移植物血管血流通畅率。但是,即使保留一个原肾以减少肾功能变化的影响,动物的平均生存时间仍然非常短(Murphy,1965)。研究人员在接下来的十年中在这一领域进行了不懈的努力。不同的科学家在手术技术(Groenewalk,1968;Marquet,1972)、新的动物模型(Busch,1975)、肾脏保存(Dupree,1968;Groenewald,1969)、组织相容性(Balner,1969;Neefe,1975)、NHP 血型(Duggleby,1971a,b)、诱导耐受(van Es,1977)方面进行了广泛研究。1982 年,Neuhaus 等报道恒河猴肾移植的经验,他们取得了非常高的成功率。他们指出,保持移植肾有足够的灌注,防止体温快速的降低,间断缝合动脉,防止血运重建后低血压,这些是保证移植成功的关

表 19-1 非人灵长类动物肾移植

时间线	物种	移植策略	重建方法		其他特点	引用
			血管	泌尿系		
1964	恒河猴	配对交换或自体移植	肾动脉→髂总动脉 肾静脉→髂总静脉端端吻合	输尿管膀胱吻合	猴类肾移植技术的第一次描述	Hermann 等，1964
1965	恒河猴	配对交换	肾动脉→右外髂动脉端端吻合 肾静脉→髂总静脉端侧丝线吻合	输尿管膀胱吻合	非生命支持模型	Murphy 等，1965
1968	狒狒	配对交换	肾动脉→主动脉 肾静脉→下腔静脉端侧尼龙或 Tevdec 线吻合	输尿管膀胱吻合术	两种猴移植方法被描述（en bloc）	Groenewalk 等，1968
1972	恒河猴	配对交换	肾动脉→主动脉 肾静脉→下腔静脉端侧吻合	输尿管膀胱吻合		Marquet 等，1972；van Es 等，1978
1975	短尾猴	配对交换	肾动脉→髂总动脉 肾静脉→髂总静脉动 - 静脉分流	N/A	肾异体移植急性排斥反应模型	Busch 等，1975
1982	恒河猴	一个供体给一个受体	肾动脉→主动脉 肾静脉→下腔静脉端侧丝线吻合	输尿管膀胱吻合	间断缝合进行的动脉吻合	Neuhaus 等，1982
1999	长尾黑颚猴	配对交换	肾动脉→主动脉 肾静脉→下腔静脉端侧尼龙线吻合	输尿管输尿管吻合		Qi 等，1999
2000	恒河猴	一个供体给一个受体	肾动脉→主动脉 肾静脉→下腔静脉端侧聚丙烯线吻合	支架植入的膀胱外或膀胱内输尿管膀胱吻合	移植肾动脉 Carrel 修补 肝素化方法的应用	Eckhoff 等，2000
2002	猕猴	交叉	肾动脉→主动脉 肾静脉→下腔静脉端侧聚丙烯线吻合	膀胱内输尿管膀胱吻合	遥感监测 原位灌流 积极液体复苏	Borie 等，2002
2010	猕猴	配对交换	肾动脉→主动脉 肾静脉→下腔静脉端侧聚丙烯线吻合	输尿管输尿管吻合	详细讨论一些手术并发症	Song 等，2010

键技术（Neuhaus，1982）。Eckhoff 等发现显微外科技术是降低动脉血栓的关键，泌尿系统并发症的发生率也因采用膀胱外输尿管膀胱吻合术而显著减少（Eckhff，2000）。肾移植和非人灵长类动物围手术期管理是有技术要求的。对生命支持肾移植模型而言，完全成功和彻底失败仅一步之遥。除了精确的手术技巧，完善的术前准备、严格的术中及术后监测和充分补液都是 NHP 肾移植成功的关键因素（Borie，2002）。今天，随着广泛采用显微外科技术和积

极的围手术期管理,越来越多的 NHP 肾移植团队能够实现很高的成功率(Qi,1999;Borie,2002;Song,2010)。非人灵长类肾移植模型,作为常规技术已被广泛用于试验新型免疫抑制剂、揭示移植器官免疫反应的细节、发展免疫耐受诱导的新策略等等。

动　　物

灵长类动物属于哺乳纲,包括 3 亚目,即猿猴亚目,跗猴下目和类人猿亚目。种类超过 300 余种。大多数生活在亚洲、非洲、北美和南美大陆的热带或亚热带地区。类人猿亚目进一步被细分为两类:新大陆猴和旧大陆猴(Ankel-Simons,2007)(表 19-2)。旧大陆猴,如猕猴(混血狐猿),食蟹猴和狒狒(草原狒狒),是在生物医学研究中最常用的物种。

表 19-2　现存的灵长类动物分类表

亚目	下目	总科	科	亚科	常用名
猿猴亚目	狐猴目	狐猴科	鼠狐猴科	鼠狐猴亚科	矮狐猴,鼠狐猴,科氏矮狐,毛耳矮狐猴
				叉斑鼠狐猴亚科	叉斑鼠狐猴
			鼠猴科	鼠狐猴亚科	鼬鼠狐猴,蛆狐猴,领狐猴,狐猴,环尾狐猴
			大狐猴科	大狐猴亚科	大狐猴,那大加斯加狐猴,毛狐猴
			指猴科		指猴
	懒猴型下目	瘦猴	懒猴科	懒猴科	瘦长猴,峰猴,树熊猴,金熊猴
				丛猴科	婴猴,矮婴猴,大婴猴,尖爪丛猴
跗猴型下目			跗猴科		跗猴
类人猿亚目	阔鼻类猴(新大陆)	阔鼻小目	卷尾猴科	夜猴亚科	夜猴,伶猴
				僧面猴亚科	秃猴,粗尾猴,有须粗尾猴
				吼猴亚科	吼猴
类人猿亚目	阔鼻类猴(新大陆猴)	阔鼻小目	卷尾猴科	卷尾猴亚科	卷尾猴,松鼠猴
				蜘蛛猴亚科	蜘蛛猴,毛蜘蛛猴,绒毛猴,黄尾绒毛猴
			娟猴科	娟猴科	节尾猴,伶猴,侏狨猴,柽柳猴,狮柽柳猴
	狭鼻猴亚目(旧大陆猴)	猕猴科(旧大陆猴)	猕猴科	猕猴科	长尾猴,短肢猴,侏长尾猴,赤猴,猕猴,高地白眉猴,狒狒
				疣猴亚科	疣猴,红疣猴,橄榄疣猴,叶猴,长尾叶猴,毛臀叶猴,扁平鼻叶猴,豚尾叶猴,长鼻猴
		人猿总科	长臂猿科		长臂猿,黑冠长臂猿,白眉长臂猿,合趾猴
			猩猩科		猩猩,黑猩猩,矮黑猩猩,大猩猩
					人类(现代人类)

主要组织相容性复合体（MHC）

MHC 是由一组基因编码的细胞表面糖蛋白,存在于迄今已研究的所有有颌脊椎动物,参与免疫和非免疫功能(Gruen,1997;Kelley,2005)。MHC 在人类被命名为人类白细胞抗原(HLA)。表达这些抗原的基因组有 3.6-Mbp 的跨度,位于染色体 6p21.3。根据他们的位置、产物的功能和结构,将 HLA 划分为三个区域,即Ⅰ类,Ⅱ类和Ⅲ类。在 HLA Ⅰ类区域,有三个经典基因:高度多态性的 HLA-A、B、C 和三个"非经典"基因:保守的 HLA-E,F 和 G。对应于Ⅰ类区域,Ⅱ类区域中的表达的基因是 HLA-DR,-DQ 和 -DP。在Ⅲ类区域包含所有种类的高度密集的免疫和非免疫功能相关基因(Kelley,2005)。

已经很明确,在人类和非人灵长类的 MHC 之间有许多相似的特征。所有已经研究的灵长类动物中,均存在Ⅰ类区域非经典的 E 和 F 基因(Adams,2001)。检测发现,所有旧大陆猴均有 MHC Ⅰ类区域的"经典"基因:MHC-A 和 MHC-B 基因座(Bontrop,1995)。人类和类人猿之间,经典和非经典 MHC Ⅰ类基因都是保守的(Lawlor,1990)。大猩猩,黑猩猩和人类具有较高的 MHC Ⅰ类同源性。比较黑猩猩和大猩猩与人类 A 等位基因,黑猩猩的Ⅰ类基因更接近人类(Lawlor,1991)。在进化过程中,MHC 的多样性产生原因包括部分基因的失活,基因间和基因内重组和点突变等。MHC B 位点等位基因多样性比 MHC A 和 C 等位基因更常见(Lawlor,1990)。

已发现大多数灵长类动物存在功能性 MHC-DR,-DQ 和 -DP 区域(Bontrop,1999)。虽然 MHC Ⅱ类的基因数量可能在物种和个体间存在变化,但发现人类,类人猿和旧大陆猴之间存在相当的相似性。MHC-DQA1 * 01,-DQA1 * 05 和 -DQB1 * 06 可能已经存在超过 3500 万年的更高等灵长类物种形成期,因为它们是猴、猿和人类共同的谱系(Kenter,1992;Otting,1992;Bontrop,1995)。与 MHC-DQ 相同,一些 MHC-DR 基因经过漫长的进化已经被完好地保存。研究表明 MHC-DRB1 * 03,-DRB1 * 04,-DRB1 * 10 系和 MHC-DRB3,-DRB5 位点的历史,可能在约 5500 万年前就已经存在于灵长类动物的祖先(Kasahara,1990;Figueroa,1994;Bontrop,1995)。不同于 MHC-DQ 和 MHC-DR 具有进化稳定性和跨种继承模式,灵长类 MHC-DP 区域存在更多的变化,即使黑猩猩、恒河猴和绢毛猴的 DP 区域的组成结构与人类特别地相似。人类、类人猿和猕猴 MHC-DPB1 序列的研究表明,他们属于不同的谱系。而猕猴物种(例如恒河猴和食蟹猴)中的一些 MHC-DPB1 序列高度相似(Grahovac,1993;Bontrop,1999)。

血型

血型由奥地利病理学家 Karl Landsteiner 于 1901 年首先在人类中发现(Landsteiner,1901)。他在纽约的团队通过一系列研究,逐渐发现其他灵长类动物类似的奥秘(Landsteiner,1925a,Landsteiner,1925b;Landsteiner,1937;Wiener,1938)。随着其他研究人员的加入和对更多物种的研究,越来越清晰的地图已经被勾勒。今天,ABO 血型系统的所有四个血型已经在非人灵长类动物中被发现。如类人猿,A,B,AB 三个血型已经在猩猩和长臂猿中发现;有两种血型即 O 和 A 在普通黑猩猩中发现;而侏儒黑猩猩只有 A 型,合趾猿和大猩猩只有 B 型(Socha,1995)。

在早期阶段,研究人员尝试通过使用人类血清和免疫兔血清来检测猴子的红血细胞,从而研究猴子的血型。结果证实 B 型凝集原存在于新大陆猴和狐猴的红细胞中,但它在旧大陆猴中不起作用。使用猕猴的红细胞获得血型特异性反应的尝试失败,推测在狭鼻猿猴中没有 A 和 B 因子(Landsteiner,1925c)。Wiener 等(1942 年)改进了检测方法,他们成功地从低等猴子的唾液和唾液腺的水提取物中发现了血型物质 A 或 B。此后唾液抑制和抗 A 和抗 B 血清反向试验成为检测类人猿 ABO 血型的标准程序(Socha,1995)。通过这种方法,所有 A,B,AB 和 O 型血已经在 P. 狒狒中发现;A,B 和 AB 三种血型已在埃塞俄比亚狒狒,非洲橄榄狒狒,东非狒狒,阿拉伯狒狒,P. 狒狒,犬面狒狒中被发现;而只有 O 型是在狮尾狒狒中检测到(Moor-Jankowski,1964;Socha,1977;Socha,1995)。而猕猴物种,各种 ABO 血型在食蟹猴,恒河猴和猪尾猕猴中均有发现,但有些种类只有单一血型(如短尾猴和日本猕猴只有 B 型,与 A 组的猕猴莫鲁斯和地中海猕猴)。 ABO 血型出现的频率根据它们的来源而有所不同(Terao,1981;Socha,1995;Sae-Low,2003;Malaivijitnond,2008)。同样地,所有 4 种 ABO 血型也已经在长尾黑颚猴中发现(Dracopoli,1983;Terao,1988)。

在人类,ABO 血型的基因都位于 9 号染色体(9q34.1-q34.2)的长臂,含有 7 个外显子。在 A 、B 等位基因之间有 7 个核苷酸变异。A 等位基因编码 α1,3-N- 乙酰氨基半乳糖转移酶(A 转移酶),在寡糖表位合成的过程中,其催化合成 N- 乙酰胺(GalNAc)残基。 B 基因编码 α1,3 半乳糖转移酶(B 转移酶),促使半乳糖(GAL)残留碳水化合物链产生低聚糖表位。这些寡糖抗原被分别称为 A 或 B 抗原,表达在红细胞和其他组织细胞(内皮细胞,角质形成细胞等)膜上,还可以在唾液和其它体液中检测到。O 等位基因编码无功能蛋白(Yamamoto,1990a,b;2004;Hosoi,2008;Storry,2009)。

与人类相同,ABO 血型的基因存在于各种非人灵长类中,编码糖基转移酶的基因组DNA,参与到 A 或 B 抗原的产生。黑猩猩、倭黑猩猩、大猩猩、猩猩、短尾猴、狒狒、松鼠猴、蜘蛛猴、吼猴、绿猴、红猴和狨猴(狨属)的 ABO 基因的一部分核苷酸序列(如 5 号外显子,外显子 6,7 号外显子和内含子 6)已经确定。研究者已经观察到物种之间在核苷酸差异或序列长度上存在多样性(Kominato,1992;Martinko,1993;Saitou,1997;Kermarrec,1999;Kitano,2000;Noda,2000;Sumiyama,2000)。在一些非人灵长类如狒狒和猕猴,鉴别人类 A、B 转移酶的四个氨基酸置换中的 2 个是保守的。像它们的人类伙伴,位于 266 和 268 位置上的氨基酸残基 A 转移酶是亮氨酸和甘氨酸,B 转移酶是蛋氨酸和丙氨酸(Kominato,1992;Doxiadis,1998)。这意味着这两个位置是至关重要的,决定 A 和 B 转移酶之间酶活性的差异。非人灵长类的 O 等位基因具有物种特异性,认为是独立的沉默突变的结果。

ABO 抗原的表达只在少数非人灵长类动物红细胞膜上能检测到(黑猩猩、大猩猩、猩猩和长臂猿)。然而,除了红毛猩猩,A 或 B 和 H 物质能够在所有的非人灵长类动物的分泌物中检测到(Kermarrec,1999)。唾液抑制试验(SIT)和血清试验(ST)是传统的确定非人灵长类动物 ABO 血型的方法。最近,一些新的方法,如微量凝集试验(Kochan,1986)、反向凝胶系统分析(Chen,2009)、多重聚合酶链反应(PCR)(Premasuthan,2011)和改进的流式细胞法(FCM)(zhang,2011)正在研究探索中。

除了 ABO 血型系统,其他血型系统,如 M-N 血型系统(Wiener,1964a,b)、G 血型系统(Duggleby1971a)、H、I、J、K 和 L 血型系统(Duggleby,1971b)、RH-hr 血型系统(Wiener,1953)、V-A-B 血型系统(Wiener,1974)、C-E-F 血型系统(Wiener,1965)等也已在非人灵长类动物中找到。

据文献报道,肾移植已在猕猴(Todo,1988),恒河猴(Herman,1964),短尾猴(Busch,1975年),猪尾猴,狒狒(Groenewalk,1968)和长尾黑颌猴(Chen,2000)上进行过。恒河猴和食蟹猴是最常应用的,因为它们的体型相对较小易处理,来源相对丰富。两个物种的主要组织相容性复合物已经被广泛研究。这两个物种和人类之间的 MHC 等位基因具有高度的保守性(Neefe,1975;Kulski,2002;2003 Sudbrak)。这种优势允许它们成为合适的模型以评估生物制剂,因为它们具有可以和人类免疫分子产生交叉反应性的特性。狒狒是异种器官移植的常见受者,因为它们的大小能够匹配猪的器官(1998 Lambrigts;BasBernardet,2011)。黑猩猩被用作临床异种移植供体(Reemtsma,1964a,b),但因为它们的濒危状态在实验移植中很少应用。

开始实验前,肾移植的动物需接受一到两个月的检疫。并进行一系列的检查和测试,如结核菌素皮肤试验(PPD 皮试)和肠道培养。只有其中疱疹病毒 B、猴 T 淋巴细胞病毒(STLV)、猴免疫缺陷病毒(SIV)、猴逆转录病毒(SRV)、结核和寄生虫是阴性的动物可用于移植。

解　剖

肾脏

一般情况下,所有的灵长类动物具有两个豌豆形肾脏,分别位于腹膜后降主动脉的两侧。这两个肾脏可能几乎位于同一水平,或者一个较对侧靠近头侧。根据我们对二百余只食蟹猴的观察,左肾通常比右肾靠下。左肾的位置是相对固定的,而右肾的位置是不固定的。它可以完全藏在肝脏后面,有时甚至达到膈肌的水平。Osman Hill(1952)发现疣猴也有类似的现象。年轻的成年恒河猴肾脏的平均重量为 6.5g,大约等于体重的 1/400(Silverman,1980)。Kasi senex monticolad 肾 / 体重比为 1/240,人类为 1/200(Osman Hill,1952)。

除蜘蛛猴属外,所有的非人灵长类动物的肾脏的结构类似。常分为两大类:具有简单肾盂面的被称为单叶肾或单锥体肾;由真正的肾柱分割为两个或多个乳头的这种肾脏被称为分叶肾或多锥体肾。单叶肾在所有的狐猴,眼镜猴,新世界猴和旧世界猴(与除一些蜘蛛猴)和类人猿中发现。人和一些蜘蛛猴具备多锥体肾,因为有一个以上的乳头伸出到肾盂中(Straus,1934)。

同其它哺乳动物一样,非人灵长类动物的肾脏也可以分成两个不同的区域:外层的皮质和内层的髓质。表面肾小球见于非人灵长类动物的肾皮质。这是非人灵长类肾的独特的组织学特征,因为在人类和其它哺乳动物,如狗和大鼠肾皮质的这个部分是无肾小球的(Silverman,1980)。猕猴的肾髓质的发展相对较差。在内侧区域更明显。组织学检查表明,在这个区域几乎没有长的髓袢,取而代之的是短的髓袢(Tisher,1971)。在其它的猕猴属,包括红面猴,猴病毒属,食蟹猕猴,猪尾猕猴和食蟹猴亦可观察到类似状况(Tisher,1972)。非人灵长类的肾盂通常是一个带有一个半圆形状,小的,但具有光滑的轮廓(Silverman,1980)。

肾脏血供

非人灵长类动物的肾动脉及其与其它结构的关系各不相同。通常它们与人类的相似或者几乎是相同的。在食蟹猴和猕猴中,两个肾动脉的起源位于肠系膜上动脉下方降主动脉的外侧面。它们可能发自几乎是同一水平,或一侧(通常在左侧)可位于对侧动脉的下方。

通常,肾动脉位于肾静脉的后上方位置。可以见到水平、上侧、下侧的个体化变异。当接近肾门或者肾门之前,肾动脉分为两支,即前支和后支。前支分成四个段动脉:顶、上、中、下段动脉供应肾脏的前半部分。后支也分为后尖、上、中、下四个段动脉,负责肾脏后半部的血液供应。段动脉的数量存在个体化变异(Horacek,1987)。

沿着每支肾动脉走形,可以发出一支或多支肾上腺下动脉供应肾上腺血流。在接近肾门的末端部分,每支肾动脉可能会发出一些小分支到肾被膜和输尿管的近端部分。有时候,被膜血管可能来自肾动脉的两个分支。被膜血管来自下肾上腺下动脉的也并不少见。偶尔,肾动脉近端部分可能发出膈下动脉(Horacek,1987)。

通常,肾静脉位于动脉的腹侧和下方。他们的之间关系可能会有所不同。有些肾静脉可以位于肾动脉的上方。肾静脉是由三支或四支大的肾内静脉汇合形成并收集这些静脉的血液。肾盂通常位于肾门出肾静脉和动脉的后下方(Horacek,1987)。

输尿管

输尿管是从肾脏到膀胱输送尿液的肌性管道。两侧输尿管源自肾盂和向下在腹膜后沿腰椎横突的顶点到盆腔的边缘。在这个水平上,他们变得表浅,走行在腰大肌的肌腱的腹侧并且跨过髂总动脉和静脉,然后进入骨盆。到达膀胱底前,输尿管在雄性越过输精管,雌性在阔韧带的底部穿过。在成年雄性橄榄疣猴,输尿管从肾门到其进入膀胱壁的水平的长度为 96 毫米(Beattie,1927;Osman,1952)。

膀胱

膀胱是一个细长的梨形器官,位于真骨盆。耻骨联合位于其前方和两个精囊和输精管(雄性)或子宫(雌性)紧密相连在膀胱的背侧。膀胱的背面和侧面由腹膜覆盖,而腹侧与腹侧腹壁腹膜外组织相连。脐尿管从膀胱顶延伸到肚脐。在膀胱中部,膀胱前动脉从膀胱侧壁进入膀胱。当膀胱空虚时,这些血管的开口位于靠近膀胱底的位置。膀胱的底部有三个开口:两个输尿管的开口和尿道口。输尿管口位于尿道口上方,有薄而锐利的皱褶保护,引导尿液向前和向膀胱颈部流动。三个开口的三角形区域被称为三角区,比其它部分厚。在恒河猴,两个输尿管开口之间的距离约为 2 厘米。膀胱的容量取决于动物的大小。成年恒河猴的平均膀胱容量约为 80 毫升(Beattie,1927;Osman Hill,1952;Ghoniem,1994)。

综 合 考 虑

移植方案

据文献报道,有四种常见的移植方案应用于非人灵长类动物的肾移植:一个供体给一个受体,一个供体给两个受体,交叉和配对交换(表 19-1)。

1. 一个供体给一个受体:一个供体获取一个肾脏从并移植给一个受体。受体的两个原肾被切除。

2. 一个供体给两个受体:从同一供体同时获取两个肾脏移植给其它两个动物

（Nadazdin,2011A）。

3. 交叉手术：每只动物首先用作一个肾脏的供体，然后，恢复一段后，该动物用作移植的受体。

4. 配对交换：每只动物都作为供者和受者。肾脏在两个动物之间的交换。

配对选择

选择供体 / 受体配对，有两个主要的方面应该加以考虑。首先是供体和受体的 ABO 血型。ABO 血型可以通过前述方法来确定。肾移植应在具有相同的 ABO 血型动物间进行。ABO 血型相容的动物，然后进一步筛选 MHC（Ⅰ类和Ⅱ）的分型随机配对。

如果实验肾移植的目的是检测新的免疫抑制剂或探索诱导耐受的方法，MHC 错配是供体 / 受体配对的另一个标准。 MHC 分型方法包括补体依赖性淋巴细胞毒（CDC），细胞毒性 T 淋巴细胞（CTL），一维等电聚焦，序列特异性引物（SSP），参考链构象分析（RSCA），限制性片段长度多态性（RFLP）和变性梯度凝胶电泳等。混合淋巴细胞反应（MLR）实际上不是一种 MHC 分型方法，但这种方法可以简单和直接反映 MHC Ⅱ类分子的相容性。因此，它成为供体 / 受体配对选择一个常规的程序。混合淋巴细胞反应刺激指数的截断值在不同的研究有所不同，但最低值应大于 2.5。

术前准备

接受肾移植的动物从手术前一天中午禁食，仍可以饮水。在手术前晚上皮下注射乳酸林格氏液（LRS），剂量为 15 毫升 / 千克。在手术当天早晨，肌肉注射盐酸氯胺酮（10 毫克 / 千克）和赛拉嗪（1 毫克 / 千克）麻醉诱导。肌肉注射 0.04mg/kg 的硫酸阿托品。进行气管插管，在右侧头静脉和大隐静脉用 22 号静脉插管，然后注射乳酸林格氏液。

术前一刻钟静脉注射 25mg/kg 头孢唑啉作为预防性抗感染治疗。所有动物手术过程中应用加热垫，如果在动物的上半身覆盖加温毯则更好。手术过程中持续监测血压、氧饱和度、体温、心电图和二氧化碳。

技　术

从 Hermann 报道非灵长类肾移植后，不同的团队已经改进了肾移植的技术（表 19-1）。通常，大多数研究者应用异位肾移植技术。肾动脉与主动脉和肾静脉与下腔静脉端侧吻合是常见的血管重建的方法。是否使用 Carrel 瓣依据研究者的偏好。泌尿道重建方法可以是输尿管 - 输尿管端端吻合或输尿管膀胱吻合术。每种方法都有自己的优点和缺点。非灵长类肾移植的两种手术过程描述如下。

供 肾 切 取

活体供者左肾切取

无菌条件下通过腹正中切口打开腹腔。应用自动牵开器以确保术野暴露良好。把肠管移到右侧用湿纱布覆盖,暴露左肾。用细针在左肾肾门区域注射 2% 普鲁卡因 0.5 毫升。找到中段输尿管,并与性腺血管分开。手术过程中输尿管周围脂肪组织应该仔细保护,因为它们提供输尿管血运。从肾凸的边缘在腹膜上切一个约 0.5 厘米切口。向上和向下扩大切口,从背侧肌肉向中线游离肾脏直到主动脉。通常在肾脏下极需要结扎或者电凝一支或多支腰部血管。在肾上极,需要锐性或钝性分离胰腺和肾上腺。在肾门区域前面的组织中通常含有肾上腺血管。将肾脏轻轻向下和向前牵拉。用精细的解剖镊钝性分离肾上腺血管的周围组织,直到镊子可以容易地从腹侧进入背侧。两根 4-0 结扎线穿过并结扎肾上腺血管。在两条结扎线之间切断肾上腺血管。应用相同方法结扎和切断性腺血管。应用锐性或钝性游离主动脉壁周围围绕肾静脉和肾动脉的结缔组织。

当受体准备好时,在输尿管中段结扎并切断输尿管(对于拟行输尿管膀胱再吻合术的,输尿管应游离到膀胱壁,然后在该水平结扎并切断)。阻断钳分别放在肾动脉和肾静脉的根部。用锋利的刀子在阻断钳以上切断两根血管。肾脏完全离体后立即放入肾盆中,立即用 4℃ UW 液体灌注。

灌注时,如果肾动脉的内径非常细,可以通过精细的持针器弯曲末端仔细扩宽。应用无菌 20 号平头针插入到肾动脉。用 20ml 的注射器灌注肾脏,其中包含肝素(500 单位 /ml)和低温 UW 液。一些研究者加 2% 普鲁卡因到灌注液中(Neuhaus,1982)。用轻柔的压力连续灌注,直至流出的液体变得清亮。当灌注完成后,肾脏存储在装有 4℃ UW 液的肾盆中,立即转运并移植。然后缝扎肾动脉、肾静脉的残端。

带 Carrel 片的左肾切取

用上述相同步骤打开腹部,暴露左肾。左肾和输尿管应用同样的方法解剖指导主动脉壁。游离肾静脉直到汇入的下腔静脉末端。肾动脉解剖到主动脉,并去除包绕动脉起始部的结缔组织。为了便于放置 Satinsky 钳,进一步游离肾动脉起始部位覆盖主动脉表面的结缔组织,直到约 3 厘米长的主动脉完全游离。为逆转动脉痉挛,将浸透罂粟碱溶液的小纱布放置在肾门处。当受者准备工作完成,在近膀胱壁处结扎输尿管并锐性切断。(在输尿管 -输尿管吻合的情况下,应在输尿管中段结扎并切断)。Satinsky 阻断钳放置在肾动脉起始部的主动脉壁上阻断动脉血流。肾静脉在接近下腔静脉的末端结扎并切断。血管夹内的远端主动脉由 25G 的针夹 70 度刺破。肾脏立刻原地用含肝素和 UW 冷冻液的 20 毫升注射器灌注。流出液清亮后,用剪刀剪开围绕肾动脉起始部的主动脉前壁。所以肾动脉连同一小块相邻主动脉片一起横断。然后移植肾脏用冷的 UW 液异位灌注(Borie,2002)。

灌注完成后,肾脏被立即保存到充满低温 UW 液的肾盆用于移植。当供体主动脉的切口用 7-0 聚丙烯血管线连续缝合后,可以松开主动脉上的阻断钳。确切止血后,腹部及皮下各层分别用 1-0 和 3-0 丝线缝合关闭。皮内 4-0 可吸收缝线连续皮内缝合关闭皮肤切口。

受 体 手 术

肾脏移植到左上腹(图 19-1)

受体腹腔沿正中切口切开,与供体切口类似。放置自动拉钩,小肠用湿纱布包裹放到右侧以暴露降主动脉和下腔静脉。在左肾动脉起始部远端 2cm 处，切开覆盖主动脉的后腹膜，先游离腹主动脉左侧，然后游离腹动脉右侧，直到游离出 2 厘米长的主动脉。结扎或者电凝覆盖主动脉表面上的小血管。下腔静脉前壁以相似方式解剖，直到它容易向上拉起并放置 Satinsky 阻断钳。将下腔静脉牵向右侧，用钝镊子向上拉起主动脉的前壁，Satinsky 阻断钳能放到底部以阻断动脉血流。在显微镜下，用弯剪剪下小部分动脉前壁。通常开口的直径是供体肾动脉直径的 1.5 至 2 倍大小。然后移植肾脏用湿纱布包裹放在腹部的右侧。在肾脏周围放置碎冰，以防止手术中复温。用 8-0 Prolene 线，开始两针在动脉切口的上下角，目的是拓宽肾动脉，固定到适当的位置。前壁通常根据不同的动脉的尺寸，6 到 7 针连续缝合。当前壁的吻合完成后，然后把肾脏翻转到左

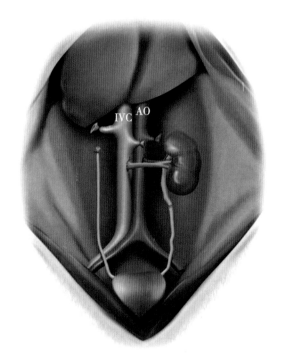

图 19-1 肾移植在左上腹部

侧，显露吻合口的后壁。这时，前壁吻合缝合线很容易地从内部进行检查。然后用同样的方法吻合后壁。

完成动脉吻合后，用钝镊子向上拉起下腔静脉的前壁同主动脉钳水平，用另一把 Satinsky 阻断钳阻断腔静脉。在下腔静脉前壁纵行切开，长度通常是供体肾静脉直径的 1.5 倍。与动脉吻合使用相同方式，在腔静脉切口的两端缝两针把肾静脉固定在下腔静脉上。首先从内部吻合静脉后壁，从外部连续缝合静脉前壁。在静脉吻合的过程中，静脉注射速尿（10 毫克）。

当两个血管吻合完成后，打开静脉夹以检查静脉吻合口。如果没有太多的出血，完全撤除静脉夹。动脉钳以相同的方式撤除。根据 Neuhaus（Neuhaus，1982）的经验，应阻断动脉吻合口远端的主动脉约 10 分钟，使移植肾得到最充分的灌注。为减少由于血压突然下降形成肾动脉血栓的机会，应在撤除动脉钳前阻断一侧髂动脉，逐步恢复主动脉血流。

剪除移植输尿管结扎部分，正常情况下，可以看到尿液从移植输尿管喷出。如果有出血，缝合移植输尿管上的营养血管可以及时止血。受者输尿管以相同的方式识别和修整。在供、受者输尿管之间缝两针，加上两条长的缝线作为牵引。在前壁的中部缝一针，通常再加两针可以关闭。然后翻转输尿管，用相同的方法吻合后壁。仔细检查是否有尿漏。用 3-0 可吸收线，缝合覆盖肾包膜的腹膜和后腹膜以固定和保护肾脏在腹壁的适当位置。理想情况下，肾动脉和肾静脉应该与主动脉或下腔静脉的侧面成直角，无张力或扭转。输尿管应沿着性腺血管行走而稍长于性腺血管（图 19-2）。

手术中即刻切除右侧自体肾。十二指肠向中间牵拉，从头侧向尾侧切开肾脂肪囊，用剪刀扩大。然后肾脏可以很容易且快速的从周围筋膜分离。两把钳子依次放置到离下腔静脉安全距离的肾门处。切断肾门后取出肾脏。用 2-0 和 4-0 丝线整体缝扎肾蒂。

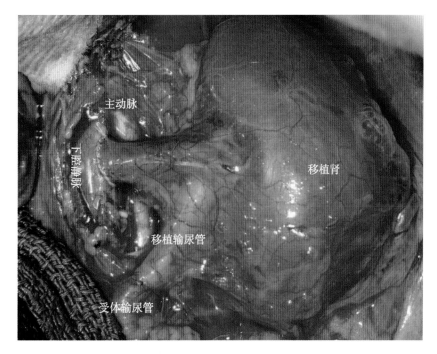

图 19-2　血管和泌尿道重建后移植肾的位置。移植肾静脉以直角到达下腔静脉的外侧面,无张力或扭结;输尿管应沿着性腺血管行走而稍长于性腺血管

彻底止血后,连续缝合三层关腹。皮肤切口一般使用皮内缝合。

肾脏移植到腹部的右下方(图 19-3)

用上述相同的方法切开动物的腹部。用湿纱布包裹将肠管推到左上部,以便暴露远端主动脉和下腔静脉。用剪刀剪开覆盖血管的后腹膜,钝性或锐性游离远端主动脉和下腔静脉周围组织。将一些小出血血管电凝。完全游离主动脉和下腔静脉分叉处头侧约 3cm 长,用 Satinsky 阻断钳阻断这部分下腔静脉。在显微镜下,使用微血管剪刀剪去一小部分腔静脉前壁。切口通常是椭圆形的,其长轴的长度为肾静脉直径的 1.5 倍。切口最好在腔静脉偏右侧的部位,以避免肾静脉扭结。用 8-0 Prolene 血管线,应用"四角"技术很容易实现静脉吻合。为了防止出血,理想的方法是把一小块止血纱布放在吻合口周围。为了减少阻断下腔静脉的时间,用小显微血管夹阻断肾静脉后移开腔静脉上的阻断钳。在静脉吻合口水平用

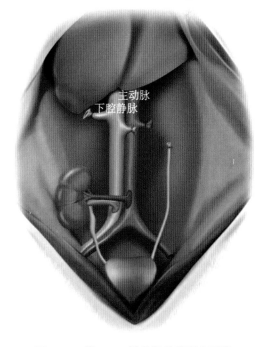

图 19-3　带 Carrel 瓣的肾移植到右下腹

Satinsky 阻断钳阻断主动脉。用2.7毫米的动脉打孔器在主动脉前壁上切口。肾动脉与主动脉端端吻合,用8-0 Prolene 线连续缝合。在动脉吻合过程中,静脉注射甘露醇(6克)和呋塞米(5毫克)。动脉吻合完成后,1% 利多卡因注射到肾门周围组织,以减少动脉痉挛。先后松开肾静脉和主动脉上的血管钳。

当确认移植肾排尿后,应用改进的 Politano-Leadbetter 技术行输尿管膀胱吻合术。用组织钳将膀胱顶向上提起。在膀胱前壁,切一个宽大的正中切口。确认两个输尿管开口和尿道开口。在右侧输尿管开口的右侧,在粘膜上做一个小切口。用镊子钝性分离做大约0.5cm的粘膜下隧道。直角钳末端放入隧道,经过它向后和向上引导向右侧腹膜后。通过烧灼,用直角钳使穿过膀胱后壁及腹膜后组织。钝性分离扩大粘膜下隧道。移植肾输尿管放入合适的位置,以避免走形过程中产生任何可能的扭曲。用直角钳夹住输尿管末端将输尿管引入腹膜后隧道,轻轻拉入膀胱。留在膀胱内的输尿管残端长度大约一厘米。修整输尿管的末端,并扩大其开口。使用低功率的电凝对远端输尿管仔细止血。用5-0 聚二噁烷酮(PDS)缝合线结扎输尿管动脉远端。用5-0 PDS 一针将远端输尿管固定在膀胱壁上。为防止吻合口意外破裂,缝线通过输尿管深入到膀胱壁。用生理盐水轻轻冲洗膀胱后,分两层关闭膀胱切口,粘膜层用5-0 PDS 连续缝合,肌层用6-0 Prolene 线连续缝合。用3-0 可吸收线缝合覆盖肾包膜的腹膜与侧腹壁两到三针,将移植肾固定在合适的位置。重要的是要确保有肾血管无张力或扭结(Borie,2002)。

切除原肾与前述方法相同。腹腔用温生理盐水冲洗后关闭,与前面的方法相同。

术后注意事项

许多雄性 NHPs 如狒狒和猕猴具有较大的犬齿。这些可能成为攻击人类的武器。出于安全原因,建议在手术前或者手术时,予以拔除或缩短。

NHPs 都很强壮的动物。手动约束适合于体重小于15磅的动物。通常对于大动物必须用氯胺酮,把动物放在挤压式笼子有助于喂药和采血等日常的操作。

移植后,先将受者转移到温度保持在26℃的恢复室中。连续监测生命体征,包括血压,心率,呼吸和体温。自主呼吸恢复后,拔除气管插管。当移植手术完毕后,再次给予抗生素。为了增大液体负荷,移植后4到8小时,静脉输入约30毫升/公斤体重的0.9% 盐水。如果尿少或者无尿,可以静脉内给予一剂1~2毫克/公斤体重的呋塞米。

受者完全恢复后,被送到单独的笼子中。密切监测它们的一般行为,心血管情况、体重、食物和水的摄入量等等。从手术后的第一天,允许动物随意喝水,但固体食物通常从移植后第三天给予。移植后的前3天,静脉内液体补充速率为75毫升/公斤/天。从笼盘里定期收集尿液,记录尿量,并检测尿液生化。血肌酐和尿素氮作为移植肾功能的指标要比其它参数监测更多次。全血细胞计数,电解质和血清总蛋白根据研究方案进行检测。前3天强制性镇痛治疗,治疗方案可以包括阿片类镇痛药和非类固醇消炎药(NSAID)(例如,阿司匹林)等。

并　发　症

在非人灵长类动物肾移植模型中,手术并发症是移植物失功的主要原因。与临床相同,肾动脉血栓、尿漏和输尿管狭窄是常见的手术并发症。

肾动脉血栓形成（图 19-4）

在术后最初的几天,如果观察到猴子昏昏欲睡,没有食欲,少尿或无尿,血清肌酐快速上升,应怀疑移植肾血管栓塞。肾动脉血栓通常在术后 3 天内被发现。初步诊断依据:

1. 移植后即刻血清肌酐水平快速升高;
2. 移植后立刻少尿或无尿,
3. 排除其它原因导致的少尿或无尿。

如果血栓形成发生在肾动脉主干,移植肾丢失难以避免。Neuhaus 等（Neuhaus,1982）指出,手术期间应避免急剧体温、血压下降,间断缝合吻合动脉,有助于减少血栓发生。血管吻合技术的提高在预防动脉血栓形成中起关键作用。

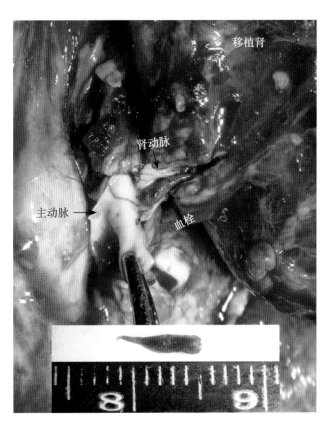

图 19-4　肾动脉血栓形成。主动脉和肾动脉已被切开,在左肾动脉主干中发现血栓。小面板显示血栓的大小

尿漏（图 19-5）

尿漏通常在肾移植术后一周左右被发现。这时,猴子通常已经从手术损伤中恢复。如果这期间发现猴子没有食欲,少尿或无尿,尿漏可能是一个常见的原因。明显腹胀和血肌酐升高为主要特征。腹腔穿刺是一种简单而可靠的诊断方法。输尿管破裂是尿漏的常见原因。

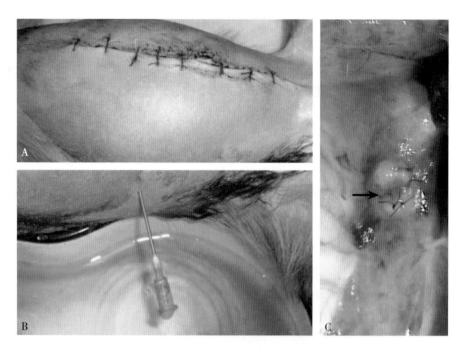

图 19-5   尿漏。动物出现腹胀(A)和血性腹水(B)。发现吻合口处输尿管破裂(C)

初步诊断依据:

1. 血清肌酐水平突然升高;
2. 突然少尿或无尿;
3. 腹胀;
4. 腹腔穿刺:发现淡黄色或粉红色液体

如果尿漏在早期阶段诊断,猴子一般状况良好,尽快行急诊手术。通过放置支架管和输尿管再吻合,解决这种并发症的成功率很高。

输尿管狭窄(图 19-6)

输尿管吻合口狭窄通常出现在长期(>60 天)存活的猴子。对长期存活动物而言,慢性

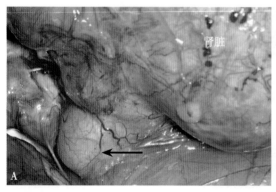
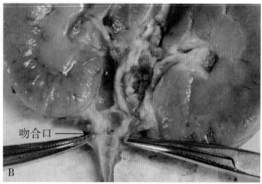

图 19-6   输尿管吻合口狭窄。上面显示近端输尿管扩张(箭头)。下面是肾和输尿管的纵剖面。肾盂和近端输尿管明显扩张

排斥反应是血清肌酐水平升高和波动的常见原因。在输尿管狭窄的情况下也可以出现相似的临床表现。很难与慢性肾排斥反应区分开。有时可触到一个明显增大的肾脏,使人怀疑存在输尿管狭窄。初步诊断依据:

1. 血清肌酐水平升高或波动;
2. 在腹腔内可触及肿大的肾脏;
3. 除外血清肌酐水平升高的其他原因

超声波检查有助于发现肾积水和明确诊断。根据我们的经验和教训,在输尿管 - 输尿管吻合的病例中,供、受体输尿管直径不匹配是输尿管狭窄的一个原因。再探查术如带支架管的输尿管吻合术可能是明确诊断并解决此并发症的方法。

结　　论

非人灵长类动物是器官移植研究的重要资源。他们在测试新的免疫抑制剂特别是生物制剂方面拥有独特的优势,因为它们在解剖学和免疫学上与人类相似。非人灵长类肾移植模型是一个可靠的提高移植知识的工具,包括急性和慢性排斥反应的机制,诱导免疫耐受性和新的抗排斥方案的发展等等。此外,异种移植研究的探索,可能有助于解决器官短缺问题。

参考文献

Adams AB, Pearson TC, Larsen CP. Heterologous immunity: an overlooked barrier to tolerance. *Immunol. Rev.* 2003a; 196: 147–160.

Adams AB, Williams MA, Jones TR, Shirasugi N, Durham MM, Kaech SM, Wherry EJ, Onami T, Lanier JG, Kokko KE, Pearson TC, Ahmed R, Larsen CP. Heterologous immunity provides a potent barrier to transplantation tolerance. *J. Clin. Invest.* 2003b; 111:1887–1895.

Adams EJ, Parham P. Species-specific evolution of MHC class I genes in the higher primates. *Immunol. Rev.* 2001; 183: 41–64.

Ankel-Simons F. Primate Anatomy: An Introduction. Third edition. San Diego, CA: Academic Press; 2007:1–15

Balner H. Immunology of experimental transplantation in primate animals. *Ann. N. Y. Acad. Sci.* 1969;162: 437–452.

Beattie J. The Anatomy of the Common Marmoset (Hapale jacchus Kuhl). *Proceedings of the Zoological Society of London.* 1927; 97: 593–718.

Bontrop RE, Otting N, de Groot NG, Doxiadis GG. Major histocompatibility complex class II polymorphisms in primates. *Immunol. Rev.* 1999; 167: 339–350.

Bontrop RE, Otting N, Slierendregt BL, Lanchbury JS. Evolution of major histocompatibility complex polymorphisms and T-cell receptor diversity in primates. *Immunol. Rev.* 1995; 143:33–62.

Borie D, Hausen B, Larson M, Klupp J, Stalder M, Birsan T, Morris R. A life-supporting technique of renal allotransplantation in Macaca fascicularis to evaluate novel immunosuppressive drugs in nonhuman primates. *J. Surg. Res.* 2002; 107: 64–74.

Busch GJ, Martins AC, Hollenberg NK, Wilson RE, Colman RW. A primate model of hyperacute renal allograft rejection. *Am. J. Pathol.* 1975; 79: 31–56.

Calne RY: The rejection of renal homografts. Inhibition in dogs by 6-mercaptopurine. *Lancet.*

1960; 1:417–418.

Carrel A, Guthrie CC. Functions of a transplanted kidney. *Science.* 1905; 22: 473.

Chen H, Peng J, Luo H, Loubeau M, Wan X, Xu D, Qi S, Vu MD, Daloze P, Fitzsimmons WE, Bekersky I, Peets J, Sehgal SN, Wu J. Compromised kidney graft rejection response in Vervet monkeys after withdrawal of immunosuppressants tacrolimus and sirolimus. *Transplantation.* 2000; 69: 1555–1561.

Chen S, Wei Q, Li J, Xiang Y, Guo H, Ichim TE, Chen S, Chen G. A simple and reliable method to blood type monkeys using serum samples. *Transpl. Int.* 2009; 22: 999–1004.

Dempster WJ. A consideration of the cause of functional arrest of homotransplanted kidneys. *Br. J. Urol. 1955; 27:66–86.*

Dempster WJ. Hypertensin and acute rejection processes in allotransplanted kidneys. *Br. J. Exp. Path.*1970; 51:149.

Dempster WJ. Kidney homotransplantation. *Br. J. Surg.* 1953; 40: 447–465.

Dempster WJ. Observations on the behaviour of the transplanted kidney in dogs. *Ann. R. Coll. Surg. Engl.* 1950; 7: 275–302.

Dempster WJ. The nature of experimental second-set kidney transplant rejection. 6. The ultrastructural features: an immunological dilemma. *Br. J. Exp. Pathol.* 1974; 55: 406–420.

Doxiadis GG, Otting N, Antunes SG, de Groot NG, Harvey M, Doxiadis II, Jonker M, Bontrop RE. Characterization of the ABO blood group genes in macaques: evidence for convergent evolution. *Tissue Antigens.* 1998; 51: 321–326.

Dracopoli NC, Jolly CJ. ABH salivary antigens in populations of vervet monkeys (Cercopithecus aethiops) from Kenya. *Intl. J. Primatol.* 1983; 4: 383–397.

Duggleby CR, Blystad C, Stone WH. Immunogenetic studies of rhesus monkeys. II. The H, I, J, K and L blood group systems. *Vox. Sang.* 1971b; 20: 124–136.

Duggleby CR, Stone WH. Immunogenetic studies of rhesus monkeys. I. The G blood group system. *Vox. Sang.* 1971a; 20: 109–123.

Dupree EL Jr, Abbott WM, Sell KW. In-vivo storage of primate kidneys. Lancet. 1968; 1: 869.

Eckhoff DE, Haisch CE, Contreras JL, Thomas FT, Robbins M, Frenette L, Thomas JM. Experience with renal transplantation in the nonhuman primate: a modified ureteroneocystostomy to prevent urologic complications. *J. Invest. Surg.* 2000; 13: 247–251.

Figueroa F, O'hUigin C, Tichy H, Klein J. The origin of the primate Mhc-DRB genes and allelic lineages as deduced from the study of prosimians. *J. Immunol.* 1994; 152: 4455–4465.

Ghoniem GM, Shoukry MS, VandenBerg TL, Roberts JA. Monkey as an animal model. *Neurourol. Urodyn.* 1994; 13: 181–198.

Grahovac B, Schönbach C, Brändle U, Mayer WE, Golubic M, Figueroa F, Trowsdale J, Klein J. Conservative evolution of the Mbc-DP region in anthropoid primates. *Hum. Immunol.* 1993; 37: 75–84.

Green CJ, Allison AC. Extensive prolongation of rabbit kidney allograft survival after short-term cyclosporin-A treatment. *Lancet.* 1978;1: 1182–1183.

Greene JM, Wiseman RW, Lank SM, Bimber BN, Karl JA, Burwitz BJ, Lhost JJ, Hawkins OE, Kunstman KJ, Broman KW, Wolinsky SM, Hildebrand WH, O'Connor DH. Differential MHC class I expression in distinct leukocyte subsets. *BMC Immunol* (http://www.biomedcentral.com). July 15, 2011; 12: 39. Accessed March 20, 2012.

Groenewald JH, Van Zyl JJ, Weber HW, Murphy GP. Comparison of perfusion and non-perfusion of preserved baboon kidneys with and without oxygen. *Trans. Am. Soc. Artif. Intern. Organs.* 1969; 15: 219–224.

Groenewalk JH, Zyl JA, Schoonees R, Zyl JJ, Klerk JN, Heerden PD, Retief CP. Methods of vascular anastomoses in baboon renal allotransplantations. A comparison between en bloc and single transplantation. *S. Afr. Med. J.* 1968; Suppl: 3–6.

Gruen JR, Weissman SM. Evolving views of the major histocompatibility complex. *Blood.* 1997; 90: 4252–4265.

Hamilton D. Kidney Transplantation: A History. In: Morris PJ, & Knechtle SJ, eds. Kidney Transplantation: Principles and Practice. sixth edition. Philadelphia, PA: Saunders; 2008:1–8

Hermann JB, Murphy GP. Renal transplantation in the rhesus monkey. *Invest. Urol.* 1964; 2: 254–260.

Horacek MJ, Earle AM, Gilmore JP. The renal vascular system of the monkey: a gross anatomical description. *J. Anat.* 1987; 153: 123–137.

Hosoi E. Biological and clinical aspects of ABO blood group system. *J. Med. Invest.* 2008; 55: 174–182.

Kasahara M, Klein D, Fan WM, Gutknecht J. Evolution of the class II major histocompatibility complex alleles in higher primates. *Immunol. Rev.* 1990; 113: 65–82.

Kelley J, Walter L, Trowsdale J. Comparative genomics of major histocompatibility complexes. *Immunogenetics.* 2005; 56: 683–695.

Kenter M, Otting N, Anholts J, Leunissen J, Jonker M, Bontrop RE. Evolutionary relationships among the primate Mhc-DQA1 and DQA2 alleles. *Immunogenetics.* 1992; 36: 71–78.

Kermarrec N, Roubinet F, Apoil PA, Blancher A. Comparison of allele O sequences of the human and non-human primate ABO system. *Immunogenetics.* 1999; 49: 517–526.

Kitano T, Noda R, Sumiyama K, Ferrell RE, Saitou N. Gene diversity of chimpanzee ABO blood group genes elucidated from intron 6 sequences. *J. Hered.* 2000; 91: 211–214.

Kochan KL, Kalmin ND, Stone WH. A microagglutination test for blood typing rhesus monkeys, Macaca mulatta. *Anim. Genet.* 1986; 17: 353–358.

Kominato Y, McNeill PD, Yamamoto M, Russell M, Hakomori S, Yamamoto F. Animal histo-blood group ABO genes. Biochem. Biophys. *Res. Commun.* 1992; 189: 154–164.

Kulski JK, Shiina T, Anzai T, Kohara S, Inoko H. Comparative genomic analysis of the MHC: the evolution of class I duplication blocks, diversity and complexity from shark to man. *Immunol. Rev.* 2002; 190: 95–122.

Lambrigts D, Sachs DH, Cooper DK. Discordant organ xenotransplantation in primates: world experience and current status. *Transplantation.* 1998; 66: 547–561.

Landsteiner K, Miller CP. Serological studies on the blood of primates. I. The differentiation of human anthropoid blood. *J. Exp. Med.* 1925a; 42:841–852.

Landsteiner K, Miller CP. Serological studies on the blood of primates. II. The blood groups in anthropoid apes. *J. Exp. Med.* 1925b; 42:853–862.

Landsteiner K, Miller CP. Serological studies on the blood of primates. III. Distribution of serological factors related to human isoagglutinogens in the blood of lower monkeys. *J. Exp. Med.* 1925c; 42:841–852.

Landsteiner K, Wiener AS. On the presence of M agglutinogens in the blood of monkeys. *J. Immunol.* 1937; 33: 19–25.

Landsteiner K. Ueber Agglutinationserscheinungen normalen menschlichen Blutes. *Wiener klinische Wochenschrift.* 1901; 14: 1132–1134.

Lawlor DA, Warren E, Taylor P, Parham P. Gorilla class I major histocompatibility complex alleles: comparison to human and chimpanzee class I. *J. Exp. Med.* 1991; 174:1491–509.

Lawlor DA, Warren E, Ward FE, Parham P. Comparison of class I MHC alleles in humans and apes. *Immunol. Rev.* 1990; 113: 147–185.

Le Bas-Bernardet S, Tillou X, Poirier N, Dilek N, Chatelais M, Devallière J, Charreau B, Minault D, Hervouet J, Renaudin K, Crossan C, Scobie L, Cowan PJ, d'Apice AJ, Galli C, Cozzi E, Soulillou JP, Vanhove B, Blancho G. Xenotransplantation of galactosyl-transferase knockout, CD55, CD59, CD39, and fucosyl-transferase transgenic pig kidneys into baboons. *Transplant Proc.* 2011; 43: 3426–3430.

Ma A, Qi S, Song L, Hu Y, Dun H, Massicotte E, Dupuis M, Daloze P, Chen H. Adoptive transfer of CD4+CD25+ regulatory cells combined with low-dose sirolimus and anti-thymocyte globulin delays acute rejection of renal allografts in Cynomolgus monkeys. *Int. Immunopharmacol.* 2011; 11: 618–629.

Malaivijitnond S, Sae-Low W, Hamada Y. The human-ABO blood groups of free-ranging long-tailed macaques (Macaca fascicularis) and parapatric rhesus macaques (M. mulatta) in Thailand. *J. Med. Primatol.* 2008; 37: 31–37.

Marquet RL, Heystek GA, Bekkum DW van. Heterotopic heart and kidney transplantation in rhesus monkeys. In: Goldsmith EI, Moor-Jankowski J, eds. Medical Primatology 1972. Medical Primatology Proceedings of the 3rd Conference on Experimental Medicine and Surgery in Primates. Lyon 1972; Part II. Basel: Karger; 1972:125–133.

Martinko JM, Vincek V, Klein D, Klein J. Primate ABO glycosyltransferases: evidence for trans-species evolution. *Immunogenetics.* 1993; 37: 274–278.

Maurer BA, Jones JA, Neefe JR. Definition of 17 Rhesus monkey histocompatibility antigens, including one new antigen. *Tissue Antigens.* 1978; 11: 1–19.

Merrill JP, Murray JE, Harrison JH, Guild WR. Successful homotransplantations of the human kidney between identical twins. *JAMA.* 1956; 160: 277–282.

Miller, B.F., Gonzalez, E., Wilchins, L.J., Nathan, P. Kidney transplantation in the rat. *Nature.* 1962; 194: 309–310.

Moor-Jankowski J, Wiener AS, Gordon EB. Blood groups of apes and monkeys: I. the A-B-O blood groups in baboons. *Transfusion.* 1964; 4: 92–100.

Murphy GP, Melby EC, Mirand EA, Huser HJ, Weldon CS. Renal transplantation in the rhesus monkey. *Invest. Urol.* 1965; 3: 244–267.

Nadazdin O, Boskovic S, Murakami T, Tocco G, Smith RN, Colvin RB, Sachs DH, Allan J, Madsen JC, Kawai T, Cosimi AB, Benichou G. Host alloreactive memory T cells influence tolerance to kidney allografts in nonhuman primates. *Sci Transl Med.* 2011b; 3: 86ra51.

Nadazdin O, Boskovic S, Wee SL, Sogawa H, Koyama I, Colvin RB, Smith RN, Tocco G, O'Connor DH, Karl JA, Madsen JC, Sachs DH, Kawai T, Cosimi AB, Benichou G. Contributions of direct and indirect alloresponses to chronic rejection of kidney allografts in nonhuman primates. *J. Immunol.* 2011a; 187:4589–4597.

Neefe JR Jr, Balner H, Barnes AD, Ford C, Rogentine GN Jr, van Vreeswijk W, Ward FE. Progress in rhesus histocompatibility typing resulting from the Second International Nonhuman Primate Histocompatibility Workshop (1973). *Tissue Antigens.* 1975; 6: 77–79.

Neuhaus P, Neuhaus R, Wiersema HD, Borleffs JCC, Balner H. The technique of kidney transplantation in rhesus monkeys. *J. Med. Primatol.* 1982; 11: 155–162.

Nishimura H, Scalea J, Wang Z, Shimizu A, Moran S, Gillon B, Sachs DH, Yamada K. First experience with the use of a recombinant CD3 immunotoxin as induction therapy in pig-to-primate xenotransplantation: the effect of T-cell depletion on outcome. *Transplantation.* 2011; 92: 641–647.

Noda R, Kitano T, Takenaka O, Saitou N. Evolution of the ABO blood group gene in Japanese macaque. *Genes Genet. Syst.* 2000; 75:141–147.

Ochiai T, Nagata M, Nakajima K, Suzuki T, Sakamoto K, Enomoto K, Gunji Y, Uematsu T,

Goto T, Hori S, et al. Studies of the effects of FK506 on renal allografting in the beagle dog. *Transplantation.* 1987; 44: 729–733.

Osman Hill WC. The external and visceral anatomy of the Olive Colobus Monkey (Procolobus verus). *Proceedings of the Zoological Society of London.* 1952; 122: 127–186.

Otting N, Kenter M, van Weeren P, Jonker M, Bontrop RE. Mhc-DQB repertoire variation in hominoid and Old World primate species. *J. Immunol.* 1992;149: 461–470.

Platz KP, Sollinger HW, Hullett DA, Eckhoff DE, Eugui EM, Allison AC. RS-61443–a new, potent immunosuppressive agent. *Transplantation.* 1991; 51: 27–31.

Premasuthan A, Kanthaswamy S, Satkoski J, Smith DG. A simple multiplex polymerase chain reaction to determine ABO blood types of rhesus macaques (Macaca mulatta). *Tissue Antigens.* 2011; 77: 584–588.

Qi S, Peng J, Xu D, Vu MD, Liu D, Chen H. Improved techniques for kidney transplantation in the monkey. *Microsurgery.* 1999; 19: 335–337.

Reemtsma K, Mccracken BH, Schlegel JU, Pearl M. Heterotransplantation of the Kidney: Two Clinical Experiences. *Science.* 1964a; 143: 700–702.

Reemtsma K, Mccracken BH, Schlegel JU, Pearl MA, Pearce CW, Dewitt CW, Smith PE, Hewitt RL, Flinner RL, Creech O Jr. Renal heterotransplantation in man. *Ann. Surg.* 1964b; 160: 384–410.

Rose, S. M., Blustein, N., and Rotrosen, D., Recom-mendations of the expert panel on ethical issues in clinical trials of transplant tolerance. *Transplantation.* 1998; 66: 1123–1125.

Sade RM. Transplantation at 100 years: Alexis Carrel, pioneer surgeon. *Ann. Thorac. Surg.* 2005; 80: 2415–2418.

Sae-Low W, Malaivijitnond S. The Determination of Human-ABO Blood Groups in Captive Cynomolgus Macaques (Macaca fascicularis). *The Natural History Journal of Chulalongkorn University.* 2003; 3: 55–60.

Saito Y, Naruse TK, Akari H, Matano T, Kimura A. Diversity of MHC class I haplotypes in cynomolgus macaques. *Immunogenetics.* 2012; 64:131–141.

Saitou N, Yamamoto F. Evolution of primate ABO blood group genes and their homologous genes. *Mol. Biol. Evol.* 1997; 14: 399–411.

Silverman S, Morgan JP. Nonhuman primate excretory urography. *Veterinury Radiology.* 1980; 21: 213–223.

Skoskiewicz M, Chase C, Winn HJ, Russell PS. Kidney transplants between mice of graded immunogenetic diversity. *Transplant Proc.* 1973; 5: 721–725.

Socha WW, Blancher A, Moor-Jankowski J. Red cell polymorphisms in nonhuman primates: a review. *J. Med. Primatol.* 1995; 24: 282–305.

Socha WW, Wiener AS, Moor-Jankowski J. Blood groups of Baboons. Population genetics of feral animals. *Am. J. Phys. Anthropol.* 1977; 47: 435–442.

Song L, Qi S, Dun H, Hu Y, Ma A, Yu G, Xiong Z, Zhu S, Wang X, Xu D, Li G, Shang Y, Kinugasa F, Sudo Y, Bai J, Zeng L, Daloze P, Chen H. Surgical complications in kidney transplantation in nonhuman primates. *Microsurgery.* 2010; 30: 327–331.

Stepkowski SM, Chen H, Daloze P, Kahan BD. Rapamycin, a potent immunosuppressive drug for vascularized heart, kidney, and small bowel transplantation in the rat. *Transplantation.* 1991; 51: 22–26.

Storry JR, Olsson ML. The ABO blood group system revisited: a review and update. *Immunohematology.* 2009; 25: 48–59.

Straus WL. The Structure of the Primate Kidney. *J. Anat.* 1934; 69: 93–108.

Sudbrak R, Reinhardt R, Hennig S, Lehrach H, Günther E, Walter L. Comparative and evolutionary analysis of the rhesus macaque extended MHC class II region. *Immunogenetics.* 2003; 54: 699–704.

Sumiyama K, Kitano T, Noda R, Ferrell RE, Saitou N. Gene diversity of chimpanzee ABO blood group genes elucidated from exon 7 sequences. *Gene.* 2000; 259: 75–79.

Terao K, Fujimoto K, Cho F, Honjo S. Inheritance and distribution of human-type A-B-O blood groups in cynomolgus monkeys. *J. Med. Primatol.* 1981; 10: 72–80.

Terao K, Hiyaoka A, Cho F, Honjo S. The simian-type M and the human-type ABO blood groups in the African green monkey (Cercopithecus aethiops): their inheritance, distribution and significance for the management of a breeding colony. *Lab. Anim.* 1988; 22: 347–354.

Tisher CC, Schrier RW, Mcneil JS. Nature of urine concentrating mechanism in the macaque monkey. *American Journal of Physiology.* 1972; 223: 1128–1137.

Tisher CC. Relationship between renal structure and concentrating ability in the rhesus monkey. *American Journal of Physiology.* 1971; 220: 1100–1106.

Todo S, Demetris AJ, Ueda Y, Imventarza O, Okuda K, Casavilla A, Cemaj S, Ghalab A, Mazzaferro V, Rhoe BS, Tonghua Y, Makowka L, Starzl TE. Canine kidney transplantation with FK-506 alone or in combination with cyclosporine and steroids. *Transplant Proc.* 1987; 19:57–61.

Todo S, Ueda Y, Demetris JA, Imventarza O, Nalesnik M, Venkataramanan R, Makowka L, Starzl TE. Immunosuppression of canine, monkey, and baboon allografts by FK 506: with special reference to synergism with other drugs and to tolerance induction. *Surgery.* 1988; 104: 239–249.

van Es AA, Balner H. Serological matching for D locus antigens improves kidney allograft survival in rhesus monkeys. *Transplantation.* 1978; 26: 187–190.

van Es AA, Marquet RL, van Rood JJ, Kalff MW, Balner H. Blood-transfusions induce prolonged kidney allograft survival in rhesus monkeys. *Lancet.* 1977; 1: 506–509.

Wiener AS, Candela PB, Goss LJ. Blood-group factors in the blood, organs and secretions of primates. *J. Immunol.* 1942; 45: 229–235.

Wiener AS, Gavan JA, Gordon EB. Blood group factors in anthropoid apes and monkeys. II. Further studies on the Rh-Hr factors. *Am. J. Phys. Anthropol.* 1953; 11: 39–45.

Wiener AS, Moor-Jankowski J, Gordon EB. Blood group antigens and cross-reacting antibodies in primates including man I. Production of antisera for agglutinogen M by immunization with blood other than human type M blood. *J. Immunol.* 1964a; 92: 391–396.

Wiener AS, Moor-Jankowski J, Gordon EB. Blood Group Antigens and Cross-Reacting Antibodies in Primates, Including Man II. Studies on the M-N Types of Orangutans. *J. Immunol.* 1964b; 93:101–105.

Wiener AS, Moor-Jankowski J, Riopelle AJ, Shell WF. Simian blood groups. Another blood group system, C-E-F, in chimpanzees. *Transfusion.* 1965; 5: 508–515.

Wiener AS, Moor-Jankowski J, Socha WW, Gordon EB. The chimpanzee V-A-B blood group system. *Am. J. Hum. Genet.* 1974; 26: 35–44.

Wiener AS. The agglutinogens M and N in anthropoid apes. *J. Immunol.* 1938; 34: 11–18.

Yamada Y, Boskovic S, Aoyama A, Murakami T, Putheti P, Smith RN, Ochiai T, Nadazdin O, Koyama I, Boenisch O, Najafian N, Bhasin MK, Colvin RB, Madsen JC, Strom TB, Sachs DH, Benichou G, Cosimi AB, Kawai T. Overcoming memory T-cell responses for induction of delayed tolerance in nonhuman primates. *Am. J. Transplant.* 2012; 12: 330–340.

Yamamoto F, Clausen H, White T, Marken J, Hakomori S. Molecular genetic basis of the histo-blood group ABO system. *Nature.* 1990a; 345: 229–233.

Yamamoto F, Hakomori S. Sugar-nucleotide donor specificity of histo-blood group A and B transferases is based on amino acid substitutions. *J. Biol. Chem.* 1990b; 265: 19257–19262.

Yamamoto F. Review: ABO blood group system--ABH oligosaccharide antigens, anti-A and anti-B, A and B glycosyltransferases, and ABO genes. *Immunohematology.* 2004; 20: 3–22.

Zhang C, Wang XX, Wang L, Xiang Y, Wei Q, Wang WY, Xiong YL, Chen S, Chen G. Application of flow cytometry to detect ABO blood group antibody levels in rhesus monkeys and cynomolgus monkeys. *Dongwuxue Yanjiu.* 2011; 32: 56–61.

第二部分
移植的免疫学问题

第 20 章

T 细胞和 B 细胞反应在器官移植中的作用

Paul Schroder[1], Ronghai Deng[1] and Wenhao Chen[2]*

[1]Department of Medical Microbiology and Immunology,
University of Toledo College of Medicine, Toledo, OH, US
[2]Division of Diabetes, Endocrinology and Metabolism,
Department of Medicine, Baylor College of Medicine, Houston, TX, US

李江 译

摘　要

　　器官移植的发展促使人们对适应性免疫进行了深入研究,尤其是由 T 细胞和 B 细胞介导的自身或非自身抗原的免疫反应。自 Medawar 等人提出小鼠能对同种异体抗原产生获得性免疫耐受的观点之后已经过去了 59 年。迄今为止,人类器官移植物的存活仍依赖于持续使用免疫抑制剂,而这会对免疫细胞的功能造成非选择性破坏。

　　本章节概述了 T 细胞的基本生物学功能、T 细胞在器官移植排斥过程中的核心作用以及以 T 细胞为主导的诱导免疫耐受治疗方案。此外,本章节也对 B 细胞及抗体在急性移植物损伤、慢性排斥反应以及移植免疫耐受中的作用进行了探讨。尽管,人们已经对器官移植过程中 T 细胞及 B 细胞潜在的分子学理论进行了深入探讨,但目前针对免疫细胞所表达分子的靶向治疗并不能诱导免疫耐受。本章的观点认为成功诱导免疫耐受不仅仅是阻止同种异体抗原介导的 T 细胞和 B 细胞活化所需的相关信号,还需要创造外源性致免疫耐受的环境与内源性的负性调节机制来阻止的免疫排斥反应。

关键词:T 细胞,B 细胞,免疫调节,器官移植

* To whom correspondence should be addressed. Division of Diabetes, Endocrinology and Metabolism, Department of Medicine, Baylor College of Medicine, OneBaylorPlaza (MS: BCM185), Houston, TX77030, Tel: 713-798-1698, Fax: 713-798-4575, Email: wenhaoc@bcm.edu.

引　言

T 细胞和 B 细胞是适应性免疫系统中最主要的淋巴细胞类型。每一个成熟的免疫细胞均表达自身特异性的抗原受体,并能够识别外来入侵的病原体上的特异性抗原,从而将活化信号传递给淋巴细胞。活化的 T 细胞能够通过协调免疫系统,发动对病原体或是病原体感染的细胞的特异性攻击。能够识别自身抗原的淋巴细胞在发育过程中被机体所消除或是变成没有功能的淋巴细胞存在于外周组织中,这种现象被称之为自身免疫耐受。在相同物种的不同个体之间的器官移植(同种异体移植)中,由于不同个体之间基因的多态性,导致各种各样的同种异体抗原的产生。受体的许多淋巴细胞可以识别来自供体的各类抗原,从而引发急性排斥反应,造成对移植器官的攻击和排斥。在过去的 30 年里,人们不断地研发作用于淋巴细胞的活化及其功能的免疫抑制药物,显著提高了器官移植患者的短期(<3 年)生存率。然而,长期应用免疫抑制会显著降低移植物的存活率(>5 年)并导致各种药物副作用的产生。因此,器官移植领域最大的挑战即是诱导对移植器官的免疫耐受,使机体达到一种状态,即同种异体抗原诱导的淋巴细胞被选择性的消除或灭活,而免疫系统的其他部分仍保持功能完整(Lechler,2005)。

T 细胞的总体特性

T 细胞的祖细胞来自于骨髓的造血细胞,通过迁移到胸腺中成为成熟的初始 T 细胞。大部分的 T 细胞表达 T 细胞受体(TCR),由 α/β 异聚体构成,在与主要组织相容性复合物(MHC)结合时识别肽链抗原,这被称之为 MHC 限制性。CD1d 限制性自然杀伤细胞(NK T 细胞)与表达 γ/δ T 细胞受体的 T 细胞仅占 T 细胞的很小一部分。MHC 限制性 T 细胞在移植物排斥中起关键作用,在本章中将对这些 T 细胞(除 NKT 和 T 细胞)的生物学作用进行探讨(Blom,2006)。

在胸腺中,αβT 细胞受体基因片段 V(D)J 的随机组合使未成熟胸腺细胞表达出各种类型 αβTCRs。只有 2% 的胸腺细胞表达的 αβTCRs 能与 MHC 相结合,这些胸腺细胞能够接受来自 TCR 的信号,从而进一步演变为 CD4+T 细胞(识别 MHC Ⅱ类分子)和 CD8+T 细胞(识别 MHC Ⅰ类分子)。大约有 98% 的胸腺细胞由于表面的 TCR 未能与 MHC 相结合,从而发生凋亡反应。但是,MHC 限制性 TCR 的多样性使得 T 细胞能够特异性地识别多种外来抗原及自身抗原。胸腺细胞表达 TCR 能够识别自身抗原,也会发生凋亡反应,这被称为阴性选择或中枢性免疫耐受(Starr,2003)。最近的研究发现,自身免疫调节能够控制胸腺中自身特异性抗原的表达,从而消除那些潜在可能对机体造成损伤的胸腺细胞(Anderson,2011)。然而,在发育过程中不是所有的自身反应性胸腺细胞都能被清除。它们中的一些细胞在胸腺中发育成 CD4+FOXP3+ 调节性 T 细胞,或是离开胸腺迁移到外周组织中。为了确保对自身抗原的免疫耐受,自身反应性的 T 细胞进入外周后会被消除,变成细胞失能状态(对特异性抗原丧失反应能力),或是被调节性 T 细胞所抑制(Bluestone,2011)。

CD4+ 胸腺细胞作为成熟的 naïve CD4+ T 辅助细胞进入外周。CD4+T 细胞主要是通过协助作用(比如:通过提供 CD40 与 CD40 配体间相互作用的信号)或是通过分泌各种细胞因子来辅助其他的免疫细胞(比如: B 细胞、$CD8^+$ 细胞毒性 T 细胞及巨噬细胞)(Reinhardt, 2006; Quezada, 2004)。$CD8^+$T 细胞进入外周成为成熟的 naïve $CD8^+$ 细胞毒性 T 细胞后,主要是破坏病毒感染的细胞或是肿瘤细胞(Williams, 2007)。作为适应性免疫系统的标志, naïve $CD4^+$ 与 $CD8^+$T 细胞均需要抗原特异性活化才能发挥它们的效应。抗原的特异性活化仅在 T 细胞获得足够的信号后发生,这需要 TCR 与抗原递呈细胞表面载有抗原肽链的 MHC 相结合,此外,需要足够的 CD28-B7 共刺激信号的参与。人们对 TCR 信号传导途径已经进行了广泛的研究。简单地说, TCR 通过识别其同源肽抗原,引发 CD3 链(表达于 T 细胞表面 TCR 复合体的一部分)上的 ITAM 序列磷酸化,从而募集 ZAP-70、聚集 LAT 和 SLP-76 附近的信号复合物(如 PLC-γ、VAV、ItK 和 PI3K)。这些信号复合物作用于 PI(4,5)P2 从而创建活性中介(DAG、IP3 和 PIP3),并激活各种信号途径(PKC/NF-κB、AP-1 和钙素 / 钙调神经素 / NFAT),进而程序性地表达各类基因,满足增殖和效应功能(Smith-Garvin, 2009)的需要。

当 TCR 缺乏 CD28-B7 共刺激信号的参与时, T 细胞将进入功能失活状态,也被称为 T 细胞失能。在缺乏 AP-1 复合物充分活化的条件下,失能信号将诱导 NFAT 转录因子家族成员发生钙神经素介导的去磷酸化和核易位。此外,失能信号将上调若干 E3- 泛素连接酶,包括 Cbl-b、Itch、GRAIL 的表达。这些 E3 泛素连接酶的表达会通过降解信号分子如磷脂酶 C-γ 和蛋白激酶 C- θ 下调 TCR 信号表达(Nurieva, 2011)。作为最有前景的免疫干预途径,共刺激信号得到人们的广泛研究。但是,对于这种免疫干预(如 CTLA4-Ig)是否可以诱导 T 细胞的失能,仍不清楚。

活化后的 T 细胞能够分泌 IL-2,并表达功能性 IL-2 受体。IL-2 信号通路能够进一步激活 T 细胞的增殖(Malek, 2008)。活化后的辅助性 T 细胞分泌各种细胞因子,以控制其他免疫细胞的功能。根据分泌细胞因子的不同, $CD4^+$ T 辅助细胞被进一步分为 Th1 细胞(分泌 IFN-γ、TNF-α)、Th2 细胞(分泌 IL-4、IL-5、IL-10、IL-13)、Th17 细胞(产生 IL-17a/IL-17f/IL-21/IL-22)和 T_{FH} 细胞(分泌 IL-4、IL-21)。幼稚型 CD4 T 细胞分化为辅助性 T 细胞亚群需要不同细胞因子的刺激与不同的细胞因子信号(Th1 细胞需要 IL-12 / IFN-γ, Th2 细胞需要 IL-4, Th17 细胞需要 TGF-β/ IL-6 / IL-1),来激活 STAT,进一步诱导转录因子(Th1 细胞的 T-bet, Th2 细胞的 GATA3, Th17 细胞的 RORγt, T_{FH} 细胞的 Bcl6)。目前,辅助性 T 细胞在免疫反应中的作用仍是免疫学研究的热点(Murphy, 2010)。

在各种免疫应答反应的启动和最大化过程中, $CD4^+$ T 细胞发挥了关键作用,其中包括一种独特的细胞亚群能够抑制免疫反应。Sakaguchi 等人(1995)发现了以 CD25(IL-2R)为标记的 $CD4^+$ 抑制细胞群,命名为 Treg 细胞。他们的研究表明, $CD4^+$ $CD25^+$ Treg 细胞能够预防裸鼠的 $CD4^+$ $CD25^-$ 细胞介导的自身免疫性疾病(Sakaguchi, 1995)。在 2003 年,有研究发现 Foxp3 转录因子主要表达在 $CD4^+$ $CD25^+$ 细胞上, Foxp3 的稳定表达是建立和维持 Treg 细胞特性的关键。而 Foxp3 基因的突变会导致可引起小鼠和人类致命的自身免疫损伤,由此,也可表明调节性 T 细胞在维持自身免疫耐受中的作用。那些起源于胸腺的 $CD4^+$ $CD25^+$ $Foxp3^+$ Treg 细胞被称为天然存在的 Treg(nTreg)细胞。当受到 TCR 信号刺激后, $CD4^+$ $CD25^+$ $Foxp3^+$ Treg 细胞也可以由外周幼稚的 $CD4^+$ $CD25^-$ $Foxp3^-$ T 细胞转化而来。这些胸腺外来源的 $CD4^+$ $CD25^+$ $Foxp3^+$Treg 细胞被命名为继发性或诱导性 Treg(iTreg)细胞。参与 iTreg 细胞分化最关键的细胞因子是 TGF-β 和 IL-2(Khattar, 2009)。有趣的是,新生儿幼稚型 T 细胞可以在缺乏外源细胞因子的刺激下,分化成为表达 Foxp3 的 Treg 细胞,这可以解释为什么在新生小鼠更容易诱导免疫耐受（Wang，2010b）。关于 Treg 细胞确切的作用机制尚不清楚。Treg 细胞可通过多种免疫抑制机制控制免疫应答，例如消耗 IL-2、释放细胞因子的抑制或通过细胞 - 细胞间相互作用向其他免疫细胞传导负性调节信号（Wang，2010a）。

当 T 细胞被激活并开始增殖后，一些 T 细胞的子代细胞将转变成记忆性 T 细胞长期存在，并表达相同的 TCR。这不仅确保它们能够识别所遇到的相同的特异性抗原，还可以对之前暴露的抗原产生快速、有效的应答。记忆性 T 细胞亚群包括 $CD62L^{hi}CCR7^+$ 中央记忆性 T 细胞和 $CD62L^{lo}CCR7^-$ 效应记忆性 T 细胞。记忆性 T 细胞的生成、生存及功能发挥的信号通路，对于研发抗感染及抗肿瘤的疫苗具有至关重要的意义（Guo，2010）。

异基因识别途径和异体反应性 T 细胞

从理论上讲，供受者之间的蛋白质基因多态性均可成为潜在的异体抗原，进而触发 T 细胞的活化。同一物种的不同个体之间、最具多态性的基因为 MHC 的编码基因（例如，HLA 是人类 MHC，包含至少 350 个用于 HLA-A 基因编码的等位基因，620 个 HLA-B 的等位基因，400 个编码 HLA-DR 的等位基因和 90 个编码 HLA-DQ 的等位基因）。"主要组织相容性复合物"的定义也证实了这种情况的存在，这就是当组织在不相容的个体间进行移植时，MHC 分子会被识别。近来的研究发现，外周血中的 T 细胞预先在胸腺中进行选择，使它们能够忽略对自身 MHC / 肽的识别（阳性选择，约 2% 为非选择性 TCR），但是该种阴性选择作用不是很强（胸腺细胞通过表达 TCR 具有很强的识别自身 MHC 的作用，Starr，2003）。TCR 具有结合 MHC 的倾向，并且所有 MHC 分子也具有类似的结构。因此，人外周血中有比例相当高的 T 细胞（0.1%~10%）表达 TCR，并可以直接与供体完整的 MHC 分子相结合。通过对晶体结构的研究证实，MHC 自身限制性的 T 细胞受体可以结合到异体的 MHC / 肽配体上（Reiser，2000）。由于受体外周血 T 细胞受体并没有预先与供体 MHC 接触，受体的 TCR 与供体 MHC/ 肽在外周组织中结合并触发强烈的 T 细胞反应。供体细胞上的 MHC/ 肽被受体 T 细胞的 TCR 直接识别的途径被称为直接的同种识别途径（Rogers，2001；Heeger，2003）。

同种异体的 MHC 抗原也可以通过真正的 MHC 自我限制性的方式被识别，其中经处理的供体抗原由受体的 APC 递呈给受体的 T 细胞识别。这种对同种抗原的递呈过程被称为间接异体识别途径（Rogers，2001；Heeger，2003）。除了 MHC，次要组织相容性抗原（mH；即来自非 MHC 多态性蛋白的肽类）也可被受者的 T 细胞通过间接通路识别。mH 的数量很大，有研究发现，人体接受 HLA 相一致的骨髓移植后，mH 的错配通常会导致移植物抗宿主病的发生（Goulmy，1983）。目前，研究证实由直接异体识别途径所激发的同种异体 T 细胞应答非常强烈，但随着移植术后时间的延长，应答反应逐渐衰减。相比之下，除非移植物的炎症反应完全消失或全部异体 T 细胞转化为耐受状态，否则间接途径是持久甚至永久有效的（Rogers，2001；Heeger，2003）。

αβTCR 基因片段的近随机区域 V（D）J 的重组，将产生大量的 αβTCR。每个个体外周组织中存在数以百万的不同种类的 β 链，并且每个 β 链对应着至少 25 个不同的 α 链（Arstila，1999）。因此，高度多样化的 αβTCR，保证了受体针对众多病原体产生抗原特异性的应答。而 T 细胞识别抗原肽的效率通常较低（<1/100 000），0.1%~10% 的受体 T 细胞能够识别同种抗原。因此，在没有免疫抑制的情况下，几十万甚至上百万的 T 细胞可以被同种抗原激活后

发生增殖,并在数天内摧毁一个完整的移植器官。

同种异体 T 细胞反应

T 细胞在介导移植排斥反应中起非常重要的作用。之前的研究发现,T 细胞缺陷型裸鼠不会发生异体肾移植后的排斥反应。将幼稚型 CD4⁺T 细胞转入裸鼠体内将迅速引起移植物的排斥反应,致敏后的 CD4⁺ 细胞效力将增强数倍。在此模型中,注入的 CD4⁺ 细胞可以通过胸腺以外的组织聚集,大量的同种异体细胞进入移植肾组织,引起同种异体移植排斥反应。相比之下,将幼稚型或致敏后的 CD8⁺ 细胞转移至受体体内,其对于移植肾是完全无效的(Bolthon,1989)。同样,已被证实的是以 CD4 或 CD8 缺陷型小鼠作为受体,CD4⁺ T 细胞(不是 CD8⁺T 细胞)是诱导异种心脏移植排斥反应的必要因素(Chen,2005)。无疑,由于在形成功能性 CTL、产生抗体以及协调固有免疫与适应性免疫反应间的相互作用的独特优势,CD4⁺T 细胞在同种异体排斥反应中发挥关键作用。在某种条件下,CD8⁺T 细胞能够在缺乏 CD4⁺T 细胞的条件下,产生针对移植物的排斥反应。例如,CD4 缺陷的小鼠会出现对皮肤移植物的排斥反应(Trambley,1999)。此外,在临床相关病例中,很有可能单纯的 CD8⁺ 细胞就足以造成对移植物的排斥反应(Lechler,2005)。

T 细胞主要在次级淋巴器官(脾脏、淋巴结和粘膜淋巴组织)中被活化,这同样适用于同种异体幼稚型的 T 细胞。在没有次级淋巴组织的情况下,心脏移植物能够在受体小鼠体内无限期地存活(Lakkis,2000)。因此,有一种理论认为,移植物内供体来源的白细胞可以迁移到二级淋巴器官,表达完整的供体 MHC/肽,被受体的 T 细胞识别,并触发直接识别途径(Talmage,1976;Larsen,1990)。在间接识别途径中,供体细胞或抗原迁移至次级淋巴器官,在那里被受体的 APC 识别并递呈给受体的 MHC 分子。受体 APC 也可以迁移到移植物部位,然后将供体来源的抗原携至二级淋巴器官(Rogers,2001;Heeger,2003)。

即使专职 APCs,如树突状细胞(DC),亦需要一个成熟的过程,以便为 T 细胞提供足够的活化信号。针对移植来说,移植的器官本身即可触发促炎细胞因子的释放,如 TNF 和 IL-1 的释放。DC 细胞上的 TNF-R 和 IL-1R 的表达将上调 MHC Ⅱ类分子及共刺激分子 CD40、CD80(B7-1)和 CD86(B7-2)的表达。DC 细胞需要将 MHC 肽复合物和共刺激信号提供给 T 细胞。在 CD40L-CD40 相互作用诱导下,活化的 CD4 辅助性 T 细胞将进一步促进 DC 的成熟,导致 CD80、CD86、OX40L 和 4-1BB 的表达以及细胞因子(IL-1、TNF、趋化因子 IL-12)的释放。人们普遍认为,DC 通过 CD40L 信号途径激活 CTL。受细胞因子环境的影响,T 细胞将扩增并分化成几个效应细胞亚群。分化后的辅助性 T 细胞分泌多种细胞因子,从而活化巨噬细胞、NK 细胞和嗜酸性粒细胞。此外,B 细胞在与 T 细胞和 DC 接触后,将被激活并逐渐成熟为分泌抗体的浆细胞(Banchereau,2000)。

非淋巴组织中的 DC 细胞对局部致敏 T 细胞和记忆性 T 细胞的再次激活起主导作用(Greter,2005;Zammit,2005)。因此,尽管 T 细胞在淋巴器官中被致敏,它们迁移到移植物后的再次激活仍需接受来自 DC 细胞的信号。研究显示,相比于发生排斥反应的移植物,产生免疫耐受的心脏移植物中大部分的 DC 细胞保持一种未成熟的状态(Chen,2007)。因此,免疫耐受的移植物中 DC 细胞成熟的限制将会导致针对供体 T 细胞活化的不足,从而产生受体对移植物的耐受。由此看来,对于 DC 细胞、抗供体 T 细胞以及移植物中的其他免疫细胞的进一步研究,将有可能揭开移植免疫耐受的本质。

　　T 细胞可通过多个效应途径破坏移植物。首先,抗原特异性的 CD8$^+$ CTL 能够通过直接向移植物分泌和传递颗粒酶 B 或是在目标部位激发 Fas 信号的方式造成移植物的损害。而 CD4$^+$ T 细胞不仅能够对 CD8$^+$ CTL 提供帮助,而且还通过触发 Fas 依赖或 Fas 非依赖信号来破坏移植物细胞。因此,反应性 T 细胞能够通过直接识别通路被活化,从而破坏异体来源的表达 MHC 的靶细胞。然而,T 细胞的活化究竟是否通过自身 MHC 与异体抗原相结合来实现、该途径是否可以直接杀死表达 MHC 的异体细胞,仍是未知的(间接识别途径)(Heeger,2003)。其次,CD4$^+$Th1 细胞分泌的 IFN-γ 和 TNF 能够激活单核细胞 / 巨噬细胞,并引发迟发型超敏反应(DTH)。蛋白水解酶、一氧化氮和其他可溶性的细胞因子是参与 DTH 反应的效应分子。无论是 DTH 反应,还是 CTL 效应本身,就足以介导皮肤移植排斥(Trambley,1999;Dalloul,1996;Valujskikh,1998)。再次,CD4$^+$ T 细胞会促进同种抗体的产生,这将有助于触发补体 / 凝血通路,并启动抗体依赖的细胞毒作用,最终导致移植物的排斥反应(Clatworthy,2011)。最后,CD4$^+$ Th2 细胞能够分泌 IL-4 和 IL-5,从而导致移植物发生排斥。综上所述,CD4$^+$ T 细胞通过激活多个效应途径,在移植物排斥反应过程中发挥其核心作用(Le,2002)。

　　当设计需要通过调节 CD4$^+$T 细胞免疫应答来实现免疫干预的实验时,需要注意:Th1 细胞是移植排斥反应的主要中枢。但 T-bet 缺陷小鼠(缺乏 Th1 细胞)会出现严重的加速型排斥反应,伴随早期严重的血管炎症和血管性疾病,而浸润的炎性细胞主要为 Th17 细胞(Yuan,2008)。相比于通过调节反应性 T 细胞功能的方法,彻底消除反应性 T 细胞很可能成为长期保护移植器官的最佳目标。

同种异体记忆性 T 细胞反应

　　同种异体反应性记忆性 T 细胞与病原体反应性记忆性 T 细胞具有许多共同的特征,如细胞表面表达分子、迅速而有效的回忆应答以及用于共同刺激信号的改变。研究发现,小鼠接受异体皮片移植后,移植物可存活 11~15 天。而接受过移植的受体小鼠接受第二次皮片移植后,同种异体记忆性 T 细胞将在 3~4 天内产生急性排斥反应。此外,T 细胞能够针对不同的抗原产生不同的免疫反应。因此,病毒感染也可导致记忆性 T 细胞的产生,这对于诱导移植耐受造成了很大的障碍(Adams,2003)。更重要的是,记忆性 T 细胞也可以由未知抗原诱导产生。例如,将少量同基因的 T 细胞过继转移到缺少淋巴细胞的小鼠体内,会导致过继细胞和记忆性 T 细胞的大量增殖,而目前所依赖的通过阻断共同刺激信号的治疗方案,对于这些异基因反应性 T 细胞没有任何作用(Wu,2004)。

　　在啮齿类动物模型上,通过阻断共刺激信号途径可以成功诱导移植免疫耐受,但在临床研究中未见明显成效。一个可能的原因就是,人体内预先存在同种异体记忆性 T 细胞。而关于为什么在移植前即存在同种异体记忆性 T 细胞,存在以下几点合理的解释,除此前接触过同种异体抗原(即通过输血途径)外,许多科学家认为尚存在异源性免疫反应机制。现在我们知道,尽管亲和力存在不同,一个 TCR 不仅能够识别一个 MHC 与肽的复合物,还可以结合到其他的 MHC 与肽类复合物。事实上,同种异体 T 细胞能够识别完整的异基因 MHC,均受制于自身的 MHC。此外,单一的 T 细胞能够表达双重的 TCR,即一个 TCR 既能识别病原体抗原,亦可识别同种异体抗原。不同于生活在特定的隔离了病原体环境中的啮齿类动物,人类会经常暴露于环境中的病原体。因此,成人体内约 50% 的 T 细胞存在记忆性细胞表型。相比之下,在小鼠体内记忆性细胞所占比例小于 10%。尽管如此,这些记忆性 T 细胞中具有同种异体免疫反应的细胞比例仍是未知,但其存在的现象事实已被人们广泛接受。此外,同种异体记忆性 T 细胞也可持续、稳定的增殖,在应用抗 T 细胞治疗时,这种情况需要引起足够的重视(Valujskikh,2008;Page,2009)。

表达 TCR 的胸腺细胞、成熟的初始 T 细胞和抗原致敏的记忆性 T 细胞分别代表了不同发育阶段的 T 细胞,同时也是代表了细胞生存、活化和免疫耐受的不同阶段。当缺乏 TCR 信号时,表达 TCR 的胸腺细胞将在数天内发生凋亡反应(阳性选择的失败),此时初始型 T 细胞的存活也将受到影响。与之相反,记忆性 T 细胞的生存较少依赖于 TCR 信号。但较强的 TCR 信号将会导致发育中的胸腺细胞产生克隆缺失,这属于自身反应性 T 细胞的免疫耐受机制。当缺乏共刺激信号时,较强的 TCR 信号会诱导初始性 T 细胞呈现细胞失能状态,这是另一个非常重要的自我免疫耐受机制。当记忆性 T 细胞失去耐受性限制时,单纯的 TCR 信号即可触发迅速而有效的记忆性应答反应。研究发现,初始性 T 细胞和记忆性 T 细胞间不同反应的潜在分子机制要归因于 TCR 信号传导的差异(Watson,2004;Chandok,2007)。因此,针对于记忆性 T 细胞对抗原的反应机制以及各种免疫治疗方案,有待于人们在分子水平上的进一步研究。

器官移植中对 T 细胞免疫耐受的诱导

器官移植受者持续服用多种免疫抑制药物(例如,环孢素、他克莫司与其他药物的联合),以保持移植物的存活。环孢素和他克莫司都是通过抑制钙调神经素的活性,来防止 TCR 介导的 T 细胞活化、进而发生核移位,从而抑制 IL-2 以及其他细胞因子的基因转录。但在缺乏 CD28-B7 共刺激信号和 AP-1 复合物充分激活的前提下,诱导效应性 T 细胞耐受相关基因(即 Egr2、Egr3、Cbl-b、itch 和 GRAIL)的转录同样需要活化 T 细胞核因子发生核转移(Nurieva,2011)。因此,虽然持续应用钙调神经素抑制剂能够有效防止同种异体效应性 T 细胞的应答,同时也能中断对 T 细胞免疫耐受的诱导。此外,这些药物存在显著的毒性(即肾毒性),并且会增加机会性感染和恶性肿瘤发生的风险。所以,移植患者治疗的最佳目标就是达到移植免疫耐受状态,即移植物在不应用免疫抑制剂的情况下被受体所接纳,并且受体的免疫系统保持完整状态。

六十多年前,Medawar 和他的同事发现,在免疫系统发育过程中可实现移植个体的免疫耐受。他们将供体脾脏细胞注入新出生的受体小鼠体内,同时将来自同一品系的小鼠的皮肤移植到受体小鼠身上,当受体小鼠成年后并未出现皮肤移植物的排斥反应(Billingham,1953)。沿着这条线索进一步研究,混合造血嵌合模型被成功用于诱导成年小鼠的移植免疫耐受,即将供体小鼠的骨髓细胞移植到受体小鼠体内,同时采用射线照射和其他根除免疫细胞的方法来促进供体骨髓细胞的存活。受体中长期存活的供体细胞能够耐受供体来源的效应性 T 细胞,并有利于移植后的供体器官的存活。根据这一策略,个别临床实验已取得成功(Kawai,2008)。然而,通过骨髓移植来实现造血细胞嵌合时,需要重点考虑去除免疫细胞的毒性作用以及预防移植物抗宿主病的发生(Sachs,2011)。此外,由于新生小鼠的 T 细胞与成年鼠的 T 细胞存在本质上的差异(Wang,2010),对于新生小鼠免疫耐受的诱导可能无法在成年小鼠身上成功复制。

在各种动物模型中已经证实,通过阻断 CD40-CD154(借助抗 CD154 单克隆抗体)和 B7-CD28 共刺激信号(借助 CTLA4-Ig 融合蛋白),可有效诱导移植免疫耐受。通过阻断共刺激信号来实现耐受诱导的机制,包括外周消除、细胞失能以及通过调节性 T 细胞介导的对同种异体 T 细胞的抑制(Lecher,2005)。但由于抗 CD154 的单克隆抗体可结合表达在血小板上的 CD154 分子,促使移植患者血栓形成,最终导致抗 CD154 单克隆抗体的临床试验被终止(Roth,2004)。CTLA4-Ig 已被美国 FDA 批准用于类风湿性关节炎的治疗(Chatenoud,2007)。然而,对于人类而言,移植受者体内可能存有同种异体记忆性 T 细胞,能够抵抗阻断共刺激信号的作用,因此,CTLA4-Ig 在临床器官移植中的有效性仍有待于进一步确定。

对于诱导 T 细胞产生应答或诱导 T 细胞免疫耐受,TCR 信号都是必不可少的。因此,通过调节 TCR 或与其结合的 CD3 复合物,不仅可以改变 T 细胞应答效应,也会潜在地影响免疫耐受的诱导。抗 CD3 单克隆抗体(克隆 OKT3)是第一个用于临床的单克隆抗体,但其后来被证实具有增加发生淋巴增殖性疾病的风险。目前,一个更安全的非结合 FcR 的 OKT3 已经产生,不仅能够降低之前的副作用,并已被证明能够有效地治疗人类 1 型糖尿病。这种非结合 FcR 的 OKT3 可以通过防止抗原识别,诱导细胞失能以及诱导活化 T 细胞发生细胞凋亡来实现诱导免疫耐受(Chatenoud,2007)。临床实验已经证实,非结合 FcR 的 OKT3 可以有效地防止胰岛移植后排斥反应的发生。但对于该种 OKT3 在移植免疫耐受中的潜力有待于进一步的研究证实。有临床研究发现,使用抗 - 人 TCR 单克隆抗体(Clone BMA 031 或 Clone T10B9)能够改善同种异体肾移植术后的移植物存活,同时,所有患者均没有出现严重的副作用(Knight,1994;Waid,1997)。尽管这些发现令人振奋,在过去的十年中,应用抗 TCR 单抗作为治疗移植物排斥反应的方法一直被人们所忽略。最近的一篇文章指出,短效的抗 TCR 单抗(克隆 H57-597)不仅能够终止正在进行的排斥反应,同时也能长期预防小鼠心脏移植后发生排斥反应(Miyahara,2012)。但是,对于这种长期效应中潜在的细胞和分子机制尚不清楚。

一种成功的移植免疫耐受疗法将表现为三个不可分割的方面:①阻断同种异体反应性 T 细胞应答所需的激活信号;②通过负调节机制(Treg 细胞、抑制性细胞因子、CTLA4 和 PD1 等)进一步控制同种异体 T 细胞的活化;③通过启动细胞内调节剂(E3 泛素连接酶、转录抑制、蛋白酶)诱导同种异体来源的 T 细胞产生长期的细胞失能或细胞凋亡。事实上,在成功诱导移植免疫耐受之前,还有很多与 T 细胞免疫耐受相关的分子机制值得进一步研究。

B 细胞和浆细胞总体特性

B 细胞来自于造血干细胞,在其成熟过程中始终存在于骨髓中。每个成熟的 B 细胞表面表达特异的 B 细胞受体(BCR)。BCR 是一种膜结合免疫球蛋白,正如之前所述的 TCR,其由分别类似于 α 链的轻链和 β 链的重链构成。在骨髓 B 细胞发育过程中,V(D)J 区段 BCR 基因片段的重组产生了大量的 BCR(Hardy,2001)。当成熟 B 细胞表面上的 BCR 识别关联抗原后,B 细胞会发生增殖,并进一步分化成浆细胞,从而产生抗原特异性的抗体(BCR 与特异抗原结合后形成的可溶解的形式),从而介导体液免疫应答(相对于细胞介导的免疫应答)(Harwood,2010)。已经接触过抗原的 B 细胞的子代细胞会发育成可长期存活的记忆性 B 细胞,当它们在此暴露于相同抗原时,会产生非常迅速的应答效应(McHeyzer-Williams,2005)。T 和 B 淋巴细胞通常共同作用,从而协调适应性免疫应答。例如,针对某些抗原的抗体,其产生离不开 T 细胞的作用(Parker,1993)。此外,B 细胞能够通过呈递抗原以及分泌细胞因子来支持 T 细胞的应答(Roderiguez-pinto,2005)。B 细胞产生的抗体能够持续存在于血液中。抗体可直接结合到病原体上的同源抗原,并防止病原体进入或破坏宿主细胞。当病原体结合抗体之后,某些抗体的 Fc 区域会激活经典的补体系统。一些补体成分形成膜攻击复合物,帮助抗体直接杀死细菌。同时,补体激活的级联反应也产生了一些分子,能够有力地攻击吞噬细胞。由吞噬细胞表达的调理素受体能够促进与抗体或补体结合的细菌发生吞噬作用。当抗体结合于病原体感染的细胞表面后,抗体的 Fc 区可以通过自然杀伤细胞(NK)中表达的 Fc 受体所识别。NK 细胞介导的抗体依赖性细胞介导的细胞毒性反应(ADCC),通过释放细胞因子和细胞毒性颗粒触发与抗体结合的靶细胞发生凋亡。同样,嗜酸性粒细胞可识别和攻击被 IgE 抗体包被的寄生虫(Heyman,2000)。不同于传统的 B 细胞(也称为 B2 细胞),表达 CD5 的 B1 细胞群通常在次级淋巴器官中的数量很少,并主要分布于腹腔和胸腔。B1 细胞产生的低亲和力抗体能够在不借助 T 细胞的情况下与许多不同的抗原结合。其已被证实可产生 IL-10,并且可能参与免疫应答的负调节(Fagarasan,2000)。

抗体介导的移植排斥反应

抗体介导的移植物损伤通常是由超急性、急性和慢性排斥反应造成的。超急性排斥反应通常是指在器官移植后的几分钟内发生的补体介导的应答反应,受体体内预先存在针对供体的抗体(如 ABO 血型抗体)。尽管如此,超急性排斥反应的发生率是很低的,即使是在 ABO 血型不相容行移植术时,由于实施血型配型及防止 ABO 血型不合治疗方案,在很大程度上可以预防该类排斥反应的发生。急性排斥反应发生于移植后数天内,涉及细胞介导的急性排斥反应(ACR)和抗体介导的急性排斥反应(AMR)。ACR 早期如果得到及时治疗,很少导致短时间内器官功能衰竭。但 AMR 对常规的抗排斥治疗有耐受现象,相比于单纯的 ACR,其预后较差(Mauiyyedi,2002;Takemoto,2004)。此外,急性排斥反应可在移植后几个月到几年的时间内反复发作,成为许多移植患者需要长期解决的十分严重的问题。

慢性排斥反应是一种定义尚不明确的慢性炎症过程,涉及同种异体移植物的免疫反应和/或移植组织内的修复过程。在器官移植领域,充分的理解并治疗慢性排斥反应仍是一项重大挑战(Game,2001)。

在一项临床研究中,肾移植患者发生 AMR 的比例为 5%-7%,占所有发生急性排斥反应患者的 12%~37%。AMR 在肾移植活检中的主要特征是补体 C4d 在肾小管周围毛细血管上弥漫沉积、急性组织损伤的形态学表现以及移植物失功。

血清学上,来自针对供者 MHC 抗原的抗体也是诊断急性排斥反应的要点(Takemoto,2004)。类似的标准同样适用于心脏移植后 AMR 的诊断(Takemoto,2004)。值得注意的是,补体 C4d 的沉积和血管炎症可不伴有移植物的失功,这种情况被定义为亚临床 AMR(Loupy,2009;Kraus,2009)。针对供体的抗体的首要作用目标是内皮细胞,补体的激活过程需要抗体结合到内皮细胞上。研究发现,免疫球蛋白缺陷小鼠移植术后不会发生 C4d 沉积。补体激活之后可通过膜攻击复合体直接破坏内皮细胞。补体能同时聚集循环中的白细胞,并激活白细胞和内皮细胞。重要的是,有研究发现在使用 C3 缺陷的小鼠模型中,抗供体的抗体可在不依赖补体活化和 C4d 沉积的条件下介导血管性病变(Hirohashi,2010)。但抗体作用的具体机制及补体如何介导移植排斥反应(尤其是慢性排斥反应),尚有待于进一步研究证实。目前针对 B 细胞、浆细胞和抗体的靶向治疗方案层出不穷。例如,静脉应用免疫球蛋白(IVIG)能够显著减少发生严重排斥反应受者体内的抗供体抗体的滴度;血浆置换(PP)、抗 CD20 单克隆抗体、抗 CD19 单克隆抗体和脾切除已被用于治疗移植术后 AMR。应用这些疗法后患者的远期生存率、移植物的功能以及药物潜在的副作用仍需要进一步研究探讨(Clatworthy,2011)。

B 细胞在移植免疫耐受中的作用

临床上能够实现带血管的实体器官移植后对 AMR 的耐受,这种现象最早见于 ABO 血型不合的器官移植,后来被命名为移植免疫耐受。因为 AMR 主要作用于内皮细胞并造成内皮的损伤,内皮细胞能通过改变抗原表位达到耐受 AMR 或是通过避开与抗供体的抗体结合从而耐受 AMR。此外,抗体也可能发生变化,如对内皮细胞亲和力的改变,也可导致该种现象的发生。重要的是,需进一步明确在致敏的移植患者治疗 AMR 中所涉及的分子学机制(Dorling,2012)。

与 T 细胞免疫耐受相类似,B 细胞自身也存在多个环节可消除针对自身抗原的抗体。骨髓内的 V(D)J 基因重组和体细胞突变不可避免地会在 B 细胞表面产生针对自身抗原的 BCR,这些 B 细胞通常通过细胞凋亡或受体修饰的方式重新排列受体基因,从而产生一个非自身反应性的 BCR。许多 B 细胞能够表达对自身抗原低亲合力的 BCR,这些 B 细胞将变成短暂存活的失能细胞(Kurosaki,2010)。在器官移植领域中,关于 B 细胞免疫耐受的相关机制尚未被充分应用于防治移植物的排斥反应。因常规 B 细胞的活化需要依赖 T 细胞的帮助,目前在理论上,T 细胞靶向治疗可以抑制抗供体的 B 细胞应答。移植术后致敏患者在治疗中需要消除抗供体的 B 细胞,这一点已经明确,但对于非致敏患者而言,是否需要消除供者反应性 B 细胞尚不明确。

B 细胞不仅可以通过产生抗体来发挥其免疫应答作用,还可直接将抗原递呈给 T 细胞,并释放免疫细胞因子。因此,在治疗中涉及消除 B 细胞的抗原递呈功能时需要特别注意,因为 APC 可能有利于 Treg 细胞的产生与增殖,并且抑制抗原特异性的 T 细胞应答(Reichardt,2007;Chen,2009)。

炎性条件下的 B 细胞也能够产生一些细胞因子,但在正常情况下检测不到。尤其是 B 细胞可以产生大量的免疫抑制细胞因子 IL-10,从而抑制甚至逆转炎症反应的进程。研究证实,CD5+ B1 细胞和常规的 B 细胞均可产生 IL-10(Mizuguchi,2006)。这些结果表明,B 细胞在诱导免疫耐受的过程中起关键的调节作用。

在某些情况下,同种异体移植物在停用所有免疫抑制剂后能够维持功能正常,这被定义为操控性免疫耐受。最近的两项与肾移植相关的临床研究表明,在操控性免疫耐受患者体内 B 细胞和幼稚 B 细胞的数量显著增加(Sagoo,2010;Reichardt,2007)。与之相一致的是,免疫耐受患者体内的 B 细胞分化和活化基因的表达也明显增强(即 TCL1A、VH4-34)的表达。然而,B 细胞数量的增加是否与移植免疫耐受相关、B 细胞是否参与诱导移植免疫耐受,仍未可知。但这些研究表明,进一步阐明 B 细胞的调节作用及其在诱导免疫耐受中的作用十分必要。

结　　论

诱导 T 细胞对同种异体抗原产生免疫耐受仍然是移植领域的一个重大挑战。尽管已经证实各种免疫抑制剂和免疫疗法的应用能够阻断同种异体 T 细胞免疫应答所需要信号的激活，但仍需进一步开展各种启动负向调节信号（Treg 细胞、抑制性细胞因子、CTLA4 和 PD1 等）的研究并予以应用。

最重要的是，T 细胞免疫耐受相关的分子信号传导机制尚不明确。如果确认了细胞内部对幼稚性或记忆性 T 细胞反应起关键作用的因子，将会研发出更先进的诱导免疫耐受的疗法。此外，针对 B 细胞和抗体的治疗方案也层出不穷。这些疗法可以用于治疗致敏的患者及对常规抗排斥治疗无效的 AMR 患者。而 B 细胞和抗供者抗体在慢性排斥反应过程中同样发挥作用。此外，B 细胞还具有诱导免疫耐受的另一面。人们需要全面的了解 B 细胞在移植免疫耐受中的双重角色，并结合诱导 T 细胞免疫耐受，从而获得器官移植术后更加成熟的免疫耐受诱导方案。

参考文献

Adams AB, Williams MA, Jones TR, Shirasugi N, Durham MM, Kaech SM, Wherry EJ, Onami T, Lanier JG, Kokko KE, Pearson TC, Ahmed R, Larsen CP. Heterologous immunity provides a potent barrier to transplantation tolerance. *J. Clin. Invest.* 2003; 111:1887–1895.

Anderson MS, Su MA. Aire and T cell development. *Curr. Opin. Immunol.* 2011; 23:198–206.

Arstila TP, Casrouge A, Baron V, Even J, Kanellopoulos J, Kourilsky P. A direct estimate of the human alphabeta T cell receptor diversity. *Science.* 1999; 286:958–961.

Banchereau J, Briere F, Caux C, Davoust J, Lebecque S, Liu YJ, Pulendran B, Palucka K. Immunobiology of dendritic cells. *Annu. Rev. Immunol.* 2000; 18:767–811.

Billingham RE, Brent L, Medawar PB. Actively acquired tolerance of foreign cells. *Nature.* 1953; 172:603–606.

Blom B, Spits H. Development of human lymphoid cells. *Annu. Rev. Immunol.* 2006; 24: 287–320.

Bluestone JA. Mechanisms of tolerance. *Immunol. Rev.* 2011; 241:5–19.

Bolton EM, Gracie JA, Briggs JD, Kampinga J, Bradley JA. Cellular requirements for renal allograft rejection in the athymic nude rat. *J. Exp. Med.* 1989; 169:1931–1946.

Chandok MR, Okoye FI, Ndejembi MP, Farber DL. A biochemical signature for rapid recall of memory CD4 T cells. *J. Immunol.* 2007; 179:3689–3698.

Chatenoud L, Bluestone JA. CD3-specific antibodies: a portal to the treatment of autoimmunity. *Nat. Rev. Immunol.* 2007; 7:622–632.

Chen LC, Delgado JC, Jensen PE, Chen X. Direct expansion of human allospecific FoxP3+CD4+ regulatory T cells with allogeneic B cells for therapeutic application. *J. Immunol.* 2009; 183:4094–4102.

Chen W, Diao J, Stepkowski SM, Zhang,L. Both infiltrating regulatory T cells and insufficient antigen presentation are involved in long-term cardiac xenograft survival. *J. Immunol. 2007;* 179:1542–1548.

Chen W, Zhou D, Torrealba JR, Waddell TK, Grant D, Zhang L. Donor lymphocyte infusion induces long-term donor-specific cardiac xenograft survival through activation of recipient double-negative regulatory T cells. *J. Immunol.* 2005; 175:3409–3416.

Clatworthy MR. Targeting B cells and antibody in transplantation. *Am. J. Transplant.* 2011; 11:1359–1367.

Dalloul AH, Chmouzis E, Ngo K, Fung-Leung WP. Adoptively transferred CD4[+] lymphocytes from CD8[-/-] mice are sufficient to mediate the rejection of MHC class II or class I disparate skin grafts. *J. Immunol.* 1996; 156:4114–4119.

Dorling A. Transplant Accommodation-Are the Lessons Learned from Xenotransplantation Pertinent for Clinical Allotransplantation? *Am. J. Transplant.* 2012; 12: 545−553.

Fagarasan S, Watanabe N, HonjoT. Generation, expansion, migration and activation of mouse B1 cells. *Immunol. Rev.* 2000; 176:205–215.

Game DS, Warrens AN, Lechler RI. Rejection mechanisms in transplantation. *Wien. Klin. Wochenschr.* 2001; *113*:832–838.

Goulmy E, Gratama JW, Blokland E, Zwaan FE, van Rood JJ. A minor transplantation antigen detected by MHC-restricted cytotoxic T lymphocytes during graft-versus-host disease. *Nature.* 1983; 302:159–161.

Greter M, Heppner FL, Lemos MP, Odermatt BM, Goebels N, Laufer T, Noelle RJ, Becher B. Dendritic cells permit immune invasion of the CNS in an animal model of multiple sclerosis. *Nat. Med.* 2005; 11:328–334.

Guo Z, Wang G, Miyahara Y, Khattar M, Linkes SP, Wang C, Xia J, Pan Y, Chen W, He X, Stepkowski SM. IL-7, but not thymic stromal lymphopoietin (TSLP), during priming enhances the generation of memory CD4[+] T cells. *Immunol. Lett.* 2010; 128:116–123.

Hardy RR, Hayakawa K. B cell development pathways. *Annu. Rev. Immunol.* 2001; 19:595–621.

Harwood NE, Batista FD. Early events in B cell activation. *Annu. Rev. Immunol.* 2010; 28:185–210.

Heeger PS. T-cell allorecognition and transplant rejection: a summary and update. *Am. J. Transplant.* 2003; 3:525–533.

Heyman B. Regulation of antibody responses via antibodies, complement, and Fc receptors. *Annu. Rev. Immunol.* 2000; 18:709–737.

Hirohashi T, Uehara S, Chase CM, DellaPelle P, Madsen JC, Russell PS, Colvin RB. Complement independent antibody-mediated endarteritis and transplant arteriopathy in mice. *Am. J. Transplant.* 2010; 10:510–517.

Kawai T, Cosimi AB, Spitzer TR, Tolkoff-Rubin N, Suthanthiran M, Saidman SL, Shaffer J, Preffer FI, Ding R, Sharma V, Fishman JA, Dey B, Ko DS, Hertl M, Goes NB, Wong W, Williams W, Colvin RB, Sykes M, Sachs DH. HLA-mismatched renal transplantation without maintenance immunosuppression. *N. Engl. J. Med.* 2008; 358:53–361.

Khattar M, Chen W, Stepkowski SM. Expanding and converting regulatory T cells: a horizon for immunotherapy. *Arch. Immunol. Ther. Exp. (Warsz.)* 2009; 57:199–204.

Knight RJ, Kurrle R, McClain J, Racenberg J, Baghdahsarian V, Kerman R, Lewis R, van Buren CT, Kahan BD. Clinical evaluation of induction immunosuppression with a murine IgG2b monoclonal antibody (BMA 031) directed toward the human alpha/beta-T cell receptor. *Transplantation.* 1994; 57:1581–1588.

Kraus ES, Parekh RS, Oberai P, Lepley D, Segev DL, Bagnasco S, Collins V, Leffell M, Lucas D, Rabb H, Racusen LC, Singer AL, Stewart ZA, Warren DS, Zachary AA, Haas M, Montgomery RA. Subclinical rejection in stable positive crossmatch kidney transplant patients: incidence and correlations. *Am. J. Transplant.* 2009; 9:1826–1834.

Kurosaki T, Shinohara H, Baba Y. B cell signaling and fate decision. *Annu. Rev. Immunol.* 2010; 28:21–55.

Lakkis FG, Arakelov A, Konieczny BT, Inoue Y. Immunologic 'ignorance' of vascularized organ transplants in the absence of secondary lymphoid tissue. *Nat. Med.* 2000; 6:686–688.

Larsen CP, Morris PJ, Austyn JM. Migration of dendritic leukocytes from cardiac allografts into host spleens. A novel pathway for initiation of rejection. *J. Exp. Med.* 1990; 171:307–314.

Le MA, Goldman M, Abramowicz D. Multiple pathways to allograft rejection. *Transplantation* 2002; 73:1373–1381.

Lechler RI, Sykes M, Thomson AW, Turka LA. Organ transplantation--how much of the promise has been realized? *Nat. Med.* 2005; 11:605–613.

Loupy A, Suberbielle-Boissel C, Hill GS, Lefaucheur C, Anglicheau D, Zuber J, Martinez F, Thervet E, Mejean A, Charron D, Duong van Huyen JP, Bruneval P, Legendre C, Nochy D. Outcome of subclinical antibody-mediated rejection in kidney transplant recipients with preformed donor-specific antibodies. *Am. J. Transplant.* 2009; 9, 2561–2570.

Malek TR. The biology of interleukin-2. Annu. Rev. Immunol. 2008; 26:453–479.

Mauiyyedi S, Colvin RB. Humoral rejection in kidney transplantation: new concepts in diagnosis and treatment. *Curr. Opin. Nephrol. Hypertens.* 2002; 11:609–618.

McHeyzer-Williams LJ, McHeyzer-Williams MG. Antigen-specific memory B cell development. *Annu. Rev. Immunol.* 2005; 23:487–513.

Miyahara Y, Khattar M, Schroder PM, Mierzejewska B, Deng R, Han R, Hancock WW, Chen W, Stepkowski SM. Anti-TCRb mAb induces Long-Term Allograft survival by Reducing Antigen-Reactive T Cells and Sparing Regulatory T Cells. *Am. J. Transplant.* 2012; 12:1409–1418.

Mizoguchi A, Bhan AK. A case for regulatory B cells. *J. Immunol.* 2006; 176:705–710.

Murphy KM, Stockinger B. Effector T cell plasticity: flexibility in the face of changing circumstances. *Nat. Immunol.* 2010; 11:674–680.

Nurieva RI, Liu X, Dong C. Molecular mechanisms of T-cell tolerance. *Immunol. Rev.* 2011; 241:133–144.

Page AJ, Ford ML, Kirk AD. Memory T-cell-specific therapeutics in organ transplantation. *Curr. Opin. Organ Transplant.* 2009; 14:643–649.

Parker DC. T cell-dependent B cell activation. *Annu. Rev. Immunol.* 1993; 11:331–360.

Quezada SA, Jarvinen LZ, Lind EF, Noelle RJ. CD40/CD154 interactions at the interface of tolerance and immunity. *Annu. Rev. Immunol.* 2004; 22:307–328.

Reichardt P, Dornbach B, Rong S, Beissert S, Gueler F, Loser K, Gunzer M. Naive B cells generate regulatory T cells in the presence of a mature immunologic synapse. *Blood.* 2007; 110:1519–1529.

Reinhardt RL, Kang SJ, Liang HE, Locksley RM. T helper cell effector fates--who, how and where? *Curr. Opin. Immunol.* 2006; 18:271–277.

Reiser JB, Darnault C, Guimezanes A, Gregoire C, Mosser T, Schmitt-Verhulst AM, Fontecilla-Camps JC, Malissen B, Housset D, Mazza G. Crystal structure of a T cell receptor bound to an allogeneic MHC molecule. *Nat. Immunol.* 2000; 1:291–297.

Rodriguez-Pinto D. B cells as antigen presenting cells. *Cell Immunol.* 2005; 238:67–75.

Rogers NJ, Lechler RI. Allorecognition. *Am. J. Transplant.* 2001; 1:97–102.

Roth GA, Zuckermann A, Klepetko W, Wolner E, Ankersmit HJ, Moser B, Volf I. Thrombophilia associated with anti-CD154 monoclonal antibody treatment and its prophylaxis in nonhuman primates. *Transplantation.* 2004;78:1238–1239.

Sachs DH, Sykes M, Kawai T, Cosimi AB. Immuno-intervention for the induction of transplantation tolerance through mixed chimerism. *Semin. Immunol.* 2011; 23:165–173.

Sagoo P, Perucha E, Sawitzki B, Tomiuk S, Stephens DA, Miqueu P, Chapman S, Craciun L,

Sergeant R, Brouard S, Rovis F, Jimenez E, Ballow A, Giral M, Rebollo-Mesa I, Le MA, Braudeau C, Hilton R, Gerstmayer B, Bourcier K, Sharif A, Krajewska M, Lord GM, Roberts I, Goldman M, Wood KJ, Newell K, Seyfert-Margolis V, Warrens AN, Janssen U, Volk HD, Soulillou JP, Hernandez-Fuentes MP, Lechler RI. Development of a cross-platform biomarker signature to detect renal transplant tolerance in humans. *J. Clin. Invest.* 2010; 120:1848–1861.

Sakaguchi S, Sakaguchi N, Asano M, Itoh M, Toda M. Immunologic self-tolerance maintained by activated T cells expressing IL-2 receptor alpha-chains (CD25). Breakdown of a single mechanism of self-tolerance causes various autoimmune diseases. *J. Immunol.* 1995; 155:1151–1164.

Smith-Garvin JE, Koretzky GA, Jordan MS. T cell activation. *Annu. Rev. Immunol.* 2009; 27:591–619.

Starr TK, Jameson SC, Hogquist KA. Positive and negative selection of T cells. *Annu. Rev. Immunol.* 2003; 21:139–176.

Takemoto SK, Zeevi A, Feng S, Colvin RB, Jordan S, Kobashigawa J, Kupiec-Weglinski J, Matas A, Montgomery RA, Nickerson P, Platt JL, Rabb H, Thistlethwaite R, Tyan D, Delmonico FL. National conference to assess antibody-mediated rejection in solid organ transplantation. *Am. J. Transplant.* 2004; 4:1033–1041.

Talmage DW, Dart G, Radovich J, Lafferty KJ. Activation of transplant immunity: effect of donor leukocytes on thyroid allograft rejection. *Science.* 1976; 191:385–388.

Trambley J, Bingaman AW, Lin A, Elwood ET, Waitze SY, Ha J, Durham M., Corbascio M, Cowan SR, Pearson TC, Larsen CP. Asialo GM1$^+$ CD8$^+$ T cells play a critical role in costimulation blockade-resistant allograft rejection. *J. Clin. Invest.* 1999; 104:1715–1722.

Valujskikh A. Targeting T-cell memory: where do we stand? *Curr. Opin. Organ Transplant.* 2008; 13:344–349.

Valujskikh A, Matesic D, Gilliam A, Anthony D, Haqqi TM, Heeger PS. T cells reactive to a single immunodominant self-restricted allopeptide induce skin graft rejection in mice. *J. Clin. Invest.* 1998; 101:1398–1407.

Waid TH, Lucas BA, Thompson JS, McKeown JW, Brown S, Kryscio R, Skeeters LJ. Treatment of renal allograft rejection with T10B9.1A31 or OKT3: final analysis of a phase II clinical trial. *Transplantation.* 1997; 64:274–281.

Wang G, Khattar M, Guo Z, Miyahara Y, Linkes SP, Sun Z, He X, Stepkowski SM, Chen W. IL-2-deprivation and TGF-beta are two non-redundant suppressor mechanisms of CD4$^+$CD25$^+$ regulatory T cell which jointly restrain CD4$^+$ cell activation. *Immunol. Lett.* 2010a; 132:61–68.

Wang G, Miyahara Y, Guo Z, Khattar M, Stepkowski SM, ChenW. "Default" generation of neonatal regulatory T cells. *J. Immunol.* 2010b; 185:71–78.

Watson AR, Lee WT. Differences in signaling molecule organization between naive and memory CD4$^+$ T lymphocytes. *J. Immunol.* 2004; 173:33–41.

Williams MA, Bevan MJ. Effector and memory CTL differentiation. *Annu. Rev. Immunol.* 2007; 25:171–192.

Wu Z, Bensinger SJ, Zhang J, Chen C, Yuan X, Huang X, Markmann JF, Kassaee A, Rosengard BR, Hancock WW, Sayegh MH, Turka LA. Homeostatic proliferation is a barrier to transplantation tolerance. *Nat. Med.* 2004; 10:87–92.

Yuan X, Paez-Cortez J, Schmitt-Knosalla I, D'Addio F, Mfarrej B, Donnarumma M, Habicht A, Clarkson MR, Iacomini J, Glimcher LH, Sayegh MH, Ansari MJ. A novel role of CD4

Th17 cells in mediating cardiac allograft rejection and vasculopathy. *J. Exp. Med.* 2008; 205:3133–3144.

Zammit DJ, Cauley LS, Pham QM, Lefrancois L. Dendritic cells maximize the memory CD8 T cell response to infection. *Immunity.* 2005; 22:561–570.

第 21 章

移植中的天然免疫

Xian C. Li[1]* and Xiaoshun He[2]
[1]Transplant Research Center, Brigham and Women's Hospital
and Children's Hospital Boston, Harvard Medical School, Boston, MA
[2]The First Affiliated Hospital, SunYat-sen University, Guangzhou, China

付迎欣 译

摘　要

　　排斥（rejection）是移植物存活的主要障碍。免疫系统中，天然免疫（innate immunity）和适应性免疫（adaptive immunity）中的细胞相互协同作用，发生强烈的移植排斥反应。近期的研究表明，天然免疫细胞是决定移植物被排斥还是被接受的重要因素，因此，在诱导移植免疫耐受中，除适应性免疫外，还应强调以天然免疫为靶向的治疗。在本章中，我们回顾天然免疫系统中的主要细胞和分子通路，天然免疫在同种异体免疫反应中的作用，以及在移植后对天然免疫进行治疗性干预过程中的机遇与挑战。

关键词： 天然免疫，自然杀伤细胞，巨噬细胞，树突状细胞，Toll 样受体，补体，细胞因子，细胞吞噬，缺血再灌注损伤，移植排斥，移植耐受

引　言

　　天然免疫（innate immunity）在机体对抗入侵病原体的整体免疫反应中起重要作用，而且通过清除癌变、损伤和处于压力下的细胞，来维持组织的均衡。天然免疫反应由天然免疫细胞完成，包括树突状细胞（dendritic cell，DC）、巨噬细胞（macrophage）、单核细胞（monocyte）、自然杀伤（natural killer，NK）细胞、中性粒细胞（neutrophil）、肥大细胞（mast cell）和嗜酸性粒细胞（eosinophil）。与适应性 T 细胞和 B 细胞不同，天然免疫细胞直接识别异己抗原，而不进行

---

* Address correspondence to: Xian C. Li, MD, PhD. Transplant Research Center Brigham and Women's Hospital Harvard Medical School 221 Longwood Avenue Boston, MA02115, Email:xli28@partners.org.

体细胞表面受体的重排。这类细胞表达大量的识别性受体,来识别病原体成分、危险信号和损伤性细胞产物。这类细胞还表达补体成分和抗体的受体,以及其他激活性和抑制性受体,从而维持对自身和异己的识别,调控细胞反应。这些特征使得天然免疫细胞构成了第一道防御性的防线,并对适应免疫的起始、维持和特征产生影响。从历史的角度看,移植免疫的研究初期,多集中在适应性免疫细胞,特别是造成移植物损伤的 T 细胞。这种观察源于在无T 细胞的移植受体中,移植的组织或脏器可以长期存活。近期,天然免疫对于移植预后(排斥或耐受)的作用越发受到重视。天然免疫细胞可被微生物产物激活,或被手术中受损的移植物产生的内源性配体所激活。一些天然免疫细胞能够直接对移植物产生反应。这些细胞通过一系列机制影响移植的预后,包括修改 T 细胞激活程序。一系列研究表明,天然免疫细胞与排斥反应及保护性同种异体反应密切相关,这取决于移植的环境和诱导免疫耐受的方案。天然免疫细胞同时也在大范围的移植物损伤中起作用。因此,天然免疫是整个同种异体免疫反应中很重要的因素,要成功诱导免疫耐受,需要对天然免疫细胞的靶向处理进行更深入的理解。

天然免疫系统的组成

天然免疫系统是由多种细胞、识别分子、补体、多种细胞表面受体和配体组成的。下面对该系统中的主要成分分别进行叙述。

自然杀伤细胞

自然杀伤(natural killer,NK)细胞属于天然免疫系统,是血液中除 T 细胞和 B 细胞以外的第三大类淋巴细胞。NK 细胞主要存在于血液、脾脏、淋巴结和其他淋巴组织中,同时也大量存在于非淋巴组织中,特别是肝脏和肺脏。NK 细胞在炎症部位浸润的细胞中也大量存在,并和其他天然和适应性免疫细胞相互作用(Hamerman,2005)。

成熟的 NK 细胞在外周表现出细胞溶解的潜力,它们可以杀死目标细胞而不需要事先启动抗原,这点恰与适应性免疫的 T 细胞作用不同。首先,NK 细胞释放穿孔素和颗粒酶,这些成分大量以颗粒的形式包裹在 NK 细胞内。NK 细胞识别靶细胞后,触发快速的脱颗粒,促使靶细胞凋亡。NK 细胞在受刺激后也会释放大量细胞因子,包括前炎性因子(如干扰素 γ、肿瘤坏死因子 α)和抗炎因子(如白细胞介素 10 和转化生长因子 β),这些因子在天然免疫反应中发挥不同的作用(Vivier,2008)。

NK 细胞的一个关键特征是表达多种细胞表面受体(图 21-1),并且这些受体协同控制NK 细胞的发育、驯化、自身耐受和功能(Lanier,1998)。自然杀伤细胞的受体按功能分为激活受体(activating receptors)和抑制受体(inhibitory receptors)。激活受体包括天然细胞毒受体(natural cytotoxicity receptors,NCR,包括 NKp46、NKp44 和 NKp30)、小鼠的 c 型凝集素样Ly49 受体(如 Ly49H、Ly49D)、人杀伤免疫球蛋白样受体(killer immunoglobulin-like receptors,KIR)和 NKG2 家族受体(NKG2C、NKG2D)。特定的 NK 细胞亚群表达的 CD16 和 CD27 也是激活受体。小鼠 NK 细胞的抑制受体属于 Ly49 家族(如 Ly49C、Ly49G、Ly49I),而人类 NK细胞表达 KIR 家族抑制受体,包括 KIR2DL1、KIR2DL2、KIR2DL3、KIR3DL1 和 KIR3DL2。在人和小鼠中,NK 细胞也表达异二聚体抑制性受体 NKG2A-CD94。大多数 NK 激活受体的胞内结构域缺乏信号模序,取而代之的是它们招募衔接分子 DAP10、DAP12、CD3δ 或 FcεRIγ

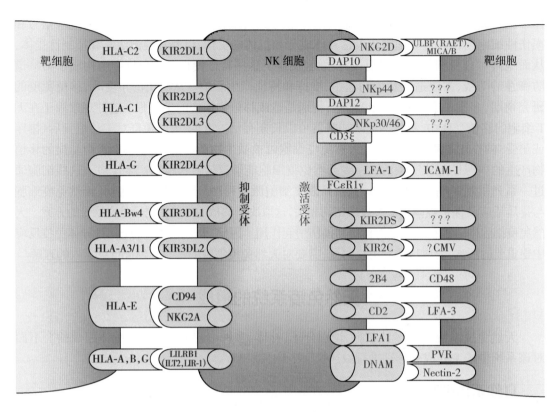

图 21-1　人类 NK 细胞表达的激活及抑制受体。人类 NK 细胞表达多种表面受体,通过与配体结合来传递激活或抑制信号。抑制受体的配体是自身 MHC-I 类分子,激活受体的配体包括病原、部分 MHC 分子和受损细胞表面分子。来自激活和抑制性受体信号协同控制 NK 细胞的功能

来转导活化信号。相反,抑制性 NK 细胞受体直接通过其位于胞质的免疫受体酪氨酸抑制模序(immunoreceptor-based tyrosine inhibitory motifs,ITIM)的末端来传递信号。

可以设想,NK 细胞受体的配体是非常多样的,包括病原体、多晶型 MHC-I 类分子或 I 类相关分子、受损细胞新生的分子(Lanier,2005)。

大部分的 NK 细胞生物学是围绕着抑制性受体开展的。有趣的是,这类抑制性受体的配体是自身的 MHC-I 类分子,而 NK 细胞抑制性受体作用下的 MHC-I 类分子阻止了 NK 细胞的自我破坏,确保 NK 细胞自身耐受。这些 NK 细胞选择性地经历进一步成熟的过程,成为功能性的针对自身靶点的杀伤性细胞。这一过程是发育的必经阶段,常被称作“NK 细胞驯化”或“NK 细胞许可”(Yokoyama,2004)。由于外周血中的 NK 细胞至少表达一种抑制性受体,因此它们是被完全许可的。NK 细胞表达的抑制性因子越多,其对靶细胞的杀伤潜质就越强。相反,那些不能表达抑制性因子的 NK 细胞则成为无能或无效细胞(未被许可的NK 细胞)。因此,当遇到的靶细胞不表达或低表达 MHC-I 类分子时,NK 细胞会表现出杀伤潜质。在移植中,MHC-I 类分子发生错配的靶细胞(包括骨髓移植和实体器官移植)也会发生这种情况,NK 细胞介导的杀伤被称为“缺乏自身识别”(Yu,2006)。然而,在大多数情况下,NK 细胞不断探测周围的环境,对激活和抑制性受体的信号进行整合,然后确定自身的行为。因此,如果有多个激活性受体,这些激活性受体可以超越抑制性受体的信号,来启动 NK 细

胞介导的靶细胞杀伤。例如,受损或受到压力的细胞除表达自身 MHC-Ⅰ类分子外,还表达多种 NK 细胞激活性受体的配体,因此常常被 NK 细胞杀伤,这一过程称为"诱导的自我识别"(Raulet,2006)。

在本质上,NK 细胞受到多层次的信号控制,其中生理条件下的抑制性信号占主导 。有证据表明,在病毒感染的情况下,那些不表达抑制性受体的 NK 细胞(称未被许可的 NK 细胞)比那些表达抑制性受体的 NK 细胞具有更强的反应性。此外 NK 细胞的许可是动态和连续的过程,在该过程中,成熟的 NK 细胞会被再驯化(Sun,2008)。此外,不同的调节机制控制着 NK 细胞产生细胞因子。NK 细胞的多样性和可塑性表明它们在免疫反应中发挥复杂的作用。

单核细胞和巨噬细胞

单核细胞(monocyte)和巨噬细胞(macrophage)是具有多种特性的单核巨噬细胞系统。单核细胞是从骨髓中的髓系前休细胞发育而来,存在于血液中,一旦受到炎症的激发会立即浸润到炎症部位,发展成熟为巨噬细胞(Ingersoll,2011)。在一些器官中,巨噬细胞需要额外的组织特征,成为该器官整体的细胞成分,如肝脏中的库普弗细胞(Kupffer's cell)及大脑中的神经胶质细胞。人体单核细胞在外周血白细胞中占 5%~10%。尽管单核细胞和巨噬细胞关系密切,它们可以根据细胞表面因子所区分。例如,单核细胞为 CD11b^{high} 和 F4/80$^-$,且表达低水平的 MHC Ⅱ类分子、CD80、CD86、CD40 共刺激分子。相反,巨噬细胞为 CD11b^{high} 和 F4/80$^+$,而且表达高水平的 MHC Ⅱ类分子、CD80、CD86、CD40 共刺激分子。单核细胞除了在炎症部位分化为巨噬细胞,也会在特定环境下分化为髓样树突状细胞。此外,CD14$^+$CD16$^-$ 单核细胞在细胞吞噬作用中效率很高,能够产生高水平的细胞因子。而 CD14^{low}CD16$^+$ 单核细胞表达 MHC Ⅱ类分子,在抗原递呈中起作用(Murray,2011)。近期研究使用活体显微镜直接观察体内血液中的单核细胞,发现了其他的复杂现象。例如,Ly6C$^-$GR1$^-$ 单核细胞在血管壁巡游,随后分化成为 M2 型巨噬细胞(下文叙述),而 Ly6C$^+$GR1$^+$ 单核细胞则分化为树突样细胞或成为 M1 型巨噬细胞(Murray,2011)。

巨噬细胞是炎症部位的主要浸润细胞(Mannon,2012);他们发挥抗原递呈细胞和炎细胞的作用。巨噬细胞可以有效吞噬外来物,并将抗原片段递呈给 T 细胞,启动适应性免疫。巨噬细胞还产生多种炎症因子并与这些因子发生反应,从而增强其吞噬和抗原递呈作用。与树突状细胞类似,巨噬细胞也由多个具有不同表型和功能的亚群构成(Ghosn,2010)。使巨噬细胞受刺激的细胞因子环境对巨噬细胞的极化起着决定性作用。例如,在 IFN-γ、TNF-α 或 IL-12 丰富的环境中,巨噬细胞向Ⅰ型发生极化,称 M1 型巨噬细胞。M1 型巨噬细胞是高程度的炎症细胞,促进 Th1 细胞诱导,并通过产生反应性活性氧和 TNF-α 表现出细胞杀伤活性。另一方面,M2 型巨噬细胞在 IL-4 丰富的环境下产生,表现为免疫调节作用并促进伤口愈合(Murray,2011)。在机制上,IL-4 刺激巨噬细胞的精氨酸酶的活性,其将精氨酸转化为鸟氨酸,导致胶原生成增加,促进伤口愈合。M2 型巨噬细胞产生抑制性细胞因子如 IL-10、TGF-β 和前列腺素 E$_2$,减弱 T 细胞的活性。M1 和 M2 巨噬细胞可能代表了大部分巨噬细胞的最终表型,但他们突出了巨噬细胞的可塑性和环境线索的重要性,从而决定了巨噬细胞的功能。

此外,在特定条件下,一些巨噬细胞可成为 Foxp3$^+$ 调节性 T 细胞的有效诱导物,从而间接参与免疫调节(Brem-Exner,2008)。另一些巨噬细胞则分化成骨髓诱导的抑制细胞(myeloid derived suppressor cell,MDSC),即一种具有潜在免疫抑制作用的细胞类型,来参与免疫调控(Lees,2011)。最后,有证据表明,巨噬细胞参与同种异体免疫反应,并直接对同种或异种抗原作出反应(Zecher,2009),但这一反应确切的分子证据有待进一步确定。

树突状细胞

树突状细胞(dendritic cell,DC)在外周淋巴器官中占有核细胞的 1%,他们广泛存在于身体各处,并从细胞体伸出长的树状突起,以此为可识别的形态特征(Steinman,1980)。DC从骨髓前体细胞发展而来,根据解剖位置、表面标志和成熟状态的不同分为不同的亚型。在淋巴组织中的 DC 称为淋巴组织残存 DC,在其他组织中的称为间质 DC。在表型上,DC 表达 β 整合素 CD11c,结合其他的表面标志,DC 被进一步分为髓样 DC(CD11c$^+$CD11b$^+$CD205$^-$)、淋巴样 DC(CD11c$^+$CD11b$^-$CD205$^+$)、浆细胞样 DC(CD11c$^+$B220$^+$PDCA-1$^+$)(Shortman,2002)。因此,虽然 DC 具有高度特异性,它们同时也是高度异质性的,不同类型的 DC 亚群在体内有不同的作用。早期的研究表明,不同亚型的 DC 处于淋巴组织的不同位置,并表达极为不同的细胞因子、细胞因子受体及归巢受体。被激活后,DC 分泌不同的细胞因子,随后为适应性T 细胞的分化创建不同的细胞因子环境。例如,浆细胞样 DC 产生大量的 I 型干扰素,而髓样DC 分泌高水平的 IL-12(Shortman,2002)。

DC 的主要功能是摄取、处理和递呈外来抗原给适应性免疫细胞。然而,DC 是动态的,其表型和功能可通过各种机制被调节。DC 表达一个异常复杂的 Toll 样受体(Toll-like receptor,TLR,见下文)系列,使他们对微生物产物或内源性组织的产物发生反应,这些产物统称为"危险信号"。它们能够产生大量的炎性细胞因子并与其发生反应。这些反应通常导致 DC 的进一步成熟,表现为细胞表面表达 MHC 分子和 T 细胞共刺激分子(如 CD80、CD86、CD40 和 OX40 配体等)的增加。在此过程中,DC 常常转化为有效的抗原提呈细胞(APC),高效活化适应性免疫细胞。因此,根据是否存在"危险信号",DC 可能保持休眠状态,也可能被完全活化。并且有证据表明,静息和活化的 DC 可能在体内执行不同的功能。活化的 DC 是免疫活化的有效触发器,而静息的 DC 可能通过对调节性细胞的支持作用参与免疫耐受。最近的研究表明,对天然小鼠的 DC 基因进行敲除可导致广泛的自身免疫疾病,说明 DC 不仅在适应免疫中发挥重要作用,而且对免疫耐受和免疫稳态有一定作用(Ohnmacht,2009)。因此,DC 将天然免疫和适应性免疫联系在一起,而且也在免疫反应和免疫耐受之间起作用。

Toll 样受体、NOD 样受体和 RIG 样受体

天然免疫细胞对病原体和组织损伤产生剧烈反应,这是由一系列被称为模式识别受体(pattern recognition receptors,PRRs)的分子感受器介导起始的。这些感受器分子识别由细菌、分枝杆菌、DNA 和 RNA 病毒、真菌和原生动物衍生而来的病原相关分子模序(pathogen-associated molecular patterns,PAMPs)。它们还识别受损的自身细胞结构,称为受损相关分子模序(damage-associated molecular patterns,DAMPs)或报警分子(alarmin),这些结构包括热休克蛋白、肽聚糖、高迁移率族染色体蛋白 1(high-mobility group box chromosomal protein 1,HMGB1)、硫酸乙酰肝素、葡萄糖调节蛋白、纤维蛋白原、透明质酸和核苷酸片段。这些天然的感受器通过与相应的配体作用,激活免疫和炎症相关基因,促使免疫反应消除入侵的病原

体或促进组织修复（Palm，2009）。迄今为止，已确定三个天然感受器家族，每个家族包含多个成员（图 21-2）。Toll 样受体（Toll-like receptors，TLRs）家族是目前研究最深入的家族。其他两个家族包括 NOD 样受体（NOD-like receptors，NLRs）和 RIG 样受体（RIG-like receptors，RLRs）。TLR 家族包括至少 13 个成员，除 TLR3、TLR7、TLR8、TLR9 为细胞内膜相关的细胞内受体外，其他成员均为跨膜受体，包括细胞外结构域、跨膜结构域和细胞内结构域。细胞外结构域包含多个富含亮氨酸的重复模序（leucine-rich repeat motifs，LRRs）与配体结合。细胞内结构域信号可能通过 MyD88 依赖途径激活 NF-kB 转录因子，也可能通过 TRIF 依赖途径刺激 I 型干扰素。与膜锚定 TLRs 相反，NLRs 为自由的胞质蛋白，包含多种功能性结构域，参与配体结合、低聚化和信号转导。NLR 家族由 23 个成员组成，NOD1、NOD2、NALP1-3 和 Ipaf 是研究最多的。

NOD1 和 NOD2 激活 NF-κB，随后表达炎症细胞因子，包括前 -IL-1β 和 IL-18。NALP1-3 组成炎性体（inflammasome）并激活 caspase1 和 caspase5，导致有活性的 IL-1β 和 IL-18 的产生。

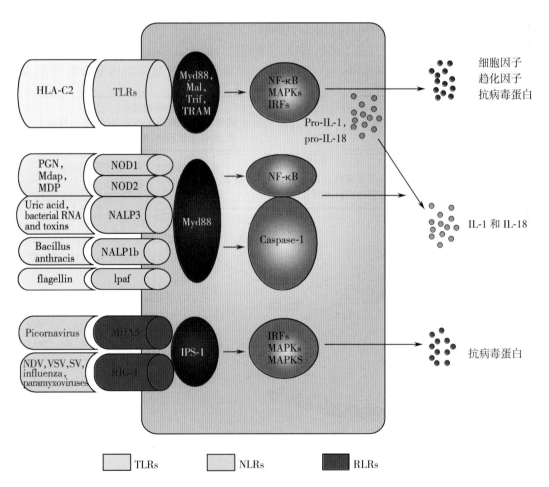

图 21-2 天然免疫细胞的分子感受器。天然的感受器大致分为三个家族，包括跨膜受体和细胞内受体。它们对病原体产物和受损细胞产生的内源性配体发生特异性的反应。总之，它们提供了一个特殊的预热系统，以识别和响应"危险信号"

RLRs是天然感受器中一个有趣的家族,它们与NLRs类似,属于胞质蛋白。与细胞内TLRs(如TLR3、TLR7、TLR8和TLR9)类似,RLRs刺激NF-kB途径的激活和Ⅰ型干扰素的产生。然而,RLRs感受的是胞质内的病毒核酸,而TLRs识别包涵体内的病毒成分(Creagh,2006)。此外,RLRs天然免疫细胞中广泛表达,在受Ⅰ型干扰素反应时迅速上调。总之,这些感受器分子构成了对病原和损伤组织的早期预警系统。TLRs、NLRs和RLRs在一定程度上对病原体产生特异性反应。TLRs识别细胞外和细胞内的病原体,不同的TLRs与不同成分发生反应。NLRs感受胞内的细菌衍生物,而RLRs感受胞内的病毒核酸。这些受体也发生相互作用,触发最佳的反应。这些受体导致天然免疫细胞的激活,产生有效的促炎细胞因子,促进DC的成熟,以及引发适应性免疫。因此,天然感受器在联系天然免疫和适应性免疫反应中起关键作用。

补体

补体(complement)是天然免疫中重要的组成成分,由大量的血清蛋白(C1~C9)组成。血清补体在肝脏中产生,最近的研究表明,其他组织细胞也能自行产生补体。补体的激活受阳性及阴性调节因子的严格控制(Goldstein,1988)。

总的来说,补体的激活有三条不同的途径:经典途径(classic pathway)、替代途径(alternative pathway)和凝集素途径(lectin pathway)(图21-3)。经典途径通过抗原抗体复合物触发,其

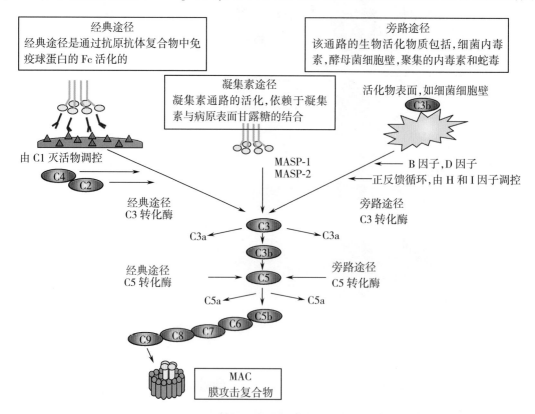

图21-3　旁路途径

补体激活途径。补体激活有三条途径:经典途径(由抗原抗体复合物引发)、旁路途径和凝集素途径。所有的路径都汇聚于C3转化酶的生成,并以膜攻击复合物(membrane attach complex,MAC)的生成结束。MAC通过破坏细胞膜来介导细胞溶解

激活补体 C1(由 C1q、C1r 和 C1s 构成)。C1q 的构象变化导致 C1s 裂解,激活 C2 和 C4。当 C4a 和 C4b 片段产生,C4b 上的巯基被因子 1 靶向作用而失活。产物 C4b 复合物与 C2a 复合物结合,生成 C3 转化酶,促进 C3 裂解为 C3a 和 C3b。随后 C3b 与 C4b/C2a 复合体结合,生成 C5 转化酶。C5 裂解为 C5a 和 C5b,C5b 与 C9 结合,启动膜攻击复合体(membrane-attacking complex,MAC)的形成。MAC 会介导靶细胞的裂解。应当指出,所有三个途径最终都汇聚为 C3 转化酶的生成,该酶促进 MAC 的形成,产生可溶性的 C3a 和 C5a 补体片段,作为高效的化学诱导物和调理素,活化其他天然免疫细胞。补体活化的经典途径是抗体介导的血管损伤的主要机制。然而,在包括局部缺血再灌注损伤在内的特定炎症反应中,补体产物还能作为"危险信号",以化学诱导物辅助 T 细胞的活化。补体活化可以被多种调节蛋白所抑制。衰变加速因子(decay accelerating factor,DAF,也称为 CD55)一种细胞表面分子,能够促进 C3 转化酶的降解,从而阻止补体级联反应的扩展,限制下游膜攻击复合物的生成。

其他的抑制性蛋白包括 CD46 和 CD59。由于其具有调节功能,这些蛋白已被用于防止补体介导的移植物损伤,包括缺血再灌注损伤(Ricklin,2010)。

除了介导细胞裂解、化学趋化作用和天然免疫细胞的活化,补体的作用最近已扩展到 T 细胞活化的共刺激作用和 DCs 的成熟(Heeger,2005)。T 细胞和 DC 能产生补体成分,也表达 C3a 和 C5a 的受体。这两种细胞通过补体途径发挥最佳作用。在这种情况下,补体在原位产生而非系统性的生成,是很关键的。类似地,移植物来源的补体也不是系统性的,会导致移植后移植物损伤(Sacks,2008)。

天然免疫与移植的关系

缺血再灌注损伤

在实体器官移植中,手术创伤、移植物缺血、保存和再灌注的过程不可避免地导致组织损伤。受损的移植物首先通过一系列途径调动天然免疫细胞,导致组织炎症,产生活性氧成分(reactive oxygen species,ROS)和促炎细胞因子,导致 APC 的活化,最终产生移植失败的风险。这一过程涉及几乎所有天然免疫细胞、分子感受器和转导途径(Eltzschig,2011)。

移植物的缺血再灌注损伤(ischemia reperfusion injury,IRI)触发单核细胞、巨噬细胞、中性粒细胞、NK 细胞及某些记忆 T 细胞迅速流向移植物。IRI 还促进移植物间质性的 DC 活化和宿主 DC 的迁移。这种大规模的细胞浸润可能是对各种炎症因子、趋化因子、补体产物的反应,为细胞的相互作用、活化和扩展提供了理想的场所。这一过程的关键步骤包括:①受损细胞通过 DAMP 刺激 TLRs;②活化的天然免疫细胞生成更多的炎症性、细胞毒性因子和 ROS;③抗原递呈细胞成熟而诱导适应性免疫;④通过局部炎症反应,在健康的细胞中诱导压力信号的产生,被 NK 细胞识别并触发 NK 介导的细胞杀伤作用。所有这些反应已在临床前模型中广泛研究,并成为有吸引力的临床治疗靶点。例如,受损细胞释放大量的核蛋白 HMGB1,促进 TLR2 或 TLR4 激活天然免疫细胞(Matsuoka,2010)。因此,缺乏 TLR4、MyD88 和 / 或 TRIF 的小鼠能够免受 IRI 的影响,类似地,在肝脏 IRI 和心肌梗死模型中,组织损伤的程度在 TLR4 缺陷小鼠中显著降低。在细胞水平上,通过脂质体氯膦酸盐作用或抑制其向移植物的迁移导致的巨噬细胞缺失可减轻组织损伤。并且,在 CD11c-DTR 小鼠的 IRI 模型中,用白喉毒素引发 DC 细胞缺失后,能够减轻肾小管坏死,减少肾功能衰竭(Eltzschig,2011)。此外,在缺血再灌注后,NK 细胞通过识别被诱导的分子 Rae-1 来杀伤肾小管上皮细胞,而 NK 缺乏或抗体介导的 NK 细胞缺失能够保护肾脏免受 IRI 影响(Zhang,2008)。这些发现为天然免疫系统在移植物 IRI 中的重要性提供了确凿证据。补体也参与缺血再灌注损伤,使用眼镜蛇毒毒素因子抑制补体则会减轻 IRI。其他研究证实了各种补体成分在缺血再灌注损伤中的重要性。例如,补体受体 1、补体受体相关基因 Y、C1、C3、C5、因子B 和衰变加速因子(decay-accelerating factor,DAF)在多种动物模型中都与 IRI 相关。事实上,在灌注之前对小鼠使用 DAF 可以抑制 C3 转化酶,保护其免受 IRI 影响。这种保护作用是由于补体活化的抑制和促炎细胞因子释放的减少。肝脏来源的血清补体负责抗体介导的损伤,而移植物来源的补体也参与 IRI。有研究表明,具有正常血清补体水平的受者移植 C3 缺陷的肾脏时,移植物的存活时间延长。此外,将这类器官移植至同系受者,能够避免 IRI。局部补体对组织损伤重要性的证据还在于,在移植物内皮细胞中过表达补体调节蛋白 DAF,能够减少移植后发生 IRI(Sacks,2008)。

急性排斥反应

天然免疫细胞虽然具有不同的效应机制,但其在大多数情况下并不直接介导急性同种异体移植排斥反应。但是,天然免疫细胞从根本上参与适应性 T 细胞程序的控制,因此间接地影响移植排斥反应。天然免疫系统对于移植的预后起到重要作用,并逐渐被认识(Alegre,2007)。

移植物为天然免疫系统的作用提供了理想的环境。IRI 生成的"危险信号"刺激了前炎症因子的产生,如 IL-1、IL-6、TNF-α 和趋化因子(如 MIP-1α、MIP-1β、MCP-1、IP-10 和 Rantes等),这些成分将活化移植物的间质 DC,也介导宿主的单核细胞、巨噬细胞、中性粒细胞、宿主 DC,以及适应性 T 细胞和 B 细胞的迅速流动。天然免疫细胞浸润移植物,导致更多的细胞因子和趋化因子被激活,进一步扩大了移植物中的炎症环境。这种丰富的炎性环境促使APC 增殖和成熟,包括细胞表面 MHC I 类分子和 II 类分子的上调,以及共刺激分子(CD80、CD86、CD40、OX40L 等)的诱导。成熟的 APC 作用于 T 细胞和 B 细胞,启动排斥反应(Li,2009)。因此,天然免疫细胞必须与适应性的 T 细胞和 B 细胞协同介导急性排斥。换句话说,适应性免疫细胞需要活化和成熟的 APC 递呈同种异体抗原而被活化。在临床前模型中,已证实了这种相互依赖的移植物排斥反应。在同种抗原错配程度最小的小鼠模型中(雄鼠的皮肤移植给雌鼠),适配分子 MyD88 的基因缺失阻止了 TLR 信号和 APCs 的成熟,导致皮肤移植物长期存活(Goldstein,2003)。在更严格的配置模型中,MyD88 和 TRIF 的同时缺失延长了 MHC 不匹配的移植物存活。这些发现也强调了天然感受器对 APC 成熟和移植排斥反应的重要性。

在急性排斥反应中,存在 APC 的相互迁移,特别是 DC。宿主的 DCs 会向移植物浸润,而移植物的 DCs 会向宿主的淋巴结归巢。这些途径对移植的重要性尚存争议,但无论哪种途径都可以引发急性排斥反应。虽然供者的 DC 和宿主的 DC 向 T 细胞递呈不同的抗原,但促使其活化和成熟的机制(如天然感受器、前炎症因子)是相同的,这使得它们以最佳方式与T 细胞相互作用。一些天然免疫细胞如巨噬细胞和 NK 细胞一旦获得效应物功能,即在急性排斥反应中的破坏阶段产生明显的作用。在人类肾移植和动物移植模型的活检标本中,巨噬细胞也已被确定,它们可能占浸润白细胞的 40%~60%(Mannon,2012),这是通过免疫组化方法对 CD68 染色得出的,CD68 是细胞内溶酶体相关糖蛋白,是最常用的检测人巨噬细胞的方法。也有研究认为,巨噬细胞浸润也存在于急性血管性排斥反应的内皮炎或动脉内膜炎中。从一些巨噬细胞缺失或拮抗的动物模型来看,这类细胞在移植物的同种异体急性排斥反应起到重要作用(Kitchens,2007),这也得到了临床研究的支持。在 T 细胞缺失的患者(应用阿仑单抗)中,肾移植受者仍然发生急性排斥反应,这与大量单核细胞浸润相关(Swanson,2002)。类似地,嗜酸性粒细胞介导的急性排斥反应已经在使用阿仑单抗或抗胸腺细胞球蛋白的小肠移植患者中观察到。NK 细胞同样对急性排斥有作用。例如,在 CD28KO 小鼠中,应用抗体阻断 NK 细胞活化受体 NKG2D,则会显著延长心脏移植物的存活,这表明 NK 细胞促进了排斥反应。此外,如果 NK 细胞被 IL-15 激活,它们能够在没有 T 或 B 淋巴细胞的情况下介导急性排斥反应(Kroemer,2008)。

　　在天然分子中,补体在排斥反应中起到独特的作用。在补体活化的移植模型中,移植物以极快的速度被破坏,可能仅有数小时,且是不可逆的。在这种情况下的移植物排斥常涉及血管内皮损伤、血液凝固和天然免疫细胞的活化,但无适应性 T 细胞的参与。最典型的例子是由抗供者的同种异体抗体触发的体液免疫排斥或抗体介导的急性排斥(antibody-mediated rejection,AMR)(Colvin,2005)。抗供者抗体(大多针对供者 HLA 分子、ABO 抗原和内皮抗原)与移植供者的抗原形成免疫复合物,通过经典途径激活补体级联。这个过程是强烈的,起始于 C1 的激活并导致 MAC(C5b-C9 复合体)的形成,而后生成化学趋化物 C3a 和 C5a,造成大量的细胞死亡、移植物内炎症反应及广泛的移植物内凝血。此外,最近的研究表明,T 细胞和 APC 自身能够产生补体成分,并且也表达某些补体成分的受体(如 C3a 和 C5a 的受体)。因此,它们能够使局部生成的补体发挥最佳的功能(Lalli,2008),其中包括同种异体抗原刺激下的 APC 功能成熟和 T 细胞的共刺激活化。此外,APC 上的 C3aR 和 C5aR 诱导天然细胞因子(IL-12、IL- 23)的释放并上调共刺激分子,进一步扩大了 T 细胞的效应(Pratt,2002)。这是天然免疫分子在移植中如何增强适应性免疫应答的另一个例子。补体在同种异体反应性 T 细胞免疫和 IRI 中的作用至少在一定程度上解释了 C3 缺乏的鼠肾移植能够长期存活,而那些 DAF 缺乏的鼠则预后不良(Colvin,2005)。

慢性排斥反应

　　慢性排斥反应主要涉及脉管系统。形态学上,慢性排斥的特征是向心性内膜增殖并可能造成血管闭塞,并且这种病变影响移植物血管的口径。此外,大量的移植物间质纤维化常常伴随着血管的变化。这些特征只发生在移植物,因此也被称为移植血管病变(Nankivell,2010)。与急性排斥反应相反,慢性排斥反应的发展需要更长的时间,往往在移植后多年发生。这已成为临床上移植物功能丧失,影响移植长期成功率的主要原因。慢性排斥反应的确切机制仍然不清楚,但目前的观点是,慢性排斥反应可能是移植物在较长时间内损伤和重塑的结果,免疫和非免疫途径都参与这一过程。重要的是,目前的研究表明了天然免疫机制在慢性移植排斥中的发病机制。

　　慢性排斥反应具有显著的特征。与急性排斥反应相反,天然免疫细胞,特别是单核 / 巨噬细胞,在慢性排斥浸润的细胞中占主要地位,而且同种异体抗体和补体的沉积很常见。此外,分子表达谱的研究表明慢性病灶中有持续性的组织炎症,表现为多种炎症因子表达的升高。因此,可以想象,由天然免疫细胞、信号通路和天然感受器驱动的组织损伤可能是移植物管病变的主要原因。

已有证据表明,TLR 信号与动脉硬化密切相关,这是慢性移植物血管病变的标志(Nankivell,2010)。最近发现,TLR2、TLR4 和适应性蛋白 MyD88、TRIF 都介导了小鼠肾脏移植模型中的慢性排斥反应。另外,在发生了同种异体内皮功能障碍的心脏移植患者中,TLR 信号的下游靶点即 TLR4 的表达,以及 IL-12 和 TNF 分泌的水平均比未发生血管内皮功能障碍的心脏受者高,这表明天然感受器参与了细胞的活化。在细胞水平上,巨噬细胞浸润了慢性排斥动物模型的心脏移植物,并导致移植血管病变(Kitchens,2007)。在这个模型中,使用角叉胶(carrageenan)将部分巨噬细胞抑制后,可以减轻慢性血管病变。这与吞噬作用无关,因为用钆(gadolinium)抑制吞噬作用后,对疾病的严重程度没有影响。在另一项研究中,应用间质纤维化和血管萎缩(interstitial fibrosis and tubular atrophy,IF/TA)的大鼠模型,用腺病毒靶定巨噬细胞能有效改善移植物功能障碍的组织学特征。在机制上,单核 / 巨噬细胞渗润受损的移植物实质,并分泌生长因子和促纤维化细胞因子,如 TGF-β 和 IL-13。它们也可以直接分化为纤维细胞,从而促进细胞外基质蛋白的合成,并刺激肾小管上皮细胞转变为成纤维细胞。在人类移植受者中,早期活检标本中发现巨噬细胞是预测 IF/TA 发展的指标(Mannon,2012)。

循环中针对 HLA、MICA、自身抗原和内皮抗原的同种异体抗体的存在增加了远期移植物丢失的风险(Colvin,2005)。在移植物损伤中,同种异体抗体诱发的移植物反应主要涉及天然免疫途径,核心是补体的激活。的确,在人类肾移植中,C4d 在移植物中的沉积表明了补体活化在慢性移植物损伤中的作用。C6 缺失影响了补体级联反应末期膜攻击复合物的形成,减轻了动脉硬化的发病和严重程度。最近的数据还表明了局部衍生的补体(而非系统性生成的补体)在慢性肾移植物损伤中的重要性。例如,C3 缺失的肾脏移植入野生型受者后,能够抵抗阿霉素诱导的肾小管损伤(Sacks,2008)。在 C3a 受体缺陷的小鼠中,阿霉素诱导的肾损伤较轻,且间质型胶原表达和 α 平滑肌肌动蛋白的表达较低。移植物来源的补体诱发的损伤对人类移植物的远期预后有影响。

有些情况下,同种异体抗体引起的慢性移植物排斥反应可以不依赖补体而发生,而最近的研究发现,在慢性移植物损伤中,NK 细胞是关键的效应细胞(Hirohashi,2011)。在心脏移植的小鼠模型中,若移植物受体存在 T 细胞和 B 细胞缺陷(如 Rag 缺失小鼠),将供体的同种异体抗体输入受体,可诱发明显的移植物血管病变。无论是使用非补体结合的同种异体抗体,还是受体小鼠的补体活化功能缺失,都会出现类似的观察结果。这表明,抗体介导的移植物血管病变仍然可以通过补体非依赖性途径发生。事实上,临床观察表明,一些肾移植患者在移植物中没有 C4d 沉积的情况下仍发生动脉或肾小球病变(Colvin,2005),再次表明慢性排斥反应可通过补体非依赖机制发生。有趣的是,在非依赖补体的血管病变中,NK 细胞是关键介质,因为如移植受者 NK 细胞的减少或缺失能够防止由供体的同种异体抗体引起的慢性排斥反应(Hirohashi,2011)。另一项观察是在 MHC 相容的肾移植患者群体中进行的,供者和受者之间的 KIR 配体不匹配,导致同种异体 NK 细胞的产生,这与移植物的不良预后相关,从而间接地表明了 NK 细胞在临床上慢性移植物排斥相关(van Bergen,2011)。总之,这些发现均提示天然免疫在慢性同种异体移植物排斥中的作用。

免疫耐受

移植免疫耐受是指受者对异体移植物不发生细胞病理反应，而仍保留对病原体免疫反应的状态。重要的是，这种免疫耐受状态可以稳定地保持而不需长期进行免疫抑制。传统上，天然免疫细胞被认为是免疫应答的诱发物，因此与排斥有关。然而，新的数据揭示，移植耐受的诱导和维持也需要这类细胞。同一类型的细胞既介导免疫排斥，又与免疫耐受的诱导相关，这似乎是个矛盾（Murphy，2011）。

移植耐受的一个重要原则是促进效应 T 细胞凋亡和刺激调节细胞（Li，2001）。天然免疫细胞和信号途径可以通过两种途径影响免疫耐受的诱导过程。例如，DC 不仅在免疫增强过程，而且在免疫耐受过程中都是必需的，体内 CD11c$^+$ DC 缺失的小鼠免疫耐受被破坏，并诱发了广泛的自身免疫（Ohnmacht，2009）。这一发现引起了"耐受性 DC"在诱导免疫耐受中的特征和应用。事实上，DC 通过几种不同的方式诱导免疫耐受。成熟 DCs 可以在效应性 T 细胞大量增殖后，使其不发生凋亡。DC 的亚群也能诱导 FOXP3$^+$ 调节性 T 细胞或天然调节性 T 细胞的稳态。此外，DC 特别是 CD8$^+$DC，在吞噬凋亡细胞中非常有效，这是由于其表达 DEC205、Clec9A、CD36、Tim-1 和 Tim-4，凋亡细胞的清除是保持免疫耐受的关键过程（Yeung，2011）。并且，对异体凋亡细胞的吞噬能够抑制 DC 的成熟，下调其同种异体共刺激功能，同时促进 Treg 细胞（Morelli，2007）。因此，"耐受性 DC"作为细胞治疗的方法，一直被用于维持适当的移植耐受状态。

其他天然免疫细胞类型表现出类似的诱导免疫耐受的功能。在某些情况下，单核细胞 / 巨噬细胞能够表现出有效的抗炎和免疫抑制效果，有助于保持外周耐受（Li，2010）。例如，替代途径激活的 M2 的巨噬细胞或调节性巨噬细胞（regulatory macrophages，Mregs）能够分泌抗炎细胞因子，如能够减轻免疫反应和移植物炎症反应的 IL-10 和 TGF-β。事实上，一些研究表明，Mregs 的过继性转移可改善实验性自身免疫性脑炎（多发性硬化的模型），并通过诱导和扩大 Foxp3$^+$ Tregs 来防止自身免疫性结肠炎（Brem-Exner，2008）。此外，在人类肾移植受者中，将供者来源的 Mreg 过继转移后，可以显著减少免疫抑制药物的使用。类似地，NK 细胞也用不同的机制促进移植免疫耐受。NK 细胞能够通过"缺失自我识别"来消除移植物来源的同种异体 DC，从而降低由抗原呈递直接引发的 T 细胞激活（Yu，2006）。NK 细胞杀伤供体细胞利于间接抗原呈递，这与免疫耐受的诱导相关。此外，一些 NK 细胞通过 IL-10 依赖性机制发挥调节功能，通过调节平衡状态实现对免疫耐受的诱导（Deniz，2008）。

天然免疫细胞在移植免疫（排斥和耐受）中的双重性作用与环境相关，对同种异体移植的免疫应答造成不同的结果。在共刺激阻断剂诱发的免疫耐受小鼠中，应用多种 TLR 配体能够通过促进 Th1 细胞分化和抑制 FOXP3$^+$ 调节性 T 细胞的功能来诱导同种异体移植排斥反应（Adams，2003）。相反，抑制 TLR 信号（如 MyD88 缺失）能够促进免疫耐受的诱导，非此则难以实现（Goldstein，2003）。按此思路，NK 细胞可以是致耐受性的，而进一步由 IL-15 介导的 NK 成熟则引发排斥反应（Kroemer，2008）。M1 巨噬细胞是前炎症性的，而 M2 巨噬细胞是免疫抑制性的。此外，在排斥反应中，TLR 信号介导 DC 和单核细胞的成熟。由于 Tregs 也表达特定的 TLRs，因此 TLR 刺激能够增强 Treg 的抑制特性，从而有利于免疫耐受（Murphy，2011）。这种环境依赖性的天然免疫途径和天然免疫细胞的调控，对于同种异体移植免疫的掌控带来了很大的挑战。

小结和展望

对天然免疫的研究必然遇到挑战。直到近期我们才认识到天然免疫系统在移植预后中的重要作用。相关的细胞早在缺血再灌注损伤时即已被活化,并且在人和动物模型的急性和慢性排斥病理过程中发挥作用。同一细胞类型可能导致排斥,也可能参与免疫耐受的诱导,这依赖于模型、环境和治疗方法。因此,似乎并不能直接靶定这类细胞用于诱导免疫耐受。此外,天然免疫和适应性免疫之间存在动态相互作用,这使我们必须进一步理解这两方面对于诱导免疫耐受的作用。这样看来,同时针对天然免疫细胞和这些细胞参与调控的适应性免疫,是改善移植预后所必需的。

目前的免疫抑制手段主要针对适应性免疫系统,而针对天然免疫系统细胞和作用途径的新方法也已在移植模型中得到了确证。抑制天然免疫系统的方法应当是:①抑制缺血再灌注损伤过程中由前炎症细胞因子导致的组织损伤;②通过靶定 TLR 信号阻止 APC 活化;③抑制补体活化;④ 抑制天然效应机制和天然免疫细胞流向移植物。由于移植物损伤早在供者脑死亡和器官获取的阶段就已开始,因此理想的针对天然免疫活性的策略应起始于供者,在器官收获取时继续,并进一步在再灌注之后的受者中进行。根据以上描述,天然免疫在移植物的适应性同种免疫反应的整个周期中持续发挥作用。因此,在受者中,需有进一步的方法减低天然免疫以供者特异性的方式发挥长期作用。

在移植体内,天然免疫细胞不同亚群的复杂相互作用目前了解甚少,这是一个巨大的挑战。同时,这些相互作用产生何种效应,以及对同种异体 T 细胞的调控机制如何,我们也远未明了。这种复杂性对移植免疫耐受既是挑战,也是契机。目前,有一些领域应立即引起我们的关注,包括天然免疫反应对异体移植物的反应机制,天然免疫细胞如何相互作用并与效应性 T 细胞相互作用(或相反),以及天然免疫反应对诱导和维持免疫调控细胞的影响。这些都是非常重要,但有待于进一步的研究然而,发展更佳的免疫耐受策略,提供新的诊断方法和预警分子标记物,也是很重要的。

致　谢

Xian C. Li 得到了国立卫生研究院(National Institutes of Health)和国际青少年糖尿病研究基金(Juvenile Diabetic Research Foundation International)的资助。

参考文献

Adams AB, Williams MA, Jones TR, Shirasugi N, Durham MM, Kaech SM, Wherry E J, Onami T, Lanier JG., Kokko KE, Pearson TC, Ahmed R, Larsen CP. Heterologous immunity provides a potent barrier to transplantation tolerance. *J. Clin. Invest.* 2003; 111: 1887–1895.

Alegre ML, Florquin S, Goldman M. Cellular mechanisms underlying acute graft rejection: time for reassessment. *Curr. Opin. Immunol.* 2007; 19: 563–568.

Brem-Exner BG, Sattler C, Hutchinson JA, Koehl GE, Kronenberg K, Farkas S, Inoue S,

Blank C, Knechtle SJ, Schlitt HJ, Fanndrich F, Geissler EK. Macrophages driven to a novel state of activation have anti-inflammatory properties in mice. *J. Immunol.* 2008; 180: 335–349.

Colvin RB, Smith RN. Antibody-mediated organ-allograft rejection. *Nat. Rev. Immunol.* 2005; 5: 807–817.

Creagh EM, O'Neill LJ. TLRs, NLRs and RLRs: a trinity of pathogen sensors that co-operate in innate immunity. *Trends Immunol.* 2006; 27: 352–357.

Deniz G, Erten G, Kucuksezer UC, Kocacik D, Karagiannidis C, Aktas E, Akdis CA, Akdis M. Regulatory NK Cells Suppress Antigen-Specific T Cell Responses. *J. Immunol.* 2008; 180: 850–857.

Eltzschig HK, Eckle T. Ischemia and reperfusion-from mechanism to translation. *Nat. Med.* 2011; 17: 1391–1401.

Ghosn EEB, Cassado AA, Govoni GR, Fukuhara T, Yang Y, Monack DM, Bortoluci K R, Almeida SR, Herzenberg LA, Herzenberg LA. Two physically, functionally, and developmentally distinct peritoneal macrophage subsets. *Proceedings of the National Academy of Sciences.* 2010; 107: 2568–2573.

Goldstein DR, Tesar BM, Akira S, Lakkis FG. Critical role of the Toll-like receptor signal adaptor protein MyD88 in acute allograft rejection. *Journal of Clinical Investigation.* 2003; 111:1571–1578.

Goldstein IM. Complement: Biologically active products. In *Inflammation. Basic Principles and Clinical Correlates*, ed. JI Gallin, IM Goldstein, R Snyderman.New York: Raven Press. 1988; pp. 55–74.

Hamerman JA, Ogasawara K, Lanier LL. NK cells and innate immunity. *Curr. Opin. Immunol.* 2005; 17:1–7.

Heeger PS, Lalli PN, Lin F, Valujskikh A, Liu J, Muqim N, Xu Y, Medof ME. Decay-accelerating factor modulates induction of T cell immunity. *The Journal of Experimental Medicine.* 2005; 201:1523–30.

Hirohashi T, Chase CM, Della Pelle P, Sebastian D, Alessandrini A, Madsen JC, Russell PS, Colvin RB. A novel pathway of chronic rejection mediated by NK cells and alloantibodies. *Am. J. Transplant.* 2011; 12: 313–321.

Ingersoll MA, Platt AM, Potteaux S, Randolph GJ. Monocyte trafficking in acute and chronic inflammation. *Trends Immunol.* 2011; 32: 470–477.

Kitchens WH, Chase CM, Uehara S, Cornell LD, Colvin RB, Russell PS, Madsen JC. Macrophage depletion suppresses cardiac allograft vasculopathy in mice. *Am. J. Transplant.* 2007; 7: 2675–2682.

Kroemer A, Edtinger K, Li XC. The innate NK cells in transplant rejection and tolerance induction. *Curr. Opin. Organ Transplantation.* 2008;13: 339–343.

Kroemer A, Xiao X, Degauque N, Edtinger K, Wei H, Demirci G, Li XC. The Innate NK Cells, Allograft Rejection, and a Key Role for IL-15.*J. Immunol.* 2008;180: 7818–7826.

Lalli PN, Strainic MG, Yang M, Lin F, Medof ME, Heeger PS. Locally produced C5a binds to T cell expressed C5aR to enhance effector T-cell expansion by limiting antigen-induced apoptosis. *Blood.* 2008;112:1759–1766.

Lanier LL. NK cell receptors.*Annu. Rev. Immunol.* 1998;16: 359–393.

Lanier LL. NK cell recognition. *Annu. Rev. Immunol.* 2005; 23: 225–274.

Lechler R, Sykes M, Thomson AW, Turka LA. Organ Transplantation-how much of the promise has been realized? *Nature Medicine* 2005; 11:605–613.

Lees JR, Azimzadeh AM, Bromberg JS. Myeloid derived suppressor cells in transplantation. *Curr. Opin. Immunol.* 2011; 23: 692–697.

Li XC. The significance of non-T cell pathways in graft rejection: Implications for transplant tolerance. *Transplantation.* 2010; 90:1043–1047.

Li XC, Rothstein DM., Sayegh MH. Costimulatory pathways in transplantation: challenges and new developments. *Immunological Reviews.* 2009; 229: 271–293.

Li XC, Strom TB, Turka LA, Wells AD. T cell death and transplantation tolerance. *Immunity.* 2001;14: 407–416.

Mannon RB. Macrophages: contributors to allograft dysfunction, repair, or innocent bystanders? *Curr. Opin. Organ Transplant.* 2012; 17: 20–25.

Matsuoka N, Itoh T, Watarai H, Sekine-Kondo E, Nagata N, Okamoto K, Mera T, Yamamoto H, Yamada S, Maruyama I, Taniguchi M, Yasunami Y. High-mobility group box 1 is involved in the initial events of early loss of transplanted islets in mice. *The Journal of Clinical Investigation* 2010; 120: 735–743.

Morelli AE, Thomson AW. Tolerogenic dendritic cells and the quest for transplant tolerance. *Nat. Rev. Immunol.* 2007; 7: 610–621.

Murphy SP, Porrett PM, Turka LA. Innate immunity in transplant tolerance and rejection. *Immunological Reviews* 2011; 241: 39–48.

Murray PJ, Wynn TA. Protective and pathogenic functions of macrophage subsets. *Nat. Rev. Immunol.* 2011;11: 723–737.

Nankivell BJ, Alexander SI. Rejection of kidney allograft. *New England Journal of Medicine.* 2010; 363:1451–1462.

Ohnmacht C, Pullner A, King SBS, Drexler I, Meier S, Brocker T, Voehringer D. Constitutive ablation of dendritic cells breaks self-tolerance of CD4 T cells and results in spontaneous fatal autoimmunity. *J. Exp. Med.* 2009;206: 549–559.

Palm NW, Medzhitov R. Pattern recognition receptors and control of adaptive immunity. *Immunological Reviews.* 2009; 227: 221–233.

Pratt JR, Basheer SA, Sacks SH. Local synthesis of complement component C3 regulates acute renal transplant rejection. *Nature Medicine.* 2002;8:582–587.

Raulet DH, Vance RE. Self-tolerance of natrual killer cells. *Nat. Rev. Immunol.* 2006; 6: 520–531.

Ricklin D, Hajishengallis G, Yang K, Lambris JD. Complement: a key system for immune surveillance and homeostasis. *Nature Immunology.* 2010;11: 785–797.

Sacks SH, Zhou W. New boundaries for complement in renal disease. *J. Am. Soc. Nephrol.* 2008;19:1865–1869.

Shortman K, Liu YJ. Mouse and human dendritic cell subtypes. *Nat. Rev. Immunol.* 2002; 2:151–161.

Steinman RM, Nussenzweig MC. Dendritic cells: features and functions. *Immunol.Rev.* 1980; 53:127–147.

Sun JC, Lanier LL. Tolerance of NK cells encountering their viral ligand during development. *J. Exp. Med.* 2008; 205:1819–1828.

Swanson SJ, Hale DA, Mannon RB, Kleiner DE, Cendales LC, Chamberlain CE, Polly SM, Harlan DM, Kirk AD. Kidney transplantation with rabbit antithymocyte globulin induction and sirolimus monotherapy. *Lancet.* 2002; 360:1662–1664.

van Bergen J, Thompson A, Haasnoot GW, Roodnat JI, de Fijter JW, Claas FH, Koning F, Doxiadis II. KIR-ligand mismatches are associated with reduced long-term graft survival in HLA-compatible kidney transplantation. *Am. J. Transplant.* 2011;11:1959–1964.

Vivier E, Tomasello E, Baratin M, Walzer T, Ugolini S. Functions of natural killer cells. *Nature Immunology.* 2008; 9: 503–510.

Yeung MY, Najafian N. The emerging role of the TIM molecules in transplantation. *Am. J. Transplant.* 2011; 11: 2012–2019.

Yokoyama WM, Kim SH, French AR. The dynamic life of natural killer cells. *Annu. Rev.*

Immunol. 2004; 22: 405–429.

Yu G, Xu X, Vu M. D, Kilpatrick ED, Li XC. NK cells promote transplant tolerance by killing donor antigen-presenting cells. *Journal of Experimental Medicine.* 2006; 203:1851–1858.

Zecher D, van Rooijen N, Rothstein DM, Shlomchik WD, Lakkis FG. An Innate Response to Allogeneic Nonself Mediated by Monocytes. *The Journal of Immunology.* 2009; 183: 7810–7816.

Zhang ZX, Wang S, Huang X, Min WP, Sun H, Liu W, Garcia B, Jevnikar A. M. NK Cells Induce Apoptosis in Tubular Epithelial Cells and Contribute to Renal Ischemia-Reperfusion Injury. *J. Immunol.* 2008; 181:7489–7498.

第 22 章

树突状细胞与移植免疫耐受

Sumantha Bhatt[1], Shiguang Qian[1,2] and Lina L. Lu[1,2*]
[1]Department of Immunology, Lerner Research Institute
[2]Department of General Surgery, Transplantation Center,
Digestive Disease Institute, Cleveland Clinic, Cleveland, OH

刘涛 译 王树森 校

摘　要

　　树突状细胞(dendritic cell,DC)通常被认为是 T 细胞免疫的激活物,并参与同种异体移植的免疫排斥。而近年的研究表明,DC 对于诱导和维持 T 细胞免疫耐受也是很重要的。DC是发挥致耐受性作用还是免疫原性作用,很大程度上与 DC 的成熟度和其所在的环境有关,免疫耐受是由未成熟的 DC 诱导的。未成熟的致耐受性 DC 能够发挥免疫抑制作用,是由于其缺乏 MHCⅡ类分子以及共刺激/辅助因子。在体外实验中,将 DC 暴露于抑制性细胞因子、共刺激抑制因子和免疫抑制药物等条件下,能够促使 DC 发挥致耐受性。此外,以病毒作为载体,通过基因修饰的方法使 DCs 表达上述一种或几种因子,也是诱导免疫耐受的方法之一。此文介绍了和 DC 致耐受性有关的因子,以及在移植模型中具有治疗潜力的 DCs 的制备方法。

关键词:细胞因子,共刺激,死亡诱导信号,DC 亚群,树突状细胞,效应分子,基因工程,免疫偏离,免疫原性,微环境,成熟,NF-κB,T 细胞缺失,T 细胞无能,免疫耐受,调节性 T 细胞,移植

前　言

　　树突状细胞(dendritic cell,DC)是一种免疫监视细胞,在外周组织中获取自身或外源性抗原,并在次级淋巴器官中将抗原提呈给 T 细胞。这类有效的抗原提呈细胞(antigen

* Address correspondence to: Lina Lu, MD, Department of Immunology Lerner Research Institute Cleveland Clinic 9500 Euclid Ave. NE60 Cleveland, OH, Tel.: 216-444-2574, Fax: (216) 444-4849, Email: lul2@ccf.org.

presenting cell, APCs) 是联系抗原和淋巴细胞的桥梁。DCs 诱导免疫反应的不仅是通过向 T 细胞提呈同源抗原,而且还生成共刺激因子和细胞因子。DCs 的功能源于自身高表达主要组织相容性复合体(major histocompatibility complex, MHC) I 类和 II 类分子、共刺激分子和粘附分子(Steinman, 1991; Lechler, 2001)。除了免疫原性作用,DCs 在天然状况下对免疫系统的影响也可能是致耐受性或抑制性的。已证实,DC 通过免疫偏离、诱导 T 细胞无能、促进 T 细胞凋亡和诱导调节性 T 细胞,来维持中枢和外周免疫耐受。DCs 调节 T 细胞反应的能力强于 APC。对 DCs 的特征、分化和功能的研究不仅加深了我们对 DC 的认识,而且展现了 DCs 在疾病治疗和促进移植耐受方面的应用前景。

DCs 与移植

移植排斥反应是关于免疫原性的"过客"DCs 迁移到受体淋巴组织中,进而诱发免疫排斥;这一发现突显了 DCs 在移植排斥中的重要性(Lechler, 2001)。供体移植物中的树突状白细胞能够迁移到受体次级淋巴组织中,并启动免疫反应(Larsen, 1990)。Lechler 等阐明,如果肾移植时,供体肾首先作了清除 DCs 的处理,移植完成后,再将源自供体的 DCs 输入给受体,还是能够"唤醒"受体 T 细胞反应并产生免疫活性物质损伤移植物(Lechler, 2001)。这些早期的发现使研究者们致力于消除或减轻供者白细胞的免疫原性,从而延长移植物的存活期。采用的方法包括在移植入受体之前,将胰岛和甲状腺移植物进行放射性照射处理(Talmage, 1976; Hardy, 1984),以及将胰岛移植物在高压氧环境下培养(Bowen, 1980)。

然而,起初认为清除 DCs 有利于移植物存活的观点受到了挑战,原因是有研究发现移植物中供体来源的白细胞对移植物的存活是必需的。在心脏移植中,给供者应用白细胞抑制剂——环磷酰胺,能够逆转受体对移植物的免疫耐受状态;再在清除供体白细胞的心脏移植物中输注纯化的供体 DCs 后,却恢复了移植物的存活时间(Josien, 1998)。类似地,另一项独立的研究证实,肾脏移植物中的间质 DCs 能够通过作用于 MHC II 类分子的抗体来促进免疫耐受(Hart, 1982)。

受体的 DCs 同样与移植物的排斥有关,对此的一个证据是,将 MHC II $^{-/-}$ 供体的皮肤移植到 MHC I $^{-/-}$ 受体后也发生了排斥。在这种情况下,受体 CD4$^+$T 细胞对供体抗原的识别局限于受体 APCs 提呈的抗原(Auchincloss, 1993)。起初,Lechle 等研究发现,嵌合体(AS × AUG)F1 来源的肾脏移植物能被 AS 受体完全接受,但却在输入低剂量的供者 DCs(而不是供体的 T 或 B 细胞)后发生排斥反应(Lechler, 1982),表明 DCs 具有较强的免疫原性。近年来,受体 DCs 能够独立而有效地刺激 T 细胞的观点发生了改变,是由于多项证据阐明了 DCs 在中枢和外周耐受中的作用(Zöller, 1991; Matzinger, 1989; Lutz, 2002)。Coulombe 等人提供了由受体介导免疫耐受的证据,即清除 APCs 的胰岛移植物即使在没有免疫抑制剂存在的情况下也能被受体很好地接受,这表明受体的 APCs 参与了免疫反应(Coulombe, 1999)。在另一项研究中,将受体胸腺来源的 DCs,用供者的 MHC I 类分子进行体外刺激后,连同抗淋巴细胞血清一起过继转移至接受心脏移植的啮齿动物体内,结果发现移植物接受率为 100%(>200 天)(Garrovillo, 2001)。后来,Yamada 等人证实,在受体心脏移植物中,MHC II 类分子的表达缺失对共刺激抑制物诱导的移植物长期存活是起到抑制作用的(Yamada, 2001)。

直接和间接的同种抗原识别

DCs 参与间接和直接的同种抗原识别过程。供体的"过客"白细胞迁移至受体的淋巴组织后,能够使受体 T 细胞启动对同种抗原的直接识别过程。供体 DCs 上的同种抗原被受体 T 细胞表面的 T 细胞受体(T-cell receptor,TCR)直接识别的过程,即为同种异体抗原的直接识别过程。另外,受体 DCs 也能够通过大胞饮(macropinocytosis)作用对细胞内的抗原进行加工,并通过自体 MHC I 类分子将抗原肽片段提呈给细胞毒性 T 细胞(cytotoxic T cell,CTL)。细胞外抗原通过内吞作用进入 DCs 后进行加工,由 MHC II 类分子进行提呈,抗原肽 -MHC 分子复合物与 TCR 相互作用能够刺激 T 细胞的细胞毒性作用和调节活性(Hornick,2006;Heeger,2003),这类抗原识别途径被称为间接识别过程。虽然,大多数的同种抗原肽是通过直接识别的途径,但也不能低估间接识别途径的重要性(Auchincloss,1996;Lechler,2001)。若将移植肾间质的 DCs 清除,则会使被 RT1-A class I MHC 分子免疫的 Lew 受者对 DA × LEW 的移植肾更早发生排斥反应(Benham,1995)。

DC 免疫原性的影响因子

在稳定状态下,外周组织中的 DCs 维持未成熟状态,这些细胞能够由外周组织迁移至引流淋巴组织中。这些未成熟的 DCs(iDCs)不能以抗原识别的方式向 T 细胞提呈抗原(Steinman,2002)。然而,在炎症条件下,iDCs 会携带抗原,并迁移至淋巴组织中完成成熟过程。这时 MHC II 类分子、共刺激分子、趋化因子受体和粘附分子的表达上调,以具备成熟细胞的表型(Cella,1997a;Cella,1997b;Banchereau,1998)。刺激 DC 成熟的信号包括炎症因子、微生物产物、内源性配体和免疫复合物(Steinman,2007)。DCs 的成熟需要吞噬细胞提呈有效的抗原片段以及决定 DC 的免疫原性(Inaba,1998)。DCs 的致耐受性或致病性由以下因素决定:①参与作用的 DC 亚群;② DC 的成熟状态;③ DCs 所处的微环境(Steinman,1991;Steinman,2007;Steinman,2003)。

DC 亚群

DC 亚群根据细胞表面标志分子的表达、组织分布和功能来区分。人 DCs 包括多种亚群:骨髓 DCs(CD11c$^+$CD1a$^+$CD123$^-$)、pDCs(CD11c$^-$CD1a$^-$CD123$^+$)、位于皮肤中的朗格汉斯细胞(Langerhan's cell,LC)(CD11c$^+$CD1a$^+$CD123$^-$)、滤泡 DC(follicular DC,fDC)(表达 CD21、CD35 和 FcγR II b)(van Nierop,2002;Coates,2002)。小鼠 DCs 分为 3 种主要类型:存在于皮肤等非淋巴组织中的 LC(CD11c$^-$)、类浆细胞 (p) DCs(CD11c$^-$B220$^+$Gr-1$^+$)和骨髓 DC(CD11c$^+$CD8α^+ 和 CD11c$^+$CD8α^-)(Steinman,1991;Shortman,2002)。CD11c$^+$CD8α^-DCs 诱 导 Th2 表 型(IL-4、IL-5、IL-10 和 IL-13),而成熟的 CD11c$^+$CD8α^+DCs 通过分泌 IL-12 诱导 Th1 表型(IL-2 和 IFN-γ)(Hochrein,2001;den Haan,2000)。成熟的 pDCs 能产生 I 型干扰素对含 DNA 和 RNA 的免疫复合物进行反应(Steinman,2007)。然而,处于未成熟阶段的 pDCs 是致耐受性的,能产生吲哚胺 2,3- 双加氧酶(indoleamine 2,3-dioxygenase,IDO),代谢 L- 色氨酸这种必需氨基酸。已有研究证明,pDCs 激发 GCN2 应激反应通路,减少氨基酸摄入和抑制抗原特异性 T 细胞增殖,同时促进肿瘤引流淋巴结中调节性 T(regulatory T,Treg)细胞的发育(Sharma,

2009；Munn，2005）。完全成熟的 LCs 表达 langerin、DEC-205（CD205）、CD40、CD80、免疫复合物受体和补体受体，并表现出强 T 细胞刺激能力。但是，将人 LCs 与 IL-10 进行预孵育后，强烈抑制同种异体的 T 细胞反应，IL-10 下调 LCs 表面 HLA-DR 表达，并减轻 APC-T 细胞相互作用（Péguet-Navarro，1994）。目前，主要通过骨髓 DCs 进行 DCs 抑制作用的研究，除了维持 B 细胞的增殖和分化功能以外，对 fDCs 在免疫耐受诱导过程中的作用知之甚少。

DCs 和微环境

DCs 所处的微环境对其发育具有很重要的影响。处于特定解剖位点能够促进更多的耐受性 DCs 产生。例如，肝脏分离的 DC 祖细胞比骨髓（bone marrow，BM）分离的 DC 表现出更强的抑制作用（Lu，1994；Lu，1995；Lu，2001）。在体外，肝脏 DC 祖细胞能够促使 CD4$^+$T 细胞产生高水平的 IL-10。当这些肝脏 DC 祖细胞注入体内，可诱导生成能够分泌 IL-10 和 IL-4 的单核细胞集群。相反，BM DCs 促进生成大量分泌 IFN-γ 的细胞（Khanna，2000）。我们发现，与维生素 A 储存和肝损伤后纤维化相关的肝星形细胞（hepatic stellate cells，HSCs）；能够优先诱导骨髓源性抑制细胞（myeloid derived suppressor cell，MDSC）的发育。MDSC 是由不同亚群 DCs、巨噬细胞和中性粒细胞组成的异质性细胞集群。将 HSCs 和胰岛进行联合移植能够引起 MDSCs 聚集，而单独进行胰岛移植时，则引起 DCs 聚集；在未使用免疫抑制剂的情况下，这种联合移植延长了胰岛移植物在 >60% 的受体体内的存活时间。将 HSCs 与骨髓源的 DC 共培养，能够促进 CD11b$^+$CD11c$^-$ 细胞的发育，并表现出抑制性的功能（Chou，2011；Chou，2012）。类似地，睾丸中的 Sertoli 细胞（Sertoli cells，SCs）能够通过释放转化生长因子（transforming growth factor，TGF）-β，使周围组织细胞获得耐受性。新生猪 SCs 能够抑制 DCs 在脂多糖（lipopolysaccharide，LPS）刺激下发生的 CD40 上调表达，从而防止 DCs 的全部活化，诱导了致耐受性 DCs 的发育（Lee，2008）。免疫豁免的 SCs 已被用于对各种移植组织的保护（Halberstadt，2004；Suarez-Pinzon，2000）。在皮肤免疫中，表皮角化细胞是 IL-10、TGF-β 和 TNF-α 的主要来源；这些因子的产生可抑制人 LCs 在 TNF-α 和 LPS 刺激下的成熟过程，从而防止发生自身免疫性皮肤病（Ansel，1990；Gröne，2002）。综上，这些研究表明，组织微环境能够直接影响 DC 成熟和调节免疫反应。

DC 发育和成熟

体内 DCs 的发育是由生成内源性造血生长因子 c-Kit 配体和 Fms 样酪氨酸激酶 3（Fms-like tyrosine kinase 3，Flt-3）配体驱动的（Karsunky，2003；Waskow，2008；Young，1995）。活化 T 细胞产生的 GM-CSF 也是 DCs 成熟的信号分子。DC 由于成熟状态不同而呈现不同的细胞因子表达谱和功能，并且能诱导辅助性 T 细胞系（Th1、Th2、Th17）的发育。完全成熟的 DCs 产生促炎症细胞因子 IL-12p40、TNF-α、IL-1β 和 IL-6，并上调共刺激因子（Cella，1997b）。相反，iDCs 产生致耐受性的因子 IL-10，且缺乏 T 细胞活化的共刺激信号。有趣的是，在 GM-CSF 和高剂量脂多糖条件下培养骨髓细胞所获得的 iDCs 能够在体外诱导同种抗原特异性的 CD4 T 细胞无能（Lutz，2000）。通过加入 GM-CSF、TNF-α、IL-4、c-KitL 和 Flt-3L 能够促使体外培养的 iDCs 成熟和增殖（Cella，1997b）。

DCs 与中枢耐受

中枢耐受对抑制自体免疫反应和维持自体免疫平衡是至关重要的。在早期发育阶段，APCs（如 DCs）将自身抗原提呈给胸腺中的未成熟 T 细胞，在自身 APCs 作用下，形成中枢耐受。T 细胞表达与自身抗原高亲和力 TCRs 的 T 细胞被清除，而中亲和力和低亲和力的 T 细胞经过阳性选择。被阴性选择的 T 细胞可能受到胸腺 DCs 中 CD40 介导的信号通路影响；其证据在于，CD40 被阻滞后能够导致自身反应性 T 细胞的发育（Page，1999；Grewal，1998）。Matzinger 等通过灌注纯化的脾脏 APCs 能够诱导中枢耐受，从而证实了 DCs 在中枢耐受中的作用（Matzinger，1989）。此外，将异源性 MHC I 类分子肽致敏的 DCs 注射入 ACI 大鼠胸腺中，可引起胰岛移植物的永久存活（Ali，2000）。类似结果在自身免疫模型中也有报道。将小淋巴细胞刺激 -1 抗原（minor lymphocyte stimulating-1 antigen，Mls-1a）不相容的小鼠胸腺或脾脏 DCs，注射入 BALB/c 小鼠胸腺内，能够促使胸腺、Mls-1a 反应和 Vβ6⁺T 细胞无能，并诱导免疫耐受（Inaba，1991）。再者，将抗原直接注射入胸腺，能够生成具有免疫耐受潜能的 DCs。从预先注射过髓鞘碱性蛋白（myelin basic protein，MBP）的 Lewis 大鼠胸腺分离得到 DCs，并注射至其他大鼠的胸腺内，能够阻止受者由 MBP 介导的 EAE 的进展（Khoury，1993；Khoury，1995）。尽管胸腺内注射的方法能够在啮齿动物模型中成功诱导免疫耐受，但在大动物和人类中很难达到同样的免疫抑制程度。胸腺内注射治疗的方法是一种侵入性技术而且胸腺随年龄增长会发生退化，因此这项技术在成人中的应用受到限制。

DCs 诱导外周耐受的机制

虽然免疫耐受的主要机制发生在胸腺中，即在胸腺中将自身抗原具有高亲和力的 T 细胞清除，但是并非所有的自身抗原都在胸腺中具有足够的表达量，以至于不能将所有潜在的自身反应性 T 细胞清除。因此，使很多对自身抗原有特异性反应的 T 细胞逃逸至外周，这些细胞必须通过外周免疫耐受机制将其有效地清除。在稳态条件下，多肽刺激 DCs 在体内不诱导 Th1 极化或促使 T 细胞活化和增值。通过清除自身抗原特异性 T 细胞，诱导 T 细胞无能，免疫偏移和生成调节性 T 细胞的方法可诱导外周耐受（Hawiger，2001）。移植免疫学的最终目的是在不用免疫抑制剂的情况下达到对供者抗原的特异性外周耐受，因为免疫抑制药物可引起多种不良反应。

清除供体反应性 T 细胞

同种异体器官或细胞移植物能引起大量同种异体反应性 T 细胞生产。同种异体反应主要是以 T 细胞介导，针对供体组织表面的主要组织相容性复合体（MHCs）的免疫反应。因此，清除供体反应性 T 细胞是诱导移植免疫耐受的关键。我们已证实，自发的肝移植物耐受依赖于通过细胞凋亡机制清除同种异体反应性 T 细胞（Qian，1997）。相反，在肝移植之前使用 Flt3L 刺激供体成熟 DCs 在肝脏中聚集，增加了 CTLs 的存活数量并增强了其功能，从而影响移植肝的存活时间（MST=5 天，相对于对照组 MST=100 天）；这表明肝脏移植物中的 DCs 具有重要作用，决定了免疫反应的趋势（Qian，1998）。DCs 通过抑制信号或产生凋亡因子来清除供体反应性 T 细胞,影响免疫反应,有助于形成免疫耐受。这类调控机制较熟悉的是 Fas(CD95)-FasL(CD95L)通路。在 GM-CSF 和 IL-4 存在的条件下,经过体外培养得到的骨髓 DCs 能够表达 FasL 和表达高水平的 MHCⅡ类分子以及共刺激分子 CD40、B7-1 (CD80) 和 B7-2(CD86)。这些 CD11c$^+$ DCs 能够诱导 Fas$^+$ Jurkat T 细胞剂量依赖性的 DNA 片段化。通过细胞毒性 T 淋巴细胞抗原 4(cytotoxic T-lymphocyte antigen 4,CTLA4)-Ig 抑制 B7/CD28 通路,能够增强 FasL 介导的 DNA 片段化,表明 DCs 还具有其他调控通路(Lu,1997b)。CD8α$^+$ 淋巴样 DCs 能通过 FasL 诱导活化的同种异体 CD4$^+$T 细胞凋亡。将 CD4$^+$T 细胞与异体 CD8α$^+$ DCs 共培养,产生的活性细胞数量是与 CD8α$^-$ DCs 共培养时的一半。进一步研究发现,CD8α$^+$ DCs 高表达 FasL,而 CD8α$^+$ DCs 和 CD8α$^-$ DCs 与 Fas 缺失的 lpr CD4$^+$T 细胞共培养时,表现出相似的刺激活性,表明 CD8α$^+$ DCs 仅通过 FasL 发挥作用(Süss,1996)。不同于效应性 T 细胞,调节性 T 不受 FasL 介导凋亡的影响。因此,通过 DCs 操作 Fas-FasL 通路不会影响 Treg 的活性(Banz,2002)。FasL-Fas 通路对耐受的诱导能力也在体内实验中得到了证实,采用基因工程技术使 DCs 表达 FasL,将表达 FasL 的 DCs 和对照组 DCs 分别注入心脏移植受体体内,而注入表达 FasL 的 DCs 延长了心脏移植物的存活时间(Min,2000)。肿瘤坏死因子相关凋亡诱导配体(TRAIL)与 FasL 同属于 TNF 家族,也能向抗原特异性 T 细胞提供死亡信号。将人外周血 CD11c$^+$DCs 暴露于 IFN-γ 或 IFN-α 能够导致 TRAIL 的表达,而且表达 TRAIL 的 CD11c$^+$ DC 能够有效地清除肿瘤特异性 T 细胞(Fanger,1999)。共刺激阻断剂与 iDC 联合灌注能成功清除受体体内的反应性 T 细胞。在小鼠心脏移植中,受体鼠预先用抗 CD40L(CD154)和供体鼠的 iDCs 处理后,能无限期地接受移植物。免疫耐受与受体脾脏和移植物内反应性细胞凋亡水平升高相关,是由于 IL-2 缺失和存在大量供体过客白细胞引起的(Lu,1999c)。

T 细胞无能(anergy)

iDCs 诱导 T 细胞无能或低反应性的机制目前尚不明确,但与免疫抑制性细胞因子 IL-10 有关。例如,应用 IL-10R 单克隆抗体可导致 iDCs 免疫抑制功能的丧失(Tuettenberg,2009)。此外,研究表明 IL-10 的作用依赖于可诱导的 T 细胞共刺激(inducible T-cell costimulator,ICOS) 信号(Witsch,2002)。ICOSL-ICOS 共刺激通路对于 IL-10 和 Th2 相关细胞因子的生成是很重要的。ICOS 与 T 细胞的结合能够上调更多共刺激分子的表达,并诱导 IL-10 的生成(Vermeiren,2004)。对比健康人和用同种异体 iDCs 反复刺激导致 ICOS 缺失患者的 T 细胞反应性表明,ICOS 缺失的 T 细胞具有很强的增殖活性。ICOS 缺失的 T 细胞和 ICOS-L 单克隆抗体(monoclonal antibody,mAb)作用后的 T 细胞活化,能够下调 IL-10R 的表达,且对 iDCs 生成的 IL-10 敏感性降低。这些结果表明,IL-10 与 ICOS 协同作用来诱导 T 细胞无能(Tuettenberg,2009)。另一个与刺激和调控 DC 相关的分子是 B7-H1(B7 同系物 1,B7 homolog 1,也称为程序性细胞死亡配体 1,programmed cell death ligand-1,PD-L1),属于 B7 共刺激分子家族。当然,IL-10 也能够诱导 B7-H1 受体(PD-1)的表达。在抗 B7-H1 mAb DF272 存在的情况下,被不同数量梯度的异体 iDCs 刺激纯化 T 细胞后增殖活性提高。此外,应用 mAb DF272 能使 IL-10 作用后的 DC 抑制功能降低,且 DC 生成的 IL-2 和 IFN-γ 显著增多,IL-10 和 IL-4 显著降低。B7-H1 的表达不只限于 DC,也在非造血组织和非免疫细胞中表达,这为组织间质细胞的耐受性提供了一种可能的解释(Yang,2009)。

免疫偏离（immune deviation）

将 DC 的致耐受性应用于移植治疗中的另一个原因是,DC 能够使 Th2 表型所诱导的细胞因子表达谱发生偏离。从粒细胞集落刺激因子(granulocyte-colony stimulating factor,G-CSF)处理的小鼠体内提取的外周血干细胞(peripheral blood stem cell,PBSC)优先诱导 T 细胞生成 IL-4 和 IL-10,并阻止急性移植物抗宿主病(graft-versus-host disease,GVHD)的发展(Arpinati,2000)。DC 是诱导免疫还是诱导耐受,取决于其成熟度和亚群。体内和体外实验的证据都支持 IL-12 在 Th1 淋巴细胞极化中的核心作用。成熟 DC 可通过生成 IL-12 调控 Th1 细胞的发育(Macatonia,1995)。成熟 DC 表面表达的 CD40 和 MHCⅡ类分子信号能够刺激 IL-12 的生成。IL-12 水平随 DC 发育的不同阶段而波动,因此 DC 根据其成熟度呈现不同的免疫活性。将刚地弓形虫(*Toxoplasma gondii*)的可溶性提取物注入小鼠体内,提取的 CD8α⁺CD11c⁺DC 能够产生大量的 IL-12(Sousa,1997)。从 IL-12 缺失小鼠体内提取抗原刺激的 CD8α⁺DC,转入野生型受者体内,不诱导 Th1 反应。但是,与 IL-12 共培养的 CD8α⁻DC 能够促进 Th1 极化。人单核细胞来源的 DC 呈现类似的发育过程。在体外培养中,加入抗 IL-12 mAb 导致能生成 IFN-γ 的 T 细胞数量减少,添加 IL-12 后 Th1 细胞的数量得以恢复。Th1 或 Th2 方向的发育分化也取决于 DC 亚群,DC 亚群能够改变细胞因子微环境。人单核细胞来源的 DC(DC1)在与 CD40L 结合后,能够在 24 小时内生成 IL-12,这种现象在 CD4⁺CD3⁻CD11c⁻pDC(DC2)中未发现。将天然的人外周血或脐带血用 CD3 抗体和 CD28 抗体处理后,提取 CD4⁺CD45RA⁺T 细胞并与 DC2 共培养,能够生成大量 IL-10、IL-4 和 IL-5,但 IFN-γ 生成极少。在同样情况下,若与 DC1 共培养,能够生成 IFN-γ 但不生成 Th2 细胞因子。研究表明,Th1/Th2 反应可能受到反馈机制的调节。过量生成的 IL-4 促进 DC2 的凋亡,促进 Th1 发育。但是,若存在成熟信号分子如 CD40L 和 IFN-γ 时,则能够保护 DC2,并促进 DC1 分化(Rissoan,1999)。因此,IL-4 和 IFN-γ 可能是拮抗关系(Boehm,1997)。体内实验证实了不同 DC 亚群能够导致 T 细胞反应性的偏倚。将鸡的卵清蛋白(ovalbumin,OVA)刺激后的 CD8α⁺DC 转入 T 细胞重构后的同系 DO11.10 小鼠足垫内,能够诱发强烈的 Th1 反应;而 OVA 刺激后的 CD8α⁻DC 诱发 Th2 反应(Moser,2000,De Smedt,2001)。

Treg 诱导

免疫耐受的诱导也有 CD4⁺T 细胞介导的免疫调节过程参与。外周 CD4⁺CD25⁺Foxp3⁺Tregs 或 IL-10⁺Foxp3⁻1 型调节性 T 细胞(T regulatory type-1,Tr1)抑制对自身抗原和非自身抗原的免疫反应,这一过程是通过产生免疫抑制性细胞因子 IL-10 和 TGF-β、细胞接触依赖性抑制和 APC 的功能性调控实现的(Sakaguchi,2008)。致耐受性 DC 能够通过促进 Treg 或 Tr1 细胞的发育,部分程度地调节其抑制性功能。iDCs 对同种异体反应性 T 细胞的反复刺激能够抑制 T 细胞增殖。iDCs 刺激 T 细胞能够上调 CTLA-4 的表达,而成熟 DC 刺激 T 细胞能够上调 CD154、CD69 和 CD70 的表达。iDCs 不能生成 IL-2、IFN-γ、IL-4 或分化为产生 IL-10 的 Tr1 样细胞。对 Tr1 细胞的诱导能够以非抗原特异性的方式抑制 Th1 细胞的增殖,但这一过程依赖于细胞的直接接触。有趣的是,这些 Tr1 细胞在暴露于抗 IL-10 mAb 和抗 TGF-β mAb 后,其抑制能力并不减低。然而,加入少量的 IL-2 即能逆转 Th1 的抑制性作用,这表明 Tr1 细胞可能是通过调节 IL-2 的生成来发挥其抑制性作用的(Jonuleit,

2000)。在人类,将钥孔血蓝蛋白(keyhole limpet hemocyanin,KLH)和流感基质肽(matrix peptide,MP)作用的 iDC 注入体内,能够抑制针对 MP 抗原的细胞毒性 T 淋巴细胞(cytotoxic T lymphocyte,CTL)反应,并促进 MP 特异性的产 IL-10 T 细胞的发育(Dhodapkar,2001)。进一步研究表明,这些产 IL-10 的细胞是 CD8$^+$ 调节性 T 细胞,并能够在混合反应实验中抑制 MP 特异性的 IFN-γ 生成,提示在人类,iDC 具有诱导 CD8$^+$T 细胞的潜能(Dhodapkar,2002)。对 T 细胞向 Treg 的转化作用不只限于 iDC,人 DC2 也能够针对病毒抗原产生 IFN-α 和 IL-10,随后参与调控 Treg 的生成(Kadowaki,2000;Roncarolo,2001)。致耐受性 DC 不只参与诱导 Treg 和 Tr1 细胞,而且在激活和维持这些细胞的抑制性功能中发挥作用。已证实,pDC 在 LPS 和 CpG 刺激下产生的 IDO 能够使天然的 CD4$^+$T 细胞发育过程发生偏离,朝向 Treg 谱系进行发育(Fallarino,2006)。体外和体内实验表明,pDC 能够激活预先存在的 Treg 的抑制性功能。在植入肿瘤的小鼠模型中,IDO$^+$DC(由 30%~50% 的表达 IDO 的 CD19$^+$pDC 组成)在体内和体外都能够激活由肿瘤引流(draining,d)的 LN 来源的 Treg。IDO 活化的 Treg 对 T 细胞的抑制作用依赖于细胞-细胞之间的接触机制。体内实验中,应用 IDO 抑制物即 1-甲基-D-色氨酸(1-methy-D-tryptophan,1-MT)能够消除肿瘤引流淋巴结(draining lymph node,dLN)中 Treg 介导的抑制性功能(Sharma,2007)。有趣的是,Treg 也可能促进 DC 祖细胞中致耐受性 DC 的发育过程。Min 等研究表明,对受者使用抗 CD45RB mAb 和 LF15-0195(一种 15-脱氧精胍菌素同系物)能够导致 Treg 和致耐受性 DC 的增加。在体外实验中,受者来源的致耐受性 DC 能够诱导天然 T 细胞中 Treg 的发育。并且,分离得到的 Treg 呈现出在 DC 祖细胞中产生致耐受性 DC 的能力(Min,2003)。

分子水平对耐受性(tolerogenic)DC 的检测

减弱的共刺激功能

耐受性的 DC 是从临床的角度命名的,这是因为它们的 T 细胞刺激功能较弱,而诱导耐受的能力较强(图 22-1)。MHCⅡ类分子和共刺激分子的缺失妨碍了其提呈抗原的能力,也使其与 T 细胞的相互作用程度远低于成熟 DC,这些因素使其称为致耐受性的细胞(Schwartz,1989)。共刺激抑制因子诱导产生了不适宜的信号,导致 T 细胞对免疫原性肽无反应。一种不太著名的分子即 CD83 在成熟 DC 中发生上调表达。在人体内,用重组的人(human,h)CD83 融合蛋白封闭 CD83,能够以剂量依赖性的方式抑制 DC 介导的 T 细胞异体刺激。T 细胞增殖抑制并非由于 CD83 融合蛋白介导的细胞毒性作用,因为 IL-2 重新刺激能够恢复其增殖活性。即使在促成熟因子 IL-1β、TNF-α 和前列腺素 E2(prostaglandin E2,PGE2)存在的情况下,hCD83 融合蛋白也能阻止 iDC 的成熟过程。并且,hCD83 融合蛋白能够导致 iDC 中 CD80 和 CD83 的表达降低(Lechmann,2001)。在小鼠中,BM 分离得到的 B7-1^{dim} 和 B7-2 缺失的 DC 在混合淋巴细胞反应中,能够诱发同种异体抗原特异性的 T 细胞低反应性。但是,加入抗 CD28 mAb 能够恢复 T 细胞的反应性,表明 iDC 能够通过共刺激因子的缺失而调控 T 细胞的反应能力(Lu,1995)。类似地,在 GM-CSF 和高剂量 LPS 存在的情况下,骨髓培养得到的 B7-1$^-$、B7-2^{dull}、CD40^{dull}DC 能够在体外引起同种异体脾 T 细胞无能(Lutz,2000)。已有研究表明,先用 MHCⅡ类分子$^+$、B7-1^{dim}、B7-2$^{-/dim}$ 细胞处理,随后在第 7 天进行心脏异体移植,

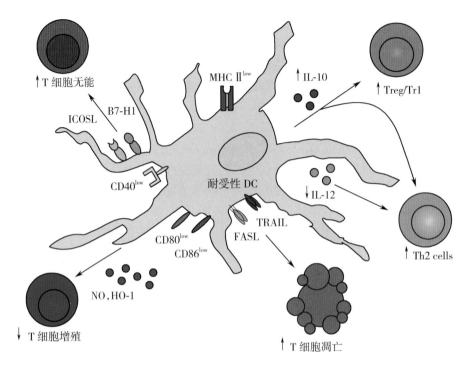

图 22-1 致耐受性 DC 功能发挥的机制。与成熟 DC 相比,致耐受性 DC 在表型和功能方面存在差别。致耐受性 DC 表面的 MHCⅡ类分子和共刺激分子的表达下调,抑制因子和死亡诱导配体的表达上调,使其提呈抗原的能力和激活 T 细胞的能力减低。致耐受性 DC 和 T 细胞的相互作用导致 T 细胞无能、凋亡和 Treg/Tr1 发育。除了接触依赖性抑制机制,致耐受性 DC 还分泌效应性分子和调节性细胞因子,从而强化其抑制性效应

在不使用免疫抑制剂的情况下延长了器官的存活。对混合淋巴细胞反应和 CTL 分析中存在于宿主腺内的反应性细胞进行检测,发现其对供者的反应性被消除。低表达 MHCⅡ类分子、CD40、CD80 和 CD86 的 iDC 群体的扩散有利于肝脏的内在免疫耐受(Fu,1996)。

肝 DC 带有很少量的抗原,与脾 DC 相比具有更低的对同种异体 T 细胞的刺激能力。虽然在稳态情况下,肝 DC 的刺激能力较弱,但其能够生成大量的 IL-6、IFN-γ 和 TNF-α,提示在肝脏中还存在其他的免疫调控机制(Pillarisetty,2004)。

死亡诱导信号的存在

DC 表面死亡诱导配体的表达是外周耐受的另一分子基础。封闭 DC 表面的 PD-L1 和 / 或 PD-L2 能够增强 T 细胞活性和增殖能力,并生成前炎性因子。已证实,PD-L/PD-1 通路通过抑制 IL-2 的生成和限制分裂期 T 细胞的数量来抑制 T 细胞增殖(Brown,2003;Selenko-Gebauer,2003)。PD-1 和 PD-2 受 FasL 的负向调控。Lu 等已证实,表达 FasL 的成熟 DC 只诱导 T 细胞发生低水平的凋亡,而应用 CTLA4-Ig 导致 T 细胞凋亡显著增加。但是,T 细胞凋亡也能在 FasL 缺失(gld)小鼠分离得到的 DC 培养过程中存在,提示 DC 可能通过其他机制来调控凋亡(Lu,1997b)。

效应分子

在 IFN-γ 和 LPS 刺激下,DC 生成免疫调节分子一氧化氮(nitric oxide,NO)。较高的 DC/
T 细胞比例导致 NO 产生增加,从而减少了 T 细胞的增殖。Northern 印迹实验证实,IFN-γ
和 LPS 刺激的 DC 可以诱导的一氧化氮合酶(inducible nitric oxide synthase,iNOS)基因表达。
用 NG-单甲基-L-精氨酸(NG-monomethyl-L-arginine,NMMA)抑制 NO 可导致 T 细胞抑制程
度的减轻。NO 可能对 DC 本身具有细胞毒性作用。因此,DC 介导的调控可能是自分泌形
式的,能够影响同种异体 T 细胞反应性的调节(Lu,1996;Bonham,2002)。血红素加氧酶-1
(heme-oxygenase-1,HO-1)对细胞的氧化损伤起到保护作用,并具有抗炎、抗凋亡和抗增殖活
性(Morse,2002)。HO-1 选择性地表达于 iDC,其表达水平随 DC 成熟而降低。HO-1⁺ iDC 对
LPS 介导的成熟具有抵抗能力,不生成前炎性因子,但仍能够生成 IL-10(Chauveau,2005)。

将 DC 应用于治疗

DC 是在白细胞中占较小比例的一种细胞。因此,预先在体外培养扩增 DC 才能达到治
疗所需的细胞数量。Inaba 等首次报道了在添加 GM-CSF 的情况下,从鼠类血液和骨髓中提
取得到了 DC(Inaba,1992)。

表 22-1　生成致耐受性 DC 的方法

DC 来源	DC 处理	模型	参考文献
	只用细胞因子		
骨髓	GM-CSF	小鼠心脏移植物	Lut,2000;Lu,1995;Fu,1996
肝	GM-CSF	小鼠胰岛移植物	Rastellini,1995
骨髓	GM-CSF+TGF-β1	小鼠心脏移植物	Lu,1997
外周血	GM-CSF+IL-4+IL-10	人异体干细胞	Zheng,2005
	应用共刺激抑制物		
骨髓	GM-CSF+IL-10+ TGF-β+CTLA4-Ig	小鼠心脏移植物	Lan,2006
骨髓	GM-CSF+ TGF-β+anti-CD40L	小鼠心脏移植物	Lu,1997
肝	IL-3+anti-CD40	小鼠心脏移植物	Lu,2001
	应用免疫抑制剂		
骨髓	雷帕霉素	小鼠心脏移植物	Turnquist,2007
骨髓	GM-CSF+IL-4+ 雷帕霉素	大鼠心脏和皮肤移植物	Bériou,2005
BM	GM-CSF+IL-4+ 他克莫司	小鼠心脏移植物	Morelli,2000
	应用基因工程技术		
脾	GM-CSF+IL-4+pcDNA3/hIL-10 载体,编码人 IL-10 cDNA	大鼠睾丸移植物	Zhu,2003
骨髓	GM-CSF+NF-κB ODN	小鼠心脏移植物	Giannoukaki,2000;Tiao,2005
骨髓	GM-CSF+IL-4+ 腺病毒载体,编码 TGF-β 和 IL-10	小鼠肾移植物	Gorczynski,2000

　　已证实,内源性介质(GM-CSF)、前炎性因子(IL-1β、TNF-α)、细菌和病毒产物(LPS)和双链 RNA 能够促进 iDC 的成熟和活化(Morelli,2001)。在 GM-CSF 或巨噬细胞(macrophage,M)-CSF,以及 IL-4 存在的条件下,培养分离的 DC 表面表达高水平的 MHCⅡ类分子和共刺激分子(Sallusto,1994)。由于 DC 的功能状态依赖于其成熟度,因此使用一系列的因子来抑制 DC 成熟,以达到移植中的耐受状态:细胞因子 IL-10 和 TGF-β1、血管内皮生长因子(vascular endothelial growth factor,VEGF)、前列腺素(prostaglandin)(PGE2)、阿司匹林、维生素 D3、免疫抑制剂、双链寡聚脱氧核糖核苷酸(oligodeoxynucleotide,ODN)"诱饵"和表达抑制分子的病毒载体(表 22-1)。在含有 GM-CSF 并去除粒细胞污染的次适宜条件下进行骨髓体外培养,可生成 DEC 205$^+$、MHCⅡ类分子$^+$、CD80/CD86^{dim}、CD40^{dim} 的 iDC,能够在体内和体外抑制异体 T 细胞反应(Lu,1995)。

细胞因子的添加

　　在低剂量 GM-CSF 的条件下培养的 DC 对 LPS、TNF-α 和抗 CD40mAb 产生的促成熟作用具有抵抗性,并且在移植前 7 天使用时,能增强心脏移植物的存活。在异源 MLR 和抗 CD3 实验中,将外周祖细胞短期暴露于 IL-10,能够生成对 CD4$^+$T 细胞具有低刺激能力的 iDC(Steinbrink,1997)。

　　联合应用 IL-10 和 TGF-β 可诱导耐受性 DC 的发育,这类细胞对 LPS 刺激的成熟过程具有高度的抵抗能力,并优先生成 IL-10,是异种抗原反应性 T 细胞的潜在抑制物。而且这类"旁路活化"的 DC 能够扩大 CD4$^+$CD25$^+$T 细胞集群。将 DC 转移至心脏移植的受者体内能导致器官的长期存活(Lan,2006)。在低剂量 GM-CSF 存在的骨髓培养物中,加入强效的免疫抑制因子 TGF-β1,能够提高 iDC 的得率和纯度。将这些细胞在移植前 7 天输入,能够显著延长心脏移植物的存活(Lu,1997)。在鼠类胰岛移植模型中,应用肝 DC 也得到了类似的结果(Rastellini,1995)。

　　由于 iDC 对成熟信号非常敏感,因此如何维持 DC 的非成熟状态就成为 DC 在治疗过程中面临的一项挑战。为防止 DC 成熟,Lu 等在 DC 输注时短期使用了抗 CD154mAb,结果发现移植物的 MST 从 26 天延长到了 77 天。进行过预处理的小鼠心脏移植物生存期的延长是因为供者的白细胞嵌合现象,和移植物浸润细胞的凋亡(Lu,1997a;Lu,1999c)。

活化的 B 细胞靶向核因子 Kappa 轻链增强子(NF-κB)

　　转录因子 NF-κB 是调控免疫过程相关基因表达的关键因子。DC 的成熟也受 NF-κB 信号的调控。NF-κB 调控 MHC 和共刺激分子的表达。研究证明,VEGF、阿司匹林和 1α,25-二羟维生素 D3(维生素 D 的活性形式)能够通过抑制 NF-κB 的异位来阻止 DC 的成熟(Morelli,2001;Adorini,2003;Hackstein,2001)。亦有证据表明,常规应用免疫抑制剂,如环孢素 A(cyclosporine A,CsA)、雷帕霉素和他克莫司能够对抗 NF-κB 的异位,导致共刺激分子的表达减低和 DC 的凋亡(Giordano,2006;Abe,2003)。在抗原提呈后,CsA 和他克莫司能够阻碍骨髓分离得到的 DC 和 T 细胞之间的相互作用。结果,T 细胞生成 IFN-γ、IL-2 和 IL-4,以及 DC 生成 IL-6、IL-12p40 和 IL-12p70 过程均受到了影响(Matsue,2002)。雷帕霉素存在时的 DC 能够促进 Treg 的扩散和诱导心脏移植物无限期存活,而不像一些免疫抑制剂那样通过抑制 Treg 来调节耐受(Turnquist,2007;Abe,2003)。另一种用药物干扰方法限制 DC 成熟的方法是应用诱饵双链 ODN。这些诱饵 DNA 分子含有与 NF-κB 相同的序列,使其结合过程发生了转移。多个研究小组应用了 ODN 来选择性地抑制 NF-κB 活性。ODN 干扰共刺激分子的表达,但允许 MHC 的表达。无论是在 T 细胞的反应性的体外实验中,还是在保护心脏移植物的实验中,NF-κB ODN 处理的 DC 都表现出了致耐受性(Giannoukakis,2000;Tiao,2005)。

基因工程 DC 诱导耐受性

DC 可通过基因工程技术来增强其在体内的存活能力和功能。载体可有多种来源,载体经修饰改造后能够表达或抑制 DC 中的因子,使其表现致耐受性。这种对免疫抑制功能的靶向运送能够克服系统性免疫抑制方法的不良反应。

逆转录病毒载体和腺病毒载体都可以使用,然而腺病毒载体表现出更高的转导效率。NOD 小鼠表现出较高的 NF-κB 活性,且具有较多数量的免疫原性 DC。

在 NOD 受者体内,NF-κB 功能缺失的 DC 能够阻止糖尿病的发病过程。病毒载体转导的表达 CTLA4-Ig、IL-10、TGF-β 或 FasL 的 DC 也能够延长胰岛和心脏移植物的生存期(O'Rourke,2000;Bonham,2002;Min,2000;Lu,1999b;Lee,2000)。甚至在高免疫原性的器官如睾丸中,预先用基因工程法表达 IL-10 的 DC 预处理接受异体睾丸移植的受者大鼠,能够延长睾丸移植物的生存(Pirenne,2009)。在 GM-CSF 和 IL-4 条件下培养的骨髓 DC 用表达 TGF-β 和 IL-10 的腺病毒(adenovirus,Ad)载体进行转导后,可诱导 Th2 极化,且与未应用 DC 组相比能够延长肾移植物的生存期(Gorczynski,2000)。

接受由 Ad-CTLA4-Ig 处理的心脏移植物的受者,表现出对供者来源的异体脾细胞刺激的低反应能力。CTLA4-Ig 处理的受者脾细胞发生增殖抑制,这并不是由于细胞 - 细胞接触介导的调控,而是由 DC 分泌的 NO 和其他非特异性的可溶性因子调控的。总的来说,心脏移植物的生存期延长与 IL-2 的减少和 NO 介导的 T 细胞增殖停滞相关。这些基因工程 DC 的主要缺陷是,这些细胞在体内暴露于免疫原性的病毒载体后,可能被活化或成熟。那些低免疫原性的病毒株,如慢病毒,可作为更安全的选择(Bonham,2002;Morelli,2001)。

结　　论

耐受性的 DC 为设计和应用免疫抑制疗法提供了新的可能。耐受性 DC 着重于调控那些促进耐受的反应,而不是全面抑制免疫反应。

以上研究阐明了将致耐受性 DC 用于诱导移植免疫耐受中的优势和面临的挑战。

参考文献

Abe M, Thomson AW. Influence of immunosuppressive drugs on dendritic cells. *Transplant Immunology*. 2003; 11: 357–365.

Adorini L, Penna, G, Giarrantana N, Uskokovic M. Tolerogenic dendritic cells induced by vitamin D receptor ligands enhance regulatory T cells inhibiting allograft rejection and autoimmune diseases. *Journal of Cellular Biochemistry*. 2003; 88: 227–233.

Ali A, Garrovillo M, Jin M X, Hardy M A, Oluwole S F . Major histocompatibility complex class I peptide-pulsed host dendritic cells induce antigen-specific acquired thymic tolerance to islet cells. *Transplantation.* 2000; 69: 221–226.

Ansel J, Perry P, Brown J, Damm D, Phan T, Hart C, Luger T, Hefeneider S. Cytokine modulation of keratinocyte cytokines. *The Journal of Investigative Dermatology.* 1990; 94(6 Suppl): 101S–107S.

Arpinati M, Green C L, Heimfeld S, Heuser J E, Anasetti C. Granulocyte-colony stimulating factor mobilizes T helper 2-inducing dendritic cells. *Blood.* 2000; 95: 2484–2490.

Auchincloss H, Lee R, Shea S, Markowitz J S, Grusby M J, Glimcher L H. The Role of "indirect" Recognition in Initiating Rejection of Skin Grafts from Major Histocompatibility Complex Class II-Deficient Mice. *Proceedings of the National Academy of Sciences.* 1993; 90: 3373–3377.

Auchincloss J H, Sultan, H. Antigen processing and presentation in transplantation. *Current Opinion in Immunology.* 1996; 8: 681–687.

Banchereau J, Steinman, R M. Dendritic cells and the control of immunity. *Nature.* 1998; 392: 245–252.

Banz A , Pontoux C, Papiernik, M. Modulation of Fas-Dependent Apoptosis: A Dynamic Process Controlling Both the Persistence and Death of CD4 Regulatory T Cells and Effector T Cells. *The Journal of Immunology.* 2002; 169: 750–757.

Benham A M , Sawyer G J, Fabre J W. Indirect T cell allorecognition of donor antigens contributes to the rejection of vascularized kidney allografts. *Transplantation.* 1995; 59: 1028–1032.

Boehm U, Klamp T, Groot M, Howard J C. Cellular responses to interferon-gamma. *Annual Review of Immunology.* 1997; 15: 749–795.

Bonham C A, Peng L, Liang X, Chen Z, Wang L, Ma L, Hackstein H, Robbins P D, Thomson A W, Fung J J, Qian S, Lu L. Marked Prolongation of Cardiac Allograft Survival by Dendritic Cells Genetically Engineered with NF-κB Oligodeoxyribonucleotide Decoys and Adenoviral Vectors Encoding CTLA4-Ig. *The Journal of Immunology.* 2002; 169: 3382–3391.

Bowen K M, Lafferty K J. Reversal of diabetes by allogenic islet transplantation without immunosuppression. *The Australian Journal of Experimental Biology and Medical Science.* 1980; 58: 441–447.

Brown J A, Dorfman D M, Ma F, Sullivan E L, Munoz, O, Wood C R, Greenfield E A, Freeman G J. Blockade of Programmed Death-1 Ligands on Dendritic Cells Enhances T Cell Activation and Cytokine Production. *The Journal of Immunology.* 2003; 170: 1257–1266.

Cella M, Engering A, Pinet V, Pieters J, Lanzavecchia A. Inflammatory stimuli induce accumulation of MHC class II complexes on dendritic cells. *Nature.* 1997a; 388: 782–787.

Cella M, Sallusto F, Lanzavecchia A. Origin, maturation and antigen presenting function of dendritic cells. *Current Opinion in Immunology.* 1997b; 9:10–16.

Chauveau C, Rémy S, Royer P J, Hill M, Tanguy-Royer S, Hubert F, Tesson L, Brion R, Beriou G, Gergoire M, Josien R, Culturi M C, Anegon I. Heme Oxygenase-1 Expression Inhibits Dendritic Cell Maturation and Proinflammatory Function but Conserves IL-10 Expression. *Blood.* 2005; 106: 1694–1702.

Chou H S, Hsieh C C, Charles R, Wang L, Wagner T, Fung J J, Qian S and Lu L. 2012. Myeloid-Derived Suppressor Cells Protect Islet Transplants via B7-H1 Mediated Enhancement of T Regulatory Cells. *Transplantation,* 93:272–282,

Chou H S, Hsieh C C, Yang H R, Wang L, Arakawa Y, Brown K, Wu Q, Lin F, Peters M, Fung J J, Lu L and Qian S. 2011. Hepatic stellate cells regulate immune response via induction of myeloid suppressor cells in mice, *Hepatology,* 53:1007–1019.

Coates P T H, Thomson A W. Dendritic Cells, Tolerance Induction and Transplant Outcome. *American Journal of Transplantation*. 2002; 2: 299–307.

Coulombe M, Yang H, Wolf L A, Gill R G. Tolerance to antigen-presenting cell-depleted islet allografts is CD4 T cell dependent. *The Journal of Immunology*. 1999; 162: 2503–2510.

De Smedt T, Butz E, Smith J, Maldonado-Lopez R, Pajak B, Moser M, Maliszewski C. CD8α- and CD8α+ Subclasses of Dendritic Cells Undergo Phenotypic and Functional Maturation in Vitro and in Vivo. *Journal of Leukocyte Biology*. 2001; 69: 951–958.

den Haan J M, Lehar S M, Bevan M J. CD8+ but not CD8- dendritic cells cross-prime cytotoxic T cells in vivo. *The Journal of Experimental Medicine*. 2000; 192: 1685–1696.

Dhodapkar M V, Steinman R M, Krasovsky J, Munz C, Bhardwaj N. Antigen-specific inhibition of effector T cell function in humans after injection of immature dendritic cells. *The Journal of Experimental Medicine*. 2001; 193: 233–238.

Dhodapkar M V, Steinman R M. Antigen-bearing immature dendritic cells induce peptide-specific CD8(+) regulatory T cells in vivo in humans. *Blood*. 2002; 100:174–177.

Fallarino F, Grohmann U, You S, McGrath B C, Cavener D R, Vacca C, Orabona C, Bianchi R, Belladonna M L, Vopli C, Santamaria P, Fioretti M C, Puccetti P. The Combined Effects of Tryptophan Starvation and Tryptophan Catabolites Down-Regulate T Cell Receptor Z-Chain and Induce a Regulatory Phenotype in Naive T Cells. *The Journal of Immunology*. 2006; 176: 6752–6761.

Fanger N A, Maliszewski C R, Schooley K, Griffith, T S. Human Dendritic Cells Mediate Cellular Apoptosis Via Tumor Necrosis Factor–Related Apoptosis-Inducing Ligand (Trail). *The Journal of Experimental Medicine*. 1999; 190: 1155–1164.

Fu F, Li Y, Qian S, Lu L, Chambers F, Starzl T E, Thomson A W. Costimulatory Molecule-Deficient Dendritic Cell Progenitors (MHC Class II+, CD80dim, CD86-) Prolong Cardiac Allograft Survival in Nonimmunosuppressed Recipients. *Transplantation*. 1996; 62: 659–665.

Garrovillo M, Ali A, Depaz H A, Gopinathan R, Oluwole O O, Hardy M A, Oluwole S F. Induction of transplant tolerance with immunodominant allopeptide-pulsed host lymphoid and myeloid dendritic cells. *American Journal of Transplantation*. 2001; 1: 129–137.

Giannoukakis N, Bonham C A, Qian S, Zhou Z, Peng L, Harnaha J, Li W, Thomson A W, Fung J J, Robbins P D, Lu L. Prolongation of Cardiac Allograft Survival Using Dendritic Cells Treated with NF-kB Decoy Oligodeoxyribonucleotides. *Molecular Therapy*. 2000; 1: 430–437.

Giordano A, Avellino R, Ferraro P, Romano S, Corcione N, Romano, M F. Rapamycin antagonizes NF-kappaB nuclear translocation activated by TNF-alpha in primary vascular smooth muscle cells and enhances apoptosis. *American Journal of Physiology. Heart and Circulatory Physiology*. 2006; 290: H2459–2465.

Gorczynski R M, Bransom J, Cattral M, Huang X, Lei J, Xiarong L, Min W P, Wan Y, Gauldie J. Synergy in Induction of Increased Renal Allograft Survival after Portal Vein Infusion of Dndritic Cells Transduced to Express TGFβ and IL-10, along with Administration of CHO Cells Expressing the Regulatory Molecule OX-2. *Clinical Immunology*. 2000; 95: 182–189.

Grewal I S, Flavell R A. CD40 and CD154 in cell-mediated immunity. *Annual Review of Immunology*. 1998; 16: 111–135.

Gröne, A. Keratinocytes and cytokines. *Veterinary Immunology and Immunopathology*. 2002; 88: 1–12.

Hackstein H, Morelli A E, Thomson A W. Designer dendritic cells for tolerance induction: guided not misguided missiles. *Trends in Immunology*. 2001; 22: 437–442.

Halberstadt C, Emerich D F, Gores P. Use of Sertoli cell transplants to provide local immunoprotection for tissue grafts. *Expert Opinion on Biological Therapy*. 2004; 4: 813–825.

Hardy M A, Lau H, Weber C, Reemtsma K. Pancreatic islet transplantation. Induction of graft acceptance by ultraviolet irradiation of donor tissue. *Annals of Surgery*. 1984; 200: 441–450.

Hart D N, Fabre J W. Mechanism of induction of passive enhancement. Evidence for an interaction of enhancing antibody with donor interstitial dendritic cells. *Transplantation*. 1982; 33: 319–322.

Hawiger D, Inaba K, Dorsett Y, Guo M, Mahnke K, Rivera M, Ravetch J V, Steinman R M, Nussenzweig M C. Dendritic cells induce peripheral T cell unresponsiveness under steady state conditions in vivo. *The Journal of Experimental Medicine*. 2001; 194: 769–779.

Heeger, P S. T-Cell Allorecognition and Transplant Rejection: A Summary and Update. *American Journal of Transplantation*. 2003; 3: 525–533.

Hochrein H, Shortman K, Vremec D, Scott B, Hertzog P, O'Keeffe M. Differential production of IL-12, IFN-alpha, and IFN-gamma by mouse dendritic cell subsets. *Journal of Immunology*. 2001; 166: 5448–5455.

Hornick, P. Direct and indirect allorecognition. *Methods in Molecular Biology)*. 2006; 333: 145–156.

Inaba K, Inaba M, Romani N, Aya H, Deguchi M, Ikehara S, Muramatsu S, Steinman R M. Generation of large numbers of dendritic cells from mouse bone marrow cultures supplemented with granulocyte/macrophage colony-stimulating factor. *The Journal of Experimental Medicine*. 1992; 176: 1693–1702.

Inaba K, Turley S, Yamaide F, Iyoda T, Mahnke K, Inaba M, Pack M, Subklewe M, Sauter B, Sheff D, Albert M, Bhardwaj N, Mellman I, Steinman R M. Efficient presentation of phagocytosed cellular fragments on the major histocompatibility complex class II products of dendritic cells. *The Journal of Experimental Medicine*. 1998;188: 2163–2173.

Inaba M, Inaba K, Hosono M, Kumamoto T, Ishida T, Muramatsu S, Masuda T, Ikehara S. Distinct mechanisms of neonatal tolerance induced by dendritic cells and thymic B cells. *The Journal of Experimental Medicine*. 1991; 173: 549–559.

Jonuleit H, Schmitt E, Schuler G, Knop J, Enk A H. Induction of interleukin 10-producing, nonproliferating CD4(+) T cells with regulatory properties by repetitive stimulation with allogeneic immature human dendritic cells. *The Journal of Experimental Medicine*. 2000; 192: 1213–1222.

Josien R, Heslan M, Brouard S, Soulillou J P, Cuturi M C. Critical requirement for graft passenger leukocytes in allograft tolerance induced by donor blood transfusion. *Blood*. 1998; 92: 4539–4544.

Kadowaki N, Antonenko S, Lau J Y, Liu Y J. Natural interferon alpha/beta-producing cells link innate and adaptive immunity. *The Journal of Experimental Medicine*. 2000; 192: 219–226.

Karsunky H, Merad M, Cozzio A, Weissman I L, Manz M G. Flt3 Ligand Regulates Dendritic Cell Development from Flt3+ Lymphoid and Myeloid-Committed Progenitors to Flt3+ Dendritic Cells In Vivo. *The Journal of Experimental Medicine*. 2003; 198: 305–313.

Khanna A, Morelli A E, Zhong C, Takayama T, Lu L, Thomson A W. Effects of liver-derived dendritic cell progenitors on Th1- and Th2-like cytokine responses in vitro and in vivo.

Journal of Immunology. 2000; 164: 1346–1354.

Khoury S J, Gallon L, Chen W, Betres K, Russell M E, Hancock W W, Carpenter C B, Sayegh M H, Weiner H L. Mechanisms of Acquired Thymic Tolerance in Experimental Autoimmune Encephalomyelitis: Thymic Dendritic-Enriched Cells Induce Specific Peripheral T Cell Unresponsiveness in Vivo. *The Journal of Experimental Medicine*. 1995; 182: 357–366.

Khoury S J, Sayegh M H, Hancock W W, Gallon L, Carpenter C B, Weiner H L. Acquired Tolerance to Experimental Autoimmune Encephalomyelitis by Intrathymic Injection of Myelin Basic Protein or Its Major Encephalitogenic Peptide. *The Journal of Experimental Medicine*. 1993; 178: 559–566.

Lan Y Y, Wang Z, Raimondi G, Wu W, Colvin B L, De Creus A, Thomson A W. "Alternatively Activated" Dendritic Cells Preferentially Secrete IL-10, Expand Foxp3+CD4+ T Cells, and Induce Long-Term Organ Allograft Survival in Combination with CTLA4-Ig. *The Journal of Immunology*. 2006; 177: 5868–5877.

Larsen C P, Morris P J, Austyn J M. Migration of dendritic leukocytes from cardiac allografts into host spleens. A novel pathway for initiation of rejection. *The Journal of Experimental Medicine*. 1990; 171: 307–314.

Lechler R I, Batchelor J R. Restoration of Immunogenicity to Passenger Cell-Depleted Kidney Allografts by the Addition of Donor Strain Dendritic Cells. *The Journal of Experimental Medicine*. 1982; 155: 31–41.

Lechler R, Ng W F, Steinman R M. Dendritic cells in transplantation--friend or foe? *Immunity*. 2001; 14: 357–368.

Lechmann M, Krooshoop D J, Dudziak D, Kremmer E, Kuhnt C, Figdor C G, Schuler G, Steinkasserer A. The Extracellular Domain of CD83 Inhibits Dendritic Cell–mediated T Cell Stimulation and Binds to a Ligand on Dendritic Cells. *The Journal of Experimental Medicine*. 2001; 194: 1813–1821.

Lee H M, Oh B C, Lim D P, Lee D S, Lim H G, Park C S, Lee J R. Mechanism of Humoral and Cellular Immune Modulation Provided by Porcine Sertoli Cells. *Journal of Korean Medical Science*. 2008; 23: 514–520.

Lee W C, Qian S, Wan Y, Li W, Xing Z, Gauldie J, Fung J J, Thomson A W, Lu L. Contrasting effects of myeloid dendritic cells transduced with an adenoviral vector encoding interleukin-10 on organ allograft and tumour rejection. *Immunology*. 2000; 101: 233–241.

Lu L, Bonham C A, Chambers F G, Watkins S C, Hoffman R A, Simmons R L, Thomson A W. Induction of Nitric Oxide Synthase in Mouse Dendritic Cells by IFN- Gamma, Endotoxin, and Interaction with Allogeneic T Cells: Nitric Oxide Production Is Associated with Dendritic Cell Apoptosis. *The Journal of Immunology*. 1996; 157: 3577–3586.

Lu L, Bonham C A, Liang X, Li W, Chen Z, Wang L, Watkins S C, Nalesnik M A, Fung JJ, Qian S. Liver-derived DEC205+B220+CD19- dendritic cells regulate T cell responses. *J. Immunol*. 2001; 166: 7042–7052.

Lu L, Gambotto A, Lee W C, Qian S, Bonham C A, Robbins P D, Thomson A W. Adenoviral delivery of CTLA4Ig into myeloid dendritic cells promotes their in vitro tolerogenicity and survival in allogeneic recipients. *Gene Therapy*. 1999a; 6: 554–563.

Lu L, Lee W C, Takayama T, Qian S, Gambotto A, Robbins A, Thomson A W. Genetic engineering of dendritic cells to express immunosuppressive molecules (viral IL-10, TGF-beta, and CTLA4Ig). *Journal of Leukocyte Biology*. 1999b; 66: 293–296.

Lu L, Li W, Fu F, Chambers F G, Qian S, Fung J J, Thomson A W. Blockade of the CD40-CD40 ligand pathway potentiates the capacity of donor-derived dendritic cell progenitors to induce long-term cardiac allograft survival. *Transplantation*. 1997a; 64: 1808–1815.

Lu L, Li W, Zhong C, Qian S, Fung J J, Thomson A W, Starzl T E. Increased apoptosis of immunoreactive host cells and augmented donor leukocyte chimerism, not sustained inhibition of B7 molecule expression are associated with prolonged cardiac allograft survival in mice preconditioned with immature donor dendritic cells plus anti-CD40L mAb. *Transplantation*. 1999c; 68: 747–757.

Lu L, McCaslin D, Starzl T E, Thomson A W. Bone marrow-derived dendritic cell progenitors (NLDC 145+, MHC class II+, B7-1dim, B7-2-) induce alloantigen-specific hyporesponsiveness in murine T lymphocytes. *Transplantation*. 1995; 60: 1539–1545.

Lu L, Qian S, Hershberger P A, Rudert W A, Lynch D H, Thomson A W. Fas ligand (CD95L) and B7 expression on dendritic cells provide counter-regulatory signals for T cell survival and proliferation. *Journal of Immunology*. 1997b; 158: 5676–5684.

Lu L, Rudert W A, Qian S, McCaslin D, Fu F, Rao A S, Trucco M, Fung J J, Starzl T E, Demetris AJ, Thomson AW. Growth of donor-derived dendritic cells from the bone marrow of murine liver allograft recipients in response to granulocyte/macrophage colony-stimulating factor. *J. Exp. Med*. 1995; 182: 379–387.

Lu L, Woo J, Rao A S, Li Y, Watkins S C,Qian S, Starzl T E, Demetris A J, Thomson A W. Propagation of dendritic cell progenitors from normal mouse liver using GM-CSF and their maturational development in the presence of type-1 collagen, *J. Exp. Med.* 1994; 179: 1823–1834.

Lutz M B, Kukutsch N A, Menges M, Rössner S, Schuler G. Culture of bone marrow cells in GM-CSF plus high doses of lipopolysaccharide generates exclusively immature dendritic cells which induce alloantigen-specific CD4 T cell anergy in vitro. *European Journal of Immunology*. 2000; 30(4): 1048–1052.

Lutz M, Schuler G. Immature, semi-mature and fully mature dendritic cells: which signals induce tolerance or immunity? *Trends in Immunology*. 2002; 23: 445–449.

Macatonia S E, Hosken N A, Litton M, Vieira P, Hsieh C S, Culpepper J A, Wysocka M, Trinchieri G, Murphy K M, O'Garra A. Dendritic Cells Produce IL-12 and Direct the Development of Th1 Cells from Naive CD4+ T Cells. *The Journal of Immunology*. 1995; 154: 5071–5079.

Matsue H, Yang C, Matsue K, Edelbaum D, Mummert M, Takashima A. Contrasting impacts of immunosuppressive agents (rapamycin, FK506, cyclosporin A, and dexamethasone) on bidirectional dendritic cell-T cell interaction during antigen presentation. *Journal of Immunology*. 2002; 169: 3555–3564.

Matzinger P, Guerder S. Does T-cell tolerance require a dedicated antigen-presenting cell? *Nature*. 1989; 338: 74–76.

Min W P, Gorczynski R, Huang X Y, Kushida M, Kim P, Obataki M, Lei J, Suri R M, Cattral M S. Dendritic cells genetically engineered to express Fas ligand induce donor-specific hyporesponsiveness and prolong allograft survival. *Journal of Immunology*. 2000; 164: 161–167.

Min W P, Zhou D, Ichim T E, Strejan G H, Xia X, Yang J, Huang X, Garcia B, White D, Dutartre P, Jevnikar A M, Zhong R. Inhibitory Feedback Loop Between Tolerogenic Dendritic Cells and Regulatory T Cells in Transplant Tolerance. *The Journal of Immunology*. 2003; 170: 1304–1312.

Morelli A E, Antonysamy M A, Takayama T, Hackstein H, Chen Z, Qian S, Zurowski N B, Thomson A W. Microchimerism, donor dendritic cells, and alloimmune reactivity in recipients of Flt3 ligand-mobilized hemopoietic cells: modulation by tacrolimus. *Journal of Immunology*. 2000; 165: 226–237.

Morelli A E, Hackstein H, Thomson A W. Potential of tolerogenic dendritic cells for transplantation. *Seminars in Immunology*. 2001; 13: 323–335.

Morse D, Choi, A M. Heme oxygenase-1: the "emerging molecule" has arrived. *American journal of respiratory cell and molecular biology*. 2002; 27: 8–16.

Moser M, Murphy K M. Dendritic cell regulation of TH1-TH2 development. *Nature Immunology*. 2000; 1: 199–205.

Munn D H, Sharma M D, Baban B, Harding H P, Zhang Y, Ron D, Mellor A. GCN2 Kinase in T Cells Mediates Proliferative Arrest and Anergy Induction in Response to Indoleamine 2,3-Dioxygenase. *Immunity*. 2005; 22: 633–642.

O'Rourke R W, Kang S M, Lower J A, Feng S, Ascher N L, Baekkeskov S, Stock P G. A dendritic cell line genetically modified to express CTLA4-IG as a means to prolong islet allograft survival. *Transplantation*. 2000; 69: 1440–1446.

Page, D M. Cutting Edge: Thymic Selection and Autoreactivity Are Regulated by Multiple Coreceptors Involved in T Cell Activation. *The Journal of Immunology*. 1999; 163: 3577–3581.

Péguet-Navarro J, Moulon C, Caux C, Dalbiez-Gauthier C, Banchereau J, Schmitt D. Interleukin-10 inhibits the primary allogeneic T cell response to human epidermal Langerhans cells. *European Journal of Immunology*. 1994; 24: 884–891.

Pillarisetty V G, Shah A B, Miller G, Bleier J I, DeMatteo R P. Liver Dendritic Cells Are Less Immunogenic Than Spleen Dendritic Cells Because of Differences in Subtype Composition. *The Journal of Immunology*. 2004; 172: 1009–1017.

Pirenne J, Kawai M. Intestinal transplantation: evolution in immunosuppression protocols. *Current Opinion in Organ Transplantation*. 2009; 14: 250–255.

Qian S, Lu L, Fu F, Li W, Pan F, Steptoe R J, Chambers F G, Starzl T E, Fung J J, Thomson A W. Donor pretreatment with Flt-3 ligand augments antidonor cytotoxic T lymphocyte, natural killer, and lymphokine-activated killer cell activities within liver allografts and alters the pattern of intragraft apoptotic activity,. *Transplantation*. 1998; 65: 1590–1598.

Qian S, Lu L, Fu F, Li Y, Li W, Starzl T E, Fung J J, Thomson A W. Apoptosis Within Spontaneously Accepted Mouse Liver Allografts: Evidence for Deletion of Cytotoxic T Cells and Implications for Tolerance Induction. *The Journal of Immunology*. 1997; 158: 4654–4661.

Rastellini C, Lu L, Ricordi C, Starzl T E, Rao A S, Thomson A W. Granulocyte/macrophage colony-stimulating factor-stimulated hepatic dendritic cell progenitors prolong pancreatic islet allograft survival. *Transplantation*. 1995; 60: 1366–1370.

Reis e Sousa C, Hieny S, Scharton-Kersten T, Jankovic D, Charest H, Germain R N, Sher A. In vivo microbial stimulation induces rapid CD40 ligand-independent production of interleukin 12 by dendritic cells and their redistribution to T cell areas. *The Journal of Experimental Medicine*. 1997; 186: 1819–1829.

Rissoan M C, Soumelis V, Kadowaki N, Grouard G, Briere F, Malefyt R, Liu Y J. Reciprocal Control of T Helper Cell and Dendritic Cell Differentiation. *Science*. 1999; 283: 1183–1186.

Roncarolo M G, Levings M K, Traversari C. Differentiation of T Regulatory Cells by Immature Dendritic Cells. *The Journal of Experimental Medicine*. 2001; 193: f5–f10.

Sakaguchi S, Yamaguchi T, Nomura T, Ono M. Regulatory T Cells and Immune Tolerance. *Cell*. 2008; 133:775–787.

Sallusto F, Lanzavecchia A. Efficient presentation of soluble antigen by cultured human dendritic cells is maintained by granulocyte/macrophage colony-stimulating factor plus interleukin 4 and downregulated by tumor necrosis factor alpha. *The Journal of Experimental Medicine*. 1994; 179: 1109–1118.

Schwartz R H, Mueller D L, Jenkins M K, Quill H. T-Cell Clonal Anergy. *Cold Spring*

Harbor Symposia on Quantitative Biology. 1989; 54: 605–610.

Selenko-Gebauer N, Majdic O, Szekeres A, Höfler G, Guthann E, Guthann E, Korthäuer U, Zlabinger G, Steinberger P, Pickl W F, Stockinger H, Knapp W, Stöckl J. B7-H1 (Programmed Death-1 Ligand) on Dendritic Cells Is Involved in the Induction and Maintenance of T Cell Anergy. *The Journal of Immunology*. 2003; 170: 3637–3644.

Sharma M D, Hou D Y, Liu Y, Koni P A, Metz R, Chandler P, Mellor A L, He Y, Munn D H. Plasmacytoid dendritic cells from mouse tumor-draining lymph nodes directly activate mature Tregs via indoleamine 2,3-dioxygenase. *The Journal of Clinical Investigation*. 2007; 117: 2570–2582.

Sharma, M.D. et al. Indoleamine 2,3-dioxygenase controls conversion of Foxp3+ Tregs to TH17-like cells in tumor-draining lymph nodes. *Blood*. 2009; 113: 6102–6111.

Shortman K, Liu, Y J. Mouse and Human Dendritic Cell Subtypes. *Nature Reviews Immunology*. 2002; 2: 151–161.

Steinbrink K, Wolfl M, Jonuleit H, Knop J, Enk A H. Induction of Tolerance by IL-10-Treated Dendritic Cells. *The Journal of Immunology*. 1997; 159: 4772–4780.

Steinman R M, Banchereau J. Taking dendritic cells into medicine. *Nature*. 2007; 449: 419–426.

Steinman R M, Nussenzweig M C. Avoiding horror autotoxicus: The importance of dendritic cells in peripheral T cell tolerance. *Proceedings of the National Academy of Sciences of the United States of America*. 2002; 99: 351–358.

Steinman, Ralph M, Hawiger, Daniel and Nussenzweig, M.C. Tolerogenic dendritic cells. *Annual Review of Immunology*. 2003; 21: 685–711.

Steinman, Ralph M. The Dendritic Cell System and its Role in Immunogenicity. *Annual Review of Immunology*. 1991; 9: 271–296.

Suarez-Pinzon W, Korbutt G S, Power R, Hooton J, Rajotte R V, Rabinovitch A. Testicular sertoli cells protect islet beta-cells from autoimmune destruction in NOD mice by a transforming growth factor-beta1-dependent mechanism. *Diabetes* 2000; 49: 1810–1818.

Süss G, Shortman K A. Subclass of Dendritic Cells Kills CD4 T Cells Via Fas/Fas-Ligand-Induced Apoptosis. *The Journal of Experimental Medicine*. 1996; 183: 1789–1796.

Talmage D W, Dart G, Radovich J, Lafferty K J. Activation of transplant immunity: effect of donor leukocytes on thyroid allograft rejection. *Science*. 1976; 191: 385–388.

Tiao M M, Lu L, Tao R, Wang L, Fung J J, Qian S. Prolongation of Cardiac Allograft Survival by Systemic Administration of Immature Recipient Dendritic Cells Deficient in NF-κB Activity. *Annals of Surgery*. 2005; 241: 497–505.

Tuettenberg A, Huter E, Hbo M, Horn J, Knop J, Grimbacher B, Kroczek R A, Stoll S, Jonuleit H. The Role of ICOS in Directing T Cell Responses: ICOS-Dependent Induction of T Cell Anergy by Tolerogenic Dendritic Cells. *The Journal of Immunology*. 2009; 182: 3349–3356.

Turnquist H R, Raimondi G, Zahorchak A F, Fischer R T, Wang Z, Thomson A W. Rapamycin-Conditioned Dendritic Cells Are Poor Stimulators of Allogeneic CD4+ T Cells, but Enrich for Antigen-Specific Foxp3+ T Regulatory Cells and Promote Organ Transplant Tolerance. *The Journal of Immunology*. 2007; 178: 7018–7031.

van Nierop K, de Groot C. Human follicular dendritic cells: function, origin and development. *Seminars in Immunology*. 2002; 14: 251–257.

Vermeiren J, Ceuppens J L, Van Ghelue M, Witters P, Bullens D, Mages H W, Kroczek R A, Van Gool S W. Human T Cell Activation by Costimulatory Signal-Deficient Allogeneic Cells Induces Inducible Costimulator-Expressing Anergic T Cells with Regulatory Cell Activity. *The Journal of Immunology*. 2004; 172: 5371–5378.

Waskow C, Liu K, Darrasse J, Guermonprez P, Ginhoux F, Merad M, Shengelia T, Yao K,

Nusensweig M. The receptor tyrosine kinase Flt3 is required for dendritic cell development in peripheral lymphoid tissues. *Nature Immunology*. 2008; 9: 676–683.

Witsch E J, Peiser M, Hutloff A, Büchner K, Dorner B G, Jonuleit H, Mages H W, Kroczek R A. ICOS and CD28 reversely regulate IL-10 on re-activation of human effector T cells with mature dendritic cells. *European Journal of Immunology*. 2002; 32: 2680–2686.

Yamada A, Chandraker A, Laufer T M, Gerth A J, Sayegh M H, Auchincloss H. Cutting Edge: Recipient MHC Class II Expression Is Required to Achieve Long-Term Survival of Murine Cardiac Allografts After Costimulatory Blockade. *The Journal of Immunology*. 2001; 167: 5522–5526.

Yang H, Chou H S, Gu X, Wang L, Brown K E, Fung J J, Lu L, Qian S. Mechanistic insights into immunomodulation by hepatic stellate cells in mice: A critical role of interferon-γ signaling. *Hepatology*. 2009; 50: 1981–1991.

Young J W, Szabolcs P, Moore M A. Identification of Dendritic Cell Colony-Forming Units Among Normal Human CD34+ Bone Marrow Progenitors That Are Expanded by C-Kit-Ligand and Yield Pure Dendritic Cell Colonies in the Presence of Granulocyte/Macrophage Colony-Stimulating Factor and Tumor Necrosis Factor Alpha. *The Journal of Experimental Medicine*. 1995; 182: 1111–1119.

Zöller, M. Intrathymic presentation by dendritic cells and macrophages: their role in selecting T cells with specificity for internal and external nominal antigen. *Immunology*. 1991. 74: 407–413.

第 23 章

调节性 T 细胞在器官移植中的作用

***José A. Pons[1,*], Beatriz Revilla-Nuin[2],
Alberto Baroja-Mazo[2], Pablo Ramírez[3]
and Pascual Parrilla[3]***

[1]Division of Gastroenterology and Hepatology, and Liver Transplant Unit, University
Hospital "Virgen de la Arrixaca" (CIBERehd), Murcia, Spain
[2]Research Unit for Transplantation,
University Hospital "Virgen de la Arrixaca" (CIBERehd), Murcia, Spain
[3]Department of Surgery and Liver Transplant Unit,
University Hospital "Virgen de la Arrixaca" (CIBERehd), Murcia, Spain

王凯 译

摘　要

器官移植术后仍需使用免疫抑制剂来控制同种异体 T 淋巴细胞的免疫反应。然而,免疫抑制治疗可导致各种严重的并发症,比如感染性疾病、肿瘤、心脑血管疾病及慢性肾功能不全等。移植医学面临的主要挑战是,长期保证移植物处于耐受状态,以最低的免疫抑制剂量维持移植物功能。众所周知,人体中调节性 T 细胞(Tregs)可表达转录因子 FoxP3,其对于调节自身耐受和免疫稳态有着不可替代的作用。一些主要的 Tregs 亚群及其扩增机制对于诱导、维持移植物的长期耐受与存活非常关键,这也是目前研究的热点。在本章中,我们将介绍 Tregs 的类型、作用及作为特殊标志物的转录因子 FoxP3。同时,还将对 Tregs 的相关研究在临床中应用的前景,尤其是在器官移植领域的应用进行讨论。

关键词:调节性 T 细胞、FoxP3、移植、耐受、细胞治疗

---

* Corresponding author: Jose A. Pons, MD, Liver Transplant Unit, University Hospital "Virgen de la Arrixaca", Crtra Madrid-Cartagena s/n, 30120 El Palmar, Murcia, Spain. Telephone: 968369371. Fax: 968369464. E-mail: joseapons@yahoo.es.

前　言

1953 年,Peter Medawar 及其同事在他们的文章(Billingham,1953)中描述到"获得性免疫耐受是由受者免疫源性的特异性无反应引起的"。Medawar 及其同事的开创性工作之后的 50 年内,大量啮齿类和大动物的移植实验模型数据描述,使人们对移植物排斥反应和移植免疫耐受的机制有了进一步的了解。

目前,应用于器官移植的免疫抑制剂可有效预防和治疗移植物急性排斥反应。长期治疗的目的是在维持移植物功能良好,以及保证药物有效性并最大限度减少药物副作用(包括感染和肾损害)的前提下,减少药物的使用。为了避免免疫抑制剂带来的各种副作用(特别是肾毒性、肿瘤和心血管事件),在同种异体移植物中实现免疫耐受,是过去十余年研究的热门领域。但真正的免疫耐受很难达到,在某种意义上,同种异体移植并不是一种自然发生的现象,而移植物排斥反应是已知的最强烈、最多样化的免疫源性反应。近年来,免疫抑制治疗的终极目标已经从防止急性排斥反应转换为长期维持移植物的功能良好(Nepom,2011;Waldmann,2010)。

目前,Tregs 研究在器官移植领域中的基础,是同种异体抗原反应性 Tregs 与效应性 T 细胞间的平衡,这种平衡最终决定了移植物是被接受还是被排斥。Tregs 对于保持免疫系统不对自身发起攻击以及不对外来抗原产生过度反应非常重要。在动物实验中已经证实,Tregs 通过抑制反应性效应 T 细胞的活性与增殖,进而形成外周抗原特异性耐受(Fontenot,2005;Sakaguchi,2005;Zheng,2003)。对 T 细胞受体(T cell receptor,TCR)的刺激,Tregs 表现为免疫无能性和低反应性,这种性质通过抑制 $CD4^+$ 辅助性 T 细胞和细胞毒性 $CD8^+$T 细胞的增殖与活化而实现(Von Boehmer,2005)。具体的作用机制尚不明确,但已知的机制包括调节细胞与效应细胞间的细胞 - 细胞直接接触途径,细胞因子分泌与信号通路,例如转换生长因子 β(TGF-β)、IL-10,抑制核内受其他关键因子操控的转录基因,例如活化 T 细胞核因子(NFAT)与核因子 -κB(NF-κB),二者均与效应功能有关(Shevach,2009)。目前认为转录因子 FoxP3 是调控 Tregs 的核心基因,并且是 Tregs 亚群 $CD4^+CD25^+FoxP3^+$ 调节性 T 细胞的特异标志物(Brunkow,2001;Rudensky,2011)。

虽然从小鼠的研究中我们已经了解很多关于 T 细胞生物学和免疫耐受的分子机制,但要将这些进展转化至临床工作,或者非人类的哺乳动物模型中,仍有困难。这是由啮齿类与灵长类动物间的不同(比如记忆性 T 细胞反应障碍)、实现患者免疫抑制剂撤除策略在临床实践与伦理学间的局限导致的(Halloran,2008)。近年来,关于 Tregs 对移植预后影响的临床试验不断增多,但结果不尽如人意(Shan,2011)。其中一些研究认为 Tregs 数值越高,移植效果越好,但也有一些研究显示 Tregs 不影响移植物的功能和生存。但每项研究本身的设计或样本量较小都可能使研究结论的准确性受限。

本章中,我们将描述 Tregs 的类型和功能,以及作为这些细胞的特殊标志物——转录因子 FoxP3。同时也将讨论 Tregs 在临床研究和临床应用上的前景,特别是在器官移植领域中的应用。

调节性 T 细胞的概念

具有抑制免疫反应的细胞被称为调节性细胞。1970 年,Gershon 和 Kondo 发现了对以后具有深远意义的成果:T 细胞不仅可以扩增,还可以抑制免疫反应,与 Th 细胞不同,这种下调作用受 T 细胞的调节(Gershon,1970)。1995 年,调节性或抑制性细胞的概念再次被提起,这源于对出生后不久的小鼠行胸腺切除,进而发展成致命的自身免疫性疾病的研究(Sakaguchi,1995)。研究者证实,CD25 分子(IL-2 受体 α 链)是 Tregs 上的一种表面分子,因为 CD25⁺T 细胞在 CD4⁺T 细胞中限于 CD25high 和 CD45RBlow 的部分,而在正常的裸鼠中,CD25⁺ 细胞占外周血 CD4⁺T 细胞的 5%~10%(小于外周 CD8⁺T 细胞的 1%)。将去除 CD25⁺CD4⁺T 细胞的 BALB/c 小鼠脾细胞悬液转输至无胸腺的 BALB/c 裸鼠体内时,很多器官可以在组织学和血清学上产生明显的自身免疫病的表现。此外,将来自正常小鼠的 CD25⁺CD4⁺T 细胞转输至出生后即行胸腺切除术后早期的小鼠体内,可以防止自身免疫病的发展(Asano,1996)。

对于鉴别 Tregs 的关键转录因子 forkhead box P3(FoxP3),我们能够确定天然 Tregs 的大量免疫学特性与其相关,包括 Tregs 的功能、稳定性和分化(Fontenot,2003;Hori,2003;Khattri,2003)。FoxP3 最初被发现,是作为 X 染色体隐性炎性疾病的相关基因,这种疾病发生在脱屑变异的小鼠中,而后在人类致命性的自身免疫性 / 炎性疾病、免疫功能失调、多发内分泌病变、肠病、X 染色体性联综合征(IPEX)等疾病中被证实(Brunkow,2001)。IPEX 综合征常见为伴随有多个内分泌器官受累的自身免疫性疾病(比如 1 型糖尿病和甲状腺炎)、炎性肠病、严重的过敏(包括过敏性皮炎和食物过敏)、致命性感染(Wildin,2002)。在自身免疫性疾病和炎性失调中,FoxP3 的不可替代的作用,更突出强调了天然产生的 FoxP3⁺CD4⁺Tregs 对于自身耐受与免疫稳态的重要性(Haque,2011)。

天然型与诱导型调节性 T 细胞

虽然已发现尚有其他一些具有调节功能的细胞亚群(下面详述),但 CD4⁺CD25⁺FoxP3⁺Tregs 是其中最经典的亚群。Tregs 由不均衡的各细胞亚群组成,常常表达 FoxP3。Tregs 可以被划分为天然产生的 Tregs(nTregs)和获得性或诱导产生的 Tregs(iTregs),前者在胸腺中发育而成,后者由初始 T 细胞在外周血中受特异性分子或信号刺激转换而成(Zheng,2004)。目前,尚不清楚这两种 Tregs 的分化是否有不同的生物学特性,或是部分、亦或全部的功能都是相似的,对于 Tregs 在胸腺与外周产生的机制是否不同也尚不清楚。此外,对于整个 Tregs 池而言,这两个亚群在二级淋巴器官、非淋巴样组织中的基本作用以及在免疫反应过程或肿瘤生长中的作用,仍有很多未知领域(Maruyama,2011)。尽管如此,nTregs 和 iTregs 具有共同的基因型和功能,并且在诱导中都需要 TCR 的作用(Curotto de Lafaille,2009)。

nTregs

此类细胞占淋巴细胞总量的 5%~10%,进入外周循环后,广泛分布于各个外周淋巴结与脾脏(Maggi,2005；Wang,2007)。因为在激活的效应 T 细胞表面 CD25 同样被上调,因此需要其他的特异性标志物来鉴别 nTregs。到目前为止,nTregs 的最佳标志物是在细胞核内表达的转录因子 FoxP3。FoxP3、IL-2 和作为 IL-2 受体组成部分的 CD25,对于 nTregs 的发育、功能、生存非常关键,并且 Tregs 发挥抑制功能需要持续的表达 FoxP3(Sakaguchi,2003)。人类激活的效应 T 细胞也可以暂时表达 FoxP3,而在小鼠中 FoxP3 的表达只见于真正的 nTregs(Walker,2003；Wan,2005)。因此,尽管研究了更多的人类 nTregs 特异性标志物,仍未完全了解 nTregs 中 FoxP3 的准确的分子作用。人类外周的 nTregs 可低表达 IL-7 受体 α 链(CD127),因此,$CD4^+$、$CD25^+$ 与 $CD127^{low}$ 这些标志物结合使用可得到高纯度的抑制性 T 细胞,与之相反的是,$CD4^+CD25^+CD127^{hi}$ T 细胞与致病性的抗原特异性免疫反应有关,包括移植物的慢性排斥反应(Codarri,2007；Liu,2006；Su,2012)。同样,有研究发现,肿瘤坏死因子受体 2(TNFR2)是 Tregs 高表达的另外一种重要的细胞因子受体,其具有重要的表型和功能。在人类与小鼠的高功能性的 Tregs 中,TNFR2 更为多见,可调节 TNF 激活 Tregs 的活性(Chen,2011)。根据细胞表面是否表达 CD62L,小鼠与人类的 $CD4^+CD25^+$Tregs 可分为不同的细胞亚群。虽然两个亚群都表达 FoxP3,都具有无能性,但就每个细胞而言,$CD62L^+$ 亚群更加强大,其增殖与抑制功能强于 $CD62L^-$ 亚群及未细分的 $CD4^+CD25^+$Tregs(Bach,2001；Fu,2004)。但这些标志物并不是 Tregs 特有的,激活的 $CD4^+$ 效应 T 细胞也可以表达(Kang,2007)。而有一些细胞表面标志物是 Tregs 持续表达的(比如 CD25、OX40),但不表达于休眠状态的非 Tregs,除非其被强力激活(Vu,2007)。在某种条件下,在选择目标是 Tregs 还是非 Tregs 时,这种差别具有重要的作用。近来,有报道认为人类 $CD4^+FoxP3^+$T 细胞可分为三个不同的亚群,具有各自的表型与生存特性,包括 $CD25^{++}CD45RA^+$(FoxP3lo) 休眠 Tregs(rTregs)、$CD25^{+++}CD45RA^-$ $FoxP3^{hi}$ 激活 Tregs(aTregs)和缺乏抑制活性的 $CD25^{++}CD45RA^-FoxP3^{hi}$ 中可分泌细胞因子的 T 细胞(Fritzching,2006；Miyara,2009)。目前,休眠的、激活的、最终激活的 Tregs 与可能的记忆性 nTregs 之间的联系仍不明确(Sakaguchi,2010)。

iTregs

在活体,iTregs 可以由外周的初始 T 细胞在 TGF-β 的刺激作用下产生(Peng,2004)。但目前并不清楚 $FoxP3^+$iTregs 是否来自此前曾提到的口服耐受方案中可分泌 TGF-β 的 Th3 细胞(Weiner,2001)。各种阳性和阴性的刺激均可影响 $CD4^+$T 细胞中 FoxP3 的诱导。尤其是,全反维甲酸(Benson,2007)、白血病抑制因子(Gao,2009)、细胞毒性 T 淋巴细胞抗原 4(CTLA-4)和程序性细胞死亡受体(PD)1/PD-1L(Korn,2008)均可促进 iTregs 的诱导,而 IL-4、IL-6、IFN-γ、OX40 和 T 细胞抗原粘蛋白分子 1(Tim-1)则抑制 iTregs 的诱导(Degauque,2008)。此外,诱导并维持磷脂酰肌醇 3- 激酶(PI3K)/ 蛋白激酶 B(Akt)/ 哺乳动物雷帕霉素靶蛋白(mTOR)激活的机制,也在很大程度上抑制了 iTregs 的增殖,这可能与转录抑制因子叉状头盒子蛋白 O(Forkhead box protein 0,Foxo)1/3 通过 Akt 途径未激活有关(haxhinasto,2008；Merkenschlager,2010)。

nTregs 与 iTregs 间的差异

人类 FoxP3 的大小有 47kDa,是转录因子叉状头 / 翼螺旋家族的成员之一。在 Tregs 发育中,FoxP3 的诱导受不同信号途径控制,涉及 TCRs、IL-2、信号转录及激活因子(STAT)、

Smad、TGF-β、PI3K/ Akt/ mTOR 和 Notch 途径等（Samon,2008;Tone,2008）。在 TCR 与自身多肽 /MHC 配体接触后，几种转录因子与 FoxP3 基因的启动子或增强子区域结合，启动 FoxP3 的表达。IL-2 对于 FoxP3[+]Tregs 的存在不可缺少，因为 IL-2 的缺乏可导致 FoxP3[+]Tregs 的数量持续减少，引起致命性的自身免疫性疾病 / 炎症。IL-2 信号经由 IL-2 受体、也可以通过 STAT5 通路调控 FoxP3 的表达（Ohkura,2011）。激活 Akt/ mTOR 轴会减少胸腺中 Tregs 的产生（Haxhinasto,2008）。Fox 蛋白家族的成员都是转录抑制因子和激活因子，并且具有叉状头区域，这一结构对于 DNA 结合和细胞核定位很关键（Ziegler,2006）。对于关键细胞因子基因的增强子，例如 IL-2、FoxP3 具有转录抑制因子的作用（Bettelli,2005）。近期的研究显示，不论是结构上还是功能上，FoxP3 都与转录因子相互作用，这在多种细胞因子基因的表达中起到了很关键的作用，比如 NFAT、急性髓系白血病 1/runt 相关转录因子 1（AML1/Runx1）以及阳性的 NF-κB（Lopes,2006;One,2007）。其他一些淋巴细胞不表达 FoxP3，比如 B 细胞和自然杀伤（NK）细胞，还有一些细胞表达很少，比如 CD8[+] 淋巴细胞（Fontenot,2005;Sakaguchi,2005）。然而，由于在激活的非调节性效应 T 细胞中 FoxP3 有短暂表达，作为人类 Tregs 的标志物，其 mRNA 表达与蛋白合成的意义尚不确定（Roncador,2005;Ziegler,2007）。天然产生的 Tregs 中 FoxP3 的稳定表达需要以甲基化为基础的 DNA 调节（Floess,2007）。在检测了大部分外周血细胞的类型和选择了非血细胞后发现，在人类 FoxP3 基因中一个高度保守区域进行的脱甲基化（Tregs 专属脱甲基区,TSDR），对 Tregs 有限制作用（Baron,2007）。结合 Tregs 的高度特异性发现，FoxP3 TSDR 的脱甲基作用仅在天然 Tregs 中发生，而不发生在近期激活的效应 T 细胞中，尽管也短暂地表达 FoxP3（Wieczorek,2009）。一些研究者发现，nTregs 中 FoxP3 完全脱甲基化，在以 TGF-β 为中心的 iTregs 中部分脱甲基化，在初始和 Th 细胞中发生甲基化（Baron,2007;Issa,2010）。TSDR 脱甲基化并不是一个转换开关，但对于天然产生的 Tregs，其在胸腺的发育过程中，脱甲基化与 FoxP3 表达的稳定性相对应。这些数据显示，对于识别表型稳定的 nTregs、FoxP3 TSDR 表观遗传学的改变是一个有价值的标志物（Lal,2009）。

　　Helios 是 Ikaros 转录因子家族的一个新成员。Thornton 等曾报道在小鼠和人体内，大约 70% 的外周 FoxP3[+]Tregs 表达 Helios（Thornton,2010）。有意思的是，他们发现在胸腺中产生的 FoxP3 细胞均表达 Helios，而在 IL-2 与 TGF-β1 存在的情况下，由传统外周 T 细胞经抗 CD3、抗 CD28 抗体刺激在体外生成的 FoxP3 细胞则不表达 Helios。这意味着大约 70% 的外周 FoxP3[+]Tregs 来自于胸腺，30% 来自于传统外周 T 细胞。这些结果表明，Helios 是一个胸腺来源的 Tregs 的特异性标志物，这也使得相当一部分 FoxP3[+]Tregs 来自于胸腺外成为可能。同样，最近的研究显示，Helios 在所有的 CD4[+]CD25[+]FoxP3[+] 胸腺细胞和接近 70% 的外周淋巴组织中的 FoxP3[+] 细胞中表达（Getnet,2009;Sugimoto,2006）。Helios 的表达可调节细胞凋亡，但作为 nTregs 共同表达的抗凋亡 Bcl-2（B 细胞淋巴瘤 2），这种影响似乎被抵消了（Dummer,2012）。在体外，利用沉默 RNA 技术敲除 Helios 基因可降低人类 Tregs 的抑制功能，Helios 的调节功能或水平可能会提高或减少不同环境下的 Tregs 活化（Getnet,2010）。

其他 Tregs 亚群

　　另外,还发现了一些通过不同机制发挥抑制活性的细胞亚群。调节性 T 细胞 1（Tr1）来自于外周血中的幼稚 CD4[+]CD25T 细胞,其在 IL-10 和不成熟树突状细胞（DCs）的诱导下产生,但既不表达 CD25,也不表达 FoxP3。某些体外研究证实,抗原提呈细胞(APCs)在 IL-10 预处理后具有显著的 Tr1 细胞的诱导能力,但 Tr1 也可以在没有 APC 的环境下由 IL-10 诱导而来(Barrat,2002)。在 Tr1 的诱导中,IL-27 是一个重要的辅助因子(Apetoh,2010;Pot, 2011)。Tr1 细胞的关键细胞靶点是单核细胞和巨噬细胞。Tr1 细胞可强烈限制巨噬细胞的激活和随后促炎性细胞因子的产生(Battaglia,2006)。因此,Tr1 细胞可能在抑制固有免疫中起特别重要的作用。但是,Tr1 细胞主要通过 IL-10 的调节,可直接抑制 $CD4^+T$ 细胞活化,阻断 Th1 类细胞因子的表达(Groux,1997)。Tr1 的活性以抗原非特异性形式表达,涉及抑制性细胞因子的释放,比如 IL-10 和 TGF-β。在 Tregs 初次转移至淋巴结后,Tr1 直接到达炎症部位,抑制初始性和记忆性 T 细胞、APCs 和共刺激分子的表达(Roncarolo,2007)。Th3 是另外一个 Tregs 亚群,可表达 TGF-β,抑制髓磷脂特异性基础蛋白 Th1 细胞的增殖和产生细胞因子,调控自身免疫和过敏(Weiner,2001)。$CD8^+T$ 细胞抑制 $CD4^+T$ 细胞的增殖与分化,包括表达 TGF-β1 和 CTLA-4 的 $CD8^+CD25^+$ 胸腺细胞、产生抗炎性细胞因子 TGF-β1 和 IL-4 的 $CD8^+CD25^+FoxP3^+T$ 细胞、被刺激后产生 Th2 类细胞因子的 $CD8^+CD28^+T$ 细胞(Shevach, 2006)。其他亚群包括 $CD4^-CD8^-CD3^-T$ 细胞、表达 $TCR\gamma/\sigma$ 的 T 细胞和 NK T 细胞,它们的主要作用是抑制 $CD4^+$ 和 $CD8^+T$ 细胞介导的免疫反应、下调与感染有关的免疫反应、过敏原与自身免疫反应以及诱导移植物容受、对自身免疫失调的耐受(Shalev,2011)。近期,一个以表达 IL-35 为主的 $CD4^+T$ 细胞亚群被发现(Collison,2007),其不表达转录因子 FoxP3,但与 $FoxP3^+Tregs$ 细胞一样,表达 IL-35 的这类细胞有很强的抑制功能,不论是体外抑制细胞增殖,还是体内阻断实验性自身免疫性脑脊髓炎的发作(Collison,2010)。基于此,这类细胞被命名为 Tr35 细胞。$FoxP3^+Tregs$ 也可以产生 IL-35 这类细胞因子,如 TGF-β 与 IL-10,IL-35 是 $FoxP3^+Tregs$ 抑制功能的一个关键组成部分(castellani,2010;collison,2010)。

Tregs 的作用机制

　　为了保持功能正常,Tregs 必须调节包括固有免疫和获得性免疫系统在内的广泛的细胞活性,这依赖于其在目标指引下、通过转移至特定组织和微环境,到达机体邻近组织的能力。Tregs 细胞在体内的作用机制是需要阐述的关键问题。由于不同细胞类型数量众多,都是直接由 $FoxP3^+Tregs$ 作用,关于 Tregs 的详细功能更为复杂。很多研究支持这样一些实验结果,证实 Tregs 的存在可导致效应 T 细胞和 DCs 间的长期相互作用减少,但同时也证实 Tregs 通过降低 DCs 的刺激能力发挥负向调节作用,而不是与效应细胞竞争或直接作用于效应细胞,阻止效应细胞与 DCs 的相互作用(Compbell,2011;Shalev,2011)。尽管人们付出很多努力,Tregs 抑制效应性 T 细胞活性与增殖的确切机制仍不清楚。但是,似乎抑制性细胞因子和抑制性细胞表面分子都会涉及其中,包括细胞接触 - 依赖和细胞因子接触 - 依赖机制。对于解释 Tregs 免疫抑制功能的几种人们普遍认可的机制包括抑制性细胞因子的产生;通过消除细胞因子或细胞溶解诱导效应细胞死亡;通过细胞内信号分子的变化,如环磷腺苷,改变细胞核外核苷酸 / 核苷酸比值,调节靶细胞局部代谢紊乱;抑制 DCs 的功能(Tang,2008)。然而,已知的这些机制可能要依赖于靶细胞和 Tregs 的分化阶段(Salcido-Ochoa,2010)。在其他很多研究中发现,Tregs 可以通过几种细胞类型发挥功能,包括 Th1、Th2、Th17、DCs、细胞毒性 T 淋巴细胞、NK 细胞和 B 细胞等(Hall,2011;Lim,2005;Shevach,2009;Smyth,2006)。

　　因此,可以推断 Tregs 在抗原刺激部位聚集、激活,在控制免疫系统不同方面和细胞的免疫反应周围发挥调节功能,这样可以避免自身免疫或避免过度免疫活化、防止周围组织损伤。

许多关键问题亟待解决。Tregs 在淋巴组织与非淋巴组织中的作用机制如何? Tregs 直接迁移至非淋巴组织的信号通路是什么? 为进入非淋巴部位,Tregs 是否需要重新编程归巢及趋化因子受体的特性? 在非淋巴组织部位 Tregs 的抑制功能是否主要由产生的抗炎性细胞因子调节? 而 Tregs 在淋巴组织中的抑制作用是否只是在抑制功能启动后才发生?

在最近的 10 年中,提出了多种 FoxP3⁺CD4⁺Tregs 调节免疫抑制的机制,下面将详细讨论(Sakaguchi,2008;Shevach,2009;Tang,2008;Vignali,2008)。

Tregs 与 DCs

Tregs 可以抑制幼稚 T 细胞与抗原呈递 DCs 间的稳定接触。体外研究表明,Tregs 主要利用 Tregs 表达的高于幼稚 T 细胞水平的粘附分子,比如淋巴细胞功能相关抗原 1(LFA-1/CD11a) 和细胞内粘附分子 1(ICAM-1/CD54),与抗原递呈 DCs 相互作用,使幼稚 T 细胞与 DCs 相互作用,控制幼稚 T 细胞(Onishi,2008)。DCs 在 Tregs 抑制功能中起作用的另一个表面抗原是淋巴细胞活化基因 3-LAG-3(CD223),它是一个与 MHC Ⅱ类分子高度密切结合的 CD4 同族体。LAG-3 与由未成熟 DCs 表达的 MHC Ⅱ类分子结合,可诱导免疫受体酪氨酸活化基序(ITAM)调节的抑制信号,后者可抑制 DC 成熟及免疫刺激能力(Liang,2008)。由于人类 T 细胞激活后可以表达 MHC Ⅱ类分子,Tregs 调节的 LAG-3 与效应物的结合可能会导致抑制(Shevach,2009)。

有学者曾提出,Tregs 上的 CTLA-4 配体 CD80 和 CD86 与 DCs 的相互作用,可以阻断后续由抗原特异性效应细胞诱导的 CD80 和 CD86 表达的增加、甚至下调 CD80 和 CD86 表达(Onishi,2008)。因为 CTLA-4 与 CD28 共享两个配体(CD80、CD86),但其与配体结合力更高,Tregs 上高表达的 CTLA-4 可以通过占有 CD28 竞争免疫突触中的 CD80/CD86 配体,阻断经由活化 T 细胞上的 CD28 传导的共刺激(Teft,2006;Yokosuka,2010)。这些研究提示,通过 Tregs 抑制 CD80 和 CD86 的表达可以限制 DCs 通过 CD28 刺激幼稚 T 细胞进而导致免疫抑制的能力(Onishi,2008)。在自身免疫病模型中,效应细胞上也可见 CD80/CD86 高表达。因此,也有可能是 Tregs 上的 CTLA-4 与活化的 T 细胞表达的 CD80、CD86 相互作用,在某些情况下,下调效应 T 细胞功能(Paust,2005)。DCs 与 Tregs 表达的 CTLA-4 相互作用可上调吲哚胺 -2,3-双加氧酶(IDO),IDO 是一个强有力的调节分子,可诱导色氨酸分解代谢为凋亡的代谢分子,后者可导致效应 T 细胞的活化与凋亡诱导受到抑制(Fallarino,2003;Grohmann,2002)。这表明某些 DC 亚群在诱导 Tregs 分化中高度特异化,一些组织中的微环境在促进 DC 的耐受源性反应中起重要作用。表达 IDO 的 DCs 在通过促进 iTregs 形成的免疫耐受中发挥关键作用(Munn,2007)。作为一种非专职 APC,肝星状细胞(HpSC)在启动 T 细胞活化中作用有限,有利于扩增 CD25⁺FoxP3⁺Tregs,后者有助于肝内的免疫调节(Jiang,2008)。也有报道认为 CTLA-4 信号可以提高依赖 TGF-β 由幼稚 T 细胞向 FoxP3⁺T 细胞的转换效率(Zheng,2006)。

作为一种细胞损伤的提示,坏死细胞会向细胞外释放三磷酸腺苷(ATP)(Sitkovsky,2004)。通过作用在 APCs 上的炎症小体,ATP 控制强力致炎因子 IL-1β 的释放(Martinon,2007)。CD39 是免疫系统中的主要胞外酶,可以水解 ATP 或 ADP 为 AMP,B 细胞、DCs、小鼠的全部 Tregs、人体大约 50% 的 Tregs 都有 CD39 表达(Borsellino,2007;Kleinewietfeld,2009)。

通过在 CD39 作用下水解 ATP, 激活的 CD39⁺Tregs 可以抑制 IL-1β 的释放, 并促进免疫调节代谢物的合成, 比如腺苷, 这将有助于调节炎性反应 (Salcido-Ochoa, 2010)。腺苷通过 A2A 腺苷受体传导信号, 可以抑制 DCs 功能, 同时直接作用于活化的 T 细胞 (Shevach, 2009)。同样, 活化的 T 细胞也可以释放细胞外 ATP, 并且对 TCR 调节的钙离子流量、NFAT 激活和 IL-2 的产生有关键性的作用 (Kleinewietfeld, 2009)。Tregs 使细胞外 ATP 减少, 有助于抑制其他 T 细胞活化。与 5' 核苷酸 CD73 一样, CD39 也可以产生腺苷, 可以使 CD39 产物脱磷酸, 变为 AMP (Deaglio, 2007)。此外, Tregs 可通过间隙连接将 cAMP 转移给活化的 T 细胞, 激活转录因子抑制体, 也就是 cAMP 早期抑制子, 反过来它可以抑制效应 T 细胞的增殖与 IL-2 的产生 (Bopp, 2007)。

抑制性细胞因子在调控 Tregs 抑制功能中的作用

在体外, Tregs 对于 T 细胞活化的主要作用是抑制由阻断 IL-2 产生和效应细胞扩增引起的细胞启动。然而, IL-2 在体内抗原驱动 CD4⁺T 细胞扩增中的作用仍旧未知 (Li, 2011)。大部分研究认为, Tregs 通过抑制效应性 FoxP3⁻T 细胞中的 IL-2mRNA (还有其他效应细胞因子的 mRNA) 的产生调节抑制功能 (Takahashi, 1998; Thornton, 1998)。Tregs 可以使 IL-2 脱离抗原反应性 T 细胞, 防止后者的激活 (Pandiyan, 2007)。但是, 对于 IL-2 消耗在 Tregs 抑制机制中的作用还存在争议 (Oberle, 2007; Tran, 2009; Yu, 2009)。

激活后的 Tregs 可以在细胞表面表达已知的 (例如半乳糖凝集素 -1) 或未知的分子, 这些分子可以在细胞循环中产生的效应 T 细胞上的受体相互作用。但尚不清楚半乳糖凝集素 -1 是作为一个单独的细胞因子或还是经细胞 - 细胞间接触发挥作用 (Garin, 2007)。

虽然, 在体内和体外 FoxP3⁺Tregs 的诱导和 Tregs 稳态的维持中, TGF-β 都起关键作用, 但它作为一个抑制性效应分子的作用仍存在争议。细胞表面的 TGF-β 在 Tregs 上以高浓度出现, 有助于发挥抑制作用 (Nakamura, 2001)。体外由 TGF-β 诱导产生的 Tregs 在体内表现出很强的抑制能力, 但在体外则部分依赖于 TGF-β (Chen, 2003)。另外, TGF-β 可诱导 DCs 表达 IDO (Pallotta, 2011)。然而, 在体内 TGF-β 对 Tregs 的功能抑制作用尚不清楚。

大量的体内实验表明, Tregs 自分泌产生的 TGF-β 对于 Tregs 在体内的抑制功能并不重要 (Fahlen, 2005; Mamura, 2004)。很可能是因为在明显炎症部分 (比如消化道) 需要 Tregs 调节的 FoxP3 的引入。TGF-β 在 Tregs 的发育中也有作用, 它可以产生 IL-10 (Maynard, 2007)。

在膜性组织中, 如小肠黏膜, IL-10 是 Tregs 发挥抑制功能非常关键的因子, 但在其他部位, 作用要稍差一些 (Atarashi, 2011)。大部分 Tregs 在体外抑制作用的研究无法解释 Tregs 产生抑制性细胞因子的作用, 比如 IL-10。但是, 多项体内研究显示, Tregs 分泌的 IL-10 是其抑制功能中的一个重要组成 (Belkaid, 2007; MaGeachy, 2005)。IL-35 是 IL-12 异二聚体细胞因子家族的成员之一。IL-35 是最近被报道的一个免疫抑制性细胞因子, 由 EB 病毒诱导基因 3 (Ebi-3) 和 IL-12α 组成, 对于 Tregs 抑制功能的发挥有一定的作用 (Collison, 2007)。Tregs 中的 Ebi-3 和 IL-2α-mRNA 呈上调表达, 可显著抑制效应细胞, 增加抑制细胞与反应细胞间细胞接触的机会对于 IL-35 的最大化生成是必须的 (Shevach, 2009)。但是, 对于 IL-35 在 Tregs 中的作用的进一步分析需要借助中和抗体的发展和其受体的特性。

作为对上述细胞因子的补充, 细胞毒性分子、端粒酶、穿孔素也都被报道在肿瘤免疫和其他由 T 细胞凋亡诱导的免疫反应中, 对 Tregs 调节的抑制功能发挥作用 (Beeston, 2010;

Cao, 2007)。假定 Tregs 利用上述回顾的多种机制发挥抑制作用, 也存在这样的疑问, 是否存在一种基础核心作用机制和辅助机制来发挥抑制作用? 是否每种机制同时发生、合并发挥作用? 或者是否存在更细化的分工以调控特殊的免疫反应类型? Tregs 调控或者其依赖的抑制机制可被分为两种 (Yamaguchi, 2011)。其一是依赖 Tregs 使效应 T 细胞丧失活化信号, 维持效应 T 细胞在休眠状态。另一个是通过 Tregs 调节的杀伤作用和致效应 T 细胞与 APCs 失活作用直接干预。

前者在生理情况和非炎性状态下发挥作用, 维持天然自我耐受, 而后者在炎性状态下发挥作用, 在经常暴露于外侵微生物的局部 (例如, 小肠黏膜) 维持免疫稳态。新发现的证据提示了令人惊喜的可能, 重新编程的 Tregs 在某些生理反应中, 是一个辅助活化的不可或缺的来源, 比如启动 CD8+T 细胞反应。

这提示了一个崭新的领域, FoxP3+Tregs 在本质上具有双重作用潜能, 在炎症局部作为初次反应细胞的预制库, 既可以提供经典的调节 / 抑制活性; 又可以快速启动程序补充辅助性 / 效应性功能, 视其在局部生理反应中显示的信号而定 (Mellor, 2011)。

Tregs 与器官移植

器官移植术后的排斥反应与调节功能

绝大多数情况下, 急性同种异体排斥反应由大量的受者 T 细胞识别供者同种异体抗原 (绝大部分由高度多态性 MHC 编码) 而启动 (Afzali, 2007)。因此, 移植 MHC 组织学不相容的组织会引起针对供者组织的强烈细胞病变的依赖 T 细胞的免疫反应。在这种依赖 T 细胞的排斥反应中, 供者的同种异体抗原被供者 (识别的直接途径) 或受者 (识别的间接途径) 的特异性 APCs 识别。供者反应性 CD4+T 细胞识别供者抗原所在的炎性环境的特性决定了这些细胞的功能。因此, 在细胞因子出现的基础上, 当抗原激活后, 幼稚的 CD4+ 辅助性 T 细胞可获得多种细胞病变的和 / 或免疫调节的表型 (Strom and Koulmanda, 2009)。当 CD4+T 细胞在 IL-2 存在的情况下被激活, 其变为破坏组织、产生干扰素 γ 的 Th1 细胞。反之, CD4+T 在 IL-4 存在的情况下被激活, 分化为 Th2 细胞, 后者可以产生 IL-4 和 IL-5。在不存在促炎性细胞因子的情况下, TGF-β 可以诱导 FoxP3 表达及 CD4+T 细胞分化为 Tregs。比较而言, 伴有 IL-6 或 IL-21 的 TGF-β 的表达可抑制移植保护性 Tregs 的增殖; 反之, 抗原反应性 CD4+T 细胞变为产生 IL-17 的细胞 (Th17), 具有显著引起细胞毒性的作用 (Hammerich, 2011; Korn, 2008; Weaver, 2009)。最近的发现也显示, 相比于最终的分化状态, Th17 与 Tregs 具有显著的多变性, 二者关联密切 (Mitchell, 2009)。因此, 在 IL-2 与 IL-1-β 存在的情况下, Tregs 可以分化成产生 IL-17 的细胞, 而在 IL-27 存在的情况下, 产生 Th17 的细胞也可以产生 IL-10, 这是一种免疫抑制性细胞因子, 可以防止它们作为具有破坏力的效应性细胞发挥作用 (Mellor, 2011; Stumhofer, 2007)。目前的研究热点是移植受者的预后, 排斥或移植物耐受由致病性细胞 Th1 与 Th17、CD4+T 细胞与阻断排斥的保护性细胞 Tregs 间的相对平衡决定; 这种平衡取决于 T 细胞活化所在的微环境中的炎症水平 (Sanchez-Fueyo, 2011)。

移植时发生的炎症反应将触发来自移植物的供者来源的抗原呈递细胞向引流的淋巴组织转移并成熟 (Wood, 2011)。在缺少 Tregs 的情况下, 供者来源的过客白细胞将启动供者同种抗原反应性 T 细胞而引发排斥反应。相反,当移植时体内存在供者同种抗原反应性 T 细胞时,这些细胞可以通过与 APCs 共同定居在二级淋巴组织,防止 T 细胞启动(Carvalho-Gaspar,2008)。Tregs 在二级淋巴组织防止 T 细胞启动的能力具有时间依赖性。移植后期,Tregs 迁移至移植物中,调控在二级淋巴组织中无法调节的 T 细胞活性。在移植物体内,Tregs 可以发挥多种作用,主要是触发效应 T 细胞凋亡和创造一个微环境,抑制多种细胞损害移植物的功能(Wood,2011)。

Tregs 作为一种诊断工具在器官移植中的作用

很多研究中认为,Tregs 在诱导移植耐受中发挥关键作用。Tregs 数量可以在血液、活检组织和尿液等移植术后标本中检测(Dummer,2012;Hippen,2011)(表 23-1)。虽然还没有统一结果,但一些研究建议 Tregs 与良好预后相关,也可以作为一个免疫标志物预测个体的排斥风险、证实患者耐受。在最近的一项包含 22 项研究的系统性综述中(12 项肾移植研究、6 项肝移植研究、2 项心脏移植研究和 2 项肺移植研究),Shan 等发现受者中的 Tregs 有助于维持移植物功能稳定,减少急慢性排斥反应发生率(Shan,2011)。7 项研究报道了 Tregs 与慢性排斥反应间的关系,在肾移植受者中大部分可以在外周血中检测到 Tregs(Ashton-Chess,2009;Braudeau,2007;Iwase,2011),一个检测了移植肝中的 Tregs(Li,2008),两个检测了肺移植受者支气管肺泡灌洗(BAL)中的 Tregs(Bhorade,2010;Gregson,2010)。其中两个检测了 BAL 中 Tregs 的研究揭示了在稳定的移植受者中 Tregs 含量明显增高。报道了移植肝中 Tregs 含量的研究表明门脉区的 FoxP3+ 细胞在稳定受者中明显高于慢性排斥受者,但两组受者间移植物中 FoxP3 mRNA 的表达水平没有明显的不同。

虽然在器官排斥中经常发现 FoxP3,这并不能排除其作为耐受调节物的作用。在移植物排斥中 Tregs 的作用不甚清楚,但它可能提示一个 FoxP3 诱导的免疫反应的重塑,减少辅助性 CD4+ 和细胞毒性 CD8+T 细胞活性,因此促进移植物"容受"(Dummer,2012)。许多研究证实了在急性排斥反应中移植物中的 FoxP3 基因和 / 或其蛋白的表达增加。然而,无论是在移植物组织中、血液中,还是在移植受者尿液中,这类表达的出现和规模的临床意义仍未完全了解。在临床肾移植中,已经证明在肾移植受者中的肾组织、外周血和尿液细胞中 FoxP3 mRNA 转录和转录后蛋白(局限在 Tregs 细胞核中)的生成增高(Aquino-Dias,2008;Batsford,2011;Muthukumar,2005)。

Demirkiran 等的研究表明,在肝移植患者中可以观察到发生急性排斥反应后移植肝中 FoxP3 升高(Demirkiran,2007)。在另外一项关于肝移植的研究中,循环中 CD4+CD25^{high}FoxP3+T 细胞在发生排斥反应的患者中明显低于非排斥患者(He,2011)。

接受肾移植或更常见的肝移植的患者,已经有报道可达到操控性耐受。在肾移植中,大部分耐受的受者是固执的患者或那些由于严重的并发症停用免疫抑制剂的人。比较而言,在肝移植中,几个对照试验来评估在医疗监测下有意停用所有免疫抑制药物的可行性(Sanchez-Fueyo,2011)。三个研究报道了肝移植中 Tregs 与移植耐受间的关联(Braudeau,2007;Li,2008;Martinez-Llordella,2007;Martinez-Llordella,2008),这些研究证实耐受组中 Tregs 的含量与功能并不低于慢性排斥组、稳定组及对照组,这提示 Tregs 可能与移植耐受相关。这种 Tregs 数量的增加在回顾性研究中被报道过,在这些研究中,长期操控性耐受患者与免疫抑制患者相比较。在人类的肝移植中,Tregs 的动力学还没有广泛研究,而且将提供一种识别倾向于产生耐受的移植患者的方式。因此,在撤除免疫抑制剂过程中发生的免疫过程还没有分析。我们的团队开展了一项前瞻性研究,探索肝移植患者在撤除免疫抑制剂过程中 Tregs 细胞群的动力学特征以及是否这种特征可以帮助识别产生操控性耐受的患者(Pons,2008)。

在这项研究中,第一个提出的证据就是肝移植患者在撤除免疫抑制剂过程中,CD4$^+$CD25^{high} T 细胞与 FoxP3 转录的增加与操控性耐受有关。

表 23-1　移植中 Tregs 的临床研究

作者	移植类型	指标	发现
Baudeau et al.(2007)	肝脏	CR/T 中的 PBL 中的 Tregs	CR:Tregs 数量减少 /T:Tregs 数量与 H 相似
Martinez-Llordella et al.(2007)	肝脏	PBL 中的耐受的指印	T:大量的 Tregs,高于 NT 或 H
Li et al.(2008)	肝脏	移植物 mRNA FoxP3/ 在 T、CR、IS、H 中的 Tregs	T 中 FoxP3 mRNA 和 Tregs 高于 IS、H,但与 CR 中的相当
Demirkiran et al.(2008)	肝脏	移植物中的 FoxP3	AR 后 FoxP3 升高
Pons et al.(2008)	肝脏	Tregs/ 撤除 IS 过程中 PBL 中的 mRNA FoxP3	Tregs 和 FoxP3 转录增加与撤除免疫抑制剂中 T 相关
He et al.(2011)	肝脏	AR 中的 PBL 里的 Tregs	在排斥体中 Tregs 降低
Muthukumar et al.(2005)	肾脏	尿液中 mRNA FoxP3	AR:mRNA FoxP3 增加与移植物生存提高有关
Baudeau et al.(2007)	肾脏	PBL 中的 Tregs FoxP3+	CR:Tregs 减少;T:Tregs 与 H 相似
Aquino-Dias et al.(2008)	肾脏	PBL/ 尿液 / 移植物内的 FoxP3 mRNA	用于诊断 AR、存在于血液和尿液中更加准确的 FoxP3 基因
Ashton-Chess et al.(2009)	肾脏	PBL/ 移植物内的 FoxP3 mRNA	排斥和非排斥状态下没有差异
Iwase et al.(2011)	肾脏	PBL FoxP3 mRNA	CR:与 ST 相比,低水平的 FoxP3
Batsford et al.(2011)	肾脏	移植物内免疫组化 FoxP3	FoxP3+Tregs 可短暂升高
Bhorade et al.(2010)	肺脏	PBL Tregs/BAL Tregs	ST:BAL 中 FoxP3 细胞升高
Gregson et al.(2010)	肺脏	BAL Tregs	高比例 Tregs 可降低 CR 发生风险

AR:急性排斥反应;CR:慢性排斥反应;T:耐受患者;IS:免疫抑制剂;H:健康患者;ST:稳定的移植物功能;BAL:支气管肺泡灌洗

免疫抑制药物对 Tregs 的影响

大部分免疫抑制药物的作用靶点是涉及抗原呈递后 T 细胞活化的细胞内信号。在体外诱导 Tregs 培养、扩增的研究使探索这些药物的个体影响成为可能。最近的临床研究已经证实,不同的免疫抑制剂对 Tregs 的数量和功能可以是促进刺激、抑制、亦或是没有影响(Dummer,2012;Ohkura,2011)。

在一项实验研究中,在 T 细胞培养中,地塞米松可诱导短期和长期的 FoxP3 与 IL-10 的表达,同时保留 Tregs 的抑制能力(Karagiannidis,2004)。因此,皮质类固醇可以在体外提高 Tregs 的抑制活性和生存期,而且依赖 IL-2 的作用,在体内可能会有相似的作用(Chen,2006)。

钙调磷酸酶抑制剂(CNIs)(环孢霉素、FK506)借助抑制 NFAT 的活化和干扰 FoxP3$^+$Tregs 的生成与稳态的方式,通过抑制钙调磷酸酶、抑制 IL-2 和相关的细胞因子发挥作用。因为 TCR 调节的钙调磷酸酶活化对于 Tregs 的生成(包括胸腺内和胸腺外)很关键,阻断钙调磷酸酶活化可能会对 Tregs 的产生与 Tregs 调控的耐受有反作用(De Serres,2011)。San Segundo 等在功能稳定、使用 CNIs 或雷帕霉素的肾移植患者的研究中发现,在利用流式细胞仪检测时,移植术后 12 个月 CNIs 治疗组的 CD4$^+$CD25^{high}FoxP3$^+$T 细胞的数量明显降低,但 FoxP3 的表达没有变化(San Segundo,2006)。Baan 等在对心脏移植的受者研究后发现,他克莫司、环孢霉素、以及抗 IL-2 抗体,可以在体外抑制 80% 的 FoxP3 基因转录;然而,这种情况在雷帕霉素治疗患者中没有发现(Baan,2005)。

mTOR 抑制剂,比如雷帕霉素,可以促进 Tregs 的诱导和 Tregs 调控的抑制作用。早期的研究显示,当 mTOR 阻断剂存在时,激活的 T 效应细胞的活化常引起凋亡细胞死亡,而 FoxP3$^+$Tregs 则有较高的抵抗性(Battaglia,2006)。更多近期的研究证实,mTOR 会阻碍 CD4$^+$T 效应细胞利用 TGF-β 转换成 FoxP3$^+$Tregs,阻断 mTOR 的活化极大的有利于来自 T 效应细胞的新 FoxP3$^+$Tregs 的诱导。Hendrikx 等对状态稳定的肾移植受者进行研究,这些受者随着第一个月使用泼尼松,后都转换为他克莫司、雷帕霉素或吗替麦考酚酸酯(MMF)的单剂治疗。6 个月后,仅在雷帕霉素治疗组可见循环中 CD4$^+$CD25^{bright}FoxP3$^+$Tregs 明显升高,经流式细胞仪检测表型为中枢或效应性记忆细胞。要说明雷帕霉素对于 Tregs 的作用,还需要进一步的研究(Demirkiran,2008)。

MMF 可以减少 CD25 的表达,具有剂量依赖性,但有研究(Zeiser,2006)发现,霉酚酸(mycophenolic acid)并不改变 FoxP3 的表达,而且不影响 Tregs 的抑制能力。

巴利昔(basiliximab)单抗和一种人源化抗体达利珠单抗(daclizumab),通过抑制 IL-2 与其受体(IL-2R)结合以及随后 IL-2R α 链与 β 链的磷酸化,直接干扰信号途径。IL-2R 拮抗剂对 Tregs 的影响存在争议。关于其他免疫抑制药物的影响尚没有足够的研究以得出有意义的结论(Zhang,2010)。

消耗性抗体,例如抗胸腺细胞球蛋白(ATG)和 Campath-1,被认为有助于减少 T 效应细胞、遗留 FoxP3$^+$Tregs,如此可改变 Tregs 与 T 效应细胞的比例,有利于诱导耐受(Bloom,2008;Chung,2007)。在人体中的一些研究显示,除了消耗 T 细胞以外,ATG 也可以暂时激活 T 细胞亚群,临时表达 FoxP3 转录因子;这样的 FoxP3$^+$Tregs 并不总是具有抑制功能(Broady,2009)。其他能够引起广泛关注的生物制剂是 CTLA-4Ig 融合蛋白,也被称为贝拉西普(belatacept)。CTLA-4Ig 融合蛋白的治疗效果取决于其在阻断 CD28/B7 调节的共刺激信号的作用。因为 FoxP3$^+$Tregs 也表达 CD28,而且 CD28 很明确的参与外周 Tregs 稳态的维持(Bour-Jordan,2009),因此,很自然 CTLA-4Ig 融合蛋白可以减少移植受者体内 FoxP3$^+$Tregs 的数量(Honkanen-Scott,2008)。考虑到 CTLA-4 抗原对阻断 T 效应细胞活化的强烈作用,暂时的 CTLA-4 抗原具有耐受原性,尤其是在使用有助于 Tregs 的药物时。

就像 Lal 等人综述所说,FoxP3 的表观遗传上的调节可以由 DNA 甲基化抑制剂和组蛋白脱乙酰酶抑制剂预先控制,产生具有功能的、稳定的、特异性 CD4$^+$CD25$^+$FoxP3$^+$Tregs,这是一种在移植物耐受模型中检测的药理学方法(Lal,2009)。

Zhang 等最近对 42 项研究进行了系统性回顾,包括 19 项临床实验和 23 项基础研究,以评价不同的免疫抑制药物对 Tregs 的增殖与功能的影响(Zhang,2010)。这些免疫抑制药物的研究涉及 CNIs、雷帕霉素、抗代谢药物、IL-2 受体阻断抗体、T 细胞消耗性抗体和共刺激阻断抗体。大部分是关于 CNIs、雷帕霉素的研究。8 项关于 CNIs 和雷帕霉素的基础研究显示,雷帕霉素可以促进 Tregs 的增殖与功能,而 CNIs 则不能。5 项临床实验,共计包括 158 例患者,显示服用雷帕霉素患者的 Tregs 血浓度高于服用 CNIs 者,但在移植物功能中并无差异。作者推断,所收纳的研究的质量和样本规模不够,并且来自方法学上严谨的随机设计实验的长期随访终止时的数据也是必须的。

Tregs 调节移植耐受的临床策略

目前可使用的免疫抑制药物虽然很有效,但需要长期的监控与其相关的药物毒性和抗病原体或肿瘤的保护性免疫反应的损害。据我们所知,控制免疫耐受以及新生成的专职 nTregs 的特异化,开启了治疗性应用的大门,要么是通过提高它们在自身免疫性疾病、移植物排斥、移植物抗宿主病(GVHD)中的活性,要么是通过在肿瘤免疫和疫苗发展中阻断它们的抑制活性。在移植中,许多实验方案已经表明可以取得稳固的外周耐受,供者特异性 Tregs 的免疫调节机制在诱导和维持耐受状态中很关键(Muller,2011)。

体外和体内的实验模型证实,由外周幼稚 T 细胞中的 FoxP3 转染而产生的 Tregs 可导致耐受和移植物接受(Chai,2005;Yong,2007)。在体内,幼稚小鼠的 $CD4^+CD25^+$ 细胞在同种异体抗原、效应性 T 细胞不足的条件下,可诱导抗原特异性 nTregs 扩增,伴有抑制排斥、产生皮肤移植物的持续耐受(Young,2007)。在心脏移植实验中,应用抗 CD4 抗体行预处理,证实在小鼠体内存在一种无反应状态,这来自于移植物的自身血管化(Hamano,1996)。Nadig 等证实,体外扩增的 $CD25^{hi}CD4^+$ 和 $CD127^{lo}CD25^+CD4^+$Tregs 在抑制血管病变上非常有效,在体外扩增前高水平表达 CD25 的基础上,得到的 $CD127^{lo}CD25^+CD4^+$Tregs 的数量是分选的 T 细胞的 5 倍(Nadig,2010)。这些实验数据为 Tregs 在临床移植中的潜在应用提供了支持。

体外生成或扩增 Tregs 有许多方法(Daniele,2011;Hippen,2011;Mcmurchy,2011;Wood,2011)。目前,在治疗方案中有 3 种主要的方法正在探索扩增 Tregs:体外 nTregs 扩增、体外幼稚 T 细胞转换为 iTregs 和体内 nTregs 扩增和/或 iTregs 的诱导。第一种方法需要在体外扩增、便于随后在转移前选择高度纯化的 nTregs。纯度是一个关键问题,即便是很少的未被污染的效应 T 细胞也可能在体内扩增,导致不想看到的免疫病理变化。不同的表面标志物被组合在一起用于从外周血中提纯人类 nTregs,包括 $CD25^{hi}$ 和 $CD127^{low}$ 的表达、CD45RA、CD27、CD39、CD49b、叶酸受体 4 或 PD-1(Riley,2009)。第二种方法是幼稚的 $CD4^+$T 细胞利用阳性因子(比如 TGF-β 和 IL-2)在体外诱导 iTregs,或者利用病毒转染促使 FoxP3 表达(Muller,2011)。第三种方法是由扩增的 nTregs 和/或体内新产生的 iTregs 组成。移植时,T 细胞共刺激信号通路被阻断(CD28:CD80、CD86,CD154:CD40,OX40:OX40L),在移植物和供体抗原相遇时,其已经显示可促进供者特异性 iTregs 的转换和/或 nTregs 优先增殖,从而诱导同种异体抗原特异性效应 T 细胞出现无能(Wekerle,2002)。除了共刺激阻断物以外,T 细胞消耗诱导治疗(例如,抗 CD-3、抗 CD25 单克隆抗体或多克隆的 ATG)也被用于临床实体器官移植(SOT),防止急性排斥反应。这些治疗可引起循环中淋巴细胞意义深远且持久(数周至数个月）的减少，从而抑制同种异体排斥反应。最近的数据显示，T 细胞消耗方案允许 Tregs 优先扩增，一旦淋巴细胞逐步增多，Tregs/ 效应 T 细胞比例将会出现倾斜，倾向于产生耐受（Noris，2007）。虽然需要进一步阐述根本机制，在体内诱导凋亡细胞通过吞噬细胞（不成熟 DCs、巨噬细胞）而引起 TGF-β 分泌（使用细胞消耗药物也会发生），这样有助于 iTregs 的产生和扩增。凋亡细胞的摄取也有助于维持 DCs 在未成熟状态（表面 MHC Ⅱ类分子和共刺激分子水平低）及免疫耐受的形成（Perruche，2008）。

第一个应用于人体的研究报道了 2 例因骨髓移植后出现 GVHD，使用扩增的 nTregs 作为细胞治疗的效果（Trzonkowski，2009）。一个患者出现慢性 GVHD 和免疫抑制并发症，因此使用流式细胞仪提取的 CD4$^+$CD25$^+$ 细胞、供者骨髓扩增的 nTregs。这例患者在撤除 MMF 和激素减量后，没有明显的疾病复发。第二例患者在移植后 29 天诊断为急性 GVHD，对于激素、他克莫司、MMF 和 ATG 的治疗很难见效。该患者接受了扩增的供者 nTregs，虽然在接受第一次输注后有短暂的临床好转，但随后患者病情恶化，在 112 天时死于多器官衰竭。到目前为止，Tregs 还曾过继传输给造血干细胞移植（HSCT）受者（Daniele，2011；Riley，2009）。M. Martelli 领导的团队报道，在单倍同一性 CD34$^+$ 干细胞移植前 3 天输注新提取的 CD4$^+$CD25$^+$T 细胞有助于免疫重建（Di Ianni，2011）。

在 20 个有临床意义的患者中，17 个患者没有发生 GVHD。这个研究提示，在单倍同一性干细胞移植中，移植前输注新鲜纯化的 Tregs 可以提供长期的保护免于 GVHD 和强大的免疫重建（Battaglia，2010）。

在近期的一项首次应用于人体的临床试验中，23 例脐带血（UCB）移植的患者接受了 (0.1~30)×10^{5}UCB Tregs 治疗，这些细胞富含 CD4$^+$CD25$^+$FoxP3$^+$Tregs、扩增于冷藏的 UCB。与接受 UCB 移植而未接受 Tregs 治疗的患者比较，Tregs 治疗的患者显示Ⅱ~Ⅳ级 GVHD 的发生率减少，没有关于感染、复发、死亡等有害的作用（Brunstein，2011）。

最近报道的另一项研究是接受 HLA- 单倍同一性造血干细胞移植的患者使用了扩增的供者 CD4$^+$CD25$^+$nTregs 细胞（Di Ianni，2011）。在这项研究中，28 例高危血液系统恶性疾病患者接受 HLA- 单倍同一性 HSCT，作者从 GVHD 的预防和免疫重建出发，评估了早期输注 Tregs、随后输注常规 T 细胞等的影响。研究显示，在缺少术后任何免疫抑制的情况下，在人体第一次应用过继输注 Tregs，可预防 GVHD、促进淋巴重建、提高机体对机会性病原体的免疫力、且并没有削弱移植物抗白血病的影响。

体外光分离置换法（ECP）是由美国食品药品管理局批准的一项临床治疗，在欧洲和北美广泛应用于临床（Xia，2009）。在 ECP 期间，患者的血液由外周血管抽到一个闭合的环状系统中。随后白细胞在体外与补骨脂素混合（UVADEX），后者可以很快穿透血浆和核膜，与 DNA 和某些蛋白共价结合。UVADEX 中治疗细胞暴露于 UVA 照射下，这样可激活 UVA-DEX，交联于 DNA、诱导凋亡。已经证实，吞噬凋亡细胞的 APCs 分泌 TGF-β（Fadok，2001），考虑到凋亡细胞以促进耐受的方式调控 APCs，它是由幼稚 CD4$^+$T 细胞适时分化成 CD4$^+$CD25$^+$FoxP3$^+$Tregs 中重要的细胞因子。实际上，这些研究说明静脉输注凋亡细胞可引起依赖 TGF-β 的 Tregs 扩增（Kleinclauss，2006）。

ECP 可以促进 Tregs 的诱导。至目前为止，大量证据支持在实体器官移植的治疗中使用 ECP，这些经验来自于心脏、肺脏和肾移植受者（Barr，1998；Urbani，2008）。移植时，如果提前不清楚供者为心跳停止的死亡者，则应用抗原特异性 Tregs 可能会有所局限，因为在体外生成和扩增供体特异性 Tregs 需要时间。另一方面,如果活体供者条件完备(HSCT、肾脏、肝移植),则受者(或 HSCT 中的供者)T 细胞可以提前分离,并在供者来源 APC 或多肽存在的情况下可行体外操作。高效分离、扩增和符合良好生产程序(GMP)的低温冷藏技术是人体 $CD4^+CD25^+CD127^{low}FoxP3^+$ Tregs 临床应用的先决条件。虽然 Tregs 的作用无可争论,但将 Tregs 用于治疗目的,效果尚不明确;实际上 Tregs 所在的局部微环境对于其功能状态具有相当大的影响(Li,2010)。此外,实现 Tregs 临床应用的障碍之一就是其在外周血中的比例较低,导致其在体内使用之前需要体外增加细胞数量(Wieckiewicz,2010)。当 Tregs 转移延长移植物生存时,依靠其本身并不足以诱导强大的免疫耐受。这提示需要额外的免疫调节治疗来抑制强大的免疫激活,以克服移植术后早期快速扩增的同种异体反应性 T 细胞。

Tregs 输注可与一些药物的使用相结合,比如共刺激阻断剂(例如贝拉西普)或 mTOR 抑制剂(Zheng,2003)。最后,在最近的实验研究中发现,小鼠 nTregs 的一个片段不能在体内维持 FoxP3 的表达,产生的炎性细胞因子与 Tregs 输注导致了自身免疫性疾病的快速发生(Zhou,2009)。因此,在考虑行 Tregs 输注的临床试验之前,需要明确 nTregs 与 iTregs 在体内的平衡、生存周期和稳定性。

结　论

人类表达转录因子 FoxP3 的调节性 T 细胞(Tregs)在维持自身免疫耐受和免疫稳态中有不可替代的作用。一些研究提示 Tregs 与较好的器官移植预后相关,也可以作为一个免疫标志物预测个体排斥反应风险和确认患者产生耐受。但是,仍需要更有说服力、更有前景、伴有更大样本量和更长随访时间的队列研究进一步证实。在实验模型中,建立在调节性 T 细胞或非 T 细胞基础上、在抑制供体反应性 T 细胞和促进移植物长期存活的治疗中,器官移植的临床转化效果尚需得到检验。目前的情况表明,在临床移植工作中,通过 Tregs 诱导将很难实现移植物耐受。在 Tregs 发挥长期抑制移植物的作用之前,仍有很多困难需要克服,这些困难包括 Tregs 会丢失抑制记忆性 T 细胞能力、效应性 T 细胞在严重的炎症时产生抵制、由于 NK 细胞的作用 Tregs 无法激活。Tregs 细胞生物学的进展和 Tregs 操作方案的优化,将促进以实验研究为基础的成果向临床的转化。

参考文献

Afzali B, Lechler RI. and Hernandez-Fuentes MP. Allorecognition and the alloresponse: clinical implications. *Tissue Antigens.* 2007; 69: 545–556.

Apetoh L, Quintana FJ, Pot C, Joller N, Xiao S, Kumar D, Burns EJ, Sherr DH, Weiner HL and Kuchroo VK. The aryl hydrocarbon receptor interacts with c-Maf to promote the differentiation of type 1 regulatory T cells induced by IL-27. *Nat. Immunol.* 2010; 11: 854–861.

Aquino-Dias EC, Joelsons G, da Silva DM, Berdichevski RH, Ribeiro AR, Veronese FJ, Goncalves LF and Manfro RC. Non-invasive diagnosis of acute rejection in kidney transplants with delayed graft function. *Kidney Int.* 2008; 73: 877–884.

Asano M, Toda M, Sakaguchi N and Sakaguchi S. Autoimmune disease as a consequence of developmental abnormality of a T cell subpopulation. *J. Exp. Med.* 1996; 184: 387–396.

Ashton-Chess J, Dugast E, Colvin RB, Giral M, Foucher Y, Moreau A, Renaudin K, Braud C, Devys A, Brouard S and Soulillou JP. Regulatory, effector, and cytotoxic T cell profiles in long-term kidney transplant patients. *J. Am. Soc. Nephrol.* 2009; 20: 1113–1122.

Atarashi K, Tanoue T, Shima T, Imaoka A, Kuwahara T, Momose Y, Cheng G, Yamasaki S, Saito T, Ohba Y, Taniguchi T, Takeda K, Hori S, Ivanov II, Umesaki Y, Itoh K and Honda K. Induction of colonic regulatory T cells by indigenous Clostridium species. *Science.* 2011; 331: 337–341.

Baan CC, Van der Mast BJ, Klepper M, Mol WM, Peeters AM, Korevaar SS, Balk AH and Weimar W. Differential effect of calcineurin inhibitors, anti-CD25 antibodies and rapamycin on the induction of FOXP3 in human T cells. *Transplantation.* 2005; 80: 110–117.

Bach JF and Chatenoud L. Tolerance to islet autoantigens in type 1 diabetes. *Annu. Rev. Immunol.* 2001;19: 131–161.

Baron U, Floess S, Wieczorek G, Baumann K, Grutzkau A, Dong J, Thiel A, Boeld TJ, Hoffmann P, Edinger M, Turbachova I, Hamann A, Olek S and Huehn J. DNA demethylation in the human FOXP3 locus discriminates regulatory T cells from activated FOXP3[(+)] conventional T cells. *Eur. J. Immunol.* 2007; 37: 2378–2389.

Barr ML. Photopheresis in transplantation: future research and directions. *Transplant. Proc.* 1998; 30: 2248–2250.

Barrat FJ, Cua DJ, Boonstra A, Richards DF, Crain C, Savelkoul HF, de Waal-Malefyt R, Coffman RL, Hawrylowicz CM and O'Garra A. In vitro generation of interleukin 10-producing regulatory CD4[(+)] T cells is induced by immunosuppressive drugs and inhibited by T helper type 1 (Th1)- and Th2-inducing cytokines. *J. Exp. Med.* 2002; 195: 603–616.

Batsford S, Dickenmann M, Durmuller U, Hopfer H, Gudat F and Mihatsch M. Is monitoring of FOXP3 Treg cells in renal transplants during acute cellular rejection episodes useful? *Clin. Nephrol.* 2011; 75:101–106.

Battaglia M. Potential T regulatory cell therapy in transplantation: how far have we come and how far can we go? *Transpl. Int.* 2010; 23: 761–770.

Battaglia M, Gregori S, Bacchetta R and Roncarolo MG. Tr1 cells: from discovery to their clinical application. *Semin. Immunol.* 2006; 18: 120–127.

Battaglia M, Stabilini A, Draghici E, Gregori S, Mocchetti C, Bonifacio E and Roncarolo MG. Rapamycin and interleukin-10 treatment induces T regulatory type 1 cells that mediate antigen-specific transplantation tolerance. *Diabetes.* 2006; 55: 40–49.

Beeston T, Smith TR, Maricic I, Tang X and Kumar V. Involvement of IFN-gamma and perforin, but not Fas/FasL interactions in regulatory T cell-mediated suppression of experimental autoimmune encephalomyelitis. *J. Neuroimmunol.* 2010; 229: 91–97.

Belkaid Y. Regulatory T cells and infection: a dangerous necessity. *Nat. Rev. Immunol.* 2007; 7: 875–888.

Benson MJ, Pino-Lagos K, Rosemblatt M and Noelle RJ. All-trans retinoic acid mediates enhanced T reg cell growth, differentiation, and gut homing in the face of high levels of co-stimulation. *J. Exp. Med.* 2007; 204: 1765–1774.

Bettelli E, Dastrange M and Oukka M. Foxp3 interacts with nuclear factor of activated T cells and NF-kappa B to repress cytokine gene expression and effector functions of T helper cells. Proc. Natl. Acad. Sci. U S A. 2005; 102: 5138–5143.

Bhorade SM, Chen H, Molinero L, Liao C, Garrity ER, Vigneswaran WT, Shilling R, Sperling A, Chong A and Alegre ML. Decreased percentage of CD4+FoxP3+ cells in bronchoalveolar lavage from lung transplant recipients correlates with development of bronchiolitis obliterans syndrome. *Transplantation.* 2010; 90: 540−546.

Billingham RE, Brent L and Medawar PB. Actively acquired tolerance of foreign cells. *Nature.* 1953; 172: 603–606.

Bloom DD, Chang Z, Fechner JH, Dar W, Polster SP, Pascual J, Turka LA and Knechtle SJ. CD4+ CD25+ FOXP3+ regulatory T cells increase de novo in kidney transplant patients after immunodepletion with Campath-1H. *Am. J. Transplant.* 2008; 8: 793–802.

Bopp T, Becker C, Klein M, Klein-Hessling S, Palmetshofer A, Serfling E, Heib V, Becker M, Kubach J, Schmitt S, Stoll S, Schild H, Staege MS, Stassen M, Jonuleit H. and Schmitt E. Cyclic adenosine monophosphate is a key component of regulatory T cell-mediated suppression. *J. Exp. Med.* 2007; 204: 1303–1310.

Borsellino G, Kleinewietfeld M, Di Mitri D, Sternjak A, Diamantini A, Giometto R, Hopner S, Centonze D, Bernardi G, Dell'Acqua ML, Rossini PM, Battistini L, Rotzschke O and Falk K. Expression of ectonucleotidase CD39 by Foxp3+ Treg cells: hydrolysis of extracellular ATP and immune suppression. *Blood.* 2007; 110: 1225–1232.

Bour-Jordan H and Bluestone J.A. Regulating the regulators: costimulatory signals control the homeostasis and function of regulatory T cells. *Immunol. Rev.* 2009; 229: 41–66.

Braudeau C, Racape M, Giral M, Louis S, Moreau A, Berthelot L, Heslan M, Ashton-Chess J, Soulillou JP and Brouard S. Variation in numbers of CD4$^+$CD25highFOXP3$^+$ T cells with normal immuno-regulatory properties in long-term graft outcome. *Transpl. Int.* 2007; 20: 845–855.

Broady R, Yu J and Levings MK. ATG-induced expression of FOXP3 in human CD4(+) T cells in vitro is associated with T-cell activation and not the induction of FOXP3(+) T regulatory cells. *Blood.* 2009; 114: 5003–5006.

Brunkow ME, Jeffery EW, Hjerrild KA, Paeper B, Clark LB, Yasayko SA, Wilkinson JE, Galas D, Ziegler SF and Ramsdell F. Disruption of a new forkhead/winged-helix protein, scurfin, results in the fatal lymphoproliferative disorder of the scurfy mouse. *Nat. Genet.* 2001; 27: 68–73.

Brunstein CG, Miller JS, Cao Q, McKenna DH, Hippen KL, Curtsinger J, Defor T, Levine BL, June CH, Rubinstein P, McGlave PB, Blazar BR and Wagner JE. Infusion of *ex vivo* expanded T regulatory cells in adults transplanted with umbilical cord blood: safety profile and detection kinetics. *Blood.* 2011; 117: 1061–1070.

Campbell DJ and Koch, M.A. Phenotypical and functional specialization of FOXP3+ regulatory T cells. *Nat. Rev. Immunol.* 2011;11: 119–130.

Cao X, Cai SF, Fehniger TA, Song J, Collins LI, Piwnica-Worms DR and Ley TJ. Granzyme B and perforin are important for regulatory T cell-mediated suppression of tumor clearance. *Immunity.* 2007; 27: 635–646.

Carvalho-Gaspar M, Jones ND, Luo S, Martin L, Brook, MO and Wood KJ. Location and time-dependent control of rejection by regulatory T cells culminates in a failure to generate memory T cells. *J. Immunol.* 2008; 180: 6640–6648.

Castellani ML, Anogeianaki A, Felaco P, Toniato E, De Lutiis MA, Shaik B, Fulcheri M, Vecchiet J, Tete S, Salini V, Theoharides TC, Caraffa A, Antinolfi P, Frydas I, Conti P, Cuccurullo C, Ciampoli C, Cerulli G and Kempuraj D. IL-35, an anti-inflammatory cytokine which expands CD4$^+$CD25$^+$ Treg Cells. *J. Biol. Regul. Homeost. Agents.* 2010; 24: 131–135.

Codarri L, Vallotton L, Ciuffreda D, Venetz JP, Garcia M, Hadaya K, Buhler ., Rotman S, Pascual M. and Pantaleo G. Expansion and tissue infiltration of an allospecific CD4$^+$CD25$^+$CD45RO$^+$IL-7Ralphahigh cell population in solid organ transplant recipients. *J. Exp. Med.* 2007; 204: 1533–1541.

Collison LW, Chaturvedi V, Henderson AL, Giacomin PR, Guy C, Bankoti J, Finkelstein D, Forbes K, Workman CJ, Brown SA, Rehg JE, Jones ML, Ni HT, Artis D, Turk MJ and

Vignali DA. IL-35-mediated induction of a potent regulatory T cell population. *Nat. Immunol.* 2010; 11: 1093–1101.

Collison LW, Workman CJ, Kuo TT, Boyd K, Wang Y, Vignali KM., Cross R, Sehy D, Blumberg RS and Vignali DA. The inhibitory cytokine IL-35 contributes to regulatory T-cell function. *Nature.* 2007; 450: 566–569.

Curotto de Lafaille MA. and Lafaille JJ. Natural and adaptive foxp3+ regulatory T cells: more of the same or a division of labor? *Immunity.* 2009; 30: 626–635.

Chai JG, Xue SA, Coe D, Addey C, Bartok I, Scott D, Simpson E, Stauss HJ, Hori S, Sakaguchi S and Dyson J. Regulatory T cells, derived from naive CD4+CD25-T cells by *in vitro* Foxp3 gene transfer, can induce transplantation tolerance. *Transplantation.* 2005; 79: 1310–1316.

Chen W, Jin W, Hardegen N, Lei KJ, Li L, Marinos N, McGrady G and Wahl SM. Conversion of peripheral CD4+CD25- naive T cells to CD4+CD25+ regulatory T cells by TGF-beta induction of transcription factor Foxp3. *J. Exp. Med.* 2003;198:1875–1886.

Chen X and Oppenheim JJ. The phenotypic and functional consequences of tumour necrosis factor receptor type 2 expression on CD4(+) FoxP3(+) regulatory T cells. *Immunology.* 2011; 133:426–433.

Chen X, Oppenheim JJ, Winkler-Pickett RT, Ortaldo JR and Howard OM. Glucocorticoid amplifies IL-2-dependent expansion of functional FoxP3(+)CD4(+)CD25(+) T regulatory cells *in vivo* and enhances their capacity to suppress EAE. *Eur. J. Immunol.* 2006; 36: 2139–2149.

Chung DT, Korn T, Richard J, Ruzek M, Kohm AP, Miller S, Nahill S and Oukka M. Anti-thymocyte globulin (ATG) prevents autoimmune encephalomyelitis by expanding myelin antigen-specific Foxp3+ regulatory T cells. *Int. Immunol.* 2007; 19: 1003–1010.

Daniele N, Scerpa MC, Landi F, Caniglia M, Miele MJ, Locatelli F, Isacchi G. and Zinno F. T(reg) cells: collection, processing, storage and clinical use. *Pathol. Res. Pract.* 2011; 207: 209–215.

De Serres SA, Yeung MY, Mfarrej BG. and Najafian N. Effect of biologic agents on regulatory T cells. *Transplant. Rev. (Orlando).* 2011; 25: 110–116.

Deaglio S, Dwyer KM, Gao W, Friedman D, Usheva A, Erat ., Chen, JF, Enjyoji K, Linden J, Oukka M, Kuchroo VK, Strom TB and Robson SC. Adenosine generation catalyzed by CD39 and CD73 expressed on regulatory T cells mediates immune suppression. *J. Exp. Med.* 2007; 204: 1257–1265.

Degauque N, Mariat C, Kenny J, Zhang D, Gao W, Vu MD, Alexopoulos S, Oukka M, Umetsu DT, DeKruyff RH, Kuchroo V, Zheng XX and Strom TB. Immunostimulatory Tim-1-specific antibody deprograms Tregs and prevents transplant tolerance in mice. *J. Clin. Invest.* 2008; 118: 735–741.

Demirkiran A, Baan CC, Kok A, Metselaar HJ, Tilanus HW and van der Laan LJ. Intrahepatic detection of FOXP3 gene expression after liver transplantation using minimally invasive aspiration biopsy. *Transplantation.* 2007; 83: 819–823.

Demirkiran A, Hendrikx TK, Baan CC and Van der Laan LJ. Impact of immunosuppressive drugs on CD4+CD25+FOXP3+ regulatory T cells: does in vitro evidence translate to the clinical setting? *Transplantation.* 2008; 85: 783–789.

Di Ianni M, Falzetti F, Carotti A, Terenzi A, Castellino F, Bonifacio E, Del Papa B, Zei T, Ostini RI, Cecchini D, Aloisi T, Perruccio K, Ruggeri L, Balucani C, Pierini A, Sportoletti P, Aristei C, Falini B, Reisner Y, Velardi A, Aversa F and Martelli MF. Tregs prevent GVHD and promote immune reconstitution in HLA-haploidentical transplantation. *Blood.* 2011; 117: 3921–3928.

Di Ianni M, Falzetti F, Carotti A, Terenzi A, Del Papa ., Perruccio K, Ruggeri L, Sportoletti

P, Rosati E, Marconi P, Falini B, Reisner Y, Velardi A, Aversa F and Martelli MF. Immunoselection and clinical use of T regulatory cells in HLA-haploidentical stem cell transplantation. *Best Pract. Res. Clin. Haematol.* 2011; 24: 459–466.

Dummer CD, Carpio VN, Goncalves LF, Manfro RC and Veronese FV. FOXP3(+) regulatory T cells: From suppression of rejection to induction of renal allograft tolerance. *Transpl. Immunol.* 2012; 26: 1–10.

Fadok VA, Bratton DL, Guthrie L and Henson PM. Differential effects of apoptotic versus lysed cells on macrophage production of cytokines: role of proteases. *J. Immunol.* 2001; 166: 6847–6854.

Fahlen L, Read S, Gorelik L, Hurst SD, Coffman RL, Flavell RA and Powrie F. T cells that cannot respond to TGF-beta escape control by CD4(+)CD25(+) regulatory T cells. *J. Exp. Med.* 2005; 201: 737–746.

Fallarino F, Grohmann U, Hwang KW, Orabona C, Vacca C, Bianchi R, Belladonna ML, Fioretti MC, Alegre ML and Puccetti P. Modulation of tryptophan catabolism by regulatory T cells. *Nat. Immunol.* 2003; 4: 1206–1212.

Floess S, Freyer J, Siewert C, Baron U, Olek S, Polansky J, Schlawe K, Chang HD, Bopp T, Schmitt E, Klein-Hessling S, Serfling E, Hamann A and Huehn J. Epigenetic control of the foxp3 locus in regulatory T cells. *PLoS Biol.* 2007; 5: e38.

Fontenot JD, Gavin MA and Rudensky AY. Foxp3 programs the development and function of CD4$^+$CD25$^+$ regulatory T cells. *Nat. Immunol.* 2003; 4: 330–336.

Fontenot JD and Rudensky AY. A well adapted regulatory contrivance: regulatory T cell development and the forkhead family transcription factor Foxp3. *Nat. Immunol.* 2005; 6: 331–337.

Fritzsching B, Oberle N, Pauly E, Geffers R, Buer J, Poschl J, Krammer P, Linderkamp O. and Suri-Payer E. Naive regulatory T cells: a novel subpopulation defined by resistance toward CD95L-mediated cell death. *Blood.* 2006;108: 3371–3378.

Fu S, Yopp AC, Mao X, Chen D, Zhang N, Mao M, Ding Y and Bromberg JS. CD4$^+$ CD25$^+$ CD62+ T-regulatory cell subset has optimal suppressive and proliferative potential. *Am. J. Transplant.* 2004; 4: 65–78.

Gao W, Thompson L, Zhou Q, Putheti P, Fahmy TM, Strom TB and Metcalfe SM. Treg versus Th17 lymphocyte lineages are cross-regulated by LIF versus IL-6. *Cell Cycle.* 2009;8: 1444–1450.

Garin MI, Chu CC, Golshayan D, Cernuda-Morollon E, Wait R and Lechler RI. Galectin-1: a key effector of regulation mediated by CD4$^+$CD25$^+$ T cells. *Blood.* 2007; 109: 2058–2065.

Gershon RK. and Kondo K. Cell interactions in the induction of tolerance: the role of thymic lymphocytes. *Immunology.* 1970; 18; 723–737.

Getnet D, Grosso JF, Goldberg MV, Harris TJ, Yen HR, Bruno TC, Durham NM, Hipkiss EL, Pyle KJ, Wada S, Pan F, Pardoll DM and Drake CG. A role for the transcription factor Helios in human CD4(+)CD25(+) regulatory T cells. *Mol. Immunol.* 2010; 47: 1595–1600.

Getnet D, Maris CH, Hipkiss EL, Grosso JF, Harris TJ, Yen HR, Bruno TC, Wada S, Adler A, Georgantas RW, Jie C, Goldberg MV, Pardoll DM and Drake CG. Tumor recognition andself-recognition induce distinct transcriptional profiles in antigen-specific CD4 T cells. *J. Immunol.* 2009; 182: 4675–4685.

Gregson AL, Hoji A, Palchevskiy V, Hu S, Weigt SS, Liao E, Derhovanessian A, Saggar R, Song S, Elashoff R, Yang OO. and Belperio JA. Protection against bronchiolitis obliterans syndrome is associated with allograft CCR7+ CD45RA- T regulatory cells. *PLoS One.* 2010; 5: e11354.

Grohmann U, Orabona C, Fallarino F, Vacca C, Calcinaro F, Falorni A, Candeloro P, Belladonna, ML, Bianchi R, Fioretti MC and Puccetti P. CTLA-4-Ig regulates tryptophan catabolism in vivo. *Nat. Immunol.* 2002; 3: 1097–1101.

Groux H, O'Garra A, Bigler M, Rouleau M, Antonenk, S, de Vries JE. and Roncarolo MG. A CD4+ T-cell subset inhibits antigen-specific T-cell responses and prevents colitis. *Nature.* 1997; 389: 737–742.

Hall BM, Verma ND, Tran GT and Hodgkinson SJ. Distinct regulatory CD4+T cell subsets; differences between naive and antigen specific T regulatory cells. *Curr. Opin. Immunol.* 2011; 23: 641–647.

Halloran PF, Bromberg J, Kaplan B and Vincenti F. Tolerance versus immunosuppression: a perspective. *Am. J. Transplant.* 2008; 8: 1365–1366.

Hamano K, Rawsthorne MA, Bushell AR, Morris PJ and Wood KJ. Evidence that the continued presence of the organ graft and not peripheral donor microchimerism is essential for maintenance of tolerance to alloantigen in vivo in anti-CD4 treated recipients. *Transplantation. 1996;* 62: 856–860.

Hammerich L, Heymann F and Tacke F. Role of IL-17 and Th17 cells in liver diseases. *Clin. Dev. Immunol.* 2011; 2011:345803.

Haque R, Lei F, Xiong X and Song J. The Regulation of FoxP3-Expressing Regulatory T Cells. *Endocr. Metab. Immune Disord. Drug Targets.* 2011.

Haxhinasto S, Mathis D and Benoist C. The AKT-mTOR axis regulates de novo differentiation of CD4+Foxp3+ cells. *J. Exp. Med.* 2008; 205: 565–574.

He Q, Fan H, Li JQ and Qi HZ. Decreased circulating CD4$^+$CD25highFoxp3$^+$ T cells during acute rejection in liver transplant patients. *Transplant. Proc.* 2011; 43: 1696–1700.

Hendrikx TK, Velthuis JH, Klepper M, Van Gurp E, Geel A, Schoordijk W, Baan CC and Weimar W. Monotherapy rapamycin allows an increase of CD4 CD25 FoxP3 T cells in renal recipients. *Transpl. Int.* 2009; 22: 884–891.

Hippen KL, Riley JL, June CH and Blazar BR. Clinical perspectives for regulatory T cells in transplantation tolerance. *Semin. Immunol.* 2011; 23: 462–468.

Honkanen-Scott M, Johnson J, Hering B and Bansal-Pakala P. Blockade of OX40 signals enhance survival of xenoislet grafts in spontaneously diabetic NOD mice. *Transplant. Proc. 2008;* 40: 483–485.

Hori S, Nomura T and Sakaguchi S. Control of regulatory T cell development by the transcription factor Foxp3. *Science.* 2003; 299: 1057–1061.

Issa F and Wood KJ. CD4+ regulatory T cells in solid organ transplantation. *Curr. Opin. Organ Transplant.* 2010.

Iwase H, Kobayashi T, Kodera Y, Miwa Y, Kuzuya T, Iwasaki K, Haneda M, Katayama A, Takeda A, Morozumi K., Watarai Y, Uchida K and Nakao A. Clinical significance of regulatory T-cell-related gene expression in peripheral blood after renal transplantation. *Transplantation.* 2011; 91: 191−198.

Jiang G, Yang, HR, Wang L, Wildey GM, Fung J, Qian S and Lu L. Hepatic stellate cells preferentially expand allogeneic CD4$^+$ CD25$^+$ FoxP3$^+$ regulatory T cells in an IL-2-dependent manner. *Transplantation* 2008; 86: 1492–1502.

Kang SM, Tang Q and Bluestone JA. CD4$^+$CD25$^+$ regulatory T cells in transplantation: progress, challenges and prospects. *Am. J. Transplant.* 2007; 7; 1457–1463.

Karagiannidis C, Akdis M, Holopainen P, Woolley NJ, Hense G, Ruckert B, Mantel PY, Menz G, Akdis CA, Blaser K and Schmidt-Weber CB. Glucocorticoids upregulate FOXP3 expression and regulatory T cells in asthma. *J. Allergy Clin. Immunol.* 2004; 114: 1425–1433.

Khattri R, Cox T, Yasayko SA and Ramsdell F. An essential role for Scurfin in CD4$^+$CD25$^+$

T regulatory cells. *Nat. Immunol.* 2003; 4: 337–342.

Kleinclauss F, Perruche S, Masson E, de Carvalho Bittencourt M, Biichle S, Remy-Martin JP, Ferrand C, Martin M, Bittard H, Chalopin JM, Seilles E, Tiberghien P and Saas P. Intravenous apoptotic spleen cell infusion induces a TGF-beta-dependent regulatory T-cell expansion. *Cell Death Differ.* 2006; 13: 41–52.

Kleinewietfeld M, Starke M, Di Mitri D, Borsellino G, Battistini L, Rotzschke O and Falk K. CD49d provides access to "untouched" human Foxp3$^+$ Treg free of contaminating effector cells. *Blood.* 2009; 113: 827–836.

Korn T, Mitsdoerffer M, Croxford AL, Awasthi A, Dardalhon VA, Galileos G, Vollmar P, Stritesky GL, Kaplan MH, Waisman A, Kuchroo VK and Oukka M. IL-6 controls Th17 immunity in vivo by inhibiting the conversion of conventional T cells into Foxp3$^+$ regulatory T cells. *Proc. Natl. Acad. Sci. U S A.* 2008; 105: 18460–18465.

Lal, G. and Bromberg, J.S. Epigenetic mechanisms of regulation of Foxp3 expression. *Blood.* 2009; 114: 3727–3735.

Lal G, Zhang N, van der Touw W, Ding Y, Ju W, Bottinger EP, Reid SP, Levy DE and Bromberg JS. Epigenetic regulation of Foxp3 expression in regulatory T cells by DNA methylation. *J. Immunol.* 2009;182: 259–273.

Li L and Boussiotis VA. Molecular and functional heterogeneity of T regulatory cells. *Clin. Immunol.* 2011;141: 244–252.

Li XC, and Turka LA. An update on regulatory T cells in transplant tolerance and rejection. *Nat. Rev. Nephrol.* 2010; 6: 577–583.

Li Y, Zhao X, Cheng D, Haga H, Tsuruyama T, Wood K, Sakaguchi S, Tanaka K, Uemoto S and Koshiba T. The presence of Foxp3 expressing T cells within grafts of tolerant human liver transplant recipients. *Transplantation.* 2008; 86: 1837–1843.

Liang B, Workman C, Lee J, Chew C, Dale BM, Colonna L, Flores M, Li N, Schweighoffer E, Greenberg S, Tybulewicz V, Vignali D and Clynes R. Regulatory T cells inhibit dendritic cells by lymphocyte activation gene-3 engagement of MHC class II. *J. Immunol.* 2008; 180: 5916–5926.

Lim HW, Hillsamer P, Banham AH and Kim CH. Cutting edge: direct suppression of B cells by CD4$^+$ CD25$^+$ regulatory T cells. *J. Immunol.* 2005; 175: 4180–4183.

Liu W, Putnam AL, Xu-Yu Z, Szot GL, Lee MR, Zhu S, Gottlieb PA, Kapranov P, Gingeras TR, Fazekas de St Groth B, Clayberger C, Soper DM, Ziegler SF and Bluestone JA. CD127 expression inversely correlates with FoxP3 and suppressive function of human CD4$^+$ T reg cells. *J. Exp. Med.* 2006; 203: 1701–1711.

Liu Y, Zhang P, Li J, Kulkarni, AB, Perruche S and Chen W. A critical function for TGF-beta signaling in the development of natural CD4$^+$CD25$^+$Foxp3$^+$ regulatory T cells. *Nat. Immunol.* 2008; 9: 632–640.

Lopes JE, Torgerson TR, Schubert, LA, Anover SD, Ocheltree EL, Ochs HD and Ziegler SF Analysis of FOXP3 reveals multiple domains required for its function as a transcriptional repressor. *J. Immunol.* 2006;177: 3133–3142.

Maggi E, Cosmi L, Liotta F, Romagnani P, Romagnani S and Annunziato F. Thymic regulatory T cells. *Autoimmun. Rev.* 2005; 4:579–586.

Mamura M, Lee W, Sullivan TJ, Felici A, Sowers AL, Allison JP and Letterio JJ. CD28 disruption exacerbates inflammation in Tgf-beta1-/- mice: *in vivo* suppression by CD4$^+$CD25$^+$ regulatory T cells independent of autocrine TGF-beta1. *Blood.* 2004; 103: 4594–4601.

Marie JC, Letterio JJ, Gavin M and Rudensky AY. TGF-beta1 maintains suppressor function and Foxp3 expression in CD4$^+$CD25$^+$ regulatory T cells. *J. Exp. Med.* 2005; 201: 1061–1067.

Martinez-Llordella M, Lozano JJ, Puig-Pey I, Orlando G, Tisone G, Lerut J, Benitez C, Pons JA, Parrilla, P, Ramirez P, Bruguera M, Rimola A and Sanchez-Fueyo A. Using transcriptional profiling to develop a diagnostic test of operational tolerance in liver transplant recipients. *J. Clin. Invest.* 2008; 118; 2845–2857.

Martinez-Llordella M, Puig-Pey I, Orlando G, Ramoni M, Tisone G, Rimola, A, Lerut J, Latinne D, Margarit C, Bilbao I, Brouard S, Hernandez-Fuentes M, Soulillou JP and Sanchez-Fueyo A. Multiparameter immune profiling of operational tolerance in liver transplantation. *Am. J. Transplant.* 2007;7: 309–319.

Martinon F, Gaide O, Petrilli V, Mayor A and Tschopp J. NALP inflammasomes: a central role in innate immunity. *Semin. Immunopathol.* 2007; 29: 213–229.

Maruyama T, Konkel JE, Zamarron BF and Chen W. The molecular mechanisms of Foxp3 gene regulation. *Semin. Immunol.* 2011; 23: 418–423.

Maynard CL, Harrington LE, Janowski KM, Oliver JR, Zindl CL, Rudensky AY and Weaver CT. Regulatory T cells expressing interleukin 10 develop from Foxp3$^+$ and Foxp3$^-$ precursor cells in the absence of interleukin 10. *Nat. Immunol.* 2007;8: 931–941.

McGeachy MJ, Stephens LA and Anderton SM. Natural recovery and protection from autoimmune encephalomyelitis: contribution of CD4$^+$CD25$^+$ regulatory cells within the central nervous system. *J. Immunol.*2005;175: 3025–3032.

McMurchy AN, Bushell A, Levings MK and Wood KJ. Moving to tolerance: clinical application of T regulatory cells. *Semin. Immunol.* 2011;23: 304–313.

Mellor AL and Munn DH. Physiologic control of the functional status of Foxp3+ regulatory T cells. *J. Immunol.* 2011;186: 4535–4540.

Merkenschlager M and Von Boehmer H. PI3 kinase signalling blocks Foxp3 expression by sequestering Foxo factors. *J. Exp. Med.* 2010; 207: 1347–1350.

Mitchell P, Afzali B, Lombardi G and Lechler RI. The T helper 17-regulatory T cell axis in transplant rejection and tolerance. *Curr. Opin. Organ Transplant.* 2009;14: 326–331.

Miyara M, Yoshioka Y, Kitoh A, Shima T, Wing K, Niwa A, Parizot C, Taflin C, Heike T, Valeyre D, Mathian A, Nakahata T, Yamaguchi T, Nomura T, Ono M, Amoura Z, Gorochov G and Sakaguchi S. Functional delineation and differentiation dynamics of human CD4$^+$ T cells expressing the FoxP3 transcription factor. *Immunity.* 2009; 30: 899–911.

Muller YD, Seebach JD, Buhler LH, Pascual M and Golshayan D. Transplantation tolerance: Clinical potential of regulatory T cells. *Self Nonself. 2011;* 2: 26–34.

Munn DH and Mellor AL. Indoleamine 2,3-dioxygenase and tumor-induced tolerance. *J. Clin. Invest.* 2007; 117: 1147–1154.

Muthukumar T, Dadhania D, Ding R, Snopkowski C, Naqvi R, Lee JB., Hartono C, Li B, Sharma VK, Seshan SV, Kapur S, Hancock WW, Schwartz JE and Suthanthiran M. Messenger RNA for FOXP3 in the urine of renal-allograft recipients. *N. Engl. J. Med. 2005;* 353: 2342–2351.

Nadig SN, Wieckiewicz J, Wu DC, Warnecke G, Zhang W, Luo S, Schiopu A, Taggart DP and Wood KJ. *In vivo* prevention of transplant arteriosclerosis by *ex vivo*-expanded human regulatory T cells. *Nat. Med.* 2010;16: 809–813.

Nakamura K, Kitani A and Strober W. Cell contact-dependent immunosuppression by CD4(+)CD25(+) regulatory T cells is mediated by cell surface-bound transforming growth factor beta. *J. Exp. Med.* 2001; 194: 629–644.

Nepom GT, St Clair EW and Turka LA. Challenges in the pursuit of immune tolerance. *Immunol. Rev.*2011; 241: 49–62.

Noris M, Casiraghi F, Todeschini M, Cravedi P, Cugini D, Monteferrante G, Aiello S, Cassis L, Gotti E, Gaspari F, Cattaneo D, Perico N and Remuzzi G. Regulatory T cells and T cell depletion: role of immunosuppressive drugs. *J. Am. Soc. Nephrol.* 2007; 18: 1007–1018.

Oberle N, Eberhardt N, Falk CS, Krammer PH and Suri-Payer E. Rapid suppression of cytokine transcription in human CD4[+]CD25 T cells by CD4[+]Foxp3[+] regulatory T cells: independence of IL-2 consumption, TGF-beta, and various inhibitors of TCR signaling. *J. Immunol.* 2007; 179: 3578–3587.

Ohkura N, Hamaguchi M and Sakaguchi S. FOXP3[3+] regulatory T cells: control of FOXP3 expression by pharmacological agents. *Trends Pharmacol. Sci.* 2011; 32: 158–166.

Onishi Y, Fehervari Z, Yamaguchi T and Sakaguchi S. Foxp3[+] natural regulatory T cells preferentially form aggregates on dendritic cells in vitro and actively inhibit their maturation. *Proc. Natl. Acad. Sci. U S A.* 2008; 105: 10113–10118.

Ono M, Yaguchi H, Ohkura N, Kitabayashi I, Nagamura Y, Nomura T, Miyachi Y, Tsukada T and Sakaguchi S. Foxp3 controls regulatory T-cell function by interacting with AML1/Runx1. *Nature.* 2007;446: 685–689.

Pallotta MT, Orabona C, Volpi C, Vacca C, Belladonna ML., Bianchi R, Servillo G, Brunacci, C, Calvitti M, Bicciato S, Mazza EM, Boon L, Grassi F, Fioretti MC, Fallarino F, Puccetti, P and Grohmann U. Indoleamine 2,3-dioxygenase is a signaling protein in long-term tolerance by dendritic cells. *Nat. Immunol.* 2011;12: 870–878.

Pandiyan P, Zheng L, Ishihara S, Reed J and Lenardo MJ. CD4[+]CD25[+]Foxp3[+] regulatory T cells induce cytokine deprivation-mediated apoptosis of effector CD4[+] T cells. *Nat. Immunol.* 2007; 8: 1353–1362.

Paust S and Cantor H. Regulatory T cells and autoimmune disease. *Immunol. Rev.*2005; 204: 195–207.

Peng Y, Laouar Y, Li MO, Green EA and Flavell RA. TGF-beta regulates *in vivo* expansion of Foxp3-expressing CD4[+]CD25[+] regulatory T cells responsible for protection against diabetes. *Proc. Natl. Acad. Sci. U S A.* 2004; 101: 4572–4577.

Perruche S, Zhang P, Liu Y, Saas P, Bluestone JA, and Chen W. CD3-specific antibody-induced immune tolerance involves transforming growth factor-beta from phagocytes digesting apoptotic T cells. *Nat. Med.* 2008; 14: 528–535.

Pons JA, Revilla-Nuin B, Baroja-Mazo A, Ramirez P, Martinez-Alarcon L, Sanchez-Bueno F, Robles R, Rios A, Aparicio P and Parrilla P. FoxP3 in peripheral blood is associated with operational tolerance in liver transplant patients during immunosuppression withdrawal. *Transplantation.* 2008; 86: 1370–1378.

Pot C, Apetoh L, Awasthi A and Kuchroo VK. Induction of regulatory Tr1 cells and inhibition of T(H)17 cells by IL-27. *Semin. Immunol.* 2011; 23: 438–445.

Riley JL., June CH and Blazar BR. Human T regulatory cell therapy: take a billion or so and call me in the morning. *Immunity.* 2009;30: 656–665.

Roncador G, Brown PJ, Maestre L, Hue S, Martinez-Torrecuadrada, JL, Ling KL, Pratap S, Toms C, Fox BC, Cerundolo V, Powrie F and Banham AH. Analysis of FOXP3 protein expression in human CD4[+]CD25[+] regulatory T cells at the single-cell level. *Eur. J. Immunol.* 2005; 35: 1681–1691.

Roncarolo MG and Battaglia M. Regulatory T-cell immunotherapy for tolerance to self antigens and alloantigens in humans. *Nat. Rev. Immunol.* 2007; 7: 585–598.

Rudensky AY. Regulatory T cells and Foxp3. *Immunol. Rev.*2011; 241: 260–268.

Sakaguchi S. The origin of FOXP3-expressing CD4+ regulatory T cells: thymus or periphery. *J. Clin. Invest.* 2003; 112: 1310–1312.

Sakaguchi S. Naturally arising Foxp3-expressing CD25[+]CD4[+] regulatory T cells in immunological tolerance to self and non-self. *Nat. Immunol.* 2005; 6: 345–352.

Sakaguchi S, Miyara M, Costantino CM and Hafler DA. FOXP3[+] regulatory T cells in the human immune system. *Nat. Rev. Immunol.* 2010;10: 490–500.

Sakaguchi S, Sakaguchi N, Asano N, Itoh M and Toda M. Immunologic self-tolerance maintained by activated T cells expressing IL-2 receptor alpha-chains (CD25): breakdown of a single mechanism of self-tolerance causes various autoimmune diseases. *J. Immunol.* 1955; 155: 1151–1164.

Sakaguchi S, Yamaguchi T, Nomura T and Ono M. Regulatory T cells and immune tolerance. *Cell.* 2008; 133: 775–787.

Salcido-Ochoa F, Tsang J, Tam P, Falk K and Rotzschke O. Regulatory T cells in transplantation: does extracellular adenosine triphosphate metabolism through CD39 play a crucial role? *Transplant. Rev. (Orlando).*2010; 24: 52–66.

Samon JB, Champhekar A, Minter LM, Telfer JC, Miele L, Fauq A, Das P, Golde TE and Osborne BA. Notch1 and TGFbeta1 cooperatively regulate Foxp3 expression and the maintenance of peripheral regulatory T cells. *Blood.* 2008; 112: 1813–1821.

San Segundo D, Ruiz JC, Fernandez-Fresnedo G, Izquierdo M, Gomez-Alamillo C, Cacho E, Benito MJ, Rodrigo E, Palomar R, Lopez-Hoyos M and Arias M. Calcineurin inhibitors affect circulating regulatory T cells in stable renal transplant recipients. *Transplant. Proc.*2006; 38: 2391–2393.

Sanchez-Fueyo A and Strom TB. Immunologic basis of graft rejection and tolerance following transplantation of liver or other solid organs. *Gastroenterology* 2011; 140: 51–64.

Shalev I, Schmelzle M, Robson SC and Levy G. Making sense of regulatory T cell suppressive function. *Semin. Immunol.* 2011; 23: 282–292.

Shan J, Guo Y, Luo L, Lu J, Li C, Zhang C, Huang Y, Feng L, Wu W, Long D, Li S and Li Y. Do CD4$^+$ Foxp3$^+$ Treg cells correlate with transplant outcomes: a systematic review on recipients of solid organ transplantation. *Cell Immunol.* 2011; 270, 5–12.

Shevach EM. From vanilla to 28 flavors: multiple varieties of T regulatory cells. *Immunity.*2006; 25: 195–201.

Shevach EM. Mechanisms of foxp3$^+$ T regulatory cell-mediated suppression. *Immunity.* 2009; 30: 636–645.

Sitkovsky MV, Lukashev D, Apasov S, Kojima H, Koshiba M, Caldwell C, Ohta A and Thiel M. Physiological control of immune response and inflammatory tissue damage by hypoxia-inducible factors and adenosine A2A receptors. *Annu. Rev. Immunol.* 2004; 22: 657–682.

Smyth MJ, Teng MW, Swann J, Kyparissoudis K, Godfrey DI and Hayakawa Y. CD4$^+$CD25$^+$ T regulatory cells suppress NK cell-mediated immunotherapy of cancer. *J. Immunol.* 2006;176: 1582–1587.

Strom TB and Koulmanda M. Recently discovered T cell subsets cannot keep their commitments. *J. Am. Soc. Nephrol.* 2009; 20: 1677–1680.

Stumhofer JS, Silver JS, Laurence A, Porrett PM, Harris TH, Turka LA, Ernst M, Saris CJ, O'Shea JJ and Hunter CA. Interleukins 27 and 6 induce STAT3-mediated T cell production of interleukin 10. *Nat. Immunol.* 2007; 8: 1363–1371.

Su H, Longhi MS, Wang P, Vergani D and Ma Y. Human CD4$^+$CD25(high)CD127 (low/neg) Regulatory T Cells. *Methods Mol. Biol.* 2012; 806: 287–299.

Sugimoto N, Oida T, Hirota K, Nakamura K, Nomura T, Uchiyama T and Sakaguchi S. Foxp3-dependent and -independent molecules specific for CD25$^+$CD4$^+$ natural regulatory T cells revealed by DNA microarray analysis. *Int. Immunol.* 2006; 18: 1197–1209.

Takahashi T, Kuniyasu Y, Toda M, Sakaguchi N, Itoh M, Iwata M, Shimizu J and Sakaguchi S. Immunologic self-tolerance maintained by CD25$^+$CD4$^+$ naturally anergic and suppressive T cells: induction of autoimmune disease by breaking their anergic/suppressive state. *Int. Immunol.* 1998; 10: 1969–1980.

Tang Q and Bluestone JA. The Foxp3[+] regulatory T cell: a jack of all trades, master of regulation. *Nat. Immunol.*2008; 9: 239–244.

Teft WA, Kirchhof MG and Madrenas J. A molecular perspective of CTLA-4 function. *Annu. Rev. Immunol.* 2006; 24: 65–97.

Thornton AM, Korty PE, Tran DQ, Wohlfert EA, Murray PE, Belkaid Y and Shevach EM. Expression of Helios, an Ikaros transcription factor family member, differentiates thymic-derived from peripherally induced Foxp3[+] T regulatory cells. *J. Immunol.* 2010; 184: 3433–3441.

Thornton AM and Shevach EM. CD4[+]CD25[+] immunoregulatory T cells suppress polyclonal T cell activation in vitro by inhibiting interleukin 2 production. *J. Exp. Med.* 1998; 188: 287–296.

Tone Y, Furuuchi K, Kojima Y, Tykocinski ML, Greene MI and Tone M. Smad 3 and NFAT cooperate to induce Foxp3 expression through its enhancer. *Nat. Immunol.* 2008; 9: 194–202.

Tran DQ, Andersson J, Hardwick D, Bebris L, Illei GG and Shevach EM. Selective expression of latency-associated peptide (LAP) and IL-1 receptor type I/II (CD121a/CD121b) on activated human FOXP3[+] regulatory T cells allows for their purification from expansion cultures. *Blood.* 2009; 113: 5125–5133.

Trzonkowski P, Bieniaszewska M, Juscinska J, Dobyszuk A, Krzystyniak A, Marek N, Mysliwska J and Hellmann A. First-in-man clinical results of the treatment of patients with graft versus host disease with human ex vivo expanded CD4[+]CD25[+]CD127[-] T regulatory cells. *Clin. Immunol.* 2009; 133: 22–26.

Urbani L, Mazzoni A, Colombatto P, Biancofiore G, Bindi L, Tascini C, Menichetti F, Brunetto M, Scatena F and Filipponi F. Potential applications of extracorporeal photopheresis in liver transplantation. *Transplant. Proc.*2008; 40: 1175–1178.

Vignali DA, Collison LW and Workman CJ. How regulatory T cells work. *Nat. Rev. Immunol.* 2008; 8: 523–532.

Vincenti F, Blancho G, Durrbach A, Friend P, Grinyo J, Halloran PF, Klempnauer J, Lang P, Larsen CP, Muhlbacher F, Nashan B, Soulillou JP, Vanrenterghem Y, Wekerle T, Agarwal M, Gujrathi S, Shen J, Shi R, Townsend R and Charpentier B. Five-year safety and efficacy of belatacept in renal transplantation. *J. Am. Soc. Nephrol.* 2010; 21: 1587–1596.

Von Boehmer H. Mechanisms of suppression by suppressor T cells. *Nat. Immunol.* 2005; 6: 338–344.

Vu MD, Xiao X, Gao W, Degauque N, Chen M, Kroemer A, Killeen N, Ishii N and Chang Li X. OX40 costimulation turns off Foxp3[+] Tregs. *Blood.* 2007; 110: 2501–2510.

Waldmann H. Tolerance: an overview and perspectives. *Nat Rev Nephrol.* 2010; 6:569–576.

Walker MR, Kasprowicz DJ, Gersuk VH, Benard A, Van Landeghen M, Buckner JH and Ziegler SF. Induction of FoxP3 and acquisition of T regulatory activity by stimulated human CD4[+]CD25[-] T cells. *J. Clin. Invest.* 2003; 112: 1437–1443.

Wan YY and Flavell RA. Identifying Foxp3-expressing suppressor T cells with a bicistronic reporter. *Proc. Natl. Acad. Sci. U S A.* 2005; 102: 5126–5131.

Wang HY and Wang RF. Regulatory T cells and cancer. *Curr. Opin. Immunol.* 2007;19: 217–223.

Weaver CT and Hatton RD. Interplay between the TH17 and TReg cell lineages: a (co-)evolutionary perspective. *Nat. Rev. Immunol.* 2009; 9: 883–889.

Weiner HL. Induction and mechanism of action of transforming growth factor-beta-secreting Th3 regulatory cells. *Immunol. Rev.*2001; 182: 207–214.

Wekerle T, Kurtz J, Bigenzahn S, Takeuchi Y and Sykes M. Mechanisms of transplant tolerance induction using costimulatory blockade. *Curr. Opin. Immunol.* 2002; 14: 592–600.

Wieckiewicz J, Goto R and Wood KJ. T regulatory cells and the control of alloimmunity: from characterisation to clinical application. *Curr. Opin. Immunol.* 2010; 22: 662–668.

Wieczorek G, Asemissen A, Model F, Turbachova I, Floess S, Liebenberg V, Baron U, Stauch D, Kotsch K, Pratschke J, Hamann A, Loddenkemper C, Stein H, Volk HD, Hoffmuller U, Grutzkau A, Mustea A, Huehn J, Scheibenbogen C and Olek S. Quantitative DNA methylation analysis of FOXP3 as a new method for counting regulatory T cells in peripheral blood and solid tissue. *Cancer Res.* 2009; 69: 599–608.

Wildin RS, Smyk-Pearson S and Filipovich AH. Clinical and molecular features of the immunodysregulation, polyendocrinopathy, enteropathy, X linked (IPEX) syndrome. *J. Med. Genet.* 2002; 39: 537–545.

Wood KJ. Regulatory T cells in transplantation. *Transplant. Proc.* 2011; 43: 2135–2136.

Wood KJ, Bushell A and Jones ND. Immunologic unresponsiveness to alloantigen *in vivo*: a role for regulatory T cells. *Immunol. Rev.* 2011;241: 119–132.

Xia CQ, Campbell KA and Clare-Salzler MJ. Extracorporeal photopheresis-induced immune tolerance: a focus on modulation of antigen-presenting cells and induction of regulatory T cells by apoptotic cells. *Curr. Opin. Organ Transplant.* 2009; 14: 338–343.

Yamaguchi T, Wing JB and Sakaguchi S. Two modes of immune suppression by Foxp3(+) regulatory T cells under inflammatory or non-inflammatory conditions. *Semin. Immunol.* 2011; 23: 424–430.

Yokosuka T, Kobayashi W, Takamatsu M, Sakata-Sogawa K, Zeng H, Hashimoto-Tane A, Yagita H, Tokunaga M and Saito T. Spatiotemporal basis of CTLA-4 costimulatory molecule-mediated negative regulation of T cell activation. *Immunity.* 2010;33: 326–339.

Yong Z, Chang L, Mei YX and Yi L. Role and mechanisms of $CD4^+CD25^+$ regulatory T cells in the induction and maintenance of transplantation tolerance. *Transpl. Immunol.* 2007;17: 120–129.

Yu A, Zhu L, Altman NH and Malek TR. A low interleukin-2 receptor signaling threshold supports the development and homeostasis of T regulatory cells. *Immunity.* 2009; 30: 204–217.

Zeiser R, Nguyen VH, Beilhack A, Buess M, Schulz S, Baker J, Contag CH and Negrin RS. Inhibition of $CD4^+CD25^+$ regulatory T-cell function by calcineurin-dependent interleukin-2 production. *Blood.* 2006; 108: 390–399.

Zhang C, Shan J, Feng L, Lu J, Xiao Z, Luo L, Li C, Guo,Y and Li Y. The effects of immunosuppressive drugs on CD4(+) CD25(+) regulatory T cells: a systematic review of clinical and basic research. *J. Evid. Based Med.* 2010;3: 117–129.

Zheng SG, Wang JH, Gray JD, Soucier H and Horwitz DA. Natural and induced $CD4^+CD25^+$ cells educate $CD4^+CD25^-$ cells to develop suppressive activity: the role of IL-2, TGF-beta, and IL-10. *J. Immunol.* 2004; 172: 5213–5221.

Zheng SG, Wang JH, Stohl W, Kim KS, Gray JD and Horwitz DA. TGF-beta requires CTLA-4 early after T cell activation to induce FoxP3 and generate adaptive $CD4^+CD25^+$ regulatory cells. *J. Immunol.* 2006; 176: 3321–3329.

Zheng, XX, Sanchez-Fueyo A, Domenig C and Strom T.B. The balance of deletion and regulation in allograft tolerance. *Immunol. Rev.* 2003;196: 75–84.

Zhou X, Bailey-Bucktrout, SL, Jeker LT, Penaranda C, Martinez-Llordella M, Ashby M, Nakayama M, Rosenthal W and Bluestone JA. Instability of the transcription factor Foxp3 leads to the generation of pathogenic memory T cells *in vivo*. *Nat. Immunol.*2009; 10: 1000–1007.

Ziegler SF. FOXP3: of mice and men. *Annu. Rev. Immunol.* 2006; 24: 209–226.

Ziegler SF. FOXP3: not just for regulatory T cells anymore. *Eur. J. Immunol.* 2007; 37: 21–23.

第24章

组织与器官移植中的干细胞

Mathilde Soulez, Mélanie Dieudé
*and Marie-Josée Hébert**
Research Center, CHUM, Notre-Dame Hospital,
University of Montreal, Montreal, Quebec, Canada

宋红丽 译

摘　　要

　　干细胞具有高度可塑性,其具有分化成多种类型细胞的潜能,在组织修复和免疫调节中发挥重要作用。干细胞由骨髓释放,可归巢到损伤处,分化并调节多种免疫反应和组织再生。在持续炎症刺激的情况下,募集的干细胞也可导致非适应性的组织重塑。实体器官移植中已证实,干细胞不仅与同种异体移植物的修复和免疫调节有关,而且也和移植血管病变过程相关。本文拟就造血干细胞(hematopoietic stem cells,HSC)、间充质干细胞(mesenchymal stem cells,MSC)和内皮祖细胞(endothelial progenitor cells,EPC)对实体器官移植中组织重塑和免疫调节的作用作一综述,并探讨干细胞在移植中的潜在治疗作用。

　　干细胞具有自我更新和分化成多种类型细胞的潜能,根据这些特征,将干细胞分为全能(totipotent)、多能(pluripotent)、专能(multipotent)和寡能(oligopotent)干细胞。全能干细胞是指从受精卵到卵裂 8 个细胞阶段的细胞,能够分化成包括胚外组织在内的各种类型的细胞,从而重建一个完整的有机体。胚胎干细胞是多能干细胞,可分化成三个胚层(内胚层、中胚层、外胚层)的任意细胞组织。成体干细胞包括:

　　——多潜能性:其具有分化为有限谱系内多种细胞的潜能,如造血干细胞(HSC)和间充质干细胞(MSC)。

　　——寡潜能性:其可分化成少数细胞类型,如内皮祖细胞(EPC)。寡能干细胞被认为是祖细胞(progenitor cells)。

　　干细胞对移植尤其重要,其在移植物的重塑和修复,以及免疫调节过程中发挥特定的作用。

---

* Correspondence: Marie-Josée Hébert, M.D., CRCHUM, M9208, 1560 Sherbrooke street east, Montreal, QC H2L 4M1, Canada. Telephone: (514) 890-8000 Ext. 25393; Fax: (514) 412-7624; e-mail: marie-josee.hebert.chum@ssss.gouv.qc.ca.

关键词:干细胞,凋亡,移植

移植物血管病变中的干细胞

干细胞与新生内膜形成

同种异体实体器官移植中,排斥反应发生的靶向目标是血管系统,引起血管重要结构改变,导致闭塞性血管疾病,被称为移植血管病变(transplant vasculopathy,TV)。由于单个核白细胞、可收缩性细胞和细胞外基质(extracellular matrix,ECM)成分在移植物动脉、小动脉和毛细血管内皮下积聚,引起血管重塑加速,肌内膜向心性和渐进性增厚,这是加速血管重塑过程的特征。肌内膜增厚逐渐使血管管腔狭窄,最终导致血管闭塞和其下游移植物缺血。TV 是大多数实体器官移植中移植物远期功能丧失的首要原因。

TV 中,新生内膜主要由可收缩细胞构成,可收缩细胞表达 α- 平滑肌肌动蛋白(α-smooth musle actin,αSMA),但呈现出表型异质性。这种异质性至少在一定程度上是由新生内膜中不同来源的 αSMA+ 细胞引起。新生内膜处 αSMA+ 细胞积聚和管腔狭窄的关键机制,起初认为是血管平滑肌细胞(vascular smooth muscle cells,VSMC)从血管中层迁移到内皮下层。近年来,大量研究显示,干细胞在 TV 和其他类型血管重塑过程中的新生内膜形成中扮演重要角色。TV 中新生内膜 αSMA+ 细胞的表型差异,至少在一定程度上是由于干细胞处在分化的不同阶段,这些干细胞参与了新生内膜形成,并与多种细胞来源相关。

在进入 20 世纪的首个十年中,一些对啮齿类动物 TV 模型的研究有力地证实了受者来源的 αSMA+ 细胞对新生内膜形成的重要作用(Han,2001;Hillebrands,2001;Li,2001;Rienstra,2009;Saiura,2004;Sata,2002;Shimizu,2001)(表 24-1)。这些结论基于两种主要的实验方法得出:

— 雌性供者和雄性受者间进行动脉和心脏移植后,检测新生内膜细胞内的 Y 染色体(Hillebrands,2001;Li,2001;Saiura,2004)。

— 野生型小鼠和表达报告基因如 LacZ(ROSA26 小鼠)或 GFP(green fluorescent protein,绿色荧光蛋白)的转基因动物间的动脉、心脏和肾脏移植(Saiura,2004;Sata,2002;Shimizu,2001)。

在鼠移植模型中,骨髓来源的细胞对血管重塑作用的大小具有高度可变性,骨髓移植优先于心脏或动脉移植(Saiura,2004;Sata,2002;Shimizu,2001)(表 24-1)。

使用三种不同的机械方法诱发小鼠血管损伤(丝线介导血管内皮损伤、血管周围套袖替代和颈动脉结扎),Tanaka 等人证明,血管损伤严重程度与促进新生内膜形成的骨髓源性细胞的比例相关(Tanaka,2003)。丝线介导的血管损伤中,约 25% 的 αSMA+ 新生内膜细胞来源于骨髓,但其他两种形式的血管损伤中,只有少数 αSMA+ 新生内膜细胞来源于骨髓。丝线介导的血管损伤较其他两种损伤形式严重,导致广泛血管失活。基于这些不同的实验方法,我们认为受者来源的 αSMA+ 细胞对新生内膜形成的促进作用与血管损伤的程度有关。

分析表明,人类移植受者中供、受者细胞对新生内膜形成的促进作用,主要通过检测不同性别供受者移植中受者的 Y 染色体得出。这个实验的结论表明,与动物模型相比,人类表现出很大的变异性。几种假说可解释这些有差异的结果。大多动物研究中,TV 是在缺乏免

表 24-1　起源于移植物血管病变的可收缩新生内膜细胞（引用于 Xu,2008）

物种和品系		移植的器官	检测方法	来源于受者的 NI 细胞	来源于 BM 的 NI 细胞	参考文献
动物模型	小鼠	动脉	Chr.Y	主要	无	（Li,2001）
	小鼠	动脉	LacZ	>95%	10.8%	（Shimizu,2001）
	小鼠	心脏	LacZ 和 Chr.Y	约 86%	–	（Saiura,2004）
	小鼠	心脏	LacZ 和 GFP	约 88%	≈ 82%	（Sata,2002）
	大鼠	心脏和动脉	Chr.Y	>95%	–	（Hillebrands,2001）
	大鼠	肾脏	hPAP	无	–	（Rienstra,2009）
人类		心脏	Chr.Y	16%	–	（Glaser,2002）
		心脏	Chr.Y	60%	–	（Quaini,2002）
		心脏	Chr.Y	<5%	–	（Hruban,1993）
		心脏	Chr.Y	<5%	–	（Minami,2005）
		心脏	Chr.Y	无	–	（Atkinson,2004）
		肾脏	Chr.Y	约 34%	–	（Grimm,2001）
		肾脏	Chr.Y	6%	–	（Boersema,2009）

NI:新生内膜的;BM:骨髓;chr.Y:Y 染色体;hPAP:人类胎盘碱性磷酸酶

疫抑制剂,或在未使用最佳剂量的免疫抑制剂的动物中发生的。在这种情况下,对内层血管平滑肌（VSMC）的免疫攻击增强,从而阻止后者参与新生内膜的形成（Bigaud,1999;Legare,2000）。人类移植受者同时接受不同种类的免疫抑制剂,可减轻内层 VSMC 的破坏,并促进新生内膜的迁移。与此假说一致,在大鼠肾移植模型中使用环孢素,发现大量新生内膜细胞是来源于供者的（Rienstra,2009）（表 24-1）。动物与人类研究的另一区别是供者出现不同程度的粥样硬化病变（Atkinson,2004）。TV 的动物模型中并不存在这些病变,而这些病变改变了血管壁的细胞构成,并可能对局部或骨髓来源细胞的募集能力产生重要影响。最后,Y 染色体检测方法的敏感性较差,因此会低估受者来源的细胞的价值。与此观点一致,检测人类男性之间肾移植的受体中,Y 染色体阳性的细胞只有 35%~50%（Atkinson,2004;Glaser,2002;Grimm,2001;Quaini,2002）。这与人类研究有特殊的相关性,这种实验方法用于大多数实验中,但并非全部实验。

造血干细胞

HSC（hematopoietic stem cells,HSC）可以产生所有血细胞系统。在人类,HSC 公认的表面标志是 CD34,但小鼠 HSC 则具有一系列的表面标志,包括 c-kit、sca-1 和 lin。lin 是淋巴系和髓系的标志,包含表面标志 CD2、CD3、CD4、CD5、CD8、NK1.1、B220、TER-119、Gr-1 和 Mac-1。鼠 HSC 细胞通常被称为 KSL 细胞,表型标志为 c-kit$^+$/sca-1$^+$/lin$^-$。正常情况下,HSC 分化为各种血细胞系统,但一些研究已表明 HSC 有更广的分化谱,包括分化为平滑肌细胞（Berthelemy,2009;Sata,2002;Yeh,2003）。当局部组织损伤时,平滑肌转化、分化急剧增强（Yeh,2003）。

Sata 等的研究显示,将致死辐射剂量处理过的 ROSA26 小鼠来源的 HSC 进行注射,4 周后建立的股动脉机械性损伤模型中,HSC 在 αSMA⁺ 新生内膜细胞中所占的比例大于 40%(Sata,2002)。然而后来相同的研究使用相似的模型却得到不同的结果。使用致死辐射剂量处理小鼠后,再用 GFP⁺ 总骨髓细胞或 GFP⁺KSL 细胞进行再生,丝线损伤后的新生内膜形成过程中发生了大量的 GFP⁺ 细胞聚集(注射总骨髓细胞的动物中大约 25%,注射 KSL 细胞的动物中大约 15%)(Sahara,2005)。然而,当致死辐射剂量处理的小鼠用 GFP⁺ tip-SP CD34-KSL 细胞(加上野生型的总骨髓细胞)再生时,丝线损伤后的新生内膜形成过程中无 GFP⁺ 细胞聚集。

Tip-SP CD34-KSL 被认为是最原始的 HSC 细胞(Matsuzaki,2004;Rossi,2011)。这些结果表明,原始的 HSC 对新生内膜形成无明显促进作用,并且对血管重塑有促进作用的是非造血来源的 KSL 细胞(Rossi,2011)。综上所述,这些研究表明,非造血细胞来源的 KSL 细胞聚集于新生内膜形成部位,但原始的 HSC 在血管重塑方面似乎无明显作用。

间充质干细胞

间充质干细胞(mesenchymal stem cells,MSC)。骨髓中,非造血细胞包括 MSC,其有几个功能特性和表面标志。MSC 具有可塑性,CD105、CD73 和 CD90 阳性,造血系标志 CD45、CD34、CD14 或 CD11b、CD79a 或 CD19 和 HLA-DR 阴性。此外,MSC 在体外可分化为成软骨细胞、成骨细胞和脂肪细胞(Dominici,2006)。MSC 迁移到受损组织处并促进组织修复,其作用部分通过分泌生长因子、细胞因子和抗氧化剂来实现,这些已在急性心肌梗死、脑卒中、脑损伤、肺纤维化、内膜增生和慢性排斥模型中证实(Chen,2008a;Karp,2009)。

MSC 具有多向分化潜能,可分化为各种血细胞,在血管重塑和修复中具有特定作用。MSC 在体内可分化为平滑肌细胞和内皮细胞(Davani,2003;Silva,2005),因此参与了内皮修复和新生内膜形成过程。机械方法诱导血管损伤后注射 GFP⁺MSC(Wang,2008),四周后发现 30% 的新生内膜细胞为 GFP⁺,并且大多数 GFP⁺ 细胞 αSMA 也阳性。此研究也包括以下分组,即 GFP⁺MSC 和野生型总骨髓细胞移植后进行丝线诱导血管损伤。此组中 40% 的新生内膜细胞为 GFP⁺,并且大部分细胞 αSMA 阳性。促成新生内膜形成的 MSC 不仅可从骨髓中动员,也可从其他地方动员,如许多器官和血管壁(Crisan,2008;da Silva Meirelles,2008;da Silva Meirelles,2006)。至少一些血管周围细胞局部的 MSC 较易启动血管重塑和修复(Crisan,2008;da Silva Meirelles,2008)。

干细胞在内皮替代和移植物适应中的重要性

干细胞可在血管损伤处聚集并分化为可收缩细胞,导致进行性血管闭塞。与此相反,将受者干细胞与移植物内皮细胞融合,此过程通常称为"适应",可阻断对血管壁的免疫攻击从而防止闭塞性血管重塑。

Medawar 于 1965 年提出,受者细胞可替代移植物内皮细胞,从而诱导移植物免疫耐受(Medawar,1965)。动物模型和人类的一些研究支持此假说,并指出受者源性的干细胞促进内皮再生和适应(Boersema,2009;Feng,2008;Hillebrands,2011;Hillebrands,2002;Hu,2003;Lagaaij,2001;Minami,2005;Quaini,2002;Simper,2003)(表 24-2)。调控适应和闭塞性重塑之

表 24-2　起源于移植物血管病变的内皮细胞(引用于 Xu,2008)

物种和品系		移植的器官	检测方法	来源于受者 NI 的 EC	来源于 BM NI 的 EC	参考文献
动物模型	小鼠	动脉	Tie2/LacZ	>95%	约 30%	(Hu,2003)
	小鼠	动脉	GFP	主要	约 20%	(Feng,2008)
	大鼠	心脏	Chr.Y	约 100%	<5%	(Hillebrands,2001)
	大鼠	动脉	MHC/HIS52	>95%	<3%	(Hillebrands,2002)
	大鼠	肾脏	hPAP	无	–	(Rienstra,2009)
人类		心脏	Chr.Y	无	–	(Hruban,1993)
		心脏	Chr.Y	42%	–	(Quaini,2002)
		心脏	Chr.Y	24.3%	–	(Minami,2005)
		心脏	Chr.Y	1%~24%	–	(Simper,2003)
		肾脏	Chr.Y	33%~66%	–	(Lagaaij,2001)
		肾脏		14%	–	(Boersema,2009)

EC:内皮细胞;NI:新生内膜;BM:骨髓;Chr.Y:Y 染色体;MHC:主要组织相容性复合体;hPAP:人胎盘碱性磷酸酶

间平衡的特异性因素和途径至今仍未阐明。多种类型的干细胞或祖细胞在内皮替代中的作用已经阐明,以下部分将阐述干细胞在内皮修复和适应中的作用。

内皮祖细胞

内皮祖细胞(endothelial progenitor cells,EPC)是一种异质性的祖细胞群,表达一组细胞标志,包括 CD34、Flk1/KDR/VEGFR2 和 CD133,并且具有分化为内皮细胞(endothelial cells,EC)的潜能。EPC 定植于骨髓,可进入循环并向新生血管形成或内皮损伤处迁移(Timmermans,2009)。在机械诱导血管损伤的大鼠模型研究中,发现 G-CSF 促进内皮再生并增加循环中 EPC 的数量,并减少新生内膜形成(Kong,2004)。

西洛他唑(Cilostazol)是一种使血管扩张的抑制血小板聚集药物,它可以动员骨髓中的 EPC,并促进其在动脉损伤处的募集。在颈动脉球囊损伤的大鼠模型中,西洛他唑也减少新生内膜形成,并通过 EPC 加速内皮再生(Kawabe-Yako,2011)。综上,这些研究指出 EPC 在血管损伤后的内皮再生过程中发挥核心作用(Kawabe-Yako,2011;Kong,2004)。

间充质干细胞

在 GFP⁺MSC 移植后机械诱导的血管损伤小鼠模型中,也对 MSC 在内皮再生过程中的作用进行了评估(Wang,2008)。

诱导血管损伤 3 周后,只有血管接口处的细胞表现为 GFP 和 CD31 阳性,后者是高分化的 EC 的标志。这些研究表明,动员的骨髓 MSCs 具有分化为血管内皮细胞谱系的潜能,并重新定植于损伤处的内皮。

造血干细胞

如上所述,正常情况下 HSC 分化为各种血细胞,但几项研究已表明 HSC 也可分化为 EC

(Berthelemy,2009;Yeh,2003)。然而,目前没有研究证实 HSC 对血管重塑过程中的内皮再生有作用。此外,Sahara 等的研究表明,血管损伤处 HSC 与血管壁的融合是一种非常规的事件(Sahara,2005)。移植物血管病变过程中 HSC 在 EC 替代中似乎并不起主要作用。

新生内膜干细胞整合机制

干细胞在整合入内膜损伤部位之前,需要迁移至内皮下,并产生抗凋亡表型,才能在不利环境中存活。非血管源性内膜细胞同样需要激活分化程序,以促进血管性标志的表达,如 αSMA、内皮细胞系标志如 CD31 或血管性血友病因子。内皮损伤是血管重建各阶段相互协调的中心环节。

归巢

归巢是指将包括干细胞在内的非血管性细胞募集至血管损伤处的机制。一些趋化因子包括 MCP-1(单核细胞趋化蛋白 -1 或 CCL2)、PDGF(血小板源性生长因子)和 SDF-1(基质细胞因子 -1 或 CXCL12)在介导单核细胞和干细胞募集至血管损伤处的过程中发挥重要作用。

已证实,MCP-1 在白细胞聚集至同种异体血管过程,和抗 MCP-1 基因治疗减轻新生内膜形成过程中发挥核心作用(Saiura,2004)。在血管损伤部位,凋亡的 EC 和凋亡小体(Chang,1999)中的氧化磷酸化增强,通过邻近内皮细胞刺激 MCP-1 产物生成(Subbanagounder,2002),从而促进单核细胞和 a SMA$^+$ 细胞聚集。小鼠心脏移植模型中,用抗 MCP-1 抗体治疗可抑制受体来源的收缩性内膜细胞聚集(Religa,2009)。而且在过表达 MCP-1 的缺血再灌注损伤转基因小鼠模型体内,MCP-1 在体外和体内都对 MSC 具有趋化性(Belema-Bedada,2008)。

血小板源性生长因子(platelet-derived growth factor,PDGF)则是另一个重要的生长因子,可调节细胞聚集至内膜形成部位。移植血管病变中,PDGF 及其受体在受损部位表达上调(Lemstrom and Koskinen,1997)。在大鼠大动脉移植模型中,抑制 PDGF 信号途径可减少新生内膜形成(Karck,2002),而创伤实验及 Boyden 小室实验证实,PDGF 可增强 MSC 迁移(Ozaki,2007)。PDGF 诱导的 MSC 迁移是由纤维粘连蛋白和 a5β1 整合素之间的相互作用调节的。PDGF 和 β1 整合素之间相互作用的信号途径可增强更多 MSC 的聚集(Veevers-Lowe,2011)。

SDF-1 也可调节血管重建部位干细胞的募集。在大动脉同种异体移植排斥的鼠模型中,SDF-1 的表达上调(Sakihama,2004)。在该模型中,用抗 SDF-1 的抗体处理可减少新生内膜形成(Gao and Li,2007)。同样,移植术后 6 周发现,大部分的新生内膜细胞来自受者,且 CXCR4 及 SDF-1 受体阳性(Sakihama,2004)。SDF-1 在骨髓 HSC 迁移(Mohty and Ho,2011)及内皮损伤部位 EPC 募集过程中发挥重要作用。其实,在鼠模型中,机械性诱导血管损伤后注射 EPC,经中和性抗 SDF-1 抗体处理的小鼠在内皮损伤部位表现出较少的 EPC 募集,且重新发生内皮化的过程降低(Yin,2010)。

增强内皮凋亡是另一种对调节损伤部位干细胞募集具有潜在价值的途径。凋亡小体、细胞因子和生长因子所触发的非互相排斥途径可使干细胞在内皮凋亡部位募集。内皮层局部损伤模型中,发现 EC 凋亡小体在 EPC 募集方面发挥关键作用(Bhatwadekar,2009)。EPC 同样表现出对清除凋亡小体的凋亡内皮细胞介质的趋化反应,这说明局部微环境中释放的可溶性介质,如 VEGF、IL-8、IL-6 和 TNF-α 可促进 EPC 的募集(Bhatwadekar,2009)。此外,发现凋亡的 EC 可增强粘附分子的表达,如 ICAM-1(细胞间粘附分子 -1 或 CD54)和 VCAM-1(血管细胞粘附分子 -1 或 CD106),因此存活的邻近内皮细胞可辅助干细胞滞留(Bhatwadekar,2009;Hebert,1998)。

增殖

肌内皮增厚与增强新生内膜细胞增殖有关。干细胞和 VSMC 是移植血管病变中关键性的内膜成分,但干细胞和 VSMC 是否在内膜形成部位活跃增殖仍有待阐明。

尽管如此,在移植血管病变的大鼠模型中发现,新生内膜平滑肌细胞的增殖能力与新生内膜的形成有关(Onuta,2010)。PDGF 在增强内膜平滑肌细胞增殖方面是一种重要的丝裂原。PDGF 受体属酪氨酸激酶受体家族。PDGF 与其受体结合后,可以诱导受体二聚化及磷酸化,继而活化下游重要的增殖信号途径,如 ERK1/2(胞外相关激酶 1/2)途径、PI3K(磷酸肌醇 -3 激酶)途径及 PLCγ(磷脂酶 Cγ)途径(Heldin,1998)。

在这些信号途径中,越来越多的证据显示出 ERK1/2 活化在新生内膜形成中占主导地位。在包括移植血管病变在内的各种血管损伤模型中,ERK1/2 生化抑制或遗传失活可导致内膜形成减少(Chen,2008b;Dong,2006;Gennaro,2004;Izumi,2001;Liu,2002;Yu,2007)。

抗凋亡作用

聚集于血管损伤部位的干细胞,至少有一部分可通过获得抗凋亡表型在体内不利的微环境中存活(Pollman,1998;Suzuki,2000;Yang,2007)。已有报道,机械性血管损伤和移植血管病变模型中,内膜细胞中的抗凋亡基因产物 BCL-XL 表达上调(Suzuki,2000)。以上两种模型中,应用反义寡核苷对 BCL-XL 进行抑制,可减少新生内膜的形成,证实了 BCL-XL 表达上调在新生内膜形成中的重要功能(Pollman,1998;Suzuki,2000)。产生抗凋亡表型的分子机制只是刚开始被阐明。然而,最近的研究表明,凋亡的 EC 释放的介质,如表皮生长因子(EGF)和基底膜成分中基底膜聚糖的基质蛋白 C 末端片段可活化 MSC 内的 ERK1/2,导致 BCL-XL 过表达并诱导抗凋亡表型(Soulez,2010)。伴有慢性同种异体移植排斥的肾移植患者尿液或血清中具有高水平的 C 末端基底膜糖蛋白成分,可能这种成分可导致体内干细胞聚集(O'Riordan,2008)。总之,这些研究成果表明,增强血管损伤部位的细胞死亡可导致体内微环境改变,这有利于 MSC 的聚集。

分化

干细胞迁移及聚集至新生内膜形成部位需获得平滑肌细胞或内皮细胞标志,即在血管重塑过程中,干细胞的分化增强。αSMA 是平滑肌细胞分化的经典标志,这种干细胞分化为平滑肌细胞的机制包括 ECM 的线索、细胞 - 细胞间联系和生长因子如转化生长因子 β(TGFβ)及 PDGF。

移植血管病变可使血管壁结构发生重要的变化,这与 ECM 成分的生成和降解加速有关。Ⅳ 型胶原和层粘连蛋白有利于干细胞向平滑肌细胞系分化(Suzuki,2010;Xiao,2007)。细胞 - 细胞联系也与干细胞的分化和血管重塑相关。连接蛋白 -43 是一种与细胞 - 细胞联系相关的缝隙连接蛋白,其表达水平在新生内膜中上调,而连接蛋白 -43 阻滞剂可减少内膜形成(Song,2009)。体外共培养的 MSC 和平滑肌细胞可通过细胞接触依赖机制诱导 MSC 向平滑肌细胞分化(Wang,2006)。血管损伤部位募集的白细胞也可释放各种生长因子,如 PDGF 和 TGFβ,这些因子反过来又可促进干细胞的募集及分化(Ross,1993)。MSC 中,TGFβ 活化 Notch 信号,导致下游平滑肌细胞标志过表达,如 αSMA、钙调蛋白和心肌蛋白(Kurpinski,2010;Wang,2004)。PDGF 也可诱导干细胞向平滑肌细胞系分化(Owens,2004;Xiao,2007;Yamashita,2000)。接种于Ⅳ型胶原上的干细胞中,PDGF 可增强平滑肌细胞特异性标志,如 αSMA 和钙调蛋白的表达,而抑制下游 PDGF 信号可阻碍平滑肌细胞标志的表达(Xiao,2007)。

干细胞分化为成熟 EC 的分子机制包括生长因子及剪切应力刺激。移植血管病变时,内皮损伤诱导血小板活化,诱导产生辅助 EPC 趋化及分化为成熟 EC 的生长因子(Langer,2006)。VEGF(vascular endothelial growth factor,血管内皮生长因子)是其中一种(Gawaz,2004),它是干细胞分化为成熟 EC 的重要调节因子(Urbich and Dimmeler,2004;Xiao,2006)。

慢性肾同种异体移植排斥表现出血管内 VEGF 表达增加(Cao,2006;Pilmore,1999)。这些重要血管结构的改变是在同种异体移植血管重塑过程中发生的,它会导致血管切应力增加,从而加速 EPC 向成熟 EC 分化,并通过 EPC 辅助毛细血管形成(Yamamoto,2003)。切应力也会增加 EPC 中 VEGF 受体表达(Yamamoto,2003)。在体内,MSC 也可以分化为内皮细胞(Davani,2003;Silva,2005)。虽然 MSC 分化为 EC 的机制仍不确定,但越来越多的证据认为内皮细胞释放的旁分泌因子及切应力有助于 MSC 获取内皮细胞标志(Kim,2011;Wang,2008)。

总之,血管壁破坏的严重程度是干细胞募集的主要决定因素。干细胞参与闭塞性改变,但也参与再内皮化,这两种不同的功能途径可维持血管完整性及其功能。局部血管微环境中的各种因素可能参与调节干细胞向内皮细胞适应或新生内膜的形成。

生长因子的释放、细胞因子和凋亡小体、细胞外基质及剪切应力是干细胞融入血管损伤部位的调节因子。影响干细胞归巢、生存、增殖及分化的各种因素之间复杂的相互作用需要更进一步的研究来阐明。

干细胞在移植中的免疫调节作用

MSC 的免疫调节特性在同种异体移植排斥及血管病理方面具有重要价值。基于骨髓中 MSC 和 HSC 之间的相互作用可诱导淋巴细胞生成,Bartholomew 等认为 MSC 具有免疫调节作用(Bartholomew,2002)。他们发现 MSC 在体外可降低淋巴细胞活力,并延长狒狒皮肤移植模型中同种异体移植物的存活时间(Bartholomew,2002)。MSC 可调节 T 细胞、B 细胞、树突状细胞、自然杀伤细胞及巨噬细胞的功能及活化,这些免疫细胞在同种异体移植排斥中很重要(Asari,2009;Bartholomew,2002;Nemeth,2009;Sheng,2008;Spaggiari,2009;Spaggiari,2008)。本文尚未对 MSC 在移植中的免疫调节作用进行详述。如需进一步了解 MSC 的来源、免疫原性、对免疫抑制剂的反应,以及在体内诱导免疫耐受的具体机制,请读者参阅近期综述(English,2010;Popp,2009)。

MSC 对 T 细胞和 B 细胞的调节

同种异体移植排斥反应是通过 T 细胞介导的反应和抗体生成之间的相互协调发生的,

后者具有易于改变移植物血管结构和产生慢性不良适应性重塑的特性。MSC 可抑制 T 淋巴细胞的异源性和有丝分裂增殖,进而抑制固有免疫和记忆性免疫(Bartholomew,2002;Di Nicola,2002;Glennie,2005;Krampera,2003)。这种免疫调节反应预示着发生了 MSC 依赖性的调节性 T 细胞数量增加(CD4$^+$CD25$^+$FoxP3$^+$)(English,2009)。注入 MSC 后进行的部分及全心脏同种异体移植小鼠模型中,也发现了调节性 T 细胞的数量增加(Casiraghi,2008;Ge,2009)。其他 MSC 依赖性的 T 细胞抑制机制包括诱导凋亡和细胞周期阻滞(Glennie,2005;Lim,2010;Plumas,2005)。MSC 可产生各种可溶性因子如一氧化氮(NO)、吲哚胺 2,3- 双加氧酶(IDO)和 TGFβ 及前列腺素 E2(PGE2),这些因子和细胞间相互作用一起调节 MSC 的免疫抑制活性(English,2009;Lim,2010;Meisel,2004;Ren,2008;Sheng,2008)。MSC 也能阻止 B 细胞活化,抑制 B 细胞增殖和分化,并抑制 IgM 和 IgG1 分泌(Asari,2009;Corcione,2006)。MSC 治疗可减少小鼠心脏移植模型中移植物 IgG 沉积及循环中 IgM 的水平(Ge,2009),这表明体内 MSC 在体液反应水平上具有免疫调节作用。

MSC 对树突状细胞及其他免疫细胞的影响

树突状细胞(dendritic cells,DC)是专职抗原提呈细胞(antigen presenting cells,APC),在适应性免疫反应发生方面具有重要作用。移植过程中,供体和受体 DC 提呈的抗原可诱导异体抗原识别和排斥。DC 也可受到局部微环境的调节而成熟,并启动免疫调节反应。MSC 可抑制单核细胞向 DC 分化,并诱导“调节性”或“耐受性”DC 表型(Jiang,2005;Nauta,2006;Spaggiari,2009;Zhang,2009a)。而且,小鼠胰岛移植模型中,与 MSC 共培养后的供体 DC 注射后,可显著延迟胰岛排斥反应发生(Huang,2010)。MSC 的免疫调节功能的机制涉及 MSC 分泌的 PGE2 和细胞间的接触抑制(Harizi,2002;Spaggiari,2009;Zhang,2009a)。

MSC 在体外能够抑制白介素 -2 诱导的 NK 细胞增殖及细胞毒活性。在小鼠脓毒症模型中,MSC 也可以重新编码巨噬细胞,使其向抗炎表型转化(Nemeth,2009;Spaggiari,2008)。总的来说,以上结论表明,MSC 与免疫系统在各级水平上的相互作用是 MSC 具有免疫调节活性的原因。

MSC 可作为移植中的一种治疗工具

由于 MSC 具有免疫调节功能,可在诱导移植免疫耐受中发挥治疗作用。在一些心脏、皮肤、肝脏、胰岛和肾移植动物模型中,注射 MSC 可显著延长同种异体移植物存活时间(English,2010;Zhang,2009b)。然而,对心脏、皮肤移植模型的研究表明,MSC 的免疫刺激活性会导致同种异体移植排斥反应增强(Inoue,2006;Sbano,2008;Wu,2003)。多种原因可以解释这种矛盾现象。在不同研究中,相对于移植时间,MSC 注射的数量及时间在各个研究中都不同,MSC 分离及纯化的方法也有很大差异。还需要进一步的研究来探寻那些使 MSC 的免疫反应向免疫调节而不是免疫刺激的方向发展的因素。

人体内注射的 MSC 的免疫调节活性已在伴有移植物抗宿主病(GvHD)的骨髓移植受者中得到评估。病例研究认为 MSC 可以有效地停止 GvHD,且目前因 MSC 输注所导致的急性的或者长期的不良反应事件并无报道(English,2010;Zhang,2009b)。

对伴有激素抵抗型急性 GvHD 的 55 名患者注射 MSC 的 II 期临床试验显示,完全缓解的

30 名患者中,有 9 名患者症状显著改善。需进一步研究来证实和扩展这些研究结果。尽管如此,这些研究结果表明,输注 MSC 有望成为伴有 GvHD 患者的治疗方法(Le Blanc,2008)。在肾移植、肝移植及胰岛移植中 MSC 的作用评估正在进行中(www.clinicaltrials.gov)。

结　　论

　　干细胞是组织修复、重塑及免疫反应的重要调控因子,这在移植中是尤其重要的。干细胞参与这些途径所具有的功能及相关作用取决于其干细胞特性:EPC 对内皮修复及适应很重要,MSC 是进行性血管重塑的关键成分,而且 MSC 和 HSC 调节免疫反应的各个方面。免疫和非免疫损伤部位的微环境对干细胞分化、归巢和免疫功能调控的主要机制需要进一步研究。

　　对这些机制的阐明将有利于干细胞治疗模式的发展,这种治疗模式能加强免疫耐受,促进同种异体移植物的再生。

参考文献

Asari S, Itakura S, Ferreri K, Liu CP, Kuroda Y, Kandeel F, Mullen Y. Mesenchymal stem cells suppress B-cell terminal differentiation. *Exp. Hematol.* 2009; 37: 604–615.

Atkinson C, Horsley J, Rhind-Tutt S, Charman S, Phillpotts CJ, Wallwork J, Goddard MJ. Neointimal smooth muscle cells in human cardiac allograft coronary artery vasculopathy are of donor origin. *J. Heart Lung Transplant.* 2004; 23: 427–435.

Bartholomew A, Sturgeon C, Siatskas M, Ferrer K, McIntosh K, Patil S, Hardy W, Devine S, Ucker D, Deans R., Moseley A, Hoffman R. Mesenchymal stem cells suppress lymphocyte proliferation in vitro and prolong skin graft survival in vivo. *Exp. Hematol.* 2002; 30: 42–48.

Belema-Bedada F, Uchida S, Martire A, Kostin S, Braun T. Efficient homing of multipotent adult mesenchymal stem cells depends on FROUNT-mediated clustering of CCR2. *Cell Stem Cell.* 2008; 2: 566–575.

Berthelemy N, Kerdoudj H, Schaaf P, Prin-Mathieu C, Lacolley P, Stoltz JF, Voegel JC, Menu P. O2 level controls hematopoietic circulating progenitor cells differentiation into endothelial or smooth muscle cells. *PLoS One* 2009; 4: e5514.

Bhatwadekar AD, Glenn JV, Curtis TM, Grant MB, Stiff AW, Gardiner TA. Retinal endothelial cell apoptosis stimulates recruitment of endothelial progenitor cells. *Invest Ophthalmol. Vis. Sci.* 2009; 50: 4967–4973.

Bigaud M, Schraa EO, Andriambeloson E, Lobstein V, Pally C, Kobel T, Bruns C, Zerwes HG. Complete loss of functional smooth muscle cells precedes vascular remodelling in rat aorta allografts. *Transplantation.* 1999; 68: 1701–1707.

Boersema M, Rienstra H, Van Den Heuvel M, Van Goor H, Van Luyn MJ, Navis GJ, Popa ER, Hillebrands JL. Donor and recipient contribution to transplant vasculopathy in chronic renal transplant dysfunction. *Transplantation.* 2009; 88: 1386–1392.

Cao G, Lu Y, Gao R, Xin Y, Teng D, Wang J, LiY. Expression of Fractalkine, CX3CR1, and vascular endothelial growth factor in human chronic renal allograft rejection. *Transplant. Proc. 2006*; 38: 1998–2000.

Casiraghi F, Azzolini N, Cassis P, Imberti B, Morigi M, Cugini D, Cavinato RA, Todeschini M, Solini S, Sonzogni A, Perico N, Remuzzi G, Noris M. Pretransplant infusion of mesenchymal stem cells prolongs the survival of a semiallogeneic heart transplant through the generation of regulatory T cells. *J. Immunol.* 2008; 181: 3933–3946.

Chang MK, Bergmark C, Laurila A, Horkko S, Han KH, Friedman P, Dennis EA, Witztum JL Monoclonal antibodies against oxidized low-density lipoprotein bind to apoptotic cells and inhibit their phagocytosis by elicited macrophages: evidence that oxidation-specific epitopes mediate macrophage recognition. *Proc. Natl. Acad. Sci. USA.* 1999; 96: 6353–6358.

Chen L, Tredget EE, Wu PY, Wu Y. Paracrine factors of mesenchymal stem cells recruit macrophages and endothelial lineage cells and enhance wound healing. *PLoS One.* 2008a; 3: e1886.

Chen XL, Chen ZS, Ding Z, Dong C, Guo H, Gong NQ. Antisense extracellular signal-regulated kinase-2 gene therapy inhibits platelet-derived growth factor-induced proliferation, migration and transforming growth factor-beta (1) expression in vascular smooth muscle cells and attenuates transplant vasculopathy. *Transpl. Intl.* 2008b; 21: 30–38.

Corcione A. Benvenuto F. Ferretti E. Giunti D. Cappiello V. Cazzanti F. Risso M. Gualandi F. Mancardi G.L. Pistona V. Uccelli A. 2006. Human mesenchymal stem cells modulate B-cell functions. *Blood.* 2006; 107: 367–372.

Crisan M, Yap S, Casteilla L, Chen CW, Corselli M, Park TS, Andriolo G, Sun B, Zheng B, Zhang L, Norotte C, Teng PN, Traas J, Schugar R, Deasy BM, Badylak S, Buhring HJ, Giacobino JP, Lazzari L, Huard J, Peault B. A perivascular origin for mesenchymal stem cells in multiple human organs. *Cell Stem Cell.* 2008; 3: 303–313.

Da silva Meirelles L, Caplan AI, Nardi Nb. In search of the in vivo identity of mesenchymal stem cells. *Stem Cells.* 2008; 26: 2287–2299.

Da silva Meirelles, L., Chagastelles, P.C., Nardi, N.b. Mesenchymal stem cells reside in virtually all post-natal organs and tissues. *J. Cells Sci*. 2006; 119: 2204–2213.

Davani S, Marandin A, Mersin N, Royer B, Kantelip B, Herve P, Etievent JP. Mesenchymal progenitor cells differentiate into an endothelial phenotype, enhance vascular density, and improve heart function in rat cellular cardiomyoplasty model. *Circulation.* 2003; 108 suppl 1: II253–258.

Di Nicola M, Carlo-Stella C, Magni M, Milanesi M, Longoni PD, Matteucci P, Grisanti S, Gianni AM. Human bone marrow stromal cells suppress T-lymphocyte proliferation induced by cellular or nonspecific mitogenic stimuli. *Blood.* 2002; 99: 3838–3843.

Dominici M, Le Blanc K, Mueller I, Slaper-Cortenbach I, Marini F, Krause D, Deans R, Keating A, Prockop D, Horwitz E. Minimal criteria for defining multipotent mesenchymal stromal cells. The International Society for Cellular Therapy position statement. *Cytotherapy.* 2006; 8: 315–317.

Dong C, Gong N, Chen X, Xu Q, Guo H, Zeng Z, Ming C, Chen ZK. Antisense ERK1/2 oligodeoxynucleotide gene therapy attenuates graft arteriosclerosis of aortic transplant in a rat model. *Transplant. Proc.* 2006; 38: 3304–3306.

English K, French A, Wood KJ. Mesenchymal stromal cells: facilitators of successful transplantation? *Cell Stem Cell.* 2010;7: 431–442.

English K, Ryan JM, Tobin L, Murphy MJ, Barry FP, Mahon BP. Cell contact, prostaglandin E(2) and transforming growth factor beta 1 play non-redundant roles in human mesenchymal stem cell induction of CD4[+]CD25(High) forkhead box P3[+] regulatory T cells. *Clin. Exp. Immunol.* 2009;156: 149–160.

Feng Y, Jacobs F, Van Craeyveld E, Brunaud C, Snoeys J, Tjwa, M., Van Linthout S, De Geest B. Human ApoA-I transfer attenuates transplant arteriosclerosis via enhanced incorporation of bone marrow-derived endothelial progenitor cells. *Arterioscler Thromb.*

Vasc. Biol. 2008; 28:278–283.

Gao C, Li Y. SDF-1 plays a key role in the repairing and remodeling process on rat allo-orthotopic abdominal aorta grafts. *Transplant. Proc.* 2007;39: 268–272.

Gawaz M. Role of platelets in coronary thrombosis and reperfusion of ischemic myocardium. *Cardiovasc. Res.* 2004; 61: 498–511.

Ge W, Jiang J, Baroja ML, Arp J, Zassoko R, Liu W, Bartholomew A, Garcia B, Wang H. Infusion of mesenchymal stem cells and rapamycin synergize to attenuate alloimmune responses and promote cardiac allograft tolerance. *Am. J. Transplant.* 2009; 9: 1760–1772.

Gennaro G, Menard C, Michaud SE, Deblois D, Rivard A. Inhibition of vascular smooth muscle cell proliferation and neointimal formation in injured arteries by a novel, oral mitogen-activated protein kinase/extracellular signal-regulated kinase inhibitor. *Circulation.* 2004;110: 3367–3371.

Glaser R, Lu MM, Narula N, Epstein JA. Smooth muscle cells, but not myocytes, of host origin in transplanted human hearts. *Circulation.* 2002;106: 17–19.

Glennie S, Soeiro I, Dyson PJ, Lam EW, Dazzi F. Bone marrow mesenchymal stem cells induce division arrest anergy of activated T cells. *Blood.* 2005;105: 2821–2827.

Grimm PC, Nickerson P, Jeffery J, Savani RC, Gough J, McKenna RM, Stern E, Rush DN. Neointimal and tubulointerstitial infiltration by recipient mesenchymal cells in chronic renal-allograft rejection. *N Engl. J. Med.* 2001;345: 93–97.

Han CI, Campbell GR, Campbell JH. Circulating bone marrow cells can contribute to neointimal formation. *J. Vasc. Res.* 2001; 38: 113–119.

Harizi H, Juzan M, Pitard V, Moreau JF, Gualde N. Cyclooxygenase-2-issued prostaglandin e(2) enhances the production of endogenous IL-10, which down-regulates dendritic cell functions. *J. Immunol.* 2002;168: 2255–2263.

HebertMJ, Gullans SR, Mackenzie HS, Brady HR. Apoptosis of endothelial cells is associated with paracrine induction of adhesion molecules: evidence for an interleukin–1beta-dependent paracrine loop. *Am. J. Pathol.* 1998;152: 523–532.

Heldin CH, Ostman A, Ronnstrand L. Signal transduction via platelet-derived growth factor receptors. *Biochim. Biophys Acta.* 1998;1378: F79–113.

Hillebrands JL, Klatter FA, van den Hurk BM, Popa ER, Nieuwenhuis P, Rozing J. Origin of neointimal endothelium and alpha-actin-positive smooth muscle cells in transplant arteriosclerosis. *J. Clin. Invest.* 2001; 107: 1411–1422.

Hillebrands JL, Klatter FA, van Dijk WD, Rozing J. Bone marrow does not contribute substantially to endothelial-cell replacement in transplant arteriosclerosis. *Nat. Med.* 2002; 8: 194–195.

Hruban RH., Long PP, Perlman EJ, Hutchins GM, Baumgartner WA, Baughman KL, Griffin CA. Fluorescence in situ hybridization for the Y-chromosome can be used to detect cells of recipient origin in allografted hearts following cardiac transplantation. *Am. J. Pathol.* 1993; 142: 975–980.

Hu Y, Davison F, Zhang Z., Xu Q. Endothelial replacement and angiogenesis in arteriosclerotic lesions of allografts are contributed by circulating progenitor cells. *Circulation.* 2003;108: 3122–3127.

Huang Y, Chen P, Zhang CB, Ko GJ, Ruiz M, Fiorina P, Hussain MA, Wasowska BA, Rabb H, Womer KL. Kidney-derived mesenchymal stromal cells modulate dendritic cell function to suppress alloimmune responses and delay allograft rejection. *Transplantation.* 2010; 90: 1307–1311.

Inoue S, Popp FC, Koehl GE, Piso P, Schlitt HJ, Geissler EK, Dahlke MH. Immunomodulatory effects of mesenchymal stem cells in a rat organ transplant model.

Transplantation. 2006; 81: 1589–1595.

Izumi, Y., Kim S, Namba M, Yasumoto H, Miyazaki H, Hoshiga M, Kaneda Y, Morishita R, Zhan Y, Iwao H. Gene transfer of dominant-negative mutants of extracellular signal-regulated kinase and c-Jun NH2-terminal kinase prevents neointimal formation in balloon-injured rat artery. *Circ. Res.* 2001;88: 1120–1126.

Jiang XX, ZhangY, Liu B, Zhang SX, Wu Y, Yu XD, Mao N. Human mesenchymal stem cells inhibit differentiation and function of monocyte-derived dendritic cells. *Blood.* 2005*;* 105: 4120–4126.

Karck M, Meliss R, Hestermann M, Mengel M, Pethig K, Levitzki A, Banai S, Golomb G, Fishbein I, Chorny M, Haverich A. Inhibition of aortic allograft vasculopathy by local delivery of platelet-derived growth factor receptor tyrosine-kinase blocker AG-1295. *Transplantation.* 2002:74: 1335–1341.

Karp JM., Leng Teo G.S. Mesenchymal stem cell homing: the devil is in the details. *Cell Stem Cell.* 2009; 4, 206–216.

Kawabe-Yako R, Masaaki I, Masuo O, Asahara T, Itakura T. Cilostazol Activates Function of Bone Marrow-Derived Endothelial Progenitor Cell for Re-endothelialization in a Carotid Balloon Injury Model. *PLoS One.* 2011; 6: e24646.

Kim DH, Heo SJ,Kim SH, Shin JW, Park SH. Shear stress magnitude is critical in regulating the differentiation of mesenchymal stem cells even with endothelial growth medium. *Biotechnol. Lett.* 2011.

Kong D, Melo LG, Gnecchi M, Zhang L, Mostoslavsky G, Liew CC, Pratt RE, Dzau VJ. Cytokine-induced mobilization of circulating endothelial progenitor cells enhances repair of injured arteries. *Circulation.* 2004;110: 2039–2046.

Krampera M., Glennie S, Dyson J, Scott D, Laylor R, Simpson E, Dazzi F. Bone marrow mesenchymal stem cells inhibit the response of naive and memory antigen-specific T cells to their cognate peptide. *Blood.* 2003;101: 3722–3729.

Kurpinski K, Lam H, Chu J, Wang A, Kim A, Tsay E, Agrawal S, Schaffer DV, Li S. Transforming growth factor-beta and notch signaling mediate stem cell differentiation into smooth muscle cells. *Stem Cells.* 2010; 28: 734–742.

Lagaaij, EL, Cramer-Knijnenburg, GF, van Kemenade, FJ, van Es, LA, Bruijn, JA, van Krieken, JH. Endothelial cell chimerism after renal transplantation and vascular rejection. *Lancet.* 2001; 357, 33–37.

Langer H, May AE, Daub K, Heinzmann U, Lang P, Schumm M, Vestweber D, Massberg S, Schonberger T, Pfisterer I, Hatzopoulos AK, Gawaz M.Adherent platelets recruit and induce differentiation of murine mbryonic endothelial progenitor cells to mature endothelial cells in vitro. *Circ. Res.* 2006; 98: e2–10.

Le Blanc K, Frassoni F, Ball L, Locatelli F, Roelofs H, Lewis I, LaninoE, Sundberg B, Bernardo ME, Remberger M, Dini G, Egeler RM, Bacigalupo A, Fibbe W, Ringden O. Mesenchymal stem cells for treatment of steroid-resistant, severe, acute graft-versus-host disease: a phase II study. *Lancet.* 2008; 371: 1579–1586.

Legare JF, IssekutzT, Lee TD, Hirsch G.CD8[+] T lymphocytes mediate destruction of the vascular media in a model of chronic rejection. *Am. J. Pathol.* 2000; 157: 859–865.

Lemstrom KB, Koskinen PK. Expression and localization of platelet-derived growth factor ligand and receptor protein during acute and chronic rejection of rat cardiac allografts. *Circulation.* 1997; 96: 1240–1249.

Li J, Han X, Jiang J, Zhong R, Williams GM, Pickering, JG, Chow LH. Vascular smooth muscle cells of recipient origin mediate intimal expansion after aortic allotransplantation in mice. *Am. J. Pathol.* 2001;158: 1943–1947.

Lim JH, Kim JS, Yoon IH, Shin JS, Nam HY, Yang SH, Kim SJ, Park CG.

Immunomodulation of delayed-type hypersensitivity responses by mesenchymal stem cells is associated with bystander T cell apoptosis in the draining lymph node. *J. Immunol.* 2010; 185: 4022–4029.

Liu B, Fisher M, Groves P. Down-regulation of the ERK1 and ERK2 mitogen-activated protein kinases using antisense oligonucleotides inhibits intimal hyperplasia in a porcine model of coronary balloon angioplasty. *Cardiovasc. Res.* 2002; 54: 640–648.

Matsuzaki Y, Kinjo K, Mulligan RC, Okano H. Unexpectedly efficient homing capacity of purified murine hematopoietic stem cells. *Immunity.* 2004; 20: 87–93.

Medawar P. Transplantation of Tissues and Organs: Introduction *Br. Med. Bull.* 1965 ; 21: 97–99

Meisel R, Zibert A, Laryea M, Gobel U, Daubener W, Dilloo D.Human bone marrow stromal cells inhibit allogeneic T-cell responses by indoleamine 2,3-dioxygenase-mediated tryptophan degradation. *Blood.* 2004;103:4619–4621.

Minami E, Laflamme MA, Saffitz JE, Murry CE. Extracardiac progenitor cells repopulate most major cell types in the transplanted human heart. *Circulation.* 2005; 112: 2951–2958.

Mohty M, Ho AD. In and out of the niche: perspectives in mobilization of hematopoietic stem cells. *Exp. Hematol.* 2011; 39: 723–729.

Nauta AJ, KruisselbrinkAB, Lurvink E, Willemze R, Fibbe WE. Mesenchymal stem cells inhibit generation and function of both CD34[+]-derived and monocyte-derived dendritic cells. *J. Immunol.* 2006; 177: 2080–2087.

Nemeth K, Leelahavanichkul A, Yuen PS, Mayer B, Parmelee A, Doi K, Robey PG, Leelahavanichkul, K, Koller BH, Brown JM, Hu X, Jelinek I, Star RA, Mezey E. Bone marrow stromal cells attenuate sepsis via prostaglandin E(2)-dependent reprogramming of host macrophages to increase their interleukin-10 production. *Nat. Med.* 2009; 15: 42–49.

O'Riordan E, Orlova TN, Mendelev N, Patschan D, Kemp R, Chander PN, Hu R, Hao G, Gross SS, IozzoRV, Delaney V, Goligorsky MS. Urinary proteomic analysis of chronic allograft nephropathy. *Proteomics Clin. Appl.* 2008; 2: 1025–1035.

Onuta G, Van Ark J, Rienstra H, Boer MW, Klatter FA, Bruggeman CA, Zeebregts CJ, Rozing J, Hillebrands JL. Development of transplant vasculopathy in aortic allografts correlates with neointimal smooth muscle cell proliferative capacity and fibrocyte frequency. *Atherosclerosis.* 2010;209: 393–402

Owens GK, Kumar MS, Wamhoff BR. Molecular regulation of vascular smooth muscle cell differentiation in development and disease. *Physiol. Rev.* 2004; 84: 767–801.

Ozaki Y, Nishimura M, Sekiya K, Suehiro F, Kanawa M, Nikawa H, Hamada T, Kato Y. Comprehensive analysis of chemotactic factors for bone marrow mesenchymal stem cells. *Stem CellsDev.* 2007; 16:119–129.

Pilmore HL, Eris JM, Painter DM, BishopGA, McCaughan GW. Vascular endothelial growth factor expression in human chronic renal allograft rejection. *Transplantation.* 1999; 67: 929–933.

Plumas J, Chaperot L, Richard MJ, Molens JP, Bensa JC, Favrot MC. Mesenchymal stem cells induce apoptosis of activated T cells.*Leukemia.* 2005; 19:1597–1604.

Pollman MJ, Hall JL, Mann MJ, Zhang L, Gibbons GH. Inhibition of neointimal cell bcl-x expression induces apoptosis and regression of vascular disease. *Nat. Med.* 1998; 4: 222–227.

Popp FC, Eggenhofer E, Renner P, Geissler EK, Piso P, Schlitt HJ, Dahlke. MH Mesenchymal stem cells can affect solid organ allograft survival. *Transplantation.* 2009; 87: S57–62.

Quaini F, Urbanek K, Beltrami AP, Finato N, Beltrami CA, Nadal-Ginard B, Kajstura J, Leri A, Anversa P. Chimerism of the transplanted heart. *N. Engl. J. Med.* 2002; 346: 5–15.

Religa P, Grudzinska MK, Bojakowski K, Soin J, Nozynski J, Zakliczynski M, Gaciong Z, Zembala M, Soderberg-Naucler C. Host-derived smooth muscle cells accumulate in cardiac allografts: role of inflammation and monocyte chemoattractant protein 1. *PLoS One.* 2009; 4: e4187.

Ren G, Zhang L, Zhao X, Xu G, Zhang Y, Roberts AI, Zhao RC, Shi Y. Mesenchymal stem cell-mediated immunosuppression occurs via concerted action of chemokines and nitric oxide. *Cell Stem Cell.* 2008; 2: 141–150.

Rienstra H, Boersema M, Onuta G, Boer MW, Zandvoort A, Van Riezen M, Rozing J, van Goor H, Navis GJ, Popa ER, Hillebrands JL. Donor and recipient origin of mesenchymal and endothelial cells in chronic renal allograft remodeling. *Am. J. Transplant.* 2009; 9: 463–472.

Ross R. The pathogenesis of atherosclerosis: a perspective for the 1990s. *Nature.* 1993; 362: 801–809.

Rossi L, Challen GA, Sirin O, Lin KK, Goodell MA. Hematopoietic stem cell characterization and isolation. *Methods Mol. Biol.* 2011; 750: 47–59.

Sahara M, Sata M, Matsuzaki Y, Tanaka K, Morita T, Hirata Y, Okano H, Nagai R.Comparison of various bone marrow fractions in the ability to participate in vascular remodeling after mechanical injury. *Stem Cells.* 2005; 23: 874–878.

Saiura A, Sata M, Hiasa K, Kitamoto S, Washida M, Egashira K, Nagai R, Makuuchi M. Antimonocyte chemoattractant protein-1 gene therapy attenuates graft vasculopathy. *ArteriosclerThromb. Vasc. Biol.* 2004; 24:1886–1890.

Sakihama H, Masunaga T, Yamashita K, Hashimoto T, Inobe M, Todo S, Uede T.Stromal cell-derived factor-1 and CXCR4 interaction is critical for development of transplant arteriosclerosis. *Circulation.* 2004;110: 2924–2930.

Sata M, Saiura A, Kunisato A, Tojo A, Okada S, Tokuhisa T, Hirai H, Makuuchi M, Hirata Y, Nagai R. Hematopoietic stem cells differentiate into vascular cells that participate in the pathogenesis of atherosclerosis. *Nat. Med.* 2002; 8: 403–409.

Sbano P, Cuccia A, Mazzanti B, Urbani S, Giusti B, Lapini I, Rossi L, Abbate R, Marseglia G, Nannetti G, Torricelli F, Miracco C, Bosi A, Fimiani M, Saccardi R. Use of donor bone marrow mesenchymal stem cells for treatment of skin allograft rejection in a preclinical rat model. *Arch. Dermatol. Res.* 2008;300: 115–124.

Sheng H, Wang Y, Jin Y, Zhang Q, Zhang Y, Wang L, Shen B, Yin S, Liu W, Cui L, Li N.A critical role of IFNgamma in priming MSC-mediated suppression of T cell proliferation through up-regulation of B7-H1. *Cell Res.* 2008;18: 846–857.

Shimizu K, Sugiyama S, Aikawa M, Fukumoto Y, Rabkin E, Libby P, Mitchell RN. Host bone-marrow cells are a source of donor intimal smooth-muscle-like cells in murine aortic transplant arteriopathy. *Nat. Med.* 2001;7: 738–741.

Silva GV, Litovsky S, Assad JA, Sousa AL, Martin BJ, Vela D, Coulter SC, Lin J, Ober J, Vaughn WK, Branco RV, Oliveira EM, He R, Geng YJ, Willerson JT, Perin EC. Mesenchymal stem cells differentiate into an endothelial phenotype, enhance vascular density, and improve heart function in a canine chronic ischemia model. *Circulation.* 2005; 111: 150–156.

Simper D, Wang S, Deb A, Holmes D, McGregor C, Frantz R, Kushwaha SS, Caplice NM. Endothelial progenitor cells are decreased in blood of cardiac allograft patients with vasculopathy and endothelial cells of noncardiac origin are enriched in transplant atherosclerosis. *Circulation.* 2003; 108 : 143–149.

Song M, Yu X, Cui X, Zhu G, Zhao G, Chen J, Huang L.Blockade of connexin 43 hemichannels reduces neointima formation after vascular injury by inhibiting proliferation and phenotypic modulation of smooth muscle cells. *Exp. Biol. Med. (Maywood).* 2009; 234:1192–1200.

Soulez M, Sirois I, Brassard N, Raymond MA, Nicodeme F, Noiseux N, Durocher Y, Pshezhetsky, AV, Hebert MJ. Epidermal growth factor and perlecan fragments produced by apoptotic endothelial cells co-ordinately activate ERK1/2-dependent antiapoptotic pathways in mesenchymal stem cells. *Stem Cells.* 2010; 28: 810–820.

Spaggiari GM, Abdelrazik H, Becchetti F, Moretta L. MSCs inhibit monocyte-derived DC maturation and function by selectively interfering with the generation of immature DCs: central role of MSC-derived prostaglandin E2. *Blood.* 2009;113: 6576–6583.

Spaggiari GM, Capobianco A, Abdelrazik H, Becchetti F, Mingari MC, Moretta L. Mesenchymal stem cells inhibit natural killer-cell proliferation, cytotoxicity, and cytokine production: role of indoleamine 2,3-dioxygenase and prostaglandin E2. *Blood.* 2008; 111: 1327–1333.

Subbanagounder G, Wong JW, Lee H, Faull KF, Miller E, Witztum JL, Berliner JA. Epoxyisoprostane and epoxycyclopentenone phospholipids regulate monocyte chemotactic protein-1 and interleukin-8 synthesis Formation of these oxidized phospholipids in response to interleukin-1beta. *J. Biol. Chem.* 2002; 277: 7271–7281.

Suzuki J, Isobe M, Morishita R, Nishikawa T, Amano J, Kaneda Y. Antisense Bcl-x oligonucleotide induces apoptosis and prevents arterial neointimal formation in murine cardiac allografts. *Cardiovasc. Res.* 2000; 45: 783–787.

Suzuki S, Narita Y, Yamawaki A, Murase Y, Satake M, Mutsuga M, Okamoto H, Kagami H, Ueda M, Ueda Y. Effects of extracellular matrix on differentiation of human bone marrow-derived mesenchymal stem cells into smooth muscle cell lineage: utility for cardiovascular tissue engineering. *Cells Tissues Organs.* 2010;191: 269–280.

Tanaka K, Sata M, Hirata Y, Nagai R. Diverse contribution of bone marrow cells to neointimal hyperplasia after mechanical vascular injuries. *Circ. Res.* 2003; 93: 783–790.

Timmermans F, Plum J, Yoder MC, Ingram DA, Vandekerckhove B, Case J. Endothelial progenitor cells: identity defined? *J. Cell Mol. Med.* 2009;13: 87–102.

Urbich C, Dimmeler S. Endothelial progenitor cells: characterization and role in vascular biology. *Circ. Res.* 2004; 95: 343–353.

Veevers-Lowe J, Ball SG, Shuttleworth A, Kielty CM. Mesenchymal stem cell migration is regulated by fibronectin through alpha5beta1-integrin-mediated activation of PDGFR-beta and potentiation of growth factor signals. *J. Cell Sci.* 2011; 124:1288–1300.

Wang CH, Anderson N, Li SH, Szmitko PE, Cherng WJ, Fedak PW, Fazel S, Li RK, Yau TM, Weisel RD, Stanford WL, Verma S. Stem cell factor deficiency is vasculoprotective: unraveling a new therapeutic potential of imatinib mesylate. *Circ. Res.* 2006; 99: 617–625.

Wang CH, Cherng WJ, Yang NI, Kuo LT, Hsu CM, Yeh HI, Lan YJ, Yeh CH, Stanford WL. Late-outgrowth endothelial cells attenuate intimal hyperplasia contributed by mesenchymal stem cells after vascular injury. *Arterioscler. Thromb. Vasc. Biol.* 2008; 28: 54–60.

Wang D, Park JS, Chu, JS, Krakowski A, Luo K, Chen DJ, Li S. Proteomic profiling of bone marrow mesenchymal stem cells upon transforming growth factor beta1 stimulation. *J. Biol. Chem.* 2004;279: 43725–43734.

Wu GD, Nolta JA, Jin YS, Barr ML, Yu H, Starnes VA, Cramer DV. Migration of mesenchymal stem cells to heart allografts during chronic rejection. *Transplantation.* 2003;75: 679–685.

Xiao Q, Zeng L, Zhang Z, Hu Y, Xu Q. Stem cell-derived Sca-1[+] progenitors differentiate into smooth muscle cells, which is mediated by collagen IV-integrin alpha1/beta1/alphav and PDGF receptor pathways. *Am. J. Physiol. Cell Physiol.* 2007; 292:C342–352.

Xiao Q, Zeng L, Zhang Z, Margariti A, Ali ZA, Channon KM, Xu Q, Hu Y. Sca-1[+] progenitors derived from embryonic stem cells differentiate into endothelial cells capable of vascular repair after arterial injury. *Arterioscler. Thromb. Vasc. Biol.* 2006; 26: 2244–2251.

Xu Q. Stem cells and transplant arteriosclerosis. *Circ. Res.* 2008;102: 1011–1024.

Yamamoto K, Takahashi T, Asahara T, Ohura N, Sokabe T, Kamiya A, Ando J.Proliferation, differentiation, and tube formation by endothelial progenitor cells in response to shear stress. *J. ApplPhysiol.* 2003; 95: 2081–2088.

Yamashita J, Itoh H, Hirashima M, Ogawa M, Nishikawa S, Yurugi T, Naito M, Nakao K. Flk1-positive cells derived from embryonic stem cells serve as vascular progenitors. *Nature.* 2000; 408: 92–96.

Yang Z, Gagarin D, Ramezani A, Hawley RG, McCaffrey TA. Resistance to fas-induced apoptosis in cells from human atherosclerotic lesions: elevated Bcl-XL inhibits apoptosis and caspase activation. *J. Vasc. Res.* 2007; 44: 483–494.

Yeh ET, Zhang S, Wu HD, Korbling M, Willerson JT, Estrov Z. Transdifferentiation of human peripheral blood CD34[+]-enriched cell population into cardiomyocytes, endothelial cells, and smooth muscle cells in vivo. *Circulation.* 2003;108: 2070–2073.

Yin Y, Zhao X, Fang Y, Yu S, Zhao J, Song M, Huang L. SDF-1alpha involved in mobilization and recruitment of endothelial progenitor cells after arterial injury in mice.*Cardiovasc. Pathol.* 2010; 19: 218–227.

Yu PJ, Ferrari G, Pirelli L, Gulkarov I, Galloway AC, Mignatti P, Pintucci G. Vascular injury and modulation of MAPKs: a targeted approach to therapy of restenosis. *Cell Signal.* 2007; 19: 1359–1371.

Zhang B, Liu R, Shi D, Liu X, Chen Y, Dou X, Zhu X, Lu C, Liang W, Liao L, Zenke M, Zhao RC. Mesenchymal stem cells induce mature dendritic cells into a novel Jagged-2-dependent regulatory dendritic cell population. *Blood.* 2009a; 113: 46–57.

Zhang X, Jiao C, Zhao S. Role of mesenchymal stem cells in immunological rejection of organ transplantation. *Stem Cell Rev.* 2009b; 5: 402–409.

第 25 章

新型免疫抑制剂

Kupa Bilolo[1], Yanxin Hu[1], Anlun Ma[1] and Huifang Chen[1,2]*
[1]Laboratory of Experimental Surgery, Department of Surgery, CRCHUM,
Notre-Dame Hospital, University of Montreal, Quebec, Canada
[2]Laboratory of Experimental Surgery, Department of Surgery, CRCHUM,
Notre-Dame Hospital, Pavilion J. A. de Sève, University of Montreal, Quebec, Canada
张弋 译

摘 要

近年来发现了许多新型免疫抑制剂,并在临床应用于预防和治疗器官移植的排斥反应。尽管新型免疫抑制剂有了长足的发展,但是为了达到长期的移植物存活,毒性和慢性移植物排斥反应依然是需要克服的主要障碍。目前应用联合免疫抑制方案可以阻断免疫激活的不同通路,而且在选择联合用药方案的同时尽量避免毒性的重叠,以致方案中每一个免疫抑制剂的剂量都能降低到毒性水平以下,构成了临床主要的器官移植预防治疗排斥反应策略。针对 T 细胞、B 细胞以及其他免疫信号通路的各类新型免疫抑制剂对于不同的联合用药方案是必要的。本章系统性地概述了新型免疫抑制剂,包括目前正在应用的或者在评价中的,在试验阶段和临床器官移植应用中的都有涉及,将为科学研究提供应用指南。

关键词:免疫抑制剂,小分子,生物制剂,补体抑制剂

引 言

免疫抑制剂用于预防和治疗移植后的实体器官、组织、细胞的排斥反应,也用于自身免疫疾病和其他疾病的治疗。过去 50 年,随着外科技术和免疫系统基础理论的不断提高,以及钙调磷酸酶抑制剂的使用,如 20 世纪 80 年代初环孢素以及随后 1994 年上市的他克莫司,随后的哺乳动物雷帕霉素靶蛋白(mammalian targets of rapamycin,mTOR)抑制剂西罗莫司和依维莫司(Halloran,2004;Karamehic,2001;Nankivell,2003);通过免疫抑制剂的应用移植物排斥反应降到了更低的水平,提高了移植受者短期的移植物存活率。鉴于以上的结果,1 年生存率和急性排斥反应指标都有了显著的改善。

　　尽管在新型免疫抑制剂方面取得了长足的进展,但在达成长期移植物存活目标的过程中毒性和慢性排斥反应依然是需要跨越的主要障碍。随之而来的,对理想的免疫抑制剂的必要要求是减少急性和慢性排斥反应的发生。

　　以往的研究显示,器官移植在提高移植物长期存活方面仍面临着挑战,大多数移植物丢失的原因归结于免疫抑制剂疗效的不足,但是治疗中的并发症、疾病的复发、与移植物无关的死亡除外(Halloran,2004;Nankivell,2003)。

　　在 20 世纪 90 年代,虽然早期急性排斥反应以及以钙调磷酸酶抑制剂(CNI)为基础的免疫抑制治疗的副作用(例如,肾毒性、高血压、高脂血症、糖尿病、肿瘤)已显著减少,但是依然不能解决移植物的长期存活问题,这与早期的研究一致。某些免疫抑制方案中,将钙调磷酸酶抑制剂(CNI)的剂量最小化或撤药,但治疗的效果并没有改善,甚至有时排斥反应的发生率更高(Starzl,2000;Kahan,2011;Meier-Kriesche,2004)。

　　2000 年,新一代的免疫抑制剂掀起了移植物排斥治疗的革命,但是显著的困难点是如何平衡免疫抑制剂的安全性和有效性。几个新型药物和生物制剂(FTY720、FK778 等)被认为是有希望替代 CNIs 的免疫抑制剂,但是在开发的过程中皆因其致命的毒性和并发症而延迟上市,使得在移植免疫抑制领域 CNIs 巩固了其作为一线免疫抑制剂的作用。

　　另外一批新型免疫抑制剂以往已经证实了在某些适应证的有效性,例如肿瘤(如利妥昔单抗 rituximab)或自身免疫性疾病(如阿法赛特 alefacept),这些药实际上已用于移植领域,而且这些药的出现为未来器官移植的免疫抑制治疗带来了巨大挑战。这些药物中仅有少数在严谨的临床试验中证实了其在移植中有特定的适应证,例如抗体介导的排斥反应、脱敏反应、诱导或维持治疗。

　　近年来对移植器官免疫反应的细胞和分子机制的深入研究引导了几个新型免疫抑制剂的开发,一项诱导体液免疫耐受的研究(Webber,2011;Yabu,2007)提示有可能在慢性同种异体移植排斥治疗领域取得不可思议的结果。

　　免疫抑制剂联合应用的效果在持续改善,且密切观察由药物非特异性导致的非预期的副作用和毒性反应。依据预防急性排斥反应同时限制药物的毒性的原则来寻找理想免疫抑制剂或者最适合的免疫抑制剂的联合应用以优化移植物的存活,这依然是器官移植领域最重要的研究目标(Yabu,2007)。

新型免疫抑制剂

　　新型免疫抑制剂主要分为两类:外源性免疫抑制剂和生物源性免疫抑制剂。外源性免疫抑制剂,如皮质激素类、CNI 和 mTOR 抑制剂,它们主要作用于各种与免疫相关的细胞,通过与细胞内的分子机制发生相互作用,通常用于移植早期预防排斥反应也用于后续的长期维持治疗。生物源性免疫抑制剂包括单克隆抗体、多克隆抗体和融合蛋白,靶向于免疫细胞的表面分子,作为外源性免疫抑制剂的辅助药物用来预防和治疗排斥反应。

I. 小分子药物

　　这些新的药物分子对免疫系统的抑制作用比甾体激素更有特异性,减少排斥过程中淋巴细胞的产生,包括他克莫司(FK506)、西罗莫司(雷帕霉素)和霉酚酸酯(骁悉,MMF),这些药物选择性作用于 T、B 细胞的不同细胞周期中以及减轻非特异性宿主抵抗,来减轻宿主的免疫反应。由于这些小分子免疫抑制剂具有特异性和显著的毒副作用,在单独治疗的时候分别优化这些免疫抑制剂的使用是困难的。因此,丙二腈酰胺[MNAs(来氟米特、FK778 和 FK779)]、15- 脱氧精胍菌素(DSG)和其类似物、FTY720 和信号转导抑制剂作为联合治疗的辅助用药,为免疫抑制治疗提供了新的手段(Yabu,2007;Tedesco,2006;Lunsford,2011)。

I.A. 钙调磷酸酶抑制剂

CNIs 可逆地抑制 T 细胞增殖来抑制免疫反应,通过抑制细胞质内钙离子调控的丝氨酸 - 苏氨酸磷酸酶(钙调磷酸酶)的活性来抑制促炎性细胞因子的释放(Schreiber,1992;Dumont,1996)(图 25-1)。钙调磷酸酶抑制剂也可阻断淋巴因子的产生和释放、成纤维细胞的增殖和血管内皮生长因子的表达(Dumont,1996;Cho,2002;Ho,1996)。CNIs 进入淋巴细胞后,在细胞内结合免疫亲和素,并形成复合物,随后结合并抑制钙调磷酸酶(Schreiber,1992;Stalder,2003)。这个过程阻止了细胞质中活化 T 细胞核因子(nuclear factor of activated T cells,NFAT)的核移位,从而抑制白介素 -2(interleukin-2,IL-2)和淋巴因子编码基因的转录(Schreiber,1992;Ho,1996)。

Voclosporin(Lux Biosciences,Inc.)是新近开发的新一代 CNI。该化合物的研发公司(Isotechnika,Inc.,Edmonton,Canada)同时研究其在治疗斑块状银屑病和预防同种异体移植排斥反应两方面适应证中的作用(Isotechnika,Inc. 2007)。

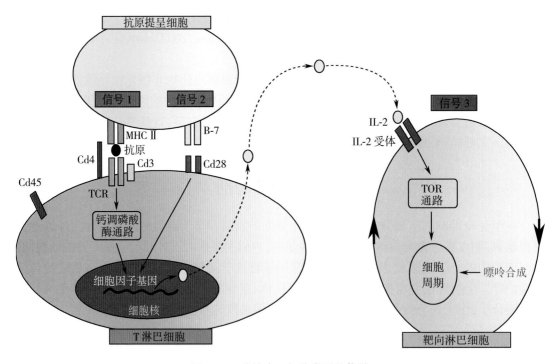

图 25-1 移植中 T 细胞激活的信号

Voclosporin(*ISA247*)是环孢素的类似物,其结构相似于环孢素,仅是对氨基酸 -1 基团进行了结构修饰(Birsan,2005;Wasel,2006)。它与环孢素及他克莫司相比具有更可预测的药物暴露量,因此毒性肾损伤的可能性也更小。其可有效治疗各型非感染性虹膜炎,以及多种自身免疫疾病,如类风湿性关节炎、斑块状银屑病,并可预防移植排斥反应。

作用机制:Voclosporin(ISA247)属于新一代的 CNI,是对环孢素功能基团内的 1 位氨基酸残基进行结构修饰所得。其作为 CNI 可逆地抑制 T 细胞增殖,并通过抑制细胞质内钙离子调控的丝氨酸 - 苏氨酸 - 磷酸酶 - 钙调磷酸酶的活性来抑制促炎性细胞因子的释放,并阻断淋巴因子的产生和释放、成纤维细胞的增殖和血管内皮生长因子的表达。并与细胞内的免疫亲和素结合并形成复合物,该复合物随后结合并抑制淋巴细胞中的钙调磷酸酶,从而阻止细胞质中的活化 T 细胞核因子(NFAT)的核转位,并进一步抑制 IL-2 和其他淋巴因子的编码基因的转录。voclosporin(ISA247)对啮齿类动物及人类淋巴细胞的作用结果表明其可通过对 T 细胞效应应答的抑制而发挥作用。采用 voclosporin 治疗的动物模型经抗原增殖分析后,与未经治疗的对照组相比,其淋巴细胞显著降低(Yasir,2011;Cunningham,2007)。

临床前与临床研究:体外研究显示,voclosporin(ISA247)可显著抑制淋巴细胞的增殖及激活。而在动物模型实验中,其药效是环孢素的三倍并显著降低了肾毒性(Gregory,2004;Stalder,2003)。临床前研究也显示 voclosporin 在预防移植排斥反应方面与其他 CNI 相比具有潜力且毒性小。voclosporin(ISA247)无论是在效能、减低毒性还是提高效能方面,其带来的受益均要超过目前已有的钙调磷酸酶基础治疗(Langley,2006)。

药理活性:由于 voclosporin(ISA247)进行了化学结构修饰,因此其比环孢素具有更可预测的药代动力学特性,并且体外钙调磷酸酶抑制剂分析其抑制活性要高出近 4 倍(Yatscoff,2002;Wasel,2006)。早期的 PK/PD 研究显示:在 0.25~4.5mg/kg 范围内单剂量给药,voclosporin(ISA247)可抑制 70% 钙调磷酸酶,且在此范围内药物有效且耐受性良好。voclosporin 具有生物利用度好,吸收快速,全血药物浓度分布表明其在 24 小时后呈现多相消除。voclosporin(0.25~1.5)mg/(kg·次),2 次 / 日多剂量给药,其在第 1 天的半衰期为 6.9~7.8h,而在第 13 天为 30.1~33.2 小时,表明 voclosporin 在第 13 天体内全血药物浓度达到近 4 倍的累积(Isotechnika,Inc.,2008)。Voclosporin 大部分经肝脏首过代谢,通过羟基化和 N- 去甲基化反应生成活性代谢产物,从而抑制 P450 3A4 的活性,而非 CYP2D6 和 CYP2C9(Isotechnika,Inc. 2008)。

基于药代动力学研究结果表明食物对药物吸收的速率及程度均有影响,因此 voclosporin(ISA247)应该空腹服用以确保适当的药物浓度,并且一系列动物实验证明粪便是其主要的药物排泄途径(Aspeslet,2001;Anglade,2008;Isotechnika,Inc. 2008)。

副作用:在 Ⅰ 期临床研究中,voclosporin 在剂量高达 4.5mg/kg 仍显示具有良好的耐受性及安全性。在肾移植及银屑病患者的 Ⅱ、Ⅲ 期临床试验中,voclosporin 显示出少数的轻重度腹泻、头痛和高血压(Aspeslet,2001;Dumont,2004;Isotechnika,Inc. 2007)。以上这些副作用显示出剂量依赖性。在啮齿类动物肾移植模型中,GFR 未发生改变。

I.B. 蛋白激酶 C 抑制剂

蛋白激酶 C(protein kinase C,PKC)在各亚型在细胞内信号通路中扮演着重要的角色。激活的 T 细胞受体(信号 1)加上 CD28(信号 2)可通过 PKC 信号通路激活 T 细胞并产生

IL-2(Tan,2003)(图25-1)。蛋白激酶C家族由至少10个亚型组成,其中亚型PKC-α、β及θ在T细胞或B细胞信号通路中发挥作用(Evenou,2006a;Evenou,2009)。蛋白激酶C在很大程度上受限于T淋巴细胞,同时介导转录因子活化蛋白-1和核因子κB(nuclear factor κB, NF κB)的激活,诱导下游IL-2的产生。这一途径的重要性可通过PKC基因敲除小鼠出现T细胞激活受损的现象来证明(Kovarik,2008)。对蛋白激酶C具有高特异性的药物具有治疗移植排斥反应、自身免疫疾病及其他炎性疾病的潜力,因此用它开发副作用小且能促进移植物长期存活的有效免疫抑制药物引起了研究者极大的兴趣。

Sotrastaurin(*AEB071*)是一种口服的低分子量化合物,无细胞激酶测定实验显示其可选择性地的抑制所有经典和新发的人类蛋白激酶C各亚型(Skvara,2008)。研究证明其可有效预防实体器官移植后的排斥反应以及治疗银屑病(Budde,2009)。

作用机制: Sotrastaurin可通过钙调磷酸酶非依赖性信号通路来抑制T细胞活化,同时可选择性抑制蛋白激酶C来抑制IL-2启动子基因的活性。它与CNI相比具有相似的早期T细胞活化抑制效应,但不可抑制T细胞增殖(Evenou,2006b)。

临床前与临床研究:对啮齿类及非人灵长类动物体内数据证明,Sotrastaurin具有预防排斥反应和减少炎症反应的潜力(Wagner,2006)。在非人灵长类动物肾移植生命维持实验中,单独给予Sotrastaurin可延长其存活时间,效果明显优于联用CsA(Bigaud,2012)。

对于肾移植后肾功能立即恢复的受者,Sotrastaurin效果较差,但是Sotrastaurin联用MPA的非钙调磷酸酶抑制剂治疗方案,患者肾功能恢复要优于以他克莫司为基础的治疗(Friman,2011)。肾移植患者sotrastaurin与依维莫司的联合用药Ⅱ期临床试验表明:除Sotrastaurin以外mTOR抑制剂比无CNI单使用麦考酚酸的治疗方法具有更加有效的免疫抑制效应。

药理活性: Sotrastaurin采用口服给药方式。在体外人肝微粒体和基因重组CYP450同工酶的代谢实验证明Sotrastaurin主要通过CYP3A4代谢。其消除半衰期平均6小时。临床药物相互作用研究表明Sotrastaurin可使依维莫司药时曲线下面积提高1.2倍,他克莫司提高2倍。而环孢素可使Sotrastauri药时曲线下面积提高到1.8倍,酮康唑可使其增加到4.6倍(Kovarik,2010)。

一项Ⅱ期肾移植临床试验发现,初期治疗联合应用Sotrastaurin与他克莫司具有良好的疗效和耐受性,但在随后转换为Sotrastaurin与麦考酚酸联合治疗的疗效不足以达到非钙调磷酸酶免疫抑制的治疗效果(Budde,2010a)。

副作用: Sotrastaurin的临床前及早期临床试验显示其没有明显的肾毒性和肝毒性,且在标准暴露水平下对代谢和血压无影响。Sotrastaurin在所有进行过临床前研究的物种上均显示有剂量限制性的胃肠道毒性。

I.C.JAK3-STAT抑制剂

Janus激酶(Janus Kinases,JAK)是一类小型的受体相关激酶家族,它可与信号传导因子和转录激活因子(signaling transducers and activators of transcription,STAT)为细胞因子提供一个快速信号传导通路。现已识别出4个JAKs:JAK1、JAK2、JAK3和酪氨酸激酶2(Tyrosine kinase 2,Tyk2)。JAKs可催化STAT磷酸化,从而促进STAT形成二聚体,进行核转位,并最终调控基因表达(Podder,2004)。

JAK3 局限分布于造血组织中,并且可仅结合 IL-2 受体的 γ 链。IL-4、IL-7、IL-9、IL-15 和 IL-21 的受体也共享此 γ 链。

这条信号通路的重要性显而易见,人们认为小鼠和人类在淋巴发育中基因缺失或突变,无论是在 γ 链亚基或 JAK 3 表达缺陷,都会引起严重联合免疫缺陷综合征(Darnell,1994;Podder,2004)。

Tofacitinib:(Pfizer)〔(化学分子式:$C_{16}H_{20}N_6OC_6H_8O_7$),正式名称 CP-690,550、Tasocitinib〕是一种人工合成可口服的 JAK 3 抑制剂。Tofacitinib 被证明是一种强效 JAK 3 抑制剂,浓度为 1.0nmol/L 时即显示酶抑制效力(Changelian,2003);目前处于临床移植试验Ⅱb 阶段。早先 Tofacitinib 被辉瑞化学库命名为 CP-352,664,经过大量化学修饰后得到 CP-690,550,此后才被命名为 Tofacitinib。

研究证明 Tofacitinib 对 JAK 2 比 JAK 1 作用效能弱 20~100 倍,并且 JAK 2 介导信号是通过几个造血细胞因子;其强大的抑制作用在临床中可引起贫血、血小板减少、白细胞减少。

作用机制:Tofacitinib 特异性抑制 JAK 3(细胞质酪氨酸激酶),在细胞因子信号转导中发挥举足轻重的作用,能够调控淋巴细胞的生存、增殖、分化和凋亡。

临床前与临床研究:在临床前研究中,小鼠心脏和非人灵长类动物的肾移植模型中,无论单独使用 Tofacitinib 还是 Tofacitinib 联合 MMF 均显示出良好的疗效(Borie,2005a;Borie,2005b;Changelian,2003)。此外,动物模型中高水平的 Tofacitinib 联合治疗会有明显更好的存活率。

在非人灵长类动物模型中研究表明,JAK 3 抑制剂有预防移植排斥反应的效果,且副作用较少(Borie,2005;Xiong,2010)。

在人体研究中,肾移植的临床试验显示,JAK 3 抑制剂在排斥反应发生率和移植物存活方面疗效不逊于环孢素,且在移植后新发糖尿病的发病率更低,但是却有更易感染的趋势,包括巨细胞病毒和 BK 病毒性肾炎。

药理活性:临床上,在肾移植受试者中对比两种剂量的 Tofacitinib(15 和 30mg,每日 2 次)联合他克莫司的Ⅱ A 期临床有效性研究中,6 个月的初步研究显示,15mg 每日 2 次 tofacitinib 比 30mg 每日 2 次更加安全,这主要与过度免疫抑制有关(Busque,2009)。

在一个大型的Ⅱ B 临床试验中评价两种低剂量 Tofacitinib 方案对比环孢素为基础的方案的疗效。表明以 Tofacitinib 为基础的非钙调磷酸酶方案和以环孢素为基础的治疗方案,对于预防经活检证实的急性排斥反应具有同样的疗效(Vicenti,2011)。

在进入下一个临床研究阶段前,Tofacitinib 的最佳治疗窗需要确定。Tofacitinib 是否有心肌代谢方面的副作用,以及维持移植物长期功能能否超过那些 CNIs 仍有待观察。

副作用:在目前的研究中,最明显的副作用可能是贫血、腹泻、头痛、血脂代谢紊乱、中性粒细胞减少症、鼻咽炎、鼻窦炎、呼吸道及泌尿道感染。

II. 生物制剂或蛋白药物(Biologic Agents or Protein Drugs)

II.A. 共刺激阻断剂(Co-stimulatory Blockade Agents)

T 细胞活化和增殖的共刺激通路(信号 2)通过刺激 T 细胞表面标识物,CD28/B7(CD80

和 CD86)。经过数十年的研究,融合受体蛋白 CTLA4-Ig(abatacept)作为 CD28 竞争性拮抗剂阻断 CD80/CD86 的结合,已证明对人类风湿性关节炎的治疗有效,并可以延长啮齿类动物移植模型移植物的存活期,但是在非人类灵长类动物模型中不能产生相同的效果(Larsen, 2005;Lenschow,1992;Vincenti,2008)。CTLA4-Ig 与 CD86 亲和力比不上与 CD80 的亲和力,而且在更高级的动物模型中可能会失败。

Belatacept:(Bristol-Myers Squibb) 被 FDA 批准用来预防成人肾移植患者的器官排斥反应。Belatacept 属于第二代细胞毒性 T- 淋巴细胞抗原 -4(cytotoxic T-lymphocyte antigen-4, CTLA4)- 免疫球蛋白。这是一种可溶的重组融合蛋白,由人细胞外的 CTLA-4 和人 IgG1 中修饰的 Fc 域片段(链 -CH$_2$-CH$_3$)组成,并且对抗原提呈细胞上负责激活 CD28 的 B7-1(CD80) 和 B7-2(CD86)配体具有潜在的拮抗活性(Larsen,2005;Lenschow,1992)。

作用机制:Belatacept 靶向阻断 CD28:CD80/CD86 的相互作用,这是 T 细胞活化所需要的关键共刺激信号。活化的 T 细胞是排斥反应起支配作用的免疫介质。T 细胞至少需要 2 个信号来完全激活。第一个信号通过 T 细胞受体传递,第二个信号通过共刺激分子传递。CD28 和 CD80/CD86 的相互作用是启动初始 T 细胞活化的最重要共刺激信号。

临床前与临床研究:几项体内外的研究证明了结合型的 CD80/CD86 阻断剂的疗效。在动物模型中,研究表明抗 -CD80 和抗 -CD86 单克隆抗体给药后,在 T 细胞或 B 细胞没有全部耗竭下,可延迟急性排斥反应的发作,但无法诱导耐受(Kirk,2001)。在一项体外研究中,Larsen 等人的研究显示 Belatacept 对 T 细胞应答的抑制作用和对非人灵长类动物模型中肾移植后移植物存活方面的作用比 Abatacept 作用更强(Larsen,2005)。Belatacept 在肾移植中的临床试验证明与 CNIs 相比,Belatacept 对改善心肌代谢方面具有优势(Vincenti,2005;Ferguson,2011)。

药理活性:在 II 期多中心临床试验中,比较 Belatacept 安全性和强化治疗方案与非强化治疗方案的有效性,并与环孢素治疗方案相比,Belatacept 的疗效与环孢素相当,而肾功能和肾组织形态结构更好。然而,在强化治疗组中出现少数几例移植后淋巴增殖性疾病(post-transplant lympho-proliferative,PTLD)的报道,而非强化治疗组或环孢素组中没有出现(Vincenti,2005;Vincenti,2010)。这种药物的主要局限于给药需要静脉输注。其半衰期较长为 8~10 天,这可能导致治疗出现威胁病人生命的感染时,难以选择合适的给药剂量。当在合适的患者中应用时,最佳剂量似乎是一个更低的强化治疗方案,与 CNIs 相比可能可以改善长期的肾移植物存活。在扩展标准供体的肾移植患者中进行 Belatacept 与环孢素对比 III 期临床试验,Belatacept 产生与环孢素相似的免疫抑制作用,而肾功能损伤更小,并且减少心血管风险并具有良好的耐受性。但是在 belatacept 治疗的患者中,PTLD 的发病率更高(Durrbach,2010)。

副作用:临床试验中,应用 Belatacept 治疗的患者与应用环孢素的患者相比,未出现频繁的严重感染或 PTLD。在肾移植试验中,大多数临床研究报道使用 Belatacept 后出现心血管和糖尿病副作用的发生率更低。

II.B. 抗粘附分子(anti-adhesion molecules)

除了 CD28/CD80-86 介导共刺激信号,T 细胞活化水平的上调也受到影响,除了出现在自然杀伤细胞(natural killer,NK)和 T 细胞表面的 CD2 受体与更为广泛表达的细胞表面糖蛋白淋巴细胞相关功能 -1（lymphocyte-associated function，LFA-1）之间的相互作用。LFA-1 与其配体之间的相互作用对于招募淋巴细胞到炎性部位、稳定 T 细胞和抗原提呈细胞之间的相互作用、提供共激活信号方面具有非常重要的意义（Pribila，2004）。非人灵长类动物移植实验模型显示 LFA-1 抑制剂具有潜在的免疫抑制和延长肾移植物存活方面的作用（Badell，2010）（图 25-1）。

Alefacept 是一种二聚体融合蛋白，由人类淋巴细胞功能相关抗原 -3（lymphocyte function associated antigen-3，LFA-3）的第一个细胞外 CD2 分子和人 IgG1 恒定区（CH2 和 CH3）、铰链区结合组成。FDA 于 2003 年批准用于治疗自身免疫性疾病，包括银屑病，在移植排斥中已证实其有效性（Krueger，2003）。

作用机制：Alefacept 中 LFA 3 部分结合到 T 淋巴细胞 CD2 域，阻断 LFA 3 与 CD2 之间相互作用，并且干扰 T 细胞活化（Majeau，1994；Miller，1993）。

临床前与临床研究：研究显示 Alefacept 在银屑病的治疗中可浓度依赖性地降低 T- 效应记忆细胞（CD45 RO$^+$）而非初始 T 细胞（CD45 RA$^+$）。自从证明 T 细胞 - 效应记忆细胞与共刺激阻断抵抗和抑制诱导性抵抗的排斥反应有关，研究者对 Alefacept 在移植中的作用产生了浓厚的兴趣。在非人灵长类动物预防肾移植物排斥反应和同种抗体形成的实验中，当 Alefacept 与共刺激阻滞剂为基础的治疗方案（如应用 CTLA4-Ig）联合应用时，表明 Alefacept 可选择性地消除记忆性 T 细胞（Dhanireddy，2006；Kaplon，1996；Weaver，2009）。

药理活性：Alefacept 是一种蛋白类药物，必须通过静脉给药或皮下给药。正在进行给药剂量的确定研究和 Alefacept 在肾移植联合治疗中的有效性和耐受性研究的全球性Ⅱ期随机临床试验。

副作用：与 Alefacept 使用相关的常见副作用包括头痛、瘙痒、感染、鼻炎、注射部位疼痛和注射部位炎症。严重的副作用包括癌症、过敏、呼吸困难、皮疹、感染性疾病以及免疫细胞减少。

Ⅲ. 体液免疫 /B 细胞靶向药物

最近研发的生物制剂是以提供长期维持治疗为目标，并特异性靶向一些较常用的抗淋巴细胞抗体未完全抑制的免疫应答（图 25-2）。

Ⅲ.A. B 细胞靶向

Ⅲ. A.1. CD20 靶向

利妥昔单抗（rituximab）是一种人鼠嵌合型单克隆抗体，可直接作用于 B 细胞表面 CD20 抗原。其包含小鼠抗 CD20 抗体 2B8 互补决定区与人 kappa 和 IgG1 重链恒定区序列。利妥昔单抗由两条含 451 个氨基酸的重链和两条含 213 个氨基酸的轻链组成，分子量为 145kD，与 CD20 抗原的亲和力约 8.0nM，类似于小鼠母源性抗体 2B8（Cragg，2003；Reff，1994）。在某些类型的抗体介导的排斥反应中已证明其疗效。其也可应用于高敏感性的待移植患者。

作用机制：利妥昔单抗的药物效应可能归于使 T 细胞失去抗原提呈细胞活性，从而改变效应因子功能和诱导一系列调控机制（图 25-2）。其可变区与 CD20 结合，并以下列 3 种机制标志着细胞的死亡。

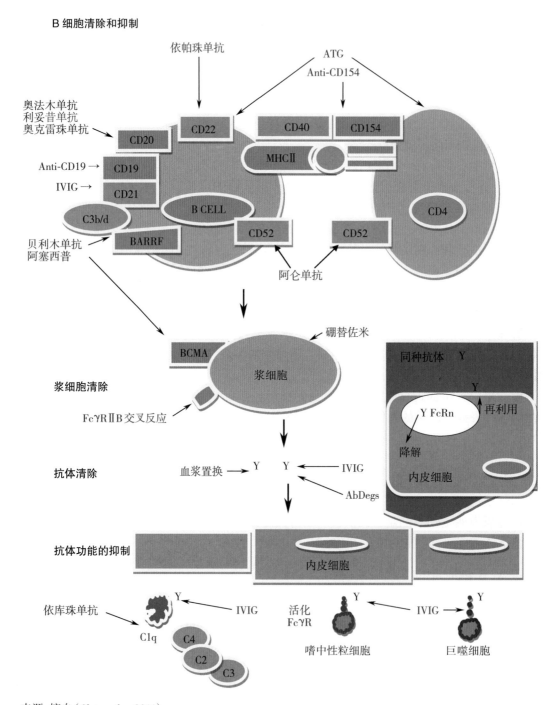

来源:摘自(Clatworthy,2011)

图 25-2 B 细胞靶向药物的作用机制。1. B 细胞消耗或 B 细胞活化抑制(ATG、alemtuzumab、rituximab、ocrelizumab 和 ofatumumab);2. 浆细胞消耗(bortezomib);3. 抗体清除;4. 抗体效应器功能的抑制

- 抗体依赖性细胞介导的细胞毒性（antibody-dependent cell-mediated cytotoxicity，ADCC）
- 补体依赖的细胞毒性（complement-dependent cytotoxicity，CDCC）
- 通过 CD20 交联、细胞介导的凋亡（cell-mediated apoptosis via CD20 cross-linking）

抗体依赖性细胞介导的 ADCC 通过利妥昔单抗的 Fc 部分与自然杀伤（natural killer，NK）细胞、巨噬细胞和单核细胞表面的 Fcγ 受体结合。随后这些细胞通过单克隆抗体去破坏 B 细胞。补体依赖的细胞毒性是通过抗 CD20 的 Fc 部分激活补体级联反应来介导的，最终导致膜攻击复合物的富集和细胞溶解。最终，结合的 CD20 蛋白通过交联过程引起钙离子内流而导致级联反应的激活。依次引起细胞的凋亡（Maloney，1996；Reff，1994）。

临床前和临床研究：利妥昔单抗通过改善短期和中期患者的肌酐水平和同种异体移植物的存活率，治疗肾移植后引起的难治性排斥反应、B 细胞浸润的排斥反应、急性同种异体移植介导的排斥反应、慢性同种异体移植介导的排斥反应（Billing，2008；Mulley，2009）。在移植后淋巴增生性障碍（post-transplant lymphoproliferative disorder，PTLD）的患者中，利妥昔单抗有助于治疗低危性和 EBV 阳性的 PTLD 患者。在肾同种异体移植中，利妥昔单抗在治疗复发性肾小球性疾病中也显示出疗效（Basse，2005；Oertel，2005）。

药理活性：利妥昔单抗与 CD20 结合后抑制 B 细胞的激活和分化。研究表明利妥昔单抗的毒性效应是可预测的、可逆的，并与 CD20⁺B 细胞的抑制程度相关。

副作用：利妥昔单抗在输注过程中可产生不良反应，包括发热、寒颤、恶心、血管性水肿、支气管痉挛、低血压，以及长期的危险与感染性并发症（Edwards，2004）和血液性疾病（嗜中性粒细胞减少症）相关。贫血、血小板减少和罕见的并发症如丙种球蛋白缺乏症也可能会发生，所以应该注意监测（Suzan，2001；Tsutsumi，2005；Roccatello，2004）。

Ocrelizumab 由罗氏（Roche）Genentech 部门和 Biogen Idec 公司联合开发，是一种人源化抗 CD20 的 IgG1 单克隆抗体，其来源于小鼠抗 CD20 单克隆抗体 2H7。与利妥昔单抗相比，其与 CD20 的结合位点不同，其与 CD20 细胞外区大环的重叠表位结合（Kausar，2009；Van Meerten，2009）。

作用机制：Ocrelizumab 通过增强抗体依赖性细胞介导的细胞毒性（ADCC）和降低补体依赖的细胞毒性（CDCC）（Genovese，2008）而发挥作用。

临床前和临床研究：经食蟹猴研究发现，Ocrelizumab 与利妥昔单抗一样具有相同的 B 细胞抑制能力（Vugmeyster，2005）。在一项 I/II 期临床研究中，Ocrelizumab 用于治疗应用利妥昔单抗治疗前的复发性/难治性滤泡性非霍奇金淋巴瘤患者，其表现出良好的耐受性，反应率为 36%（Morschhauser，2007）。在 I/II 期临床研究（超过 72 周的随访期观察）中，Ocrelizumab 与甲氨蝶呤联合用于风湿性关节炎的治疗，其表现出良好的安全性（因其具有最小的免疫原性）和更长的 B 细胞抑制期（Genovese，2008）。

药理活性：Ocrelizumab 通过抑制 B 细胞在诱导 ADCC 增加和补体依赖性微量淋巴细胞毒性（complement dependent microlymphocytotoxicity，CDC）的疾病中发挥作用。ocrelizumab 可能在理论上比利妥昔单抗产生的输液相关性不良反应更少。

副作用：据报道，Ocrelizumab 具有引起输液反应和炎症等不良反应。

奥法木单抗（ofatumumab）（HuMax-CD20）是一种全人源化的 I 型单克隆抗体，可与 CD20 分子的小环和大环组成的不同表位结合。其通过人免疫球蛋白转基因小鼠产生。

作用机制：奥法木单抗与人 CD20 分子小 7-mer 环结合后发挥作用，这比利妥昔单抗的结合位点(大 44-mer 环)更接近细胞膜(Teeling,2006)(图 25-2)。

临床前和临床研究:体外和体内研究表明,与利妥昔单抗相比,奥法木单抗从 CD20 中解离的速度更慢,这导致了奥法木单抗对利妥昔单抗难治性 B 细胞系具有更大的 CDCC 和细胞溶解作用(Beum,2008;Teeling,2004)。

药理活性:奥法木单抗表现出显著的活性和良好的安全性。研究证实其比利妥昔单抗效应更强,持续时间更长(Cheson,2008)。然而,奥法木单抗治疗后对 B 细胞的抑制时间与利妥昔单抗类似,治疗后 B 细胞逐步恢复正常约需 6 个月时间(Hagenbeek,2008)。

副作用:奥法木单抗最常见的不良反应包括输液反应和感染反应。在重复剂量毒性研究中,给予食蟹猴奥法木单抗治疗(3.5 倍人体剂量)7 个月,未见致癌性或非预期的致有丝分裂效应的报道。

Ⅲ.A.2. CD22 靶向

依帕珠单抗(epratuzumab)[人源化 IgG1 抗 CD22 单克隆抗体(hLL2)](Immunomedics, Inc.)是一种人源化抗 CD22 抗体,可优先抑制初始 B 细胞和过渡 B 细胞,可使总 B 细胞减少约 35%(Coiffier,2008;Dorner,2006)。

作用机制:对于 SLE 患者来源的抗免疫球蛋白刺激的 B 细胞,应用依帕珠单抗与 CD40L 或 CpG 共孵育后,依帕珠单抗可抑制 B 细胞的激活和增殖。这提示依帕珠单抗不仅可抑制 B 细胞,也能调节 B 细胞的功能(图 25-2)。

临床前和临床研究:依帕珠单抗可抑制 SLE 患者来源的 B 细胞的增殖,但是对各种培养条件下的正常 B 细胞却没有抑制作用。依帕珠单抗治疗 SLE 患者的Ⅱ期临床研究中报道了一些非常有意义的研究结果:14 例接受治疗的患者,在研究的某个时间点其 British Isles Lupus Activity Group Index(BILAG)评分降低 50% 以上(Dorner,2006)。在Ⅱ期试验期间很少见输液反应发生。依帕珠单抗正在进行 SLE 和恶性血液病治疗的Ⅲ期试验。依帕珠单抗在恶性血液病的治疗中与抗 CD20 联合治疗可增加其效应。

药理活性:依帕珠单抗比利妥昔单抗安全性更高。其具有良好的输液耐受性,可能与其并不激活或补充有关,因而可产生非强烈抑制 B 细胞的作用。药代动力学分析表明其平均最大抗体水平通常可随依帕珠单抗剂量的增加而增加。

副作用:据报道,依帕珠单抗可引发恶心、疲乏和全身痛等不良反应。输液反应通常在输液初始时发生。

Ⅲ.A.3. CD40 靶向

最近正在研发靶向于 CD40 的新抗体,CD40 在血小板不表达,也不存在 CD154 的血栓形成并发症。目前,需要更多的研究来确定抗 CD40 单克隆抗体单独应用在尸体器官移植中是否是有效的。应用 CTLA4-Ig 联合阻滞 CD40-CD154 已在实验器官移植方面表现其潜力,在非人灵长类动物体内,其可促进期限不定非确定性的移植物存活(Kirk,1997)。进一步研究发现,在非人灵长类动物应用抗 CD40 抗体联合 CTLA4Ig 和西罗莫司可产生混合的嵌合效应和耐受性(Page,2012)。

ASKP1240:(日本筑波,安斯泰来制药集团 Astellas Pharma Inc.)先前命名为 4D11,是一种新的人类抗 CD40 单克隆抗体。此抗体的发展经历了 2 个过程。起初,研究者曾考虑过抗 CD154 如 hu5C8、IDEC-131 或 AB1793,可明显延长非人灵长类动物肾脏移植物的存活(Kirk,1999;Preston,2005;Kanmaz,2004),但是 CD40-CD154 阻滞剂的临床试验中,由于抗 CD154

单克隆抗体非预期的血栓栓塞性并发症的发生,使其在自身免疫性疾病和移植治疗中的研究被中止(Kawai,2000;Andre,2002)。随后,研究者对抗 CD40 嵌合型单克隆抗体 ch5D12 和 chi220 进行了研究,结果显示其可延长非人灵长类动物肾脏移植物的存活(Haanstra,2003;Pearson,2002),但是其单用时对于延长移植物存活方面的作用要弱于抗 CD154 单克隆抗体(Oura,2012)。

作用机制:ASKP1240 可掩藏 CD40-CD154 轴,其由 4 型免疫球蛋白 G 组成(type 4 immunoglobulin G,IgG4),并缺少抗体依赖性细胞介导的细胞毒性(ADCC)和补体依赖的细胞毒性(CDCC)(Imai,2007;Oura,2012)。

临床前和临床研究:食蟹猴实验研究中,在治疗的诱导期(6 周)和维持期(6 个月)单剂量给予 ASKP1240 可显著延长肾脏移植物的存活,并未引起明显的副作用,以 10mg/kg 剂量维持治疗可完全地抑制供体特异性抗体(donor-specific antibody,DSA)和抗药抗体(antidrug antibody,ADA)的形成(Imai,2007;Aoyagi,2009)。研究发现 ASKP1240 在非人灵长类动物中可改善异体免疫效应和延长肾脏移植物存活,通过治疗并未获得供体特异性耐受,而移植物会经历慢性移植性肾病过程(Imai,2007;Aoyagi,2009)。在另一项非人灵长类动物肝移植研究中,ASKP1240 治疗可诱导长期的移植物耐受,并不引起严重副作用(Oura,2012)。

药理活性:健康志愿者 ASPK1240(抗 CD40 单克隆抗体)I 期单剂量递增研究中,ASKP1240 在各个剂量(从 0.00003 到 10mg/kg)都能很好耐受,并没有受试者出现细胞因子释放综合征或血栓栓塞事件。ASKP1240 呈现剂量依赖性的 CD40 受体占有率。ASKP1240 的 II 期 PK 和 PD 研究正在进行中(Goldwater,2011)。

副作用:主要并发症是血栓栓塞事件,同时发生的还有抗 CD154 治疗中止后慢性移植物肾病。但是在猴类 ASKP1240 治疗的实验研究中,并未观察到明显的副作用,包括血栓栓塞并发症(Oura,2012)。

Ⅲ.A.4. 靶向 B 淋巴细胞刺激因子

B 细胞特异性免疫抑制相关的新靶向通路包含 B 淋巴细胞刺激因子(B-cell Lymphocyte Stimulator,BLyS)。BLyS 也称为 B 细胞活化因子或 BAFF,是分泌型肿瘤坏死因子(tumor necrosis factor,TNF)家族成员中的一员,连同 TNF 家族成员 APRIL 一起充当细胞表面受体 BCMA、TACI 和 BAFF-R(仅包括 BLyS)的配体。BLyS 和 APRIL 由各种抗原提呈细胞(APCs)对干扰素 c 进行应答而分泌,进而扩大 B 细胞效应。这些受体配体的结合是 B 细胞和浆细胞发育的必要因素。目前,至少有 3 种正在研究的药物是靶向于此通路。

贝利木单抗(belimumab)(人类基因组科学公司),是一种人源单克隆抗体,早期称为 lymphoStat B。其可特异性抑制 BLyS,并阻断 B 细胞刺激因子的活性。其应用于与自身抗体相关的自身免疫性疾病(Larsen,1996),目前也正在器官移植的临床前研究中。

作用机制:贝利木单抗特异性识别和抑制 BLyS 的生物活性,而 BLyS 是 B 淋巴细胞向成熟浆细胞发育所必需的蛋白(Stohl,2003)(图 25-2)。

临床前和临床研究:贝利木单抗在活动性 SLE 患者的 III 期临床试验表明,分别输注贝利木单抗(1mg/kg 和 10mg/kg)阻断 BLyS 活性,可显著降低 SLE 活动指数(Halpern,2006)。目前一项为期 1 年的评价贝利木单抗应用于高敏患者肾移植前脱敏治疗的有效性和安全性的 II 期研究正在进行中(Navarra,2011)。

药理活性:在治疗自身免疫性疾病如 SLE 和风湿性关节炎中,贝利木单抗经静脉输注给药,且给药时间超过 1 个小时。在Ⅰ期安全性研究中,SLE 患者应用贝利木单抗 1、4、10 或 20mg/(kg·次),输注 1 或 2 次后就可表现出贝利木单抗的生物活性,同时患者对贝利木单抗的耐受性良好(Furie,2008)。

副作用:最常见的副作用包括恶心、腹泻、发热、输液局部反应、上呼吸道感染、尿路感染、失眠、手脚疼痛、抑郁、偏头痛和流行性感冒。临床研究中,未见恶心肿瘤的报道。

阿塞西普(atacicept)(Zymo Genetics,Seattle,WA)是由 TACI 分子胞外配体结合部分与 IgG-Fc 段结合组成的一种融合蛋白。目前阿塞西普正处于早期开发阶段,其可能用于治疗自身免疫性疾病如多发性骨髓瘤、SLE 和风湿性关节炎(Ramanujam,2006)。阿塞西普目前在移植模型的研究中处于临床前研究阶段。

作用机制:阿塞西普与同源受体上的 BLyS 和 APRIL 结合,可中和所有类型的 BLyS 和 APRIL 同源或异源三聚体,抑制 BLyS 和 APRIL 在 B 细胞存活和关键的 B 细胞功能中的作用(Bracewell,2009)。阻断 BLyS 和 APRIL 对于靶向抗体分泌浆细胞是必须的。阿塞西普可通过抑制 T1 过渡期后期的 B 细胞存活而间接地靶向成熟 B 细胞和短暂的抗体生成浆细胞,同时保留祖 B 细胞和记忆性 B 细胞(Bracewell,2009;Gross,2001;Ramanujam,2006)(图 25-2)。

临床前和临床研究:阿塞西普在临床前和Ⅰ期研究中已表现出其可用于自身免疫性疾病治疗的希望。但是,在两项随机、安慰剂对照阿塞西普治疗风湿性关节炎的Ⅱ期临床试验中,来自这两项研究的新结果表明这种 B 细胞活化特异性抑制剂并未比安慰剂有效(Dillon,2006)。

药理活性:阿塞西普治疗 SLE 的研究显示阿塞西普可剂量依赖性地降低治疗中患者的免疫球蛋白水平,大部分可显著影响 IgM 水平,并剂量依赖性地降低总的和成熟的 B 细胞数量。由于阿塞西普可降低 B 淋巴细胞数量和免疫球蛋白水平,因此其有希望作为脱敏治疗方案的免疫抑制药而应用在肾移植后急性排斥反应的治疗中(Dall' Era,2007;Shreeya,2011)。

副作用:阿塞西普治疗相关的最常见的副作用包括鼻咽炎、支气管炎、头痛、上呼吸道感染和尿路感染。

Ⅲ.B. 浆细胞靶向

硼替佐米(bortezomib)(Velcade,Millennium Pharmaceuticals,Cambridge,MA)于 1995 年首次合成,通过抑制蛋白酶体抑制浆细胞,诱导浆细胞凋亡(Nestorov,2008)。硼替佐米先前被批准用于多发性骨髓瘤的治疗。最近,其开始应用在器官移植抗移植物体液性排斥领域。临床研究表明其在非排斥的移植患者中可有效地降低供体特异性抗体的产生,并逆转排斥反应的发作,降低 HLA 抗体水平。

作用机制:硼替佐米($C_{19}H_{25}BN_4O_4$)具有一个中间硼原子,可与蛋白酶体 26S 亚基的催化位点高亲和力和高特异性地结合。目前在所有的细胞内,蛋白酶体可降解泛素化的、异常的和错配的蛋白;因此,其可调节蛋白的表达和功能(Stegall,2010)。简言之,在有丝分裂阶段抑制蛋白酶体可抑制细胞周期调控蛋白的降解,从而导致细胞通过凋亡途径导致细胞周期性死亡。

其中的一个调控蛋白就是 NFκB,其在调控细胞周期、MHCⅠ类分子装载、细胞粘附和细胞因子活化等方面具有重要作用 (Voorhees, 2003)。转录因子 IκB 可抑制 NFκB 分子。硼替佐米可干扰 NFκB 和 IκB 这 2 个分子,从而导致未折叠蛋白的积聚,最终导致浆细胞凋亡。体外和体内(鼠类和人类)研究表明硼替佐米具有引起 CD138+ 浆细胞凋亡的倾向 (Durrbach, 2010; Perry, 2009)。硼替佐米对循环中的 B 细胞和其他细胞也有很多间接效应;例如,其可抑制 T 细胞周期导致细胞凋亡,通过降低骨髓白介素 -6 水平而降低 B 细胞数量 (Neubert, 2008)(图 25-2)。

临床前和临床研究:在脱敏治疗方案中,接受移植前脱敏治疗且具有抗体介导的排斥反应 (antibody mediated rejection, AMR) 的 6 例患者中硼替佐米可显著提高供体特异性抗体 (donor specific antibody, DSA) 的水平,且硼替佐米单周期给药的 AMR 逆转的移植后患者,硼替佐米也可升高 DSA 水平 (Lonze, 2010; Everly, 2008; Idica, 2008; Trivedi, 2009)。

在逆转的难治性抗体介导的排斥反应中,硼替佐米可诱导浆细胞凋亡,因此抑制抗 -HLA 和抗破伤风 IgG 的分泌。同种异体肾移植后发生体液性排斥反应的患者,应用硼替佐米后可观察到体内骨髓浆细胞的少量减少,以及同种抗体特异性的显著改变。硼替佐米联合球蛋白、利妥昔单抗、血浆置换术、麦考酚酯和他克莫司使用,也已证实是安全的 (Trivedi, 2009; Stegall, 2010; Walsh, 2010a)。

药理活性:硼替佐米的药代动力学特点是其可快速而广泛地分布,延长消除半衰期和肝脏细胞色素 P-450 (cytochrome P-450, CYP) 同工酶代谢 (San Miguel, 2008)。静脉给药后,其对蛋白酶体 20S 亚基的最大抑制率在 5 分钟后出现,平均抑制率可达到 70%~84%。不管硼替佐米采用怎样的给药方式,其给药剂量都是相似的,并不需要根据肝肾功能进行剂量调整,在注射后的 30 分钟内是检测不到药物浓度 (Richardson, 2003; Perrone, 2009; Venkatakrishnan, 2009; Durrbach, 2010; Walsh, 2010; Sberro-Soussan, 2010)。

副作用:硼替佐米主要的副作用是神经毒性,表现为剂量相关的外周感觉神经病变,约 30% 的接受治疗的患者中可能会出现。这种神经病变通常很严重但停药后可逆。移植患者其他常见的副作用包括贫血、血小板减少和嗜中性粒细胞减少、恶心、腹泻和疲乏 (Wahrmann, 2010; Walsh, 2010b)。

IV. 补体抑制剂

依库珠单抗 (eculizumab)(商品名:Soliris®,生产厂家:Alexion Pharmaceuticals, Cheshire, CT, USA),是一种重组的人源化单克隆 IgG 抗体,其可阻断补体 C5 的激活,阻止 C5a 和末端补体复合物 C5b-9 的形成。FDA 最初批准其用于 阵发性睡眠性血红蛋白尿症的治疗,后来发现其可用于预防急慢性抗体介导的排斥反应 (Rother, 2007; Raghavan, 2009; Stegall, 2009)。

作用机制:依库珠单抗由人不变区与鼠互补决定区移植到人网状结构轻链和重链的可变区组成的一种 IgG 免疫球蛋白。依库珠单抗由 2 条 448 个氨基酸重链和 2 条 214 个氨基酸轻链组成,分子量约 148kDa。依库珠单抗并不抑制动物血清中 C5 的活性,但是其可结合到人类组织,包括平滑肌和横纹肌,以及肾近端小管上皮组织。在动物实验研究发现依库珠单抗可透过胎盘屏障,增加胎儿的致病率和致死率。依库珠单抗与补体蛋白 C5 结合,其与人 C5 补体蛋白具有高度亲和力,从而抑制 C5 补体蛋白分解为 C5a 和 C5b,进而阻止末端补体复合物 C5b-9(膜攻击复合物)的产生。当细胞表面缺乏末端补体抑制因子时,依库珠单抗将负责 PNH RBCs 的裂解,抑制其催化酶的降解,阻断末端补体复合物形成,因此阻止红细胞的裂解(Kolk,2001)(图 25-2)。

临床前和临床研究:依库珠单抗的临床研究表明其具有补体抑制效应,对于非典型溶血性尿毒症病程中移植器官的功能恢复具有重要的作用(Locke,2009;Chatelet,2009)。其他试验研究证实依库珠单抗在先天或复发的非典型溶血性尿毒症患者移植后的血浆治疗中是一种安全有效的替代治疗方案,同时也是血浆治疗失败患者的补救治疗方法(Nurnberger,2009)。依库珠单抗用于 ABO 血型不合的供体肾移植和胰岛移植的治疗中,研究显示并未出现持续的移植物损伤,表明应用依库珠单抗时,ABO 血型不合这个移植障碍无须广泛地预处理也是可以克服的(Samhar,2010)。

药理活性:依库珠单抗经过溶酶体酶代谢为小的多肽和氨基酸。人体内依库珠单抗的分布容积近似血浆容积。药效动力学分析表明,当依库珠单抗血浆药物浓度超过 35g/ml 时,可以充分抑制 C5,并阻止溶血现象的发生。治疗量的依库珠单抗血浆浓度最大值出现在输液后的 1 小时内(Hill,2005)。

副作用:依库珠单抗常见的副作用包括头痛、鼻咽炎和背部疼痛。最严重的不良反应是脑膜炎球菌感染。依库珠单抗禁用于未治愈的严重脑膜炎奈瑟菌感染。

V. 针对局部缺血 / 再灌注损伤

扩大供体范围到次优的器官一直受到研究者的广泛关注,目前研究者越来越关注阻止局部缺血 / 再灌注损伤(ischemia/reperfusion injury,IRI)引发的初始炎性反应。目前,正在研发一些粘附分子和相关化合物,作为扩大标准的器官和避免早期移植物损伤的特异性标志物。

rPSGL-Ig(Thios Pharmaceuticals)是一种重组 P 选择素糖蛋白配体 IgG 融合蛋白。rPSGL-Ig(YSPSL)是人 P 选择素配体和 IgG1-Fc 组成的融合蛋白,在实验动物模型中可阻止白细胞粘附并保护局部缺血 / 再灌注损伤(Ali-Reza,2011;Gaber,2011)。

作用机制:rPSGL-Ig 蛋白可导致高选择性 P 选择素糖蛋白配体 -1(PSGL-1,CD62)的结合位点与人 IgG1 的 Fc 段结合。P 选择素连同 E 选择素和 L 选择素一起介导白细胞、血小板、内皮细胞和淋巴细胞的粘附反应。PSGL-1 在大部分白细胞的表面存在。rPSGL-Ig 可抑制所有选择素分子的相互作用,因而可能阻断与血栓和病理性细胞粘附相关的许多促炎性反应(Amersi,2002;Ali-Reza,2011)。

临床前和临床研究:在实验研究中发现 rPSGL-Ig 对局部缺血 / 再灌注损伤是有效的(Amersi,2002)。在肾移植(Gasser,2002)和肝移植(Gaber,2011)患者中进行的随机双盲临床试验结果表明 rPSGL-Ig 具有充分安全的特点,同时其在尸体供体肝移植的受者体内对移植物局部缺血 / 再灌注损伤和早期的移植物功能具有有益的影响。

药理活性:药理学研究表明 rPSGL-Ig 能够降低大鼠肝脏局部缺血 / 再灌注损伤(Dulkanchainun,1998),加速血栓溶解,而且在猪实验模型中 rPSGL-Ig 可预防血管再栓塞的发生(Kumar,1999),同时其可改善大鼠急性创伤性休克(Scalia,1999)。

副作用:与 rPSGL-Ig 相关的较少不良事件已在临床前和临床试验中报道过。

reparixin(Domp'e Pharma):是一种小分子量的,CXCL8(IL-8)的受体 CXCR1 和 CXCR2

的变构抑制剂(Busuttil,2011)。目前正在研究 reparixin 用于器官移植后预防移植物功能恢复延迟。

作用机制:reparixin 通过抑制 IL-8 发挥作用,IL-8 是实体器官移植局部缺血/再灌注损伤后多核中性粒细胞活化释放的细胞因子。reparixin 可与 CXCR1 和 CXCR2 结合,促进中性粒细胞的招募和颗粒状胞外分泌(Bertini,2004;Busuttil,2011)。

临床前和临床研究:在啮齿类肾移植局部缺血/再灌注损伤模型中已经证实 reparixin 的有效性(Bertini,2004)。目前正在进行 reparixin 用于肾移植后移植物功能恢复延迟(delayed graft function,DGF)(Cugini,2005)和预防胰岛移植后损伤的发生的 I-II 临床研究。Souza 等揭示 reparixin 可通过抑制中性粒细胞向再灌注器官的招募而抑制细胞因子的产生,因而预防大鼠肠局部致命性缺血后损伤(Souza,2004)。

药理活性:在啮齿类和大型动物(如狗)的研究中,reparixin 的消除半衰期分别是 0.5 小时(非常短)和 10 小时,可能在持续给药时才能解释 reparixin 的研究结果(Bertini,2004;Souza,2004)。

副作用:已在临床前和临床试验中报道过的与 raparixin 相关的不良事件较少。

diannexin 由美国 Alavita pharmaceuticals 自 2010 年第一次引入,后来由日本 Astellas Pharma 获得,已成功应用在大鼠肝移植后预防局部缺血/再灌注损伤中。目前正在进行 IIb 期临床试验。

作用机制:diannexin 是一种内源性人膜联蛋白的重组同源二聚体,是表达在凋亡细胞表面的分子,可与磷脂酰丝氨酸受体结合,再分辨和清除凋亡细胞(通过单核细胞和巨噬细胞)方面发挥重要作用(Cheung,2010;Wever,2011)。

临床前和临床研究:在小鼠热缺血/再灌注损伤模型中,diannexin 的半衰期较长,并可持续改善肝功能(Teoh,2007)。研究证实 diannexin 可改善边缘质量胰岛移植物早期的功能,其效应与降低胰岛移植后炎性细胞浸润和凋亡诱导的 B 细胞死亡相关(Cheung,2010)。diannexin 在严重的局部缺血损伤兔体内发挥心脏保护作用(Hale,2011)。在啮齿类动物,依据肾脏形态、炎症、基因表达和肾近端小管功能,可观察到 diannexin 能够降低缺血/再灌注损伤导致的肾损害(Wever,2011)。目前,正在进行 diannexin 的 II 期临床试验,研究 diannexin 在肾移植中,能否预防移植物功能恢复延迟,特别是对于扩大标准的供体。

药理活性:依据啮齿类动物体内进行 diannexin 的生物分布和清除研究,其半衰期轻微延长。diannexin 循环半衰期联合其对磷脂酰丝氨酸的高亲和力,使得这个二聚体更适合在体内组织对磷脂酰丝氨酸暴露进行成像,为磷脂酰丝氨酸成像如在动脉粥样硬化中提供新的可能,并且为疾病的发病机制提供有价值的视角(Wever,2011)。

副作用:通过对 diannexin 的治疗剂量和最大耐受剂量进行分析,在 diannexin 单剂量达到 400μg/kg 时,在人体未见严重并发症的报道,在小鼠也未引起任何显著的手术后并发症。

SiRNA-I5NP 或 *QPI-1002* 是小干扰 RNA 链,1999 年 Quark Pharmaceutical 的科学家首次提到(Quark Biotech,Fremont,CA)。研究显示在人体细胞中 SiRNA-15NP 可有效地下调 p53 的基因表达,这给治疗某些疾病提供了可能(Cheng,2010)。目前,正在开发 SiRNA-15NP 用于重要的心血管外科手术后急性肾脏损伤的预防,和尸体供体肾移植后延迟性移植排斥反应(delayed graft rejection,DGF)的预防。

作用机制:siRNA 是双链分子,由一条与靶 mRNA 完全互补的引导链和一条过客链组成,其大小为 20~30 个核苷酸,通过促进 mRNA 的降解而特异性地抑制靶基因的表达。siRNA 通过 RNA 诱导沉默复合物(RNA-induced silencing complex,RISC)而发挥作用。siRNA 与特异性蛋白元件结合形成 RISC,直接降解具有与 siRNA 完全互补序列的 mRNAs (Susan,2009)。当 siRNA 与靶 mRNA 之间形成更多限制性互补配对时,将会导致翻译抑制和 RNA 降解的发生(Komarov,1999;Hammond,2000;Elbashir,2001)。

临床前和临床研究:缺血/再灌注导致的急性肾损伤动物模型中,单剂量注射 siRNA 后可通过暂时抑制促凋亡蛋白 p53 的表达而发挥显著的保护作用(Vaishnaw,2010)。肺移植患者感染呼吸道合胞体病毒后证实应用 siRNA 是安全的,且对长期的移植物功能具有有益效应(Molitoris,2009)。

药理活性:临床前药代动力学、组织分布和毒理学研究发现 siRNA-I5NP 在肾脏具有很好的安全性特点,滞留时间短和药物效应良好(Novobrantseva,2008;Burnett,2011)。

副作用:siRNA(21 个核苷酸组成的小干扰 RNA)不仅对血管内皮细胞是有毒的,对淋巴管细胞也是有毒的(Zamora,2011)。但是这些副作用又可以是有用的,例如,在角膜移植中,新生的血管和淋巴管被认为是引起移植失败的主要原因。

免疫抑制治疗的新挑战

免疫抑制仍然是预防移植排斥和诱导耐受的主要方法。最近的医学文献报道移植晚期移植物损害可能是由于抗供体抗体介导的慢性免疫损伤和钙调磷酸酶抑制剂导致的无法逆转的肾毒性。通过对可引起晚期移植物损害的慢性抗体介导的损伤的识别,开始导向细胞内通路靶向的非蛋白药物和 B 细胞、T 细胞表面受体和配体靶向的生物制剂,目前正处在Ⅱ和Ⅲ期临床试验中。

钙调磷酸酶抑制剂(calcineurin inhibitors,CNI)可很大程度地提高短期疗效,但其缺乏长期疗效。这可能是因为 CNIs 对于急性 T 细胞介导的同种异体反应要比急慢性体液介导的抗供体损伤更为有效。降低 CNIs 的剂量和靶浓度水平或转换为哺乳动物雷帕霉素靶蛋白(mammalian target rapamycin,mTOR)抑制剂仍然无法为 CNIs 提供安全而有效的替代方案。某些研究在免疫抑制维持治疗中避免应用类固醇类激素或类固醇类激素撤药的临床试验研究仅取得了有限的结果。更进一步研究 CNIs 剂量最小化和撤药方案,能够通过使 CNIs 引起的肾毒性和代谢紊乱最小化抵抗晚期移植物损害,可能会在慢性和亚急性免疫介导的晚期移植物损害中发挥作用。

治疗实用主义正在将免疫抑制策略推向最小化或单一治疗方法而不是无药方案。标准的免疫抑制治疗使每位患者的治疗方法个体化,基于患者的基因组特点、排斥和感染的基线风险评估而不是药物水平,这将有利于在控制异体免疫效应和维持健康的免疫系统之间达到一个适当的平衡。因此,新的有效和安全的维持免疫选择策略的研究对于达到这一要求和提高长期治疗获益方面是非常重要的。

在临床研究中发现新型小分子药物和生物制剂可以使用最小化 CNI 基础免疫抑制剂剂量并发挥长期无毒性的安全有效免疫抑制作用。由此,FDA 已经推荐了 2 个正在进行临床试验的生物制剂,分别是共刺激阻滞剂贝拉西普(belatacept)和小分子 Janus 激酶 -3 抑制剂,作为肾移植维持性免疫抑制药物。其他生物制剂如单克隆抗体和融合受体蛋白,也认为是极具潜力的长期维持性免疫抑制的替代药物,这是因为这些药物对其靶点具有高度特异性,并可抑制重要的信号通路,而且与传统免疫抑制剂相比副作用较少,且具有适宜的给药途径。联合使用生物制剂可诱导免疫耐受,在移植实验性研究中已证实 CTLA4-Ig 和抗 -LFA-1 单克隆抗体联合使用可发挥协同作用,但是由于存在潜在的移植后淋巴组织增生疾病和进行性多灶性脑白质病的风险,这 2 种药物的联合使用在临床上是无法实现的。贝拉西普和阿法赛特也能够互补地抑制初始 T 细胞和记忆 T 细胞,从而诱导移植耐受。然而,这些药物的长期安全性有待进一步地验证,以研究这些生物基础治疗方案是否可以作为 CNIs 的替代方案。

总之,为了揭晓在未来的十年如何维持免疫抑制治疗,对于大部分移植受者是否有非毒性免疫耐受诱导方案。目前的免疫抑制剂的发展趋势必定是趋向这一目标,以求得到合适的答案。

表 25-1　目前移植临床试验中的新型免疫抑制药物

非专利名称	靶点	厂家	临床试验
Voclosporin（ISA247）	钙调磷酸酶抑制剂	Isotechnika,Inc	Ⅲ期
Sostastraurin（AEB071）	蛋白激酶 C	Novartis	Ⅱ期
托法替尼	Jak-3 抑制剂	Pfizer	Ⅲ期
Belafacept	共刺激	Bristol-Myers-Squibb	Ⅲ期
阿法赛特	抗 -CD2	Astellas	Ⅱ期
利妥昔单抗	抗 -CD20	Hoffmann-La Roche	Ⅱ期
Ocrelizumab	抗 -ADCC	Genentech	Ⅱ期
奥法木单抗	抗 -CD20	Genentech	Ⅱ期
依帕珠单抗	抗 -CD22	Immunomedics	Ⅱ期
ASKP1240	抗 -CD40	Astellas Pharma,Inc.	Ⅲ期
贝利木单抗	BLyS	Human Genome Sciences	Ⅱ期
阿塞西普	BLyS,APRIL	Zymo Genetics	Ⅱ期
硼替佐米	浆细胞	Millenium Pharm.	Ⅱ期
依库珠单抗	补体抑制剂	Alexion Pharmaceuticals	Ⅱ期
rPSGL-Ig	E- 选择素、I- 选择素	Thios Pharmaceuticals	Ⅱ期
Reparixin	抗 -CXCR1、CXCR2	Domp'e Pharma	Ⅱ期
Diannexin	磷脂酰丝氨酸	Astellas Pharma	Ⅱ期
siRNA-15NP	mRNA	Quark Biotech	

参考文献

Al-Akash SI, Almond PS, Savell VH Jr, Gharaybeh SI and Hogue C. Eculizumab induces long-term remission in recurrent post-transplant HUS associated with C3 gene mutation. *Pediatr. Nephrol.* 2010; 26(4): 613–619.

Ali-Reza AR, Nilsson B, Nilsson T. Prompt reversal of severe complement activation by eculizumab in a patient undergoing intentional ABO-incompatible pancreas and kidney transplantation. *Transplant. International.* 2011; 24(8): e61–e66.

Amersi F, Farmer DG, Shaw GD, Kato H, Coito AJ, Kaldas F, Zhao D, Lassman CR, Melinek J, Ma J, Volk HD, Kupiec-Weglinski JW, Busuttil RW. P-selectin glycoprotein ligand-1 (rPSGL-Ig)-mediated blockade of CD62 selectin molecules protects rat steatotic liver grafts from ischemia/reperfusion injury. *Am. J. Transplant.* 2002; 2 (7):600–608.

Andre P, Prasad KS, Denis CV, He M, Papalia JM, Hynes RO, Phillips DR, Wagner DD. CD40L stabilizes arterial thrombi by a beta3 integrin–dependent mechanism. *Nat. Med.* 2002; 8: 247–252.

Anglade E, Aspeslet LJ, Weiss SL. A new agent for the treatment of noninfectious uveitis: rationale and design of three LUMINATE (Lux Uveitis Multicenter Investigation of a New Approach to Treatment) trials of steroid-sparing voclosporin. *Clin. Ophthalmol.* 2008; 2(4): 693–702.

Ali Naji. One year exploratory study to evaluate the efficacy and safety of belimumab for normalization of alloantibody levels in sensitized patients awaiting kidney transplantation. Penn Transplant Institute - Kidney and Pancreas Transplant. Perelman Center for Advanced Medicine. Philadelphia, USA, *Phase II clinical trials;* 2011.

Aoyagi T, Yamashita K, Suzuki T, Uno M, Goto R, Taniguchi M, Shimamura T, Takahashi N, Miura T, Okimura K, Itoh T, Shimizu A, Furukawa H, Todo S. A human anti-CD40 monoclonal antibody, 4D11, for kidney transplantation in cynomolgus monkeys: Induction and maintenance therapy. *Am. J. Transplant.* 2009; 9: 1732–1741.

Aspeslet L, Freitag D, Trepanier D, Abel M, Naicker S, Kneteman N, Foster R, Yatscoff R. ISA (TX) 247: a novel calcineurin inhibitor. *Transplant Proc.* 2001; 33: 1048–1051.

Badell IR, Russell MC, Thompson PW, Turner AP, Weaver AT, Robertson JM, Avila JG, Cano JA, Johnson BE, Song M, Leopardi FV, Swygert S, Strobert EA, Ford ML, Kirk AD, and Larsen CP. LFA-1–specific therapy prolongs allograft survival in rhesus macaques. *J. Clin. Invest.* 2010; 120(12): 4520–4531.

Basse G, Ribes D, Kamar N. Rituximab therapy for *de novo* mixed cryoglobulinemia in renal transplant patients. *Transplantation.* 2005; 80(11):1560–1564.

Beum PV, Lindorfer MA, Beurskens F, Stukenberg PT, Lokhorst HM, Pawluczkowycz AW, Parren PW, van de Winkel JG, Taylor RP. Complement activation on B lymphocytes psonised with rituximab or ofatumumab produces substantial changes in membrane structure preceding cell lysis. *J. Immunol.* 2008; 181:822–832.

Bertini R, Allegretti M, Bizzarri C, Moriconi A, Locati M, Zampella G, Cervellera MN, Di Cioccio V, Cesta MC, Galliera E, Martinez FO, Di Bitondo R, Troiani G, Sabbatini V, D'Anniballe G, Anacardio R, Cutrin JC, Cavalieri B, Mainiero F, Strippoli R, Villa P, Di Girolamo M, Martin F, Gentile M, Santoni A, Corda D, Poli G, Mantovani A, Ghezzi P, Colotta F. Noncompetitive allosteric inhibitors of the inflammatory chemokine receptors CXCR1 and CXCR2: prevention of reperfusion injury. *Proc. Natl. Acad. Sci.* 2004; 101(32):11791−11796.

Bigaud M, Wieczorek G, Beerli C, Audet M, Blancher A, Heusser C, Morris RE, Wagner

J.Sotrastaurin (AEB071) Alone and in Combination With Cyclosporine A Prolongs Survival Times of Non-Human Primate Recipients of Life-Supporting Kidney Allografts. *Transplantation.* 2012; 93(2):156–164.

Billing H, Rieger S, Ovens J, Süsal C, Melk A, Waldherr R, Opelz G, Tönshoff B. Successful treatment of chronic antibody-mediated rejection with IVIG and rituximab in pediatric renal transplant recipients. *Transplantation.* 2008; 86(9):1214–1221.

Bîrsan T, Dambrin C, Freitag DG, Yatscoff RW, Morris RE. The novel calcineurin inhibitor ISA247: a more potent immunosuppressant than cyclosporine in vitro. *Transpl. Int.* 2005; 17(12):767–771.

Borie DC, Changelian PS, Larson MJ, Si MS, Paniagua R, Higgins JP, Holm B, Campbell A, Lau M, Zhang S, Flores MG, Rousvoal G, Hawkins J, Ball DA, Kudlacz EM, Brissette WH, Elliott EA, Reitz BA, Morris RE. Immunosuppression by the JAK3 inhibitor CP-690,550 delays rejection and significantly prolongs kidney allograft survival in nonhuman primates. *Transplantation.* 2005; 79(7):791‒801.

Borie DC, Larson MJ, Flores MG, Campbell A, Rousvoal G, Zhang S, Higgins JP, Ball DJ, Kudlacz EM, Brissette WH, Elliott EA, Reitz BA, Changelian PS. Combined use of the JAK3 inhibitor CP-690,550 with mycophenolate mofetil to prevent kidney allograft rejection in nonhuman primates. *Transplantation.* 2005; 80(12):1756‒1764.

Bracewell C, Isaacs JD, Emery P, Ng WF. Atacicept, a novel B cell-targeting biological therapy for the treatment of rheumatoid arthritis. *Expert Opinion on Biological Therapy.* 2009; 9(7): 909‒919.

Budde K, Sommerer C, Becker T Asderakis A, Pietruck F, Grinyo JM, Rigotti P, Dantal J, Ng J, Barten MJ, Weber M. AEB071, a novel protein kinase C inhibitor: first clinical results of an AEB071 plus tacrolimus regimen in renal transplant recipients. *Am. J. Transplant. 2009*; 9(2):304.

Budde K, Sommerer C, Becker T, Asderakis A, Pietruck F, Grinyo JM, Rigotti P, Dantal J, Ng J, Barten MJ, Weber M. Sotrastaurin, a novel small molecule inhibiting protein kinase C: First clinical results in renal transplant recipients. *Am. J. Transplant.* 2010; 10: 571–581.

Burnett JC, Rossi JJ, Tiemann K. Current progress of siRNA/shRNA therapeutics in clinical trials. *Biotechnology J.* 2011; 6(9):1130–1146.

Busuttil RW, Lipshutz GS, Kupiec-Weglinskia JW, Ponthieux S, Gjertson DW, Cheadle C, Watkins T, Rabb H, Hemmerich S. rPSGL-Ig for Improvement of Early Liver Allograft Function: A Double-Blind, Placebo-Controlled, Single-Center Phase II Study. *Am. J. Transplantation.* 2011; 11(4): 786–797.

Busque S, Leventhal J, Brennan DC, Steinberg S, Klintmalm G, Shah T, Mulgaonkar S, Bromberg JS, Vincenti F, Hariharan S, Slakey D, Peddi VR, Fisher RA, Lawendy N, Wang C, Chan G. Calcineurin-inhibitor-free immunosuppression based on the JAK inhibitor CP-690,550: a pilot study in de novo kidney allograft recipients. *Am. J. Transplant.* 2009; 9(8):1936‒1945.

Changelian PS, Flanagan ME, Ball DJ, Kent CR, Magnuson KS, Martin WH, Rizzuti BJ, Sawyer PS, Perry BD, Brissette WH, McCurdy SP, Kudlacz EM, Conklyn MJ, Elliott EA, Koslov ER, Fisher MB, Strelevitz TJ, Yoon K, Whipple DA, Sun J, Munchhof MJ, Doty JL, Casavant JM, Blumenkopf TA, Hines M, Brown MF, Lillie BM, Subramanyam C, Shang-Poa C, Milici AJ, Beckius GE, Moyer JD, Su C, Woodworth TG, Gaweco AS, Beals CR, Littman BH, Fisher DA, Smith JF, Zagouras P, Magna HA, Saltarelli MJ, Johnson KS, Nelms LF, Des Etages SG, Hayes LS, Kawabata TT, Finco-Kent D, Baker DL, Larson M, Si MS, Paniagua R, Higgins J, Holm B, Reitz B, Zhou YJ, Morris RE,

O'Shea JJ, Borie DC. Prevention of organ allograft rejection by a specific Janus kinase 3 inhibitor. *Science.* 2003; 302(5646):875–878.

Chatelet V, Fremeaux-Bacchi V, Lobbedez T, Ficheux M, de Ligny BH. Safety and long-term efficacy of eculizumab in a renal transplant patient with recurrent atypical hemolytic-uremic syndrome. *Am. J. Transplant.* 2009; 9: 2644–2645.

Cheng EY, Sharma VK, Chang C, Ding R, Allison AC, Leeser DB, Suthanthiran M and Yang H. Diannexin Decreases Inflammatory Cell Infiltration into the Islet Graft, Reduces [beta]-Cell Apoptosis, and Improves Early Graft Function. *Transplantation.* 2010; 90 (Issue 7):709–716.

Cheson BD and Leonard JP. Monoclonal antibody therapy for B-cell non-Hodgkin's lymphoma. *N. Engl. J. Med.* 2008; 359:613–626.

Cho Ml, Cho CS, Min SY, Kim SH, Lee SS, Kim WU, Min DJ, Min JK, Youn J, Hwang SY, Park SH, Kim HY. Cyclosporine inhibition of vascular endothelial growth factor production in rheumatoid synovial fibroblasts. *Arthritis Rheum. 2002;* 46(5):1202–1209.

Clatworthy MR. Targeting B cells and antibody in transplantation. American journal of transplantation, 2011; 11:1359–1367.

Coiffier B, Lepretre S, Pedersen LM, Gadeberg O, Fredriksen H, van Oers MH, Wooldridge J, Kloczko J, Holowiecki J, Hellmann A, Walewski J, Flensburg M, Petersen J, Robak T. Safety and efficacy of ofatumumab, a fully human monoclonal anti-CD20 antibody, in patients with relapsed or refractory B-cell chronic lymphocytic leukemia: a phase 1–2 study. *Blood.* 2008; 111(3):1094–1100.

Cragg MS and Glennie MJ. Antibody specificity controls in vivo effector mechanisms of anti-CD20 reagents. *Blood.* 2004; 103(7):2738–2743.

Cugini D, Azzolini N, Gagliardini E, Cassis P, Bertini R, Colotta F, Noris M, Remuzzi G, Benigni A. Inhibition of cinc-1/interleukin-8 prevents rat kidney graft function deterioration due to ischemia/reperfusion. *Kidney Int.* 2005; 67(5):1753–1761.

Cunningham MA, Li Z, Chan CC. Subcutaneous injections of LX211 prevent and reverse experimental autoimmune uveoretinitis in rats. Proceedings *of the Association for Research in Vision and Ophthalmology Annual Meeting*, FL, USA. 2007; B730

Dall'Era M, Chakravarty E, Wallace D, Genovese M, Weisman M, Kavanaugh A, Kalunian K, Dhar P, Vincent E, Pena-Rossi C and Wofsy D. Reduced B lymphocyte and immunoglobulin levels after atacicept treatment in patients with systemic lupus erythematosus: Results of a multi-center phase Ib, doubleblind, placebo-controlled, dose-escalating trial. *Arthritis Rheum.* 2007; 56(12): 4142–4150.

Dhanireddy KK, Zhang X, Leopardi F, Johnson LB and Kirk A. Alefacept (LFA3-Ig), portal venous donor specific transfusion, and sirolimus prolong renal allograft survival in non-human primates . *The 2006 World Transplant Congress.* 2006; Abstract 1627.

Darnell JE Jr, Kerr IM, Stark GR. Jak-STAT pathways and transcriptional activation in response to IFNs and other extracellular 464psonised464 proteins. *Science.* 1994; 264(5164):1415–1421.

Dillon SR, Gross JA, Ansell SM and Novak AJ. An APRIL to remember: Novel TNF ligands as therapeutic targets. *Nat. Rev. Drug Discov.* 2006; 5: 235–246.

Dorner T, Kaufmann J, Wegener WA, Teoh N, Goldenberg DM and Burmester GR. Initial clinical trial of epratuzumab (humanized anti-CD22 antibody) for immunotherapy of systemic lupus erythematosus. *Arthritis Res. Ther.* 2006; 8:R74.

Dulkanchainun TS, Goss JA, Imagawa DK, Shaw GD, Anselmo DM, Kaldas F, Wang T, Zhao D, Busuttil AA, Kato H, Murray NG, Kupiec-Weglinski JW and Busuttil RW. Reduction of hepatic ischemia/reperfusion injury by a soluble P-selectin glycoprotein ligand-1. *Ann. Surg.*1998; 227:832–840.

Dumont FJ. Cyclosporine A and tacrolimus (FK-506) immunosuppression through immunophilin-dependent inhibition of calcineurin function. In: Lieberman R, Mukherjee A, editors. *Principles of Drug Development in Transplantation and Autoimmunity.* New York: Chapman and Hall.*1996;* (1):175–205.

Dumont FJ. ISAtx-247 (Isotechnika/Roche). *Curr. Opin. Investig. Drugs.* 2004; 5:542–550.

Durrbach A, Francois H, Beaudreuil S, Jacquet, and B. Charpentier, "Advances in immunosuppression for renal transplantation". *Nature Reviews Nephrology.* 2010; 6(3): 160–167.

Durrbach A, Pestana JM, Pearson T, Vincenti F, Garcia VD, Campistol J, del Carmem Rial M, Florman S, Block A, Di Russo G, Xing J, Garg P, Grinyo J. A Phase III study of belatacept versus cyclosporine in kidney transplants from extended criteria donors (BENEFIT-EXT Study). *Am. J. Transplant.* 2010; 10: 547–557.

Edwards JC, Leandro MJ, Cambridge G. B lymphocyte depletion therapy with rituximab in rheumatoid arthritis. *Rheum. Dis. Clin. North Am.* 2004; 30: 393–403.

Elbashir SM, Harborth J, Lendeckel W, Yalcin A, Weber K, Tuschl T. Duplexes of 21-nucleotide RNAs mediate RNA interference in cultured mammalian cells. *Nature.* 2001; 411: 494–498.

Evenou J-P, Thille N, Cottens S. NVP-AEB071 (AEB), a novel protein kinase C inhibitor, abrogates early mouse T cell activation without affecting activation induced cell death. *Am. J. Transplant.* 2006a; 6(suppl 2):1029.

Evenou JP, Brinkmann V, Towbin H. Enzymatic and cellular characterization of NVP-AEB071 (AEB), a novel and selective protein kinase C (PKC) inhibitor that blocks early T cell activation, and its use to define the role of PKD in T cells. *Am. J. Transplant.* 2006b; 7 (suppl 2):1026.

Evenou JP, Wagner J, Zenke G, Brinkmann V, Wagner K, Kovarik J, Welzenbach KA, Weitz-Schmidt G, Guntermann C, Towbin H, Cottens S, Kaminski S, Letschka T, Lutz-Nicoladoni C, Gruber T, Hermann-Kleiter N, Thuille N, Baier G. The potent protein kinase C-selective inhibitor AEB071 (sotrastaurin) represents a new class of immunosuppressive agents affecting early T-cell activity. *J. Pharmacol. Experiment. Ther.* 2009; 330(3):792–801.

Everly MJ, Everly JJ, Susskind B, Brailey P, Arend LJ, Alloway RR, Roy-Chaudhury P, Govil A, Mogilishetty G, Rike AH, Cardi M, Wadih G, Tevar A, Woodle ES. "Bortezomib provides effective therapy for antibody- and cell-mediated acute rejection". *Transplantation.* 2008; 86(12):1754–1761.

Ferguson R, Vincenti F, Kaufman D, Woodle ES, Marder BA, Citterio F, Marks WH, Agarwal M, Wu D, Dong Y, Garg P. Immunosuppression with belatacept-based, CNI-avoiding and steroid-avoiding regimens vs a tacrolimus-based, steroid-avoid regimen in kidney transplant patients: Results of a 1-year, randomized study. *Am. J. Transplant.* 2011; 11(1):66–76.

Friman S, Arns W, Nashan B, Vincenti F, Banas B, Budde K, Cibrik D, Chan L, Klempnauer J, Mulgaonkar S, Nicholson M, Wahlberg J, Wissing KM, Abrams K, Witte S and Woodle ES. Sotrastaurin, a Novel Small Molecule Inhibiting Protein-Kinase C: Randomized Phase II Study in Renal Transplant Recipients. *Am. J. Transplant.* 2011; 11:1444–1455.

Furie R, Stohl W, Ginzler EM, Becker M, Mishra N, Chatham W, Merrill JT, Weinstein A, McCune WJ, Zhong J, Cai W, Freimuth W. Belimumab Study Group: Biologic activity and safety of belimumab, a neutralizing anti-B lymphocyte stimulator (BlyS) monoclonal antibody: a phase I trial in patients with systemic lupus erythematosis. *Arthritis Res. Ther.* 2008; 10(5): R109.

Gaber AO, Mulgaonkar S, Kahan BD, Woodle ES, Alloway R, Bajjoka I, Jensik S, Klintmalm GB, Patton PR, Wiseman A, Lipshutz G, Kupiec-Weglinski J, Gaber LW, Katz E, Irish W, Squiers EC, Hemmerich S. YSPSL (rPSGL-Ig) for improvement of early renal allograft function: A double-blind, placebo-controlled, multi-center Phase IIa study. *Clin. Transplant.* 2011;25: 523–533.

Gasser M, Waaga AM, Kist-Van, Holthe JE, Lenhard SM, Laskowski I, Shaw GD, Hancock WW, Tilney NL. Normalization of brain death-induced injury to rat renal allografts by recombinant soluble P-selectin glycoprotein ligand. *J. Am. Soc. Nephrol.* 2000; 13: 1937–1945.

Genovese MC, Kaine JL, Lowenstein MB, Del Giudice J, Baldassare A, Schechtman J, Fudman E, Kohen M, Gujrathi S, Trapp RG, Sweiss NJ, Spaniolo G, Dummer W. Ocrelizumab, a humanized anti-CD20 monoclonal antibody, in the treatment of patients with rheumatoid arthritis: a phase I/II randomized, blinded, placebo-controlled, dose-ranging study. *Arthritis Rheum.* 2008; 58:2652–2661.

Goldwater R, Keirns J, Blahunka P, First R, Holman J. A phase I single ascending dose study of ASPK1240 (anti-CD40mAb) in healthy subjects. *ESOT, Astellas Pharma Global Development, Deerfield, USA.* 2011.

Gregory CR, Kyles AE, Bernsteen L, Wagner GS, Tarantal AF, Christe KL, Brignolo L, Spinner A, Griffey SM, Paniagua RT, Hubble RW, Borie DC and Morris RE. Compared with cyclosporine, ISATX247 significantly prolongs renal-allograft survival in a nonhuman primate model. *Transplantation.* 2004; 78(5): 681–685.

Gross JA, Dillon SR, Mudri S, Johnston J, Littau A, Roque R, Rixon M, Schou O, Foley KP, Haugen H, McMillen S, Waggie K, Schreckhise RW, Shoemaker K, Vu T, Moore M, Grossman A and Clegg CH. TACI-Ig neutralizes molecules critical for B cell development and autoimmune disease: impaired B cell maturation in mice lacking BLyS. *Immunity.* 2001;15:289–302.

Haanstra KG, Ringers J, Sick EA, Ramdien-Murli S, Kuhn EM, Boon L, Jonker M. Prevention of kidney allograft rejection using anti-CD40 and anti-CD86 in primates. *Transplantation.* 2003; 75: 637–643.

Hagenbeek A, Gadeberg O, Johnson P, Pedersen LM, Walewski J, Hellmann A, Link BK, Robak T, Wojtukiewicz M, Pfreundschuh M, Kneba M, Engert A, Sonneveld P, Flensburg M, Petersen J, Losic N and Radford J. First clinical use of ofatumumab, a novel fully human anti-CD20 monoclonal antibody in relapsed or refractory follicular lymphoma: results of a phase ½ trials. *Blood.* 2008; 111(12):5486–5495.

Hale SL, Allison AC, Kloner RA. Diannexin reduces no-reflow after reperfusion in rabbits with large ischemic myocardial risk zones. *Cardiovasc. Ther.* 2011; 29 (4):e42–e52.

Halloran PF. Immunosuppressive drugs for kidney transplantation. *N. England J. Med.* 2004; 351:2715–2729.

Halpern WG, Lappin P, Zanardi, Cai W, Corcoran M, Zhong J, Baker KP. Chronic Administration of Belimumab, a BlyS Antagonist, Decreases Tissue and Peripheral Blood B-Lymphocyte Populations in Cynomolgus Monkeys: Pharmacokinetic, Pharmacodynamic, and Toxicologic Effects. *Toxicol. Sci.* 2006; 91 (2): 586–599.

Hammond SM, Bernstein E, Beach D, Hannon GJ. An RNA-directed nuclease mediates post-transcriptional gene silencing in Drosophila cells. *Nature.* 2000; 404: 293–296.

Hill A, Hillmen P, Richards JS, Elebute D, Marsh JC, Chan J, Mojcik FC and Rother PR. Sustained response and long-term safety of eculizumab in paroxysmal nocturnal hemoglobinuria. *Blood.* 2005; 106:2559–2565.

Ho S, Clipstone N, Timmermann L, Northrop J, Graef I, Fiorentino D, Nourse J, Crabtree GR. The mechanism of action of 467 psonised 467467o A and FK506. *Clin. Immunol. Immunopathol.1996;* 80(3 Pt 2):S40–S45.

Idica A, Kaneku H, Everly MJ, Trivedi HL, Feroz A, Vanikar AV, Shankar V, Trivedi VB, Modi PR, Khemchandani SI, Dave SD and Terasaki PI. "Elimination of post-transplant donor-specific HLA antibodies with bortezomib". *Clin. Transplant.* 2008; 229–239.

Imai A, Suzuki T, Sugitani A, Itoh T, Ueki S, Aoyagi T, Yamashita K, Taniguchi M, Takahashi N, Miura T, Shimamura T, Furukawa H, Todo S. A novel fully human anti-CD40 monoclonal antibody, 4D11, for kidney transplantation in cynomolgus monkeys. *Transplantation.* 2007; 84: 1020–1028.

ISA 247: trans-ISA 247, trans-R 1524, ISA(TX)247, ISAtx 247, ISATx247, LX 211, LX211, R 1524, R-1524. *Drugs R. D.* 2007; 8:103–112.

Isotechnika, Inc. *Data on file. Isotechnika, Inc.*: Edmonton, Canada, 2008.

Kahan BD. Frontiers in immunosuppression. *Transplant. proc.* 2011; 43(3):822–825.

Kanmaz T, Fechner JJ, Jr., Torrealba J, Kim HT, Dong Y, Oberley TD, Schultz JM, Bloom DD, Katayama M, Dar W, Markovits J, Schuler W, Hu H, Hamawy MM and Knechtle SJ. Monotherapy with the novel human anti-CD154 monoclonal antibody ABI793 in rhesus monkey renal transplantation model. *Transplantation.* 2004; 77: 914–920.

Kawai T, Andrews D, Colvin RB, Sachs DH, Cosimi AB. Thromboembolic complications after treatment with monoclonal antibody against CD40 ligand. *Nat. Med.* 2000; 6: 114.

Kaplon RJ, Hochman PS, Michler RE, Kwiatkowski PA, Edwards NM, Berger CL, Xu H, Meier W, Wallner BP, Chisholm P, Marboe CC. Short course single agent therapy with an LFA-3-IgG1 fusion protein prolongs primate cardiac allograft survival. *Transplantation.* 1996; 61(3):356–363.

Karamehic J, Asceric M, Tinjic L, Kabil E, Ahmetagic A. Review of immunosuppressive drugs in organ transplantation. *Med. Arh.* 2001; 55 (4): 243–245.

Kausar F, Mustafa K, Sweis G, Sawaqed R, Alawneh K, Salloum R, Badaracco M, Niewold TB, Sweiss NJ. Ocrelizumab: a step forward in the evolution of B-cell therapy. *Expert Opin. Biol. Ther.* 2009; 9(7): 889–895.

Kirk AD, Harlan DM, Armstrong NN, Davis TA, Dong Y, Gray GS, Hong X, Thomas D, Fechner JH Jr., Knechtle SJ. CTLA4-Ig and anti-CD40 ligand prevent renal allograft rejection in primates. *Proc. Natl. Acad. Sci.* U S A. 1997; 94(16):8789–8794.

Kirk AD, Burkly LC, Batty DS, Baumgartner RE, Berning JD, Buchanan K, Fechner JH Jr, Germond RL, Kampen RL, Patterson NB, Swanson SJ, Tadaki DK, TenHoor CN, White L, Knechtle SJ and Harlan DM. Treatment with humanized monoclonal antibody against CD154 prevents acute renal allograft rejection in nonhuman primates. *Nat. Med.* 1999; 5: 686–693.

Kirk AD, Tadaki DK, Celniker A, Batty DS, Berning JD, Colonna JO, Cruzata F, Elster EA, Gray GS, Kampen RL, Patterson NB, Szklut P, Swanson J, Xu H, Harlan DM. Induction therapy with monoclonal antibodies specific for CD80 and CD86 delays the onset of acute renal allograft rejection in non-human primates. *Transplantation.* 2001; 72(3):377–384.

Kleinman ME, Yamada K, Takeda A, Chandrasekaran V, Nozaki M, Baffi JZ, Albuquerque RJ, Yamasaki S, Itaya M, Pan Y, Appukuttan B, Gibbs D, Yang Z, Karikó K, Ambati BK, Wilgus TA, DiPietro LA, Sakurai E, Zhang K, Smith JR, Taylor EW and Ambati J. Sequence and target independent angiogenesis suppression by siRNA via TLR3. *Nature.* 2008; 452: 591–597.

Komarov PG, Komarova EA, Kondratov RV, Christov-Tselkov K, Coon JS, Chernov MV, Gudkov AV. A chemical inhibitor of p53 that protects mice from the side effects of cancer therapy. *Science.* 1999; 285(5434):1733–1737.

Kovarik JM, Budde K, Pietruck F. Steady-state pharmacokinetics of the protein kinase C inhibitor AEB071 in de novo kidney transplant patients. *Am. J. Transplant.* 2008; 8 (2):253.

Kovarik JM, Alan Slade. Overview of sotrastaurin clinical pharmacokinetics. *Therapeutic drug monitoring*. 2010; 32(5):540–543.

Krueger GG. Clinical response to alefacept: results of a phase 3 study of intravenous administration of alefacept in patients with chronic plaque psoriasis. *J. Eur. Acad. Dermatol. Venereol.*2003; 17(suppl 2):17–24.

Kumar A, Villani MP, Patel UK, Keith JCJ, Schaub RG. Recombinant soluble form of PSGL-1 accelerates thrombolysis and prevents reocclusion in a porcine model.*Circulation.*1999; 99:1363–1369.

Langley R, Bissonnette R, Searles G. 24 Week results of a Phase III randomized, double-blind, multicentre, placebo-controlled study of ISA247 in plaque psoriasis. *Canadian Dermatology Association 81st Annual Conference*; Winnipeg, Canada. 2006.

Larsen CP, Elwood ET, Alexander DZ, Ritchie SC, Hendrix R, Tucker-Burden C, Cho HR, Aruffo A, Hollenbaugh D, Linsley PS, Winn KJ, Pearson TC. Long-term acceptance of skin and cardiac allografts after blocking CD40 and CD28 pathways. *Nature*. 1996; 381(6581):434–438.

Larsen CP, Alexander DZ, Hollenbaugh D, Elwood ET, Ritchie SC, Aruffo A, Hendrix R, Pearson TC. CD40-gp39 interactions play a critical role during allograft rejection. Suppression of allograft rejection by blockade of the CD40-gp39 pathway. *Transplantation*. 1996; 61: 4–9.

Larsen CP, Pearson TC, Adams AB, Tso P, Shirasugi N, Strobert E, Anderson D, Cowan S, Price K, Naemura J, Emswiler J, Greene J, Turk LA, Bajorath J, Townsend R, Hagerty D, Linsley PS, Peach RJ. Rational development of LEA29Y (*belatacept)*, a high-affinity variant of CTLA4-Ig with potent immunosuppressive properties. *Am. J. Transplant.*2005; 5(3):443–453.

Latek R, Fleener C, Lamian V, Kulbokas E 3rd, Davis PM, Suchard SJ, Curran M, Vincenti F, Townsend R.. Assessment of belatacept-mediated costimulation blockade through evaluation of CD80/86-receptor saturation. *Transplantation*. 2009*;* 87(6):926–933.

Lenschow DJ, Zeng Y, Thistlethwaite JR, Montag A, Brady W, Gibson MG, Linsley PS, Bluestone JA. Long-term survival of xenogeneic pancreatic islet grafts induced by CTLA4lg. *Science*. 1992; 257(5071):789–792.

Locke JE, Magro CM, Singer AL, Segev DL, Haas M, Hillel AT, King KE, Kraus E, Lees LM, Melancon JK, Stewart ZA, Warren DS, Zachary AA and Montgomery RA. The use of antibody to complement protein C5 for salvage treatment of severe antibody-mediated rejection. *Am. J. Transplant*. 2009; 9(1):1231–1235.

Lunsford KE, Barbas AS, Brennan, Todd V. Recent advances in immunosuppressive therapy for prevention of renal allograft rejection. *Current Opinion in Organ Transplantation*. 2011; 16(4): 390–397.

Lonze BE, Dagher NN, Simpkins CE, Locke JE, Singer AL, Segev DL, Zachary AA and Montgomery RA. Eculizumab, bortezomib and kidney paired donation facilitate transplantation of a highly sensitized patient without vascular access. *Am. J. Transplant*. 2010; 10(9):2154–2160.

Majeau GR, Meier W, Jimmo B, Kioussis D, Hochman PS. Mechanism of lymphocyte function-associated molecule 3-Ig fusion proteins inhibition of T-cell responses. Structure/function analysis in vitro and in human CD2 transgenic mice. *J. Immunol*. 1994; 152(6):2753–2767.

Maloney DG, Smith B, Appelbaum FR. The anti-tumor effect of monoclonal anti-CD20 antibody (mAb) therapy includes direct anti-proliferative activity and induction of apoptosis in CD20 positive non-Hodgkin's lymphoma (NHL) cell lines. *Blood*. 1996; 88 (Suppl 1): 637.

Meier-Kriesche HU, Schold JD, Srinivas TR and Kaplan B. Lack of improvement in renal allograft survival despite a marked decrease in acute rejection rates over the most recent era. *Am. J. Transplant.*2004; 4(3):378–383.

Miller GT, Hochman PS, Meier W, Tizard R, Bixler SA, Rosa MD and Wallner BP. Specific interaction of lymphocyte function-associated antigen-3 with CD2 can inhibit T cell responses. *J. Exp. Med.* 1993; 178(1):211–222.

Molitoris BA, Dagher PC, Sandoval RM, Campos SB, Ashush H, Fridman E, Brafman A, Faerman A, Atkinson SJ, Thompson JD, Kalinski H, Skaliter R, Erlich S, Feinstein E. siRNA targeted to p53 attenuates ischemic and cisplatin-induced acute kidney injury. *J. Am. Soc. Nephrol.* 2009; 20 (8):1754–1764.

Morschhauser F, Marlton P, Vitolo U, Lindén O, Seymour JF, Crump M, Coiffier B, Foà R, Wassner E, Burger HU, Brennan B, Mendila M. Interim Results of a Phase I/II Study of

Mulley WR, Hudson FJ, Tait BD, Skene AM, Dowling JP, Kerr PG, Kanellis J. A single low-fixed dose of rituximab to salvage renal transplants from refractory antibody mediated rejection. *Transplantation.* 2009; 87(2):286–289.

Nankivell BJ, Burrows RJ, Fung CL, O'Connell PJ, Allen RD, Chapman JR. The natural history of chronic allograft nephropathy. *N. Engl. J. Med.* 2003; 349:2326–2333.

Navarra SV, Guzmán RM, Gallacher AE, Hall S, Levy RA, Jimenez RE, Li EK, Thomas M, Kim HY, León MG, Tanasescu C, Nasonov E, Lan JL, Pineda L, Zhong ZJ, Freimuth W, Petri MA. Efficacy and safety of *belimumab* in patients with active SLE. *Lancet* 2011; 377:721–731.

Nestorov I, Munafo A, Papasouliotis O, Visich J. Pharmacokinetics and Biological Activity of Atacicept in Patients with Rheumatoid Arthritis. *J. Clin. Pharmacol.* 2008; 48: 406–417.

Neubert K, Meister S, Moser K, Weisel F, Maseda D, Amann K, Wiethe C, Winkler TH, Kalden JR, Manz RA and Voll RE. "The proteasome inhibitor bortezomib depletes plasma cells and protects mice with lupus-like disease from nephritis." *Nature Medicine.* 2008; 14(7):748–755.

Novobrantseva TI, Akinc A, Borodovsky A, de Fougerolles A: Delivering silence: advancements in developing siRNA therapeutics. *Curr. Opin. Drug Discov. Devel.* 2008; 11:217–224.

Nurnberger J, Philipp T, Witzke O, Opazo Saez A, Vester U, Baba HA, Kribben A, Zimmerhackl LB, Janecke AR, Nagel M and Kirschfink M. Eculizumab for atypical hemolytic-uremic syndrome. *N. Engl. J. Med.* 2009; 360(5): 542–544.

Oertel SH, Verschuuren E, Reinke P, Zeidler K, Papp-Váry M, Babel N, Trappe RU, Jonas S, Hummel M, Anagnostopoulos I, Dörken B and Riess HB. Effect of anti-CD 20 antibody rituximab in patients with post-transplant lymphoproliferative disorder (PTLD). *Am. J. Transplant.* 2005; 5(12):2901–2906.

Ocrelizumab, a New Humanised Anti-CD20 Antibody in Patients with Relapsed/Refractory Follicular Non-Hodgkin's Lymphoma. *Ann. Oncol.* 2010; 21(9):1870–1876.

Oura T, Yamashita K, Suzuki T, Fukumori D, Watanabe M, Hirokata G, Wakayama K, Taniguchi M, Shimamura T, Miura T, Okimura K, Maeta K, Haga H, Kubota K, Shimizu A, Sakai F, Furukawa H, Todo S. Long-term hepatic allograft acceptance based on CD40 blockade by ASKP1240 in nonhuman primates. *Am. J. Transplant.* 2012; doi: 10.1111/j.1600–6143.

Page A, Srinivasan S, Singh K, Russell M, Hamby K, Deane T, Sen S, Stempora L, Leopardi F, Price AA, Strobert E, Reimann KA, Kirk AD, Larsen CP and Kean LS. CD40 blockade combines with CTLA4Ig and sirolimus to produce mixed chimerism in an MHC-defined Rhesus macaque transplant model. *Am. J. Transplant.* 2012; 12: 115–125.

Pearson TC, Trambley J, Odom K, Anderson DC, Cowan S, Bray R, Lin A, Hollenbaugh D, Aruffo A, Siadak AW, Strobert E, Hennigar R, Larsen CP. Anti-CD40 therapy extends renal allograft survival in rhesus macaques. *Transplantation* 2002; 74: 933–940.

Perrone G, T. Hideshima, H. Ikeda, Okawa Y, Calabrese E, Gorgun G, Santo L, Cirstea D, Raje N, Chauhan D, Baccarani M, Cavo M and Anderson KC. "Ascorbic acid inhibits antitumor activity of bortezomib in vivo." *Leukemia.* 2009; 23(9):1679–1686.

Perry DK, Burns JM, Pollinger HS, Amiot BP, Gloor JM, Gores GJ and Stegall MD. "Proteasome inhibition causes apoptosis of normal human plasma cells preventing alloantibody production," *Am. J. Transplant.* 2009; 9(1):201–209.

Podder H and Kahan BD. Janus kinase 3: a novel target for selective transplant immunosupression. *Expert Opin. Ther. Targets.* 2004; 8(6):613–629.

Preston EH, Xu H, Dhanireddy KK, Pearl JP, Leopardi FV, Starost MF, Hale DA, Kirk AD.. IDEC-131 (anti-CD154), sirolimus and donor-specific transfusion facilitate operational tolerance in non-human primates. *Am. J. Transplant.* 2005; 5: 1032–1041.

Pribila JT, Quale AC, Mueller KL, and Shimizu Y. Integrins and T cell mediated immunity. *Annu. Rev. Immunol.* 2004; 22:157–180.

Raghavan R, Jeroudi A, Achkar K, Suki W, Gaber AO, Knight R, Land G, Dilioglou S, Patel S, Abdellatif A. "Bortezomib in kidney transplant desensitization: a case report." *Clinical transplants.* 2009; 339–342.

Ramanujam M, Wang X, Huang W, Liu Z, Schiffer L, Tao H, Frank D, Rice J, Diamond B, Yu K.O.A, Porcelli and Davidson A. Similarities and differences between selective and nonselective BAFF blockade in murine SLE. *J. Clin. Invest.* 2006; 116(3):724–734.

Reece DE, Sullivan D, Lonial S, Mohrbacher AF, Chatta G, Shustik C, Burris H, Venkatakrishnan K, Neuwirth R, Riordan WJ, Karol M, Moltke LL, Acharya M, Zannikos P and Stewart AK. Pharmacokinetic and pharmacodynamic study of two doses of bortezomib in patients with relapsed multiple myeloma. *Cancer Chemotherapy and Pharmacology.* 2011; 67(1): 57–67.

Reff ME, Carner K, Chambers KS, Chinn PC, Leonard JE, Raab R, Newman RA, Hanna N, Anderson DR. Depletion of B cells in vivo by a chimeric mouse human monoclonal antibody to CD20. *Blood.* 1994; 83: 435.

Richardson PG, Barlogie B, Berenson J, Singhal S, Jagannath S, Irwin D, Rajkumar SV, Srkalovic G, Melissa Alsina M, Alexanian R, Siegel D, Orlowski RZ, Kuter D, Limentani SA, Lee S, Hideshima T, Esseltine DL, Kauffman M, Adams J, Schenkein DP, Anderson KC. "A phase 2 study of Bortezomib in relapsed, refractory myeloma." *N. Engl. J. Med.* 2003; 348(26): 2609–2617.

Roccatello D, Baldovino S, Rossi D, Mansouri M, Naretto C, Gennaro M, Cavallo R, Alpa M, Costanzo P, Giachino O, Mazzucco G, Sena LM. Long-term effects of anti-CD20 monoclonal antibody treatment of cryoglobulinaemic glomerulonephritis. *Nephrol. Dial. Transplant.* 2004; 19: 3054–3061.

Rother RP, Rollins SA, Mojcik CF, Brodsky RA, Bell L. Discovery and development of the complement inhibitor eculizumab for the treatment of paroxysmal nocturnal hemoglobinuria. *Nat. Biotechnol.* 2007; 25:1256–1264.

San Miguel JF, Schlag R, Khuageva NK, Dimopoulos MA, Shpilberg O, Kropff M, Spicka I, Petrucci MT, Palumbo A, Samoilova OS, Dmoszynska A, Abdulkadyrov KM, Schots R, Jiang B, Mateos MV, Anderson KC, Esseltine DL, Liu K, Cakana A, van de Velde H, Richardson PG. "Bortezomib plus melphalan and prednisone for initial treatment of multiple myeloma," *N. Engl. J.Med.* 2008; 359(9):906–917.

Sayegh MH, Turka LA. The role of T-cell costimulatory activation pathways in transplant rejection. *N. Engl. J. Med* .1998; 338: 1813–1821.

Scalia R, Hayward R, Armstead VE, Minchenko AG, Lefer AM. Effect of recombinant soluble P-selectin glycoprotein ligand-1 on leukocyte-endothelium interaction in vivo. Role in rat traumatic shock. *Circ. Res.* 1999; 84: 93–102.

Sberro-Soussan R, Zuber J, Suberbielle-Boissel C, Candon S, Martinez F, Snanoudj R, Rabant M, Pallet N, Nochy N, Anglicheau D, Leruez M, Loupy A, Thervet E, Hermine O, Legendre C. "Bortezomib as the sole post-renal transplantation desensitization agent does not decrease donor-specific anti-HLA antibodies." *Am. J. Transplant.* 2010; 10(3):681–686.

Schreiber SL and Crabtree GR. The mechanism of action of cyclosporin A and FK506. *Immunol. today.* 1992; 13:136–142.

Shreeya N. Therapy: Atacicept lacks clinical efficacy in RA. *Nature Reviews Rheumatology. 2011*; (7): 313.

Skvara H, Dawid M, Kleyn CE, Wolff B, Meingassner JG, Knight H, Dumortier T, Kopp T, Fallahi N, Stary G, Burkhart C, Grenet O, Wagner J, Hijazi Y, Morris RE, McGeown C, Rordorf C, Griffiths CE, Stingl G, Jung T. Potential therapeutic option for psoriasis with AEB071, a novel protein kinase C inhibitor. *J. Clin. Invest.* 2008; 118(9):3151–3159.

Souza DG, Bertini R, Vieira A, Cunha FQ, Poole S, Allegretti M, Colotta F and Teixeira MM. Repertaxin, a novel inhibitor of rat CXCR2 function, inhibits inflammatory responses that follow intestinal ischemia and reperfusion injury. *Br. J. Pharmacol.*2004; 143: 132–142.

Starzl TE. History of clinical transplantation. *World J. Surg.* 2000; 24 (7):759–782.

Stalder M, Birsan T, Hubble RW, Paniagua RT, Morris RE: *In vivo* evaluation of the novel calcineurin inhibitor ISATX247 in non-human primates. *J. Heart Lung Transplant.* 2003; 22(12):1343–1352.

Stegall MD. Diwan TS, Burns JM. Prevention of acute humoral rejection with C5 inhibition. *Am. J. Transplant.* 2009; 9(2): 241–242.

Stegall MD and Gloor JM. Deciphering antibody-mediated rejection: new insights into mechanisms and treatment. *Current Opinion in Organ Transplantation.* 2010; 15 (1):8–10.

Stohl W. Systemic lupus erythematosus: A BlySful, yet BAFFling, disorder. *Arthritis Res. Ther.* 2003; 5: 136–138.

Susan SM, Chang, Andrew S. Is There a Future for siRNA in AMD? *Retinal Physician.* 2009.

Suzan F, Ammor M, Ribrag V. Fatal reactivation of cytomegalovirus infection after use of rituximab for a post-transplantation lymphoproliferative disorder. *N. Engl. J. Med.* 2001; 345: 1000.

Tan SL, Parker PJ. Emerging and diverse roles of protein kinase C in immune cell signalling. *Biochem. J* . 2003; 376(3):545–552.

Tedesco SH Jr, Pinheiro MP, Rosso FC, Medina Pestana JO. Immunotherapy for De Novo renal transplantation: what's in the pipeline? *Drugs.* 2006; 66(13):1665–1684.

Teeling JL, French RR, Cragg MS, van den Brakel J, Pluyter M, Huang H, Chan C, Parren PW, Hack CE, Dechant M, Valerius T, van de Winkel JG, Glennie MJ. Characterization of new human CD20 monoclonal antibodies with potent cytolytic activity against non-Hodgkin lymphomas. *Blood.* 2004; 104(6):1793–1800.

Teeling JL, Mackus WJ, Wiegman LJ, van den Brakel JH, Beers SA, French RR, van Meerten T, Ebeling S, Vink T, Slootstra JW, Parren PW, Glennie MJ, van de Winkel JG. The biological activity of human CD20 monoclonal antibodies is linked to unique epitopes on CD20. *J. Immunol.* 2006; 177(1):362–371.

Teoh NC, Ito Y, Jacqueline Field J, Bethea NW, Amr D, McCuskey MK, Robert S. McCuskey RS,Farrell GC, Allison AC. Diannexin, a Novel Annexin V Homodimer,

Provides Prolonged Protection Against Hepatic Ischemia-Reperfusion Injury in Mice. *Gastroenterology*. 2007; 133 (2): 632–646.

Trivedi HL, Terasaki PI, Feroz A, Everly MJ, Vanikar AV, Shankar V, Trivedi VB, Kaneku H, Idica AK, Modi PR, Khemchandani SI, Dave SD. Abrogation of Anti-HLA antibodies via proteasome inhibition. *Transplantation*. 2009; 87(10):1555–1561.

Tsutsumi Y, Kanamori H, Mori A, Tanaka J, Asaka M, Imamura M, Masauzi N. Reactivation of hepatitis B virus with rituximab. *Expert Opin. Drug Saf.* 2005; 4: 599–608.

Van Der Kolk LE, Grillo-Lopez AJ, Baars JW, Hack CE, Van Oers MH. Complement activation plays a key role in the side-effects of rituximab treatment. *Br. J. Haematol. 2001;* 115: 807–811.

Van Meerten T, Hagenbeek A. CD20-targeted therapy: a breakthrough in the treatment of non-Hodgkin's lymphoma. *Neth. J. Med.* 2009; 67(7): 251–259.

Vaishnaw AK, Gollob J, Gamba VC, Hutabarat R, Sah D, Meyers R, de Fougerolles T, Maraganore J. A status report on RNAi therapeutics. *Silence.* 2010; 1:14–27.

Venkatakrishnan K, Rader M, Ramanathan RK, Ramalingam S, Chen E, Riordan W, Trepicchio W, Cooper M, Karol M, von Moltke L, Neuwirth R, Egorin M, Chatta G. "Effect of the CYP3A inhibitor ketoconazole on the pharmacokinetics and pharmacodynamics of bortezomib in patients with advanced solid tumors: a prospective, multicenter, open-label, randomized, two-way crossover drug-drug interaction study," *Clinical Therapeutics.* 2009; 31(2):2444–2458.

Vincenti F, Larsen C, Durrbach A, Wekerle T, Nashan B, Blancho G, Lang P, Grinyo J, Halloran PF, Solez K, Hagerty D, Levy E, Zhou W, Natarajan K, Charpentier B. Costimulation blockade with belatacept in renal transplantation. *N. Engl. J. Med.* 2005; 353: 770–781.

Vincenti F. Costimulation blockade in autoimmunity and transplantation. *J. Allergy Clin. Immunol.* 2008; 121 (2):299–306; quiz 307–308.

Vincenti F, Blancho G, Durrbach A, Friend P, Grinyo J, Halloran PF, Klempnauer J, Lang P, Larsen CP, Mühlbacher F, Nashan B, Soulillou JP, Vanrenterghem Y, Wekerle T, Agarwal M, Gujrathi S, Shen J, Shi R, Townsend R, Charpentier B. Five-year safety and efficacy of belatacept in renal transplantation. *J. Am. Soc. Nephrol.* 2010; 21(9):1587–1596.

Vicenti F. A multicentre randomized phase IIb trial evaluating two different doses of tofacitinib in combination with MPA versus cyclosporine (CsA) in de novo kidney transplant patients with immunologically low/moderate risk having received an allograft from a deceased donor or HLA- mismatched living donor. *American transplant congress.* 2011; abstract 227.

Voorhees PM, Dees EC, O'Neil B and Orlowski RZ. "The proteasome as a target for cancer therapy." *Clinical Cancer Research.* 2003; 9(17):6316–6325.

Vugmeyster Y, Beyer J, Howell K, Combs D, Fielder P, Yang J, Qureshi F, Sandlund B, Kawaguchi L, Dummer W, Lowman H and McKeever K: Depletion of B cells by a humanized anti-CD20 antibody PRO70769 in Macaca fascicularis. *J. Immunotherapy.* 2005; 28(3):212–219.

Wahrmann M, Haidinger M, Körmöczi GF, Weichhart T, Saemann MD, Geyeregger R, Kikic Z, Prikoszovich T, Drach J, Böhmig GA. "Effect of the proteasome inhibitor bortezomib on humoral immunity in two presensitized renal transplant candidates." *Transplantation.* 2010; 89(11):1385–1390.

Wagner J, Evenou JP, Zenke G, Brinkmann V, Pally C, Bigaud M, Burkhart C, Cottens S, Jung T, Rordorf C, Morris RE. The first-in-class oral protein kinase C (PKC) inhibitor NVP-AEB071 (AEB) prolongs renal allograft survival in non-human primates (NHP) and suppresses lymphocyte proliferation at safe exposures in human proof-of-concept studies. *Am. J. Transplant.* 2006; 6: 86.

Walsh RC, Shields R, Safdar S, Alloway RR, Woodle ES. "Toxicity profile of proteasome inhibitor-based antihumoral therapy in renal transplant candidates and recipients." *Am. J. Transplant.* 2010a; 10(4):171.

Walsh RC, Everly JJ, Brailey P, Rike AH, Arend LJ, Mogilishetty G, Govil A, Roy-Chaudhury P, Alloway RR, Woodle ES. "Proteasome inhibitor-based primary therapy for antibody-mediated renal allograft rejection." *Transplantation.* 2010b; 89(3):277–284.

Wasel N, Gupta A, Tomi Z, PAPP K. Pharmacokinetics and pharmacodynamics of ISA247 in a Phase III randomized, multicenter, double-blind, placebo-controlled study. *J. Am. Acad. Dermatol. 2006*; 54(suppl.1):36.

Weaver TA, Charafeddine AH, Agarwal A, Turner AP, Russell M, Leopardi FV. Alefacept promotes co-stimulation blockade based allograft survival in nonhuman primates. *Nat. Med. 2009;* 15(7): 746–749.

Webber A, Hirose R and Vincenti F. Novel strategies in immunosuppression: issues in perspective. *Transplantation.* 2011; 91(10):1057–1064.

Wever KE, Wagener F, Frielink C, Boerman OC, Scheffer GJ , Allison A, Masereeuw R, Rongen GA. Diannexin Protects against Renal Ischemia Reperfusion Injury and Targets Phosphatidylserines in Ischemic Tissue. PLoS ONE 6(8): e24276.

Xiong Z, Ma A, Chen H. JAK3 Inhibitors in Organ Transplantation and Autoimmune Disease. *Recent Patents on Inflammation & Allergy Drug Discovery.* 2010; 4: 75–81

Yabu JM, Vincenti F. Novel immunosuppression: small molecules and biologics. *Semin. Nephrol.* 2007; 27(4):479–486.

Yasir JS, Elizabeth HM, Brandon M. Voclosporin: a potentially promising therapeutic agent for 474psonised474474ous uveitis. *Expert Review of Ophthalmology.* 2011; 6(3): 281–286.

Yatscoff RW, Broski AP, Abel MD, Aspeslet LJ. Phase 2 trial results of ISATX247, a novel calcineurin inhibitor with a therapeutic window. *Proceedings of the IXI International Congress of the Transplantation Society*, Miami, FL, USA.2002; 0471.

Zamora MR, Marie Budev M, Rolfe M, Gottlieb J, Humar A, DeVincenzo J, Vaishnaw A, Cehelsky J, Albert G, Nochur S, Gollob JA, and Allan R. Glanville AR. RNA Interference Therapy in Lung Transplant Patients Infected with Respiratory Syncytial Virus. *American Journal of Respiratory and Critical Care Medicine.* 2011; (183):531–538.